第2種ME
技術実力検定試験
マスター・ノート

2nd edition

編集

中村藤夫

新潟医療福祉大学 医療技術学部 臨床技術学科 教授

MEDICAL VIEW

本書では，厳密な指示・副作用・投薬スケジュール等について記載されていますが，これらは変更される可能性があります．本書で言及されている薬品については，製品に添付されている製造者による情報を十分にご参照ください．

Master Note for Certificate Examination for Biomedical Engineering (Class 2), 2nd edition

(ISBN 978-4-7583-1923-2 C3047)

Editor : Fujio Nakamura

2014. 3. 20 1st ed
2018. 3. 10 2nd ed

Medical View Co., Ltd.
2-30 Ichigayahonmuracho, Shinjyukuku, Tokyo, 162-0845, Japan
E-mail ed@medicalview.co.jp

序文

現在，近代医療技術の進歩に伴い，医療現場における高度医療機器は重要な役割を果たしています。医療現場には工学系の役割を果たすメディカル・スタッフとして臨床工学技士という新しい医療職種が資格法制化され，人の「呼吸」「循環」「代謝」に関わる生命維持管理装置の管理・操作を主な業務として活躍しています。その後，2010年には新しい業務指針が示され，業務範囲に大きな拡がりを見せました。この事はとりもなおさず医療現場における医療機器の重要性を裏付けるものであり，医療施設における医療機器のシステムを安全・有効に運用するためには，確かな医用工学技術者の必要性とその役割が望まれています。そして，高度医療機器の発展は「ロボット手術」機器までに進歩し，ロボット手術室，やがては人工知能（artificial intelligence：AI）を組み込んだ医療機器が医療現場に現れることとなります。

厚生労働省からの，改正医療法「医療安全関連通知」発令（2007年4月）により医療機器安全管理責任者の配置が義務づけられ，「医療機関等における医療機器の立会いに関する基準」（2008年4月）が施行され，医療機器のシステム安全管理はメディカル・スタッフに委ねられることとなりました。

本書は，「第2種ME技術実力検定試験」受験者を対象にし，斬新な編集方法を採用したテキストです。この編集方法は，メディカル・スタッフを対象にした『ブルー/イエロー・ノート』としてすでに多くの受験者に受け入れられています。本文は平易かつ簡潔な箇条書きで分かりやすく解説するとともに，写真やイラスト，図表を用い視覚的に理解できるように工夫し，執筆は各専門領域の先生方に依頼しました。

内容は，第2種ME技術実力検定試験の「30回～39回（2008年～2017年）」の問題を吟味し，その出題傾向を項目立てし，本文に反映させております。重要項目は一目で把握できるよう「Check point」でその項目の学習ポイントを示し，適宜「用語アラカルト」，「補足」，「One point Advice」を用い，情報を分かりやすく整理し，掲載しています。また，本書は「第2種ME技術者」を目指す方はもちろんのこと，臨床工学技士養成校の学生さん，医療現場で活躍されている医師・看護師・臨床検査技師等の医療従事者，企業で開発・製造・販売・修理等に携わっている方にとっても医用工学の基礎知識のマスターノートとして活用されることを期待しています。

発刊にあたり，本書編集にご協力くださったメジカルビュー社のスタッフの方々に深く感謝致します。

2018年1月

新潟医療福祉大学 医療技術学部 臨床技術学科
中村藤夫

執筆者一覧

編　集

中村藤夫　新潟医療福祉大学 医療技術学部 臨床技術学科 教授

執筆者（掲載順）

戸島知之　前 新潟医療福祉大学 医療技術学部 臨床技術学科 教授
畑中啓作　岡山理科大学 理学部 応用物理学科 教授
佐藤秀幸　国際メディカル専門学校 臨床工学技士科
小林克明　国際メディカル専門学校 臨床工学技士科
出渕靖志　四国医療工学専門学校 副校長
遠藤宏和　神戸総合医療専門学校 臨床工学科
阪本壮志　神戸総合医療専門学校 臨床工学科
髙橋良光　新潟医療福祉大学 医療技術学部 臨床技術学科
鶴田陽和　東京都健康長寿医療センター研究所
東　英樹　姫路獨協大学 医療保健学部 臨床工学科 准教授
小寺宏尚　姫路獨協大学 医療保健学部 臨床工学科 教授
片山俊郎　姫路獨協大学 医療保健学部 臨床工学科 教授
浅井孝夫　新潟医療福祉大学 医療技術学部 臨床技術学科 講師
見目恭一　埼玉医科大学 名誉教授
草浦理恵　自治医科大学附属さいたま医療センター 臨床工学部 主任
工藤剛実　東北文化学園大学 科学技術学部 臨床工学科 准教授
丹下佳洋　九州保健福祉大学 保健科学部 臨床工学科 講師
砂子澤　裕　九州保健福祉大学 保健科学部 臨床工学科 講師
深澤伸慈　小松短期大学 臨床工学ステージ 主任
右田平八　九州保健福祉大学 保健科学部 臨床工学科 講師
追手　巍　新潟医療福祉大学 医療技術学部 臨床技術学科 教授
池上喜久夫　新潟医療福祉大学 医療技術学部 臨床技術学科 講師
川村宏樹　新潟医療福祉大学 医療技術学部 臨床技術学科 准教授
中村藤夫　新潟医療福祉大学 医療技術学部 臨床技術学科 教授

企画協力

福士政広　首都大学東京 健康福祉学部 放射線学科 教授

CONTENTS

略語一覧

A

A-aDO$_2$	alveolar-arterial oxygen difference	肺胞気・動脈血酸素分圧較差	369
AC	alternating current	交流	15
ACT	activated clotting time	活性凝固時間	307, 316
AED	Automated External Defibrillator	自動体外式除細動器	48
AGSS	anesthetic gas scavenging system	余剰ガス排除設備	391
AH	absolute humidity	絶対湿度	376
AM	amplitude modulation	振幅変調	70, 182
ANSI	American National Standards Institute	米国規格協会	377
APL(弁)	adjustable pressure limiting valve	ポップオフ弁	391
APRV	airway pressure release ventilation	気道内圧開放換気	389
ARDS	acute respiratory distress syndrome	急性呼吸窮迫症候群	322, 383
ASD	atrial septal defect	心房中隔欠損症	319
ASK	amplitude shift keying	振幅偏移変調	70
AT	ambient temperature	外気温	228
ATPS	ambient temperature and pressure and saturation	室温，大気圧，水蒸気飽和(状態)	228

B

BD	Blu-ray Disc	ブルーレイディスク	173
Bq	becquerel	ベクレル	75
BT	body temperature	体温	228
BTPS	body temperature and pressure and saturation	体温，大気圧，水蒸気飽和(状態)	228
BTR	bridge to recovery	心機能回復までのブリッジ	335
BTT	bridge to transplantation	心臓移植へのブリッジ	335

C

CABG	coronary artery bypass graft	冠動脈バイパス術	322
CAG	coronary angiography	冠動脈造影	167
CAPD	continuous ambulatory peritoneal dialysis	連続的腹膜透析	355
CAVH	continuous arteriovenous hemofiltration	持続的動静脈血液濾過	353
CBP	continuous blood purification therapy	持続的血液浄化療法	353
CCD	Charged Coupled Device	撮像素子	271
CCPD	continuous cyclic peritoneal dialysis	連続周期的腹膜透析	355
CCU	coronary care unit	冠動脈疾患集中治療室	106
CD	Compact Disc	コンパクトディスク	173
CDC	Centers for Disease Control and Prevention	米国疾病管理予防センター	438
CDDS	central dialysis fluid delivery system	セントラル透析液供給システム	344
CDI	color doppler imaging	カラードプラ法	248
CHD	continuous hemodialysis	持続的血液透析	353
CHDF	continuous hemodiafiltration	持続的血液透析濾過	353
CHF	continuous hemofiltration	持続的血液濾過	353
CMRR	common mode rejection ratio	同相信号除去比	64, 197
CMV	controlled mechanical ventilation	調節換気	380
COPD	chronic obstructive pulmonary disease	慢性閉塞性肺疾患	371

CPE	continuous plasma exchange	持続的血漿交換	353
CPU	central processing unit	中央処理装置	172
CRRT	continuous renal replacement therapy	持続的腎代替療法	353
CSF	colony stimulating factor	コロニー刺激因子	429
CVP	central venous pressure	中心静脈圧	223
CVVH	continuous venovenous hemofiltration	持続的静静脈血液濾過	353
CWD	continuous wave doppler	連続波ドプラ法	248

D

DC	direct current	直流	15
DES	drug eluting stent	薬剤溶出性ステント	168
DFPP	double filtration plasmapheresis	二重濾過血漿交換療法	358
DHP	direct hemoperfusion	直接血液灌流	357
DICOM	digital imaging and communication in medicine	ダイコム	191
DLV	differential lung ventilation	左右肺独立換気法	389
DPI	dry powder inhaler	ドライパウダー吸入器	363
DT	destination therapy	長期在宅治療	335
DUF	dilutional ultrafiltration	希釈性限外濾過	319
DVD	Digital Versatile Disc	ディーブイディー	173

E

EAS	electronic article surveillance	電子商品監視機器	124
EBD	endoscopic biliary drainage	内視鏡的胆道ドレナージ	261
ECG	electrocardiography	心電図	40
ECLA	extracorporeal lung assist	体外式肺補助	388
ECLHA	extracorporeal lung heart assist	体外式心肺補助	388
ECMO	extracorporeal membrane oxygenation	体外式模型人工肺	329, 388
ECT	emission computed tomography	放射形コンピュータ断層撮影法	254
EEG	electroencephalography	脳波	40
ELCA	excimer laser coronary angioplasty	エキシマレーザ	168
EMI	electro magnetic interference	電磁妨害	124
EMR	electronic medical record	電子カルテ	190
EMR	endoscopic mucosal resection	内視鏡的粘膜切除術	261
EPAP	expiratory positive airway pressure	呼気気道陽圧	386
EPI	echo planar imaging	エコープラナー	258
EPO	erythropoietin	エリスロポエチン	428
ERCP	endoscopic retrograde cholangiopancreatography	内視鏡的逆行性胆道膵管造影	260
ERV	expiratory reserve	予備呼気量	230, 366
ESD	endoscopic submucosal dissection	内視鏡的粘膜下層剥離術	261
EST	endoscopic sphincterotomy	内視鏡的乳頭括約筋切開術	260
ET	endotoxin	エンドトキシン	346
ETRF	endotoxin retentive filter	エンドトキシン捕捉フィルタ	342

F

FEV1.0	forced expiratory volume 1.0	一秒量	366
FEV1.0%	forced expiratory volume 1.0%	一秒率	366, 371
FFP	fresh frozen plasma	新鮮凍結血漿	358
F_IO_2	fraction of inspired oxygen	吸気中酸素濃度	380
FM	frequency modulation	周波数変調	70, 182

FRC	functional residual capacity	機能的残気量	230
FSK	frequency shift keying	周波数偏移変調	70
ftp	file transfer protocol	ファイル・トランスファー・プロトコル	187
FVC	forced vital capacity	努力肺活量	366

G

G-CSF	granulocyte-colony stimulating factor	顆粒球コロニー刺激因子	429
GFR	glomerular filtration rate	糸球体濾過率	407
GIF	Graphics Interchange Format	グラフィックス・インターチェンジ・フォーマット	194
GRE	gradient echo	グラディエントエコー	258
Gy	gray	グレイ	75

H

HA	hemoadsorption	血液吸着	357
HDD	hard disk drive	ハードディスクドライブ	173
HDF	hemodiafiltration	血液透析濾過	340
HFJV	high frequency jet ventilation	高頻度ジェット換気	389
HFO	high frequency oscillation	高頻度換気法	388
HIS	hospital information system	病院情報システム	190
HL7	health level seven	医療情報交換のための標準規約	190
HME	heat and moisture exchanger	人工鼻	376
HMV	home mechanical ventilation	在宅人工呼吸療法	385
HOT	home oxygen therapy	在宅酸素療法，ホット	361
Ht	hematocrit	ヘマトクリット	428
html	hypertext markup language	ハイパーテキスト・マークアップ・ランゲージ	186
http	hypertext transfer protocol	ハイパーテキスト・トランスファー・プロトコル	187
HU	Hounsfield Unit	ハンスフィールド単位	250

I

IABP	intra-aortic balloon pumping	大動脈バルーンパンピング	322
IC	inspiratory capacity	最大吸気量	230
ICU	intensive care unit	集中治療室	106
IP	internet protocol	インターネット・プロトコル	186
IPAP	inspiratory positive airway pressure	吸気気道陽圧	386
IPD	intermittent peritoneal dialysis	間欠的腹膜透析	355
IRV	inspiratory reserve	予備吸気量	230, 366
IRV	inverse ratio ventilation	吸気・呼気時間比逆転換気	389
ISE	ion selective electrode	イオン選択性電極	263
ISFET	ion sensitive field effect transistor	半導体イオン電極	264

J

JPEG	Joint Photographic Experts Group	ジェイペグ	184

L

LADG	laparoscopic assisted distal gastrectomy	腹腔鏡補助下幽門側胃切除術	261
LAN	Local Area Network	ローカル・エリア・ネットワーク，ラン	186
LASIK	laser *in situ* keratomileusis	レーザ角膜切削形成術	143
LINAC	linear accelerator	直線加速器	52

LPS	lipopolysaccharide	リポ多糖体	346

M

MCG	magnetocardiography	心磁図	40
MDCT	multidetector-row CT	多列検出器CT	251
MEG	magnetoencephalography	脳磁図	40
MF	membrane filter	メンブレンフィルタ	348
MIPS	mega instructions per second	ミップス	172
MPEG	Moving Picture Experts Group	ムービング・ピクチャー・エクスパーツ・グループ	185
MRI	magnetic resonance imaging	磁気共鳴画像	41, 256
MTBF	mean time between failures	平均故障間隔	121
MTTR	mean time to repair	平均修理時間	121
MUF	modified ultrafiltration	限外濾過変法	319

N

N	newton	ニュートン	5
NETPV	negative extra-thoracic pressure ventilation	胸郭外陰圧式人工換気	389
NIC	Network Interface Card	ネットワーク・インタフェース・カード	186
NICU	neonatal intensive care unit	新生児集中治療室	106
NIRS	near infrared spectroscopy	近赤外分光法	52
NMR	nuclear magnetic resonance	核磁気共鳴	41, 256
NPD	nightly peritoneal dialysis	夜間腹膜透析	355
NPPV	non-invastive positive pressure ventilation	非侵襲的陽圧換気療法	385

O

OI	oxygen index	酸素指数	390
OPCAB	off-pump coronary artery bypass	オフポンプ冠動脈バイパス術，心拍動下冠動脈バイパス術	322

P

PACS	picture archiving and communication systems	パックス	191
PAM	pulse amplitude modulation	パルス振幅変調	70, 182
PAP	pulmonary arterial pressure	肺動脈圧	223
PAV	proportional assist ventilation	比例補助換気	389
PC	pressure control	従圧式	381
PCI	percutaneous coronary intervention	経皮的冠動脈インターベンション	167, 327
PCM	pulse code modulation	パルス符号変調	70, 182
PCPS	percutaneous cardiopulmonary support	経皮的心肺補助装置	322, 329, 388
PCWP	pulmonary capillary wedge pressure	肺動脈楔入圧	223
PD	peritoneal dialysis	腹膜透析	355
pdf	portable document format	ポータブル・ドキュメント・フォーマット	185
PDI	power doppler imaging	パワードプラ法	248
PDT	photodynamic therapy	光線力学的治療	143
PEEP	positive end expiratory pressure	呼気終末陽圧	380
PET	positron emission tomography	陽電子断層撮影装置，ペット	52, 254
PFM	pulse frequency modulation	パルス周波数変調	70
PLT	platelet	血小板	430
PM	phase modulation	位相変調	70, 182
pMDI	pressurized metered dose inhaler	加圧定量噴霧式吸入器	363

PNG	Portable Network Graphics	ポータブル・ネットワーク・グラフィックス	184
PNL	percutaneous nephrolithoromy	経皮的腎尿管結石摘出術	158
PNM	pulse number modulation	パルス数変調	70
PPM	pulse position modulation	パルス位置変調	70
PRF	Pulse Repetition Frequency	パルス繰り返し周波数	248
PS	pressure support	プレッシャーサポート	381
PSA	pressure swing adsorption	圧力スイング吸着式	130, 361
PSK	phase shift keying	位相偏移変調	70
PTCA	percutaneous transluminal coronary angioplasty	経皮的冠動脈形成術	168
PWD	pulsed wave doppler	パルスドプラ法	248
PWM	pulse width modulation	パルス幅変調	70, 182

R

RAM	random access memory	ラム	173
RAP	right atrium pressure	右房圧	223
RBC	red blood cell	赤血球	430
RBE	relative biological effectiveness	生物学的効果比	75
RF	radio frequency	高周波	156
RFID	radio frequency identification	電子タグ，ICタグ	124
RH	relative humidity	相対湿度	376
RI	radioisotope	放射性同位元素，ラジオアイソトープ	253
RIS	radiology information system	放射線情報システム	191
RO(膜)	reverse osmosis membrane	逆浸透膜	344
ROM	read only memory	ロム	173
RV	residual volume	残気量	230, 365
RVP	right ventricular pressure	右室圧	223

S

SE	spin echo	スピンエコー	258
SI	Le Système International d'Unités	国際単位系	74
SIMV	synchronized intermitten mandatory ventilation	同期式間欠的強制換気	380
SNR	signal-to-noise ratio	信号対雑音比	62
SPECT	single photon emission computed tomography	単一光子放射断層撮影装置，スペクト	52, 254
SQUID	superconducting quantum interference device	超伝導量子干渉素子	40
SSD	solid state drive	ソリッドステートドライブ	173
SSID	Service Set Identifier	サービスセット識別子	186
SSL	secute sockets layer	エス・エス・エル	189
ST	standard temperature	標準温度	228
STPD	standard temperature and pressure and dry	標準温度，標準気圧，乾燥状態	228
Sv	sievert	シーベルト	75
SVC	slow vital capacity	静的肺活量	366

T

TCMS	trans-cranial magnetic stimulation	経頭蓋磁気刺激法	43
TCP	transmission control protocol	トランスミッション・コントロール・プロトコル	186
TLS	transport layer security	トランスポート・レイヤー・セキュリティー	189
TMP	transmembrane pressure	膜間差圧	350

TMR	transmyocardial laser revascularization	経皮的レーザ血管再生術	143
TOF	tetralogy of Fallot	ファロー四徴症	319
TP	total protein	総タンパク質	429
TPD	tidal peritoneal dialysis	タイダル式腹膜透析	355
TPO	thrombopoietin	トロンボポエチン	429
TPPV	tracheostomy positive pressure ventilation	気管切開下人工換気	385
TUL	transureteral ureterolithotripsy	経尿道的尿管破石術	158
TV	tidal volume	1回換気量	230, 366

V

VALI	ventilator-associated lung injury	人工呼吸器関連肺障害	381
VAS	ventricle assist system	補助人工心臓	335
VC	vital capacity	肺活量	366, 371
VC	volume control	従量式	381
VSD	ventricular septal defect	心室中隔欠損症	319

本書の特徴と活用法

- 本書は超難関といわれる「第2種ME技術実力検定試験」合格に最適なパーフェクト・テキストです!!
- 読者の方々自らが得た知識を本書にどんどん書き込みながら**自分独自のノートを作成できる**とともに「第2種ME技術実力検定試験」合格を勝ち取るための一助となる1冊です。

本書の特徴

Check point

- 初めにおさえるべき要点は「Check point」にまとめました。

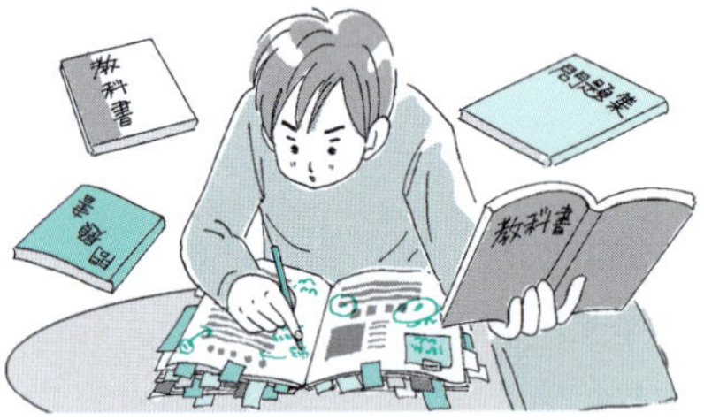

「30回(2008年)～39回(2017年)」の問題を吟味

- 「30回(2008年)～39回(2017年)」の問題を吟味のうえ，その出題傾向を項目立てや本文に反映させました。

欄外項目の充実

- 「用語アラカルト」，「補足」，「One point Advice」を欄外に配置し，読者の理解の助けとなるように充実させました。

平易な解説

- 難解な記述を避け，できるだけ平易に，わかりやすく解説してあります。
- イラストを多用して，視覚的に理解できるように工夫してあります。

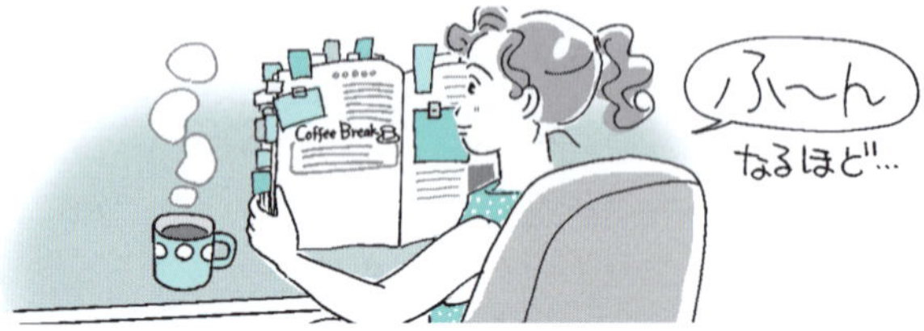

本書の活用法

本書は第2種ME技術実力検定試験に合格するための最低限の知識が網羅されています。他書で得た知識を本書に書き込みながら自分独自のノートを作成するための1冊としてご活用ください。

1. とりあえず一通り読破してみてください。
2. 本書で不足していると思われる箇所については，他書で得た知識を本書にどんどん書き込んで自分独自のノートを作成してください。
3. 既出問題を実際に解いてみて，なかなか解けないという方は，本書にかえって今一度おさらいしてみてください。
4. 試験直前には「Check point」を一通り眺めるだけでもおさらいとして活用できます。
5. 試験合格後，学んだ知識を臨床の場で思い起こすためのオリジナルノートとしてもご活用いただけます。

1

電気工学

1 電気

Check point

- ☑ 物質の構造 ⇒ 原子核（陽子＋中性子）＋電子
- ☑ 原子から飛び出した電子 ⇒ 自由電子
- ☑ 自由電子を失った原子 ⇒ 陽イオン（正電荷をもつ）
- ☑ 自由電子を獲得した原子 ⇒ 陰イオン（負電荷をもつ）
- ☑ 電荷がもつ電気量の単位 ⇒ クーロン（単位記号：C）
- ☑ 1個の電子がもつ電気量 ⇒ 1.602×10^{-19} C

補足

中性子

●原子核は陽子とこれと同じ質量をもつ中性子から成り立っている。しかし，中性子はまったく電気量をもたないので，電気の発生には寄与しない。Li原子も3または4の中性子をもつが，図1では記載していない。

物質の構造と電荷の発生

●物質は，正の電気をもつ原子核と負の電気をもつ電子で構成され，原子核内にある陽子と電子の数は等しく，電気的には中性である。例えば，Li（リチウム）原子では3個の陽子と同数の電子で構成されていて中性である。

●一番外側にある軌道の電子は原子核との結合力が弱いので原子から飛び出しやすい。**飛び出した電子**のことを**自由電子**という。

●**自由電子を失った原子**は**正の電気**を帯びて**陽イオン**に，また**自由電子を獲得した原子**は**負の電気**を帯びて**陰イオン**になる。

電気量

●電荷がもっている電気の量を**電気量**という。その単位は**クーロン**（単位記号：**C**）である。

●1個の電子は1.602×10^{-19} Cの負の電気量をもち，陽子は同量の正の電気量をもつ。

●原子が1個電子を放出すれば，その原子は，1.602×10^{-19} Cの正電荷をもつ（陽イオン）。

●電子を獲得した原子は，同じ値の負電荷をもつ（負イオン）。

●n個の電子がもつ電荷Qは，1個の電子の電気量をeとすると，

$$Q=e\cdot n\,[\mathrm{C}]$$

となる。

●1Cの電気量を得るためには，$1/(1.602\times10^{-19})\fallingdotseq0.624\times10^{19}$個の電子が必要になる。

電気エネルギーの発生

●金属の原子から飛び出した自由電子が移動することで，電流が発生する。

●**電荷Q[C]**と**電流I[A]**との関係は時間を**t[秒]**とすると，

$$Q = I \cdot t\,[\mathrm{C}]$$

となる。**1 Cとは1 Aの電流が1秒間に運ぶ電荷の総量**を表している。

問

Q

●1.56×10^{19}個の電子がもつ電気量は何Cか。

A

●1Cの電気量は0.624×10^{19}個の電子から発生する。よって，この値で与えられた電子の個数を割ることにより，全体の電気量が求められる。

$$\text{電気量} = \frac{1.56 \times 10^{19}}{0.624 \times 10^{19}} = 2.5\,[\mathrm{C}]$$

図1　Li原子のイオン化

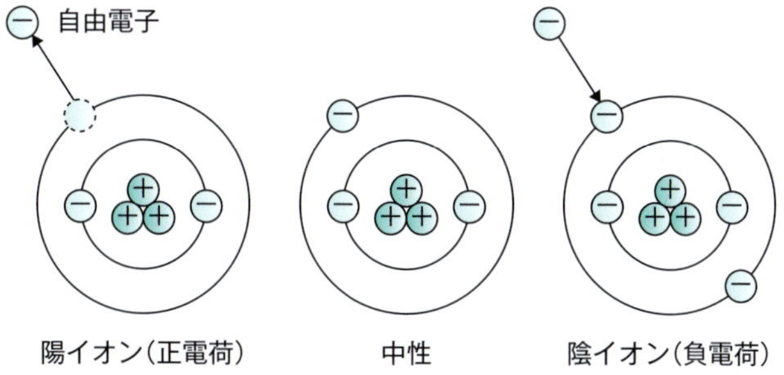

One point Advice

●電荷と電子の電気量および電子の個数の関係式を覚えよう。電荷と電流の関係式も重要である。

2 電流と電圧の関係

Check point

- 電流 ⇒ 電荷(電子)の移動
- 電流の流れの向き ⇒ 電子の流れと逆向き
- 電流の大きさ ⇒ アンペア(単位記号：A)
- 電流と電荷と時間の関係 ⇒ $I=\dfrac{Q}{t}$[A], $Q=I\cdot t$[C]
- 電位 ⇒ 電流を流す能力
- 電位の大きさ ⇒ ボルト(単位記号：V)
- 2点間の電位の差 ⇒ 電位差→電圧：V
- 起電力 ⇒ 電位差を作る作用→電池

電荷の移動と電流

●導体に電流が流れるときには，実際には**自由電子**が**負電荷をもつ物質から正電荷をもつ物質のほうへ移動**する。しかし，**正電荷が負電荷のほうへ流れる**と考え，この方向を**電流の向き**と考える。

電流の大きさ

● t 秒間に Q[C]の電気量がある断面を同じ速度で通過すると，そのときの電流の大きさ I は，

$$I=\frac{Q}{t}\,[\mathrm{A}]$$ となる。

● I[A]が t 秒間流れたとすると，移動した電気量は

$$Q=I\cdot t\,[\mathrm{C}]$$ となる。

●電流は具体的には電子が移動して生じる。電子の電荷を e[C]，単位体積当たりの電子の数を n 個，電子の速度を v[m/s]，導体の断面積を S[$\mathrm{m^2}$]とすると，

$$I=n\cdot e\cdot v\cdot S\,[\mathrm{A}]$$ となる。

問

Q

●断面積4 $\mathrm{mm^2}$ の銅線に2.0 Aの電流が流れている。この銅線の自由電子の平均速度を求めなさい。ただし，電子の電荷は -1.6×10^{-19} C，銅に含まれる自由電子の密度は 8.5×10^{28} 個/$\mathrm{m^3}$ とする。

A

●銅線内の自由電子の平均速度をv[m/s]，銅線内の自由電子の数をn個，断面積をS[m^2]，電子1個の電気量をe[C]とすると，断面を1秒間に通過する電気量が電流となるから，

$$I=e\cdot n\cdot v\cdot S[\mathrm{A}]$$

$$\therefore\quad v=\frac{I}{e\cdot n\cdot S}=\frac{2}{1.6\times10^{-19}\times8.5\times10^{28}\times4\times10^{-6}}=3.7\times10^{-5}[\mathrm{m/s}]$$

図1　電位と電位差

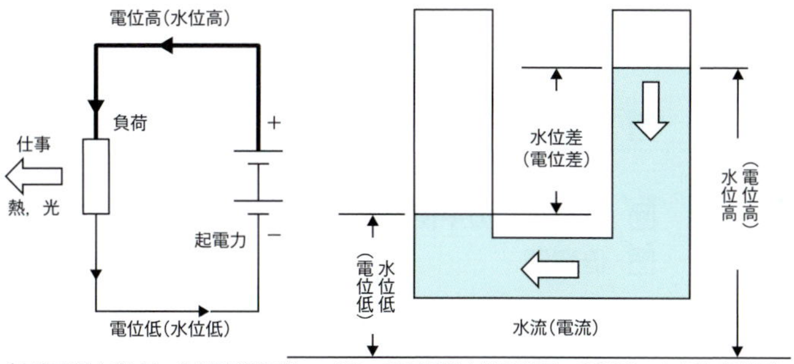

（東京電機大学 編：入門電磁気学，p.10，東京電機大学出版局，2006．より改変引用）

電位と電位差

●水位と同じように**電位**というものを考え，**電流は電位の高いほうから低いほうへ流れる**ものとする。**2点間の電位の差**を**電位差**または**電圧**（**ボルト**，単位記号：**V**）という（図1）。

●水位の基準には海水面を用いるが，**電位の基準**には**大地**（**地球**）を用いる。地球は非常に大きな導体であり，電荷の出入りで電位変動は生じないためである。

起電力

●電池のように**電位差を作る力**を**起電力**という。起電力の大きさは電位差（電圧）で表す。

補足

電位の定義

●電位の単位はボルト（単位記号：V）である。1Vは，1クーロンの電気量が2点間を移動して1ジュールの仕事をしたときの2点間の電位差である。

●1ジュール（単位記号：J）とは物体に1ニュートン（単位記号：N）の力が作用して1m移動したときの仕事である。1Nとは，1kgの質量に1m/s^{2}の加速度を生じさせる力である。

One point Advice

●電流と電荷の関係，電流と電子の速度との関係式を覚える。また式を変形して，ほかの数値が与えられたときに残りの答えを求めることができるようにしよう。

●単位記号の関係を覚えよう。ME試験では単位の問題がよく出てくる。$Q=C\cdot V$ ⇒ [C]=[F][V]=[F・V]，仕事=力・動いた距離 ⇒ [J]=[N][m]=[N・m]など。

3 直流回路

Check point

- オームの法則 ⇒ $V=IR$, $I=\dfrac{V}{R}$, $R=\dfrac{V}{I}$
- 物質の抵抗値 ⇒ 長さと抵抗率に比例し，断面積に反比例
- 直列抵抗の合成抵抗値 ⇒ $R=R_1+R_2+R_3+\cdot\cdot\cdot+R_n$
- 並列抵抗の合成抵抗値 ⇒ $\dfrac{1}{R}=\dfrac{1}{R_1}+\dfrac{1}{R_2}+\dfrac{1}{R_3}+\cdot\cdot\cdot+\dfrac{1}{R_n}$
- キルヒホッフの第一法則 ⇒ 接続点への流入電流の合計＝流出電流の合計
- キルヒホッフの第二法則 ⇒ 閉回路の起電力の合計＝抵抗による電圧降下の合計
- ブリッジの平衡条件 ⇒ 抵抗をタスキ掛けした値が等しい
- 倍率器 ⇒ 電圧計に直列に接続して測定範囲を拡大する抵抗
- 分流器 ⇒ 電流計に並列に接続して測定範囲を拡大する抵抗

補足

抵抗率と導電率

●抵抗R[Ω]は物質の長さl[m]に比例し，面積S[m²]に反比例する。そこで単位断面積および単位長当たりの抵抗を抵抗率（固有抵抗）ρ[Ω・m]と定義すると抵抗は以下の式で示される。

$$R=\rho\times\frac{l}{S}[\Omega] \qquad \rho=R\times\frac{S}{l}[\Omega\cdot\mathrm{m}]$$

●抵抗率は物質固有の値であり，金属では温度とともに増加する。
●抵抗の逆数を電気電導度G（コンダクタンス）といい，単位はジーメンス（単位記号：S）である。同じく抵抗率の逆数を導電率σといい，単位は[S/m]である。RとG，ρとσの間には次の式が成り立つ。

$$G=\frac{1}{R}[\mathrm{S}] \qquad \sigma=\frac{1}{\rho}[\mathrm{S/m}]$$

オームの法則

●ある物体がもつ抵抗R[Ω]と加えられた電圧V[V]と流れる電流I[A]との間には以下のオームの法則が成立する。抵抗の単位はオーム（単位記号：Ω）である。

$$V=IR,\ I=\frac{V}{R},\ R=\frac{V}{I}$$

合成抵抗

●図1に示す直列接続の抵抗の全体の抵抗値（合成抵抗値）R[Ω]は，

$$R=R_1+R_2+R_3+\cdot\cdot\cdot\cdot+R_n$$ となる。

●各抵抗に流れる**電流は等しいので**，全体抵抗にかかる**電圧は各抵抗値に応じて分圧**される。

●図2に示す並列接続の抵抗の合成抵抗値R[Ω]は，

$$\frac{1}{R}=\frac{1}{R_1}+\frac{1}{R_2}+\frac{1}{R_3}+\cdot\cdot\cdot\cdot+\frac{1}{R_n}$$ となる。

●2つの並列抵抗の合成抵抗値R[Ω]は，

$$R=\frac{R_1R_2}{(R_1+R_2)}$$ となり，

$$R=\frac{(2つの抵抗の積)}{(2つの抵抗の和)}\ \Rightarrow\ 和分の積$$ で表される。

●各抵抗に加わる**電圧Vは等しいので**，**各抵抗を流れる電流**は，**抵抗の逆数に比例し**，

$$I_n=\frac{V}{R_n}$$ となる。

図1　直列接続抵抗とその合成抵抗

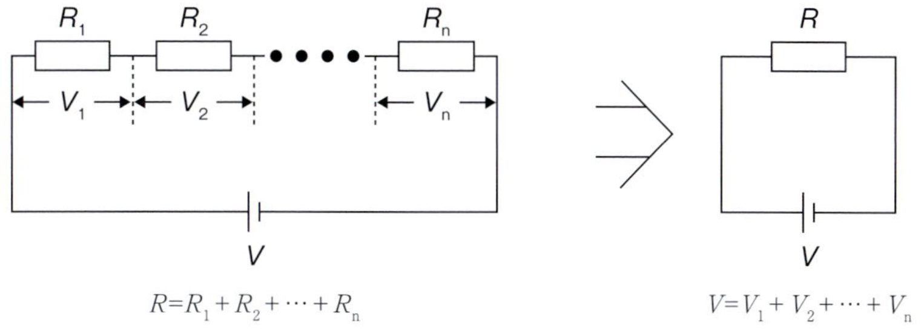

各抵抗に流れる電流は等しいので，
全体抵抗にかかる電圧は各抵抗値に応じて分圧される。

$$V_1:V_2:\cdots:V_n:V=R_1:R_2:\cdots:R_n:R$$

1 電気工学

図2　並列接続抵抗とその合成抵抗

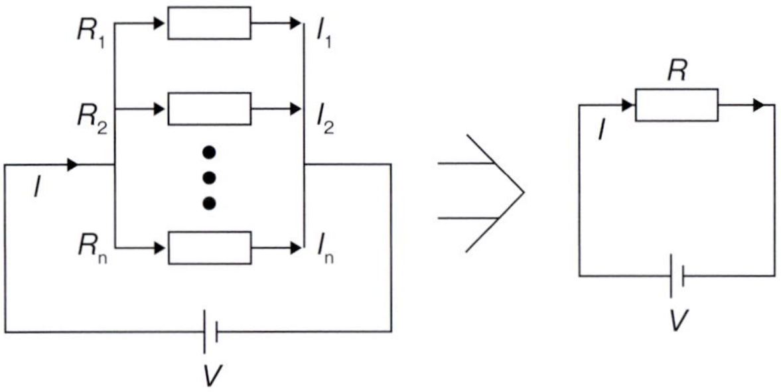

$$\frac{1}{R}=\frac{1}{R_1}+\frac{1}{R_2}+\cdots+\frac{1}{R_n}$$

$$I=I_1+I_2+\cdots+I_n$$

各抵抗に加わる電圧は等しいので，各抵抗を流れる電流は抵抗の逆数に比例する。

$$I_1 : I_2 : \cdots : I_n : I=\frac{1}{R_1}:\frac{1}{R_2}:\cdots:\frac{1}{R_n}:\frac{1}{R}$$

問

Q

●図に示す回路のa-b，b-c，c-d間の電圧を求め，各抵抗を流れる電流を求めなさい。

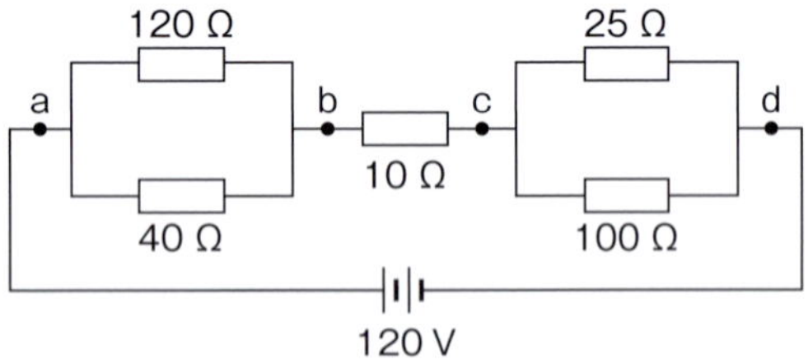

A

●並列回路の合成抵抗は30 Ωと20 Ωになる。よって全体の抵抗値Rは

$$30+10+20=60[\Omega]$$

よって全体を流れる電流Iは，

$$I=\frac{V}{R}=2[\mathrm{A}]$$ となる。

$$V_{ab}=30\times2=60[\mathrm{V}],\ V_{bc}=10\times2=20[\mathrm{V}],\ V_{cd}=20\times2=40[\mathrm{V}]$$

$$V_{ab}=60[\mathrm{V}]$$

であるから40 Ωを流れる電流は

$$\frac{60}{40}=1.5[\mathrm{A}]$$ となる。

120 Ωを流れる電流は

$\frac{60}{120}=0.5[\mathrm{A}]$ となる。

100 Ωを流れる電流は

$\frac{40}{100}=0.4[\mathrm{A}]$ となる。

25 Ωを流れる電流は

$\frac{40}{25}=1.6[\mathrm{A}]$ となる。

複雑な回路の電流，電圧計算

- 図3に示すような**複雑な回路**は，**キルヒホッフの法則**により解くことができる。
- **キルヒホッフの第一法則**（**電流則**）：回路のある接続点で考えると図3に示すように**接続点に流入する電流と流出する電流は等しい**。
- **キルヒホッフの第二法則**（**電圧則**）：閉回路における**起電力の合計と抵抗による電圧降下の合計は等しい**。
- 図3に示すように電流の向きを取ると，電流に関しては(1)の式が，またそれぞれの閉回路に関する電圧に関しては(2)，(3)の式が成立する。これらを解くことにより各素子を流れる電流と両端の電圧を求めることができる。

図3　キルヒホッフの法則による複雑な回路の解き方

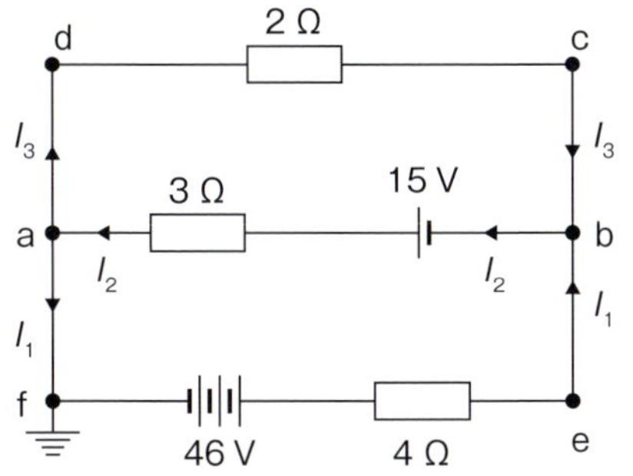

【キルヒホッフの第一法則】 $I_2=I_1+I_3$ …(1)

【キルヒホッフの第二法則】

abefの閉回路　$46+15=4\times I_1+3\times I_2$ …(2)

abcdの閉回路　$15=3\times I_2+2\times I_3$ …(3)

ブリッジ回路

●図4に示す回路を**ホイートストンブリッジ回路**という。この回路では**向かい合う抵抗同士の積が等しい**ときには，**a-b間の電圧は0**になり**電流が流れない**。

$$R_1 \cdot R_4 = R_2 \cdot R_3 \quad \Rightarrow \quad \text{ブリッジの平衡条件}$$

●R_1，R_2を既知，R_3を未知の抵抗とすると，可変抵抗R_4を調整してa-b間の電流を0とすると，以下の式で未知抵抗R_3を求めることができる。

$$R_3 = \frac{R_1}{R_2} \times R_4 [\Omega]$$

図4　ホイートストンブリッジの平衡条件

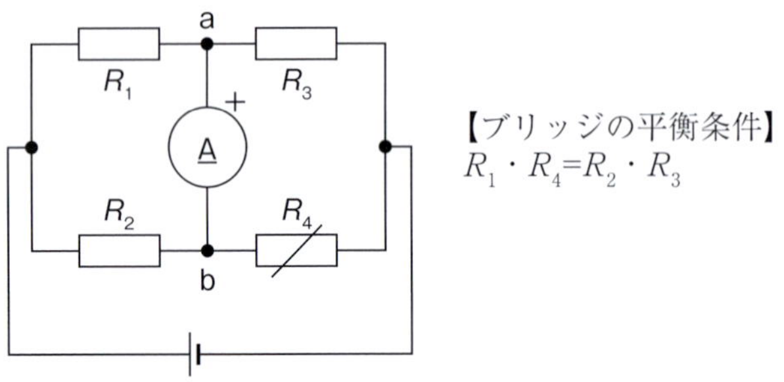

電圧計と倍率器

●内部抵抗がR_v［Ω］でVまでの電圧を測定できる電圧計でnVの電圧を測るためには，以下に示す値の**抵抗R_sを電圧計に直列に接続**する。この抵抗を**倍率器**という（図5a）。

$$R_s = (n-1) R_v [\Omega]$$

電流計と分流器

●内部抵抗がR_a［Ω］でIまでの電流を測定できる電流計でnIの電流を測るためには，以下に示す値の**抵抗R_pを電流計に並列に接続**する。この抵抗を**分流器**という（図5b）。

$$R_p = \frac{R_a}{(n-1)} [\Omega]$$

図5　倍率器と分流器

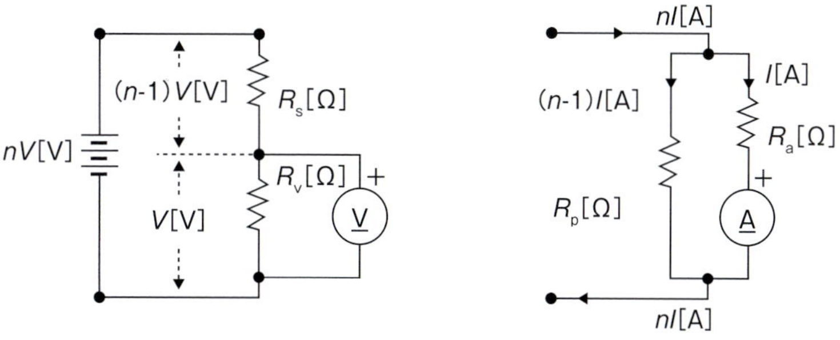

電圧値V[V]まで測れる電圧計（内部抵抗R_v［Ω］）

電流値I[A]まで測れる電流計（内部抵抗R_a［Ω］）

a　電圧計と倍率器　　b　電流計と分流器

One point Advice

●3個以上の抵抗が並列に接続されているときには，まず2個の並列合成抵抗値を和分の積で求め，この合成抵抗と次の並列抵抗の合成抵抗値を求めれば比較的簡単に求められる。
●キルヒホッフの法則による解法では，電池から流れる電流は電源の＋端子から流れるように決める。途中で逆向きに流れる電流があれば，それによる電圧降下は－（マイナス）として計算式を作る。
●ブリッジの平衡条件は回路の合成抵抗を求める問題にも適用できる。図4の電流計を抵抗に置き換えた回路において平衡条件が満たされていれば，a-b間の抵抗を除去もしくは短絡した回路として合成抵抗を求める。回路の合成抵抗を求める問題では，ブリッジ回路があるかないかに注意する。

4 電流の発熱作用と電力

Check point

- ジュール熱 ⇒ 自由電子が移動することにより発生する熱エネルギー
- ジュールの法則 ⇒ t 秒間に発生する熱エネルギー
  $H=V\cdot I\cdot t=I^2\cdot R\cdot t=\frac{V^2\cdot t}{R}=V\cdot Q$[J]
- 電力 ⇒ 1秒間当たりに発生する熱エネルギー
  $P=V\cdot I=I^2\cdot R=\frac{V^2}{R}$[W]，[J/s]
- 電力量 ⇒ ある電力で一定時間内になされた電気的な仕事量[Ws]，[J]
- kWh ⇒ 通常使用される電力量の単位，kW・時間

ジュール熱および電流の発熱作用

●R[Ω]の抵抗にI[A]の電流をt[秒]間流したときに発生する熱量（電気エネルギー：電気的な仕事量）をH[J]とすると，

$$H=V\cdot I\cdot t=I^2\cdot R\cdot t=\frac{V^2\cdot t}{R}=V\cdot Q[\mathrm{J}]$$

が成立する（**ジュールの法則**）。

●**1秒間**当たりに発生する**電気エネルギー**を**電力P**（**消費電力**）という。

$$P=V\cdot I=I^2\cdot R=\frac{V^2}{R}[\mathrm{W}]$$

が成立する。

単位は**ワット**（単位記号：**W**）である。

W＝J/s

であるから，**電力は仕事率を表す**。

補足

許容電力

●発生するジュール熱が大きすぎると温度が上昇し，電気素子や電気機器の絶縁が劣化したり，破損したりする。そこで，電気素子，電気機器などでは安全に使用できる電力の上限が決められている。これを許容電力という。電気機器は許容電力の範囲内で使用する。

電力量

●ある電力で**一定時間内**になされた**電気的な仕事量**のことを**電力量W**という。

$$W=V\cdot I\cdot t=P\cdot t[\mathrm{J}]$$

●電力量の単位は［**J**］であるが，一般には［**Wh**：**ワット時**］や［**kWh**：**キロワット時**］が使用される。1 kWhの電力量とは1 kWの電力を1時間，あるいは2 kWの電力のときは0.5時間使用したときの仕事を意味する。

$$1[\mathrm{kWh}]=1000[\mathrm{W}]\times3600[\mathrm{s}]=2000[\mathrm{W}]\times1800[\mathrm{s}]=3.6\times10^6[\mathrm{J}]=3.6[\mathrm{MJ}]$$

問

Q

●100 Vの電圧を加えたとき，200 Wの電力を消費する抵抗R_1と400 Wの電力を消費する抵抗R_2を直列に接続して，その両端に300 Vの電圧を加えた場合，何kWの電力を消費するか。

A

$$R_1=\frac{V^2}{P}=\frac{100^2}{200}=50[\Omega]$$

$$R_2=\frac{V^2}{P}=\frac{100^2}{400}=25[\Omega]$$

$$R_1+R_2=75[\Omega]$$

であるから，これに300 Vを加えたときの消費電力Pは，

$$P=\frac{V^2}{(R_1+R_2)}=\frac{300^2}{75}=1200[\mathrm{W}]=1.2[\mathrm{kW}]$$

One point Advice

●実用的な電力量であるｋWhとJの関係を理解する。
●水1 gを1 ℃上昇させるには4.2 Jの熱量が必要なことを覚えておく。ワット数が決まっている電熱器で，水を一定温度上昇させるのに要する時間を求める問題がよく出題されている。

5 交流回路

Check point

- 交流の1周期と周波数の関係

  ⇒ $T=\frac{1}{f}$[s]，$f=\frac{1}{T}$[Hz]

- 角速度（角周波数）ωと周波数の関係

  ⇒ $\omega=\frac{2\pi}{T}=2\pi\cdot f$[rad/s]

- 交流信号（電圧）の瞬時値 ⇒ $e=E_m\sin(\omega t+\phi)$[V]

  E_m：最大値，ϕ：位相差

- 交流電圧の平均値E_{ave} ⇒ 半周期の平均値→E_{ave}

  $E_{ave}=\frac{2}{\pi}E_m=0.637E_m$[V]

- 交流電圧の実効値E ⇒ 同等の仕事をする直流の電圧値で交流の電圧を示した値

  $E=\frac{E_m}{\sqrt{2}}=0.707E_m$[V]

- 瞬時値のベクトル表示 ⇒ 瞬時値：$e=\sqrt{2}E\sin(\omega t+\phi)$

  ベクトル表示：$\dot{E}=E\angle\phi$[V]

- 波高率，波形率 ⇒ 波高率$=\frac{最大値}{実効値}$

  波形率$=\frac{実効値}{平均値}$

  正弦波ではそれぞれ1.414，1.111

- インダクタのリアクタンス ⇒ $X_L=\omega\cdot L$[Ω]

  L：自己インダクタンス[H：ヘンリー]

- コンデンサのリアクタンス ⇒ $X_C=\frac{1}{\omega\cdot C}$[Ω]

  C：静電容量[F：ファラド]

- 直列共振回路の共振周波数 ⇒ $f_r=\frac{1}{2\pi\sqrt{L\cdot C}}$[Hz]

  →合成リアクタンス値は0

- 直列共振回路のQ ⇒ $Q=\frac{\omega_r\cdot L}{R}=\frac{1}{\omega_r\cdot C\cdot R}$

  $=\frac{1}{R}\cdot\sqrt{\frac{L}{C}}$

- 並列共振回路の共振周波数 ⇒ $f_r=\frac{1}{2\pi\sqrt{L\cdot C}}$[Hz]

  →合成リアクタンス値は∞

- RC低域および高域通過フィルタの遮断周波数

  ⇒ $f_c=\frac{1}{2\pi\cdot C\cdot R}=\frac{1}{2\pi\cdot\tau}$[Hz]

交流信号

- 時間の経過に対して方向および大きさが変化しない電圧・電流を**直流**(DC：direct current)といい，方向は変わらないが大きさが変化する電圧・電流を**脈流**という。
- **交流電圧・電流**(AC：alternating current)とは，電源の一端を基準電位とすると他端の電位が時間経過とともに正負に規則正しく変化する，図1に示す信号を意味する。
- 図1のような波形を**正弦波**といい，単に交流という場合は正弦波を指す。正弦波以外の交流を**ひずみ波交流**または**非正弦波交流**という。

交流電圧の表示法

- 正弦波交流のある瞬間の値を**瞬時値**といい，次の式で表す。

$e = E_m \sin(\omega t + \phi)$

E_m：最大値，$\sin(\omega t + \phi)$：波形，ω：角速度，ϕ：位相差

- 交流の基本の波形を**1周波**といい，それに要する時間を**1周期**Tという。
- また1秒間に繰り返される周波の数を**周波数**fといい，単位は**ヘルツ**(単位記号：**Hz**)である。周期と周波数との間には，

$T = \frac{1}{f}$ [s]，$f = \frac{1}{T}$ [Hz]　が成立する(図1)。

- 1周期を角度で表すと360°になるが，弧度法[*1]で表すと2π radian(単位記号：rad)となる。

$\omega T = 2\pi$

であるから，角速度(角周波数)と周波数の間には，

$$\omega = \frac{2\pi}{T} = 2\pi \cdot f$$

の関係がある。角速度は1秒間に変化する角度を示している。

- 位相差(位相)は互いの波のずれを表す。図2においてe_1が0となる時間はe_2が0になる時間より早く，e_3が0になる時間はe_2が0になる時間より遅い。基準点からの時間的なずれを角度で表したものが位相差(位相)である。e_1はe_2に対して$\frac{\pi}{2}$だけ位相が進み，e_3はe_2に対して$\frac{\pi}{2}$だけ位相が遅れている。

用語アラカルト

＊1　弧度法
円の半径rと円弧の長さが等しくなる角度を1ラジアンと定義する。単位記号は[rad]である。円周は$2\pi r$であるから円周の角度360°は$2\pi r/r = 2\pi$となる。360° = 2πであるから180° = π，90° = $\pi/2$，45° = $\pi/4$ [rad]となる。

図1　交流信号の周期と周波数

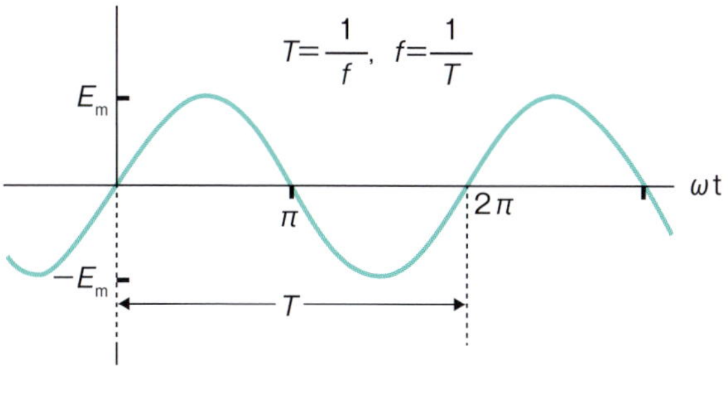

図2　位相差と波形の変化

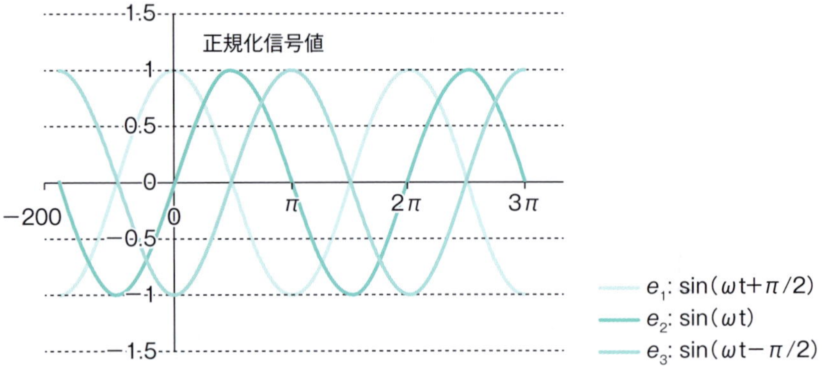

電圧・電流の大きさ

●交流信号の半周期の平均をとったものを平均値E_{ave}という。正弦波交流では最大値と平均値との間には次の式が成立する。

$$E_{ave} = \frac{2}{\pi} E_m = 0.637 E_m$$

●交流がする仕事と同じ量の仕事をする直流電圧あるいは直流電流の値で示したものが実効値E, Iである。正弦波交流では実効値と最大値との間には以下の関係が成立する。

$$E = \frac{E_m}{\sqrt{2}} = 0.707 E_m [\mathrm{V}],\quad I = \frac{I_m}{\sqrt{2}} = 0.707 I_m [\mathrm{A}]$$

波高率と波形率

●波形の実態を示すものとして波高率と波形率がある。

$$波高率 = \frac{最大値}{実効値}$$

$$波形率 = \frac{実効値}{平均値}$$

で示される。

●正弦波交流の場合には,

波高率 = 1.414,　波形率 = 1.111　である。

ほかの交流波では波形により波高率, 波形率は変化する。

交流のベクトル表示

●交流信号を抵抗，コイル，コンデンサに加えても信号の波の形，周波数は変化しない。信号の大きさと位相が変化するのみである。そこで**波の実効値と位相で交流信号を表示**するのが**交流のベクトル表示**である。通常ベクトルには文字の上にドットを付ける。**瞬時値表示**では**最大値**を，**ベクトル表示**では**実効値**を使う。**ベクトル表示の位相（角度）**を**偏角**という。

瞬時値：$e=\sqrt{2}E\sin(\omega t+\phi)$　　ベクトル表示：$\dot{E}=E\angle\phi$

●偏角の異なるベクトルの足し算を図3に示す。足し算は，2つのベクトルE1，E2を2辺とする平行四辺形を作図するとその対角線が合成したベクトル(E1＋E2)の大きさと方向を示す。

●2つのベクトルの掛け算は，**大きさはそれぞれのベクトル量の絶対値の掛け算**で，また**位相はお互いの角度の足し算**で表される。$\dot{I}=I\angle\phi_1$と$\dot{Z}=Z\angle\phi_2$とを掛け算した$\dot{V}$は以下の式で求められる。

$$\dot{V}=I\angle\phi_1\cdot Z\angle\phi_2=I\cdot Z\angle(\phi_1+\phi_2)$$

●2つのベクトルの割り算は，**大きさはそれぞれのベクトル量の絶対値の割り算**で，また**位相はお互いの角度の引き算**で表される。$\dot{V}=V\angle\phi_1$を$\dot{I}=I\angle\phi_2$で割り算した$\dot{Z}$は以下の式で求められる。

$$\dot{Z}=\frac{V\angle\phi_1}{I\angle\phi_2}=\frac{V}{I}\angle(\phi_1-\phi_2)$$

図3　ベクトルの足し算

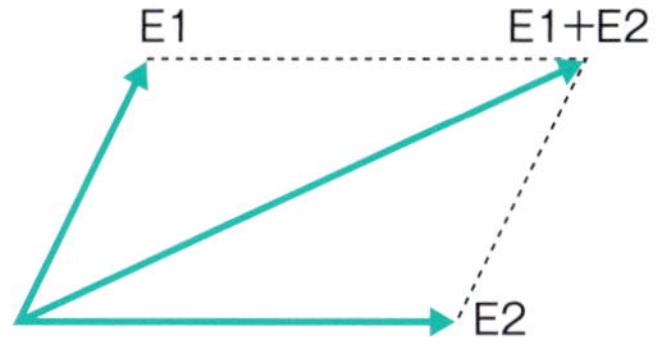

交流に対する抵抗，コイル，コンデンサの特性

●抵抗R［Ω］に交流電流Iを流すと，抵抗の両端に電圧が発生する。このとき電流と電圧は同相であり，

$$\dot{V}_R=\dot{I}\cdot R[\mathrm{V}]$$

が成立する。

●自己インダクタンスL［H］のコイルに交流電流Iを流すと，発生する**電圧の大きさ（絶対値）**は$\omega\cdot L\cdot I$となり，**電圧の位相は電流に対して$\frac{\pi}{2}$進む**。電流を基準にとると電圧$\dot{V}_L$は以下の式となる。

$$\dot{V}_L=\dot{I}\cdot\omega\cdot L\angle\frac{\pi}{2}[\mathrm{V}]$$

また**電圧を基準にとると**以下の式となり，**電流が$\frac{\pi}{2}$遅れる**こととなる。

$$\dot{I}=\frac{V_L\angle 0}{\omega\cdot L\angle\frac{\pi}{2}}=\frac{V_L}{\omega\cdot L}\angle\left(0-\frac{\pi}{2}\right)=\frac{V_L}{\omega\cdot L}\angle-\frac{\pi}{2}[\mathrm{A}]$$

ここで，

$$\omega\cdot L=X_L[\Omega]$$

を**誘導リアクタンス**とよび，抵抗と同じく**電流を妨げる度合い**を示す。また，電圧の位相を電流に対して$\frac{\pi}{2}$進めるため，ベクトル表示では次のように表される。

$$\dot{X}_L=\omega\cdot L\angle\frac{\pi}{2}[\mathrm{V}]$$

- コンデンサに交流電流を流すと，発生する**電圧の大きさは$\frac{1}{\omega\cdot C}\cdot I$とな**り，**電圧の位相は電流に対して$\frac{\pi}{2}$遅れる**。電流を基準にとると電圧$\dot{V}_C$は，

$$\dot{V}_c=\frac{1}{\omega\cdot C}\cdot I\angle-\frac{\pi}{2}[\mathrm{V}]$$

で示される。**電圧を基準に考えると，電流は電圧に対して$\frac{\pi}{2}$進む**ことになる。

$$\frac{1}{\omega\cdot C}=X_c[\Omega]$$

を**容量リアクタンス**とよび，ベクトル表示では次のように表される。

$$\dot{X}_c=\frac{1}{\omega\cdot C}\angle-\frac{\pi}{2}$$

- **交流電流を妨げる**働きをするものを総称して**インピーダンスZ**という。単位は**オーム**[Ω]である。ベクトル表示では

$$\dot{Z}=Z\angle\phi$$

となり，**ϕ**を**インピーダンス角**という。**またインピーダンスZの逆数**を**アドミタンスY**という。単位は**ジーメンス**[S]である。

$$\dot{Y}=\frac{1}{\dot{Z}}[\mathrm{S}]$$

R，L，Cの直列回路のインピーダンス特性

●抵抗とコイルの直列回路に電流$\dot{I}$を流すと，抵抗とコイルの両端には以下の電圧が発生する。

$$\dot{V}_R=\dot{I}\cdot R \qquad \dot{V}_L=\dot{I}\cdot\omega\cdot L\angle\frac{\pi}{2}$$

この2つを足したものが全体の電圧となるが，位相角が90°ずれた2つのベクトルの足し算となる。2つのベクトルは図4に示す関係であるから，合成ベクトルの絶対値は2つのベクトルの絶対値を2辺とする直角三角形の斜辺となる。また合成したベクトルの角度は次のようになる。

$$\tan\phi=\frac{V_L}{V_R}=\frac{\omega\cdot L}{R} \qquad \phi=\tan^{-1}\frac{\omega\cdot L}{R}$$

図4　RLC直列回路のインピーダンス

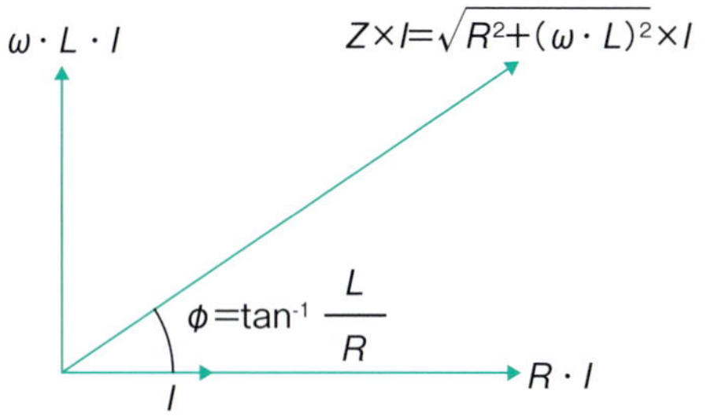

R，L，Cの並列回路のインピーダンス特性

●並列回路では各素子に加わる電圧は等しく，電流が分流される。加える電圧をV，電流の合計値をIとすると，インピーダンスZは，

$$Z=\frac{V}{I}$$

で求められる。

●各素子を組み合わせた直列および並列回路のインピーダンスを表1にまとめて示す。

表1　RLC直並列回路のインピーダンス

RL直列回路	$\dot{Z}=\sqrt{R^2+X_L^2}\angle\phi,\ \phi=\tan^{-1}\frac{X_L}{R},\ X_L=\omega\cdot L$
RC直列回路	$\dot{Z}=\sqrt{R^2+X_C^2}\angle\phi,\ \phi=-\tan^{-1}\frac{X_C}{R},\ X_C=\frac{1}{\omega\cdot C}$
RLC直列回路	$\dot{Z}=\sqrt{R^2+(X_L-X_C)^2}\angle\phi,\ \phi=\tan^{-1}\frac{X_L-X_C}{R}$
RL並列回路	$\dot{Z}=\frac{1}{\sqrt{\left(\frac{1}{R}\right)^2+\left(\frac{1}{X_L}\right)^2}}\angle\phi,\ \phi=\tan^{-1}\frac{R}{X_L}$
RC並列回路	$\dot{Z}=\frac{1}{\sqrt{\left(\frac{1}{R}\right)^2+\left(\frac{1}{X_C}\right)^2}}\angle\phi,\ \phi=-\tan^{-1}\frac{R}{X_C}$
RLC並列回路	$\dot{Z}=\frac{1}{\sqrt{\left(\frac{1}{R}\right)^2+\left(\frac{1}{X_L}-\frac{1}{X_C}\right)^2}}\angle\phi,\ \phi=\tan^{-1}R\left(\frac{1}{X_L}-\frac{1}{X_C}\right)$

直列共振回路

●RLCの直列回路に流れる電流Iは以下の式で表される。

$$I=\frac{E}{Z}=\frac{E}{\sqrt{R^2+\left(\omega\cdot L-\frac{1}{\omega\cdot C}\right)^2}}\ [\mathrm{A}]$$

$$\omega\cdot L=\frac{1}{\omega\cdot C}$$ が成立する周波数,

$$f_r=\frac{1}{2\pi\sqrt{L\cdot C}}\ [\mathrm{Hz}]$$ を**共振周波数**という。

このときコイルとコンデンサの電圧は大きさが等しく逆相になるので,打ち消し合って**合成リアクタンスが0**になる。Iは最大になり,

$$I=\frac{E}{R}\ [\mathrm{A}]$$

となる。コイル単体,コンデンサ単体には電圧が発生している。この電圧と加えられた電圧の比を***Q***(quality factor)という。***Q*****が高いほど共振特性は急峻**になる。

$$Q=\frac{\omega_r\cdot L}{R}=\frac{1}{\omega_r\cdot C\cdot R}=\frac{1}{R}\sqrt{\frac{L}{C}}$$

●共振周波数においてはリアクタンスL,Cの両端の電圧は加えられた電圧のQ倍になる。そのため***Q*****を電圧拡大率**ともいい,直列共振のことを**電圧共振**ともいう。

●RLC直列共振回路のRの両端の電圧の周波数特性の一例を図5に示す。

図5　直列回路の共振特性

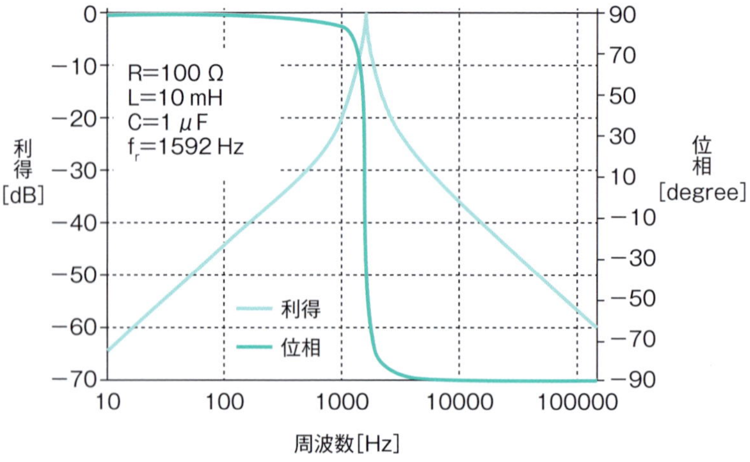

並列共振回路

●LCの並列回路を流れる電流は，以下の式となる。

$$I=\left|\omega\cdot L-\frac{1}{\omega\cdot C}\right|\cdot E[\mathrm{A}]$$

$$\omega\cdot L=\frac{1}{\omega\cdot C}$$ となる周波数，

$$f_r=\frac{1}{2\pi\sqrt{L\cdot C}}$$

では，LとCを流れる電流の大きさは等しく，位相は逆相になるので互いに打ち消し合って**回路を流れる電流は0**になる。この状態を**並列共振**といい，**合成リアクタンスは無限大**となる。

●図6にLCの並列回路にRを直列接続したときのRの両端の電圧とその位相の周波数特性を示す。

図6　並列回路の共振特性

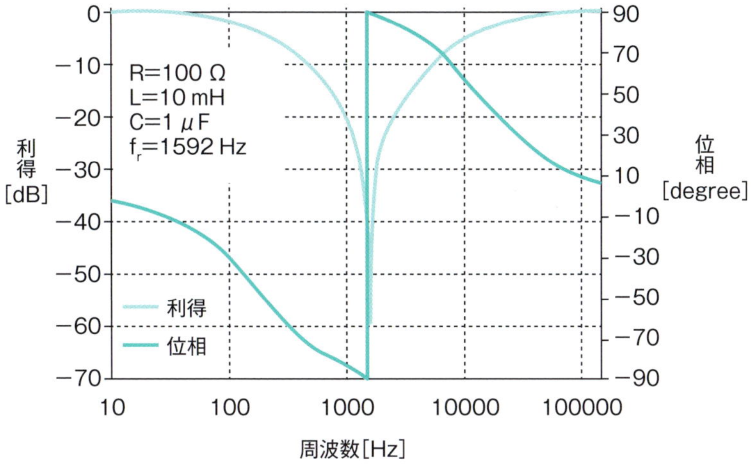

フィルタ(濾波器)の種類

●ある**周波数群から特定の信号を選び出したり，抑圧したりする役割**をもつ回路を**フィルタ(濾波器)**という。

用語アラカルト

＊2　利得

入力と出力の比を利得という。利得は通常dBで表される。入力電力P_iと出力電力P_oの比をP_o/P_iとすると，利得＝10 log (P_o/P_i) ［単位記号dB：デシベル］となる。利得が＋のときは出力電力が入力電力よりも大きくなり信号は増幅され，また－のときは信号は減衰していることを意味する。$P=RI^2=V^2/R$から利得の式を電圧，電流で示すと，利得=20 log(V_o/V_i)＝20 log (I_o/I_i) となる。$V_o=V_i/\sqrt{2}$のときに－3 dBとなり，出力電力が入力電力の半分になることを意味する。

0 dB，－20 dB，－40 dBは，V_o/V_i が 1，1/10，1/100であることを意味する。

RC回路を用いた低域通過フィルタ

- 図7aにRC低域通過フィルタ回路と利得[*2]，位相の計算値を示す。入力はRとCの直列回路に印加され，Cの両端の電圧が出力になる。
- $f \leqq \dfrac{1}{2\pi \cdot C \cdot R}$の周波数領域では，$\dfrac{V_i}{V_o} \Rightarrow 1$となるので，利得は0 dBで位相推移は0 radとなる。

$R=X$ となる周波数，すなわち

$$f_{CH}=\frac{1}{2\pi \cdot C \cdot R}[\text{Hz}]$$ のときには

$$V_o=\frac{V_i}{\sqrt{2}}[\text{V}]$$ となる。

よって，

$$G=20\log\frac{V_o}{V_i}=-3[\text{dB}]$$ となり，

位相推移は$-\dfrac{\pi}{4}$ radとなる。**f_{CH}**を**高域遮断周波数**という。

- $f \gg \dfrac{1}{2\pi \cdot C \cdot R}$の周波数領域では，

$$V_o=\frac{V_i}{\omega \cdot C \cdot R}$$ から，

$$G=20\log\frac{V_o}{V_i}=-20\log(\omega \cdot C \cdot R)[\text{dB}]$$

となり，周波数に逆比例する形で減衰する。また，**位相推移は$-\dfrac{\pi}{2}$ rad**に近付く。

- 低域通過フィルタの周波数特性の一例を図8に示す。

図7　RC低域通過フィルタと高域通過フィルタ

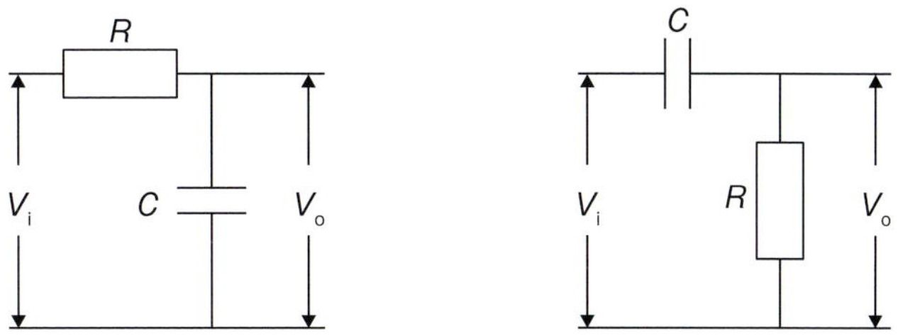

$$\frac{V_o}{V_i}=\frac{1}{\sqrt{1+(CR)^2}}$$

$$\phi=-\tan^{-1}\omega CR$$

$$f_{CH}=\frac{1}{2\pi CR}$$

a　低域通過フィルタ

$$\frac{V_o}{V_i}=\frac{CR}{\sqrt{1+(CR)^2}}$$

$$\phi=\tan^{-1}\frac{1}{\omega CR}$$

$$f_{CL}=\frac{1}{2\pi CR}$$

b　高域通過フィルタ

図8　RC低域通過フィルタの利得と位相の周波数特性

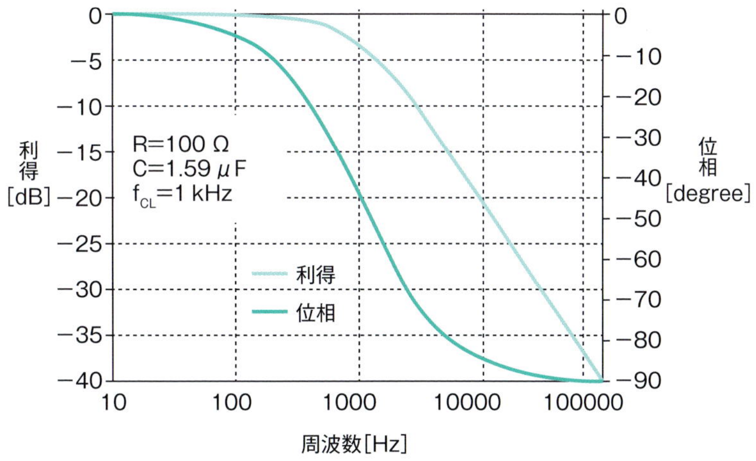

RC回路を用いた高域通過フィルタ

●図7bにRC高域通過フィルタ回路と利得，位相の計算値を示す。また利得と位相の周波数特性を図9に示す。入力はRとCの直列回路に印加され，Rの両端の電圧が出力になる。

●周波数 $f \ll \dfrac{1}{2\pi \cdot C \cdot R}$ のとき

$$V_o=(\omega \cdot C \cdot R)\,V_i$$

となり周波数が低くなるに従い $\dfrac{V_o}{V_i}$ は0に近付く。よって G は $-\infty$ に近付き，また**位相推移は $\dfrac{\pi}{2}$ rad**となる。

$$R=X$$

となる周波数，すなわち，

$$f_{CH}=\frac{1}{2\pi\cdot C\cdot R}[\mathrm{Hz}]$$ のときには

$$V_o=\frac{V_i}{\sqrt{2}}[\mathrm{V}]$$ となる。よって，

$$G=20\log\frac{V_o}{V_i}=-3[\mathrm{dB}]$$ となり，

位相推移は$\frac{\pi}{4}$ radとなる。**f_{CH}**を**低域遮断周波数**という。

●$f\gg f_{CL}$の周波数領域では，

$$X_C=\frac{1}{\omega\cdot C}$$

の値は周波数の増大とともにRよりも小さくなるので，$\frac{V_o}{V_i}\Rightarrow 1$となる。

$$G=20\log\frac{V_o}{V_i}=0[\mathrm{dB}]$$ となり，

位相推移は0 radとなる。

図9　RC高域通過フィルタの利得と位相の周波数特性

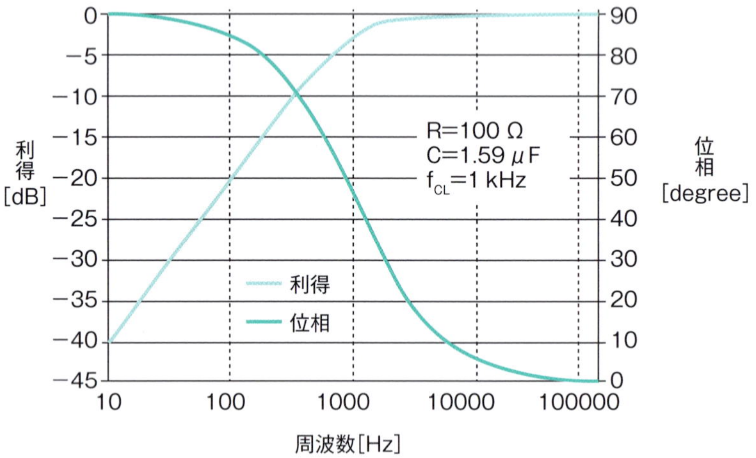

One point Advice

- ●L，Cに流れる電流と両端に生じる電圧の位相の関係を理解する。
- ●インピーダンス$\dot{Z}=Z\angle\phi$とすると，$Z\cos\phi$が抵抗成分を，$Z\sin\phi$がリアクタンス成分を示すことを理解する。
- ●R，L，Cの直並列インピーダンスはRとXの関係で覚える。
- ●RLC直列回路では共振周波数では合成リアクタンスは0 Ωになる。共振周波数におけるLまたはCの両端の電圧とRの両端の電圧の比がQである。
- ●RLC並列回路では共振周波数で合成リアクタンスは∞になる。
- ●共振周波数および遮断周波数の式は必ず覚える。
- ●低域通過フィルタは積分回路に，高域通過フィルタは微分回路に等しい。

6 過渡現象

Check point

- ☑ 過渡現象 ⇒ ある定常状態から次の定常状態へ移行する現象
- ☑ RC直列回路の過渡現象 ⇒ 電圧を加えるとCが充電される間電流が流れる
- ☑ RC回路の時定数 ⇒ $\tau=C\cdot R$[秒]
- ☑ 電圧E[V]印加後のCの電圧 ⇒ 最初は0［V］で，τ秒後に0.632E［V］に，6τ秒後にほぼE［V］になる $\rightarrow V_C=E(1-e^{-\frac{t}{C\cdot R}})$
- ☑ 電圧E[V]印加後のRの電圧 ⇒ 最初はE［V］で，τ秒後に0.368E［V］に，6τ秒後にほぼ0［V］になる $\rightarrow V_R=E\cdot e^{-\frac{t}{C\cdot R}}$　$I_R=\frac{E}{R}\cdot e^{-\frac{t}{C\cdot R}}$
- ☑ LR直列回路の時定数 ⇒ $\tau=\frac{L}{R}$
- ☑ 周期Tの方形波印加後のCR直列回路のC両端の電圧 ⇒ $\frac{\tau}{T}$大のときに積分波形→積分回路
- ☑ 周期Tの方形波印加後のCR直列回路のR両端の電圧 ⇒ $\frac{\tau}{T}$小のときに微分波形→微分回路

RC回路の過渡現象

●図1のRとCの直列回路に直流電圧Eを加えたときのR，C両端の電圧変化は，微分方程式を解くと，

$$V_R=E\cdot e^{-\frac{t}{\tau}},\ V_C=E(1-e^{-\frac{t}{\tau}})[V]$$

となる。ここでeはネイピア数*1である。

$\tau=C\cdot R[s]$ で定義される時定数を使って横軸を表すと，

V_Rは$\tau=0$でE[V]　となり，τ秒後には0.368E[V]となる。

$V_R+V_C=E$ であるから，

V_Cは$\tau=0$で0[V]　となり，τ秒後には0.632E[V]となる。

●次に電源を切り離して，CとRの直列回路をショートさせると，

V_Cは$\tau=0$でE[V]　となり，τ秒後には0.368E[V]となる。

用語アラカルト

＊1　**ネイピア数**
ネイピア数eは自然対数の底として用いられる。その値はe＝2.71828・・・と続く無理数である。$t=\tau$ではV_R，V_Cの値はそれぞれE/e，E(e−1)/eとなり本文の値となる。

$V_R + V_C = 0$ であるから，

$V_R = -V$ の変化を示す(図2)。

補足

過渡現象と時定数

- コンデンサは定常状態では直流を通さない。しかし直流電圧を加えるとコンデンサに電荷がたまる間は電流が流れる。この現象を過渡現象という。図1に示すRとCの直列回路のスイッチを入れて電源電圧Eを加えたときに，コンデンサの電圧がEになり，電荷がたまって電流が流れなくなる定常状態に落ち着くにはCとRの大きさが関係する。Cが大きくなるとたまる電荷量が大きくなるので，充電するのに時間がかかる。またRが大きくなると流れる電流が少なくなるので電荷がたまるのに時間がかかる。このCとRの積を時定数と定義し，記号には通常τ[秒]を用いる。

図1　RC回路に電圧を印加したときの過渡現象

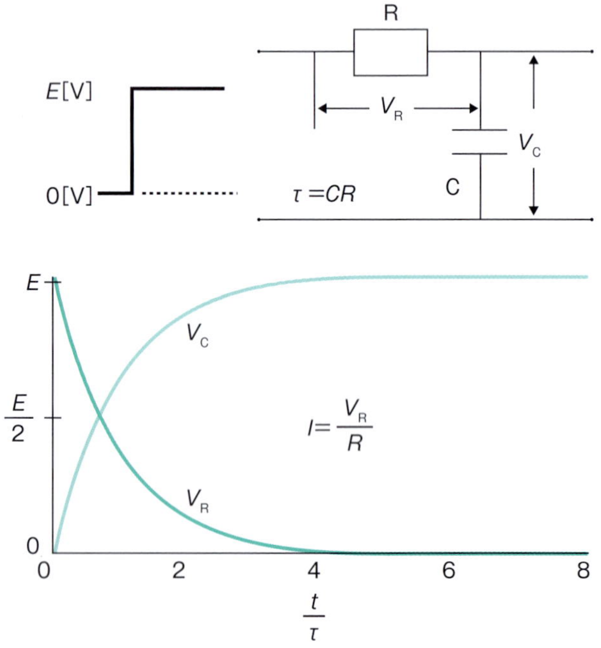

図2 RC回路を短絡したときの過渡現象

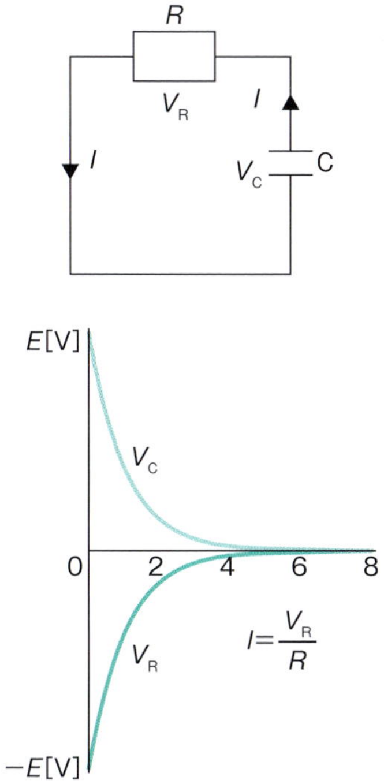

LR直列回路の過渡現象

●LR直列回路においても過渡現象が生じる。$\tau = \dfrac{L}{R}$とすると，Lの両端の電圧V_Lは，CR直列回路のRの電圧変化を，またRの電圧V_RはCの電圧変化とまったく同じ変化を示す。

積分波形

●CR回路に方形波を加えると，時定数$\tau = C \cdot R$と方形波の周期Tの比$\left(\dfrac{\tau}{T}\right)$が**大きい**ときには**Cの両端の電圧は入力の積分波形**となる。この回路を**積分回路**という。

●**図3a**にCの両端の積分波形を示す。**積分波形はなだらかな変化**を示し，**低周波成分を多く**含んでいる。そのため，この回路は**低域通過フィルタ**となる。

微分回路

●CR回路に方形波を加えると，時定数$\tau = C \cdot R$と方形波の周期Tの比$\left(\dfrac{\tau}{T}\right)$が**小さい**ときには**Rの両端の電圧は入力の微分波形**となる。この回路を**微分回路**という。

●**図3b**にRの両端の微分波形を示す。**微分波形は急峻な波形で高周波成分を多く含む**。そのため，この回路は**高域通過フィルタ**となる。

図3　積分，微分回路と波形

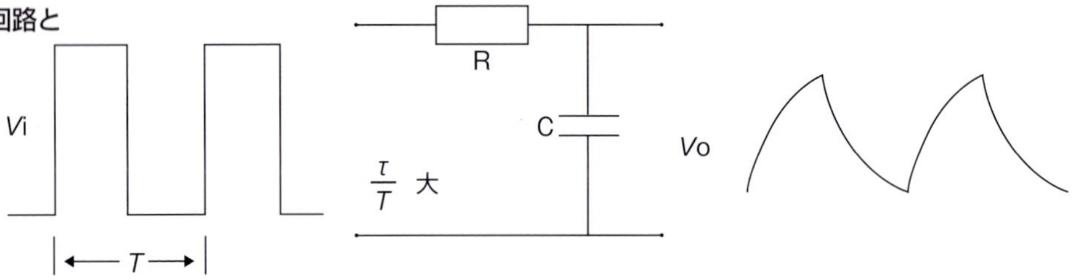

a　積分回路

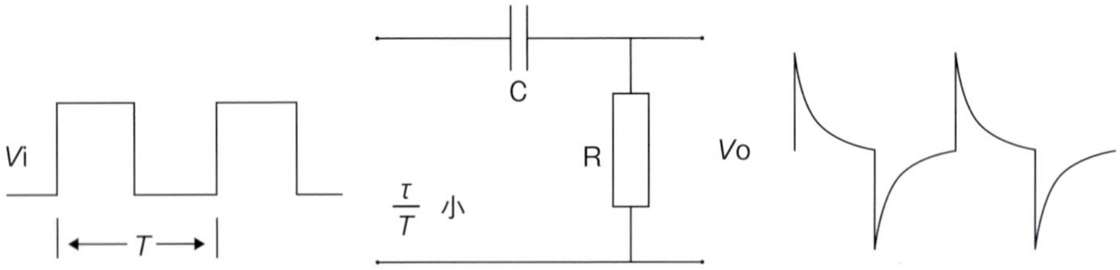

b　微分回路

補足

微分波形，積分波形

- ある波形$y=f(x)$を微分すると，ある時間における微分値はその時間における原波形の傾きを表す。また積分値は，ある時間までの原波形の面積を表す。よって方形波について考えると，変化する部分の傾きは非常に大きいが，それ以外の傾きは0なので，方形波が変化する瞬間に正負の大きな値を示し，それ以外では0となる波形が方形波の微分波形となる。また方形波の面積を考えると時間に比例して増える，あるいは減少する。よって三角波が方形波の積分波形となる。

One point Advice

- 時定数τと過渡現象の波形の変化の関係を覚える。特にτ秒後のV_C，V_Rの値を覚える。また，できれば各電圧，電流の式を覚えておく。過去に出題されたことがある。
- 電圧Eが印加されているときは$V_C+V_R=E$，放電中は$V_C+V_R=0$となる。V_C，V_Rのどちらかの式を覚えておけば他方を導くことができる。
- 微分，積分回路と$\frac{\tau}{T}$の関係を理解する。
- 微分回路，積分回路と高域通過フィルタ，低域通過フィルタの関係を覚える。

7 静電気とその性質

Check point

- ☑ 電子を失った原子 ⇒ 正電荷をもつ
- ☑ 電子を取り込んだ原子 ⇒ 負電荷をもつ
- ☑ 同符号の電荷間に働く力 ⇒ 斥力（せきりょく）（反発力）
- ☑ 異符号の電荷間に働く力 ⇒ 引力（吸引力）
- ☑ 電荷間に働くクーロン力（静電気力） ⇒ 電荷量の積に比例し距離の2乗に反比例
- ☑ 3個以上の電荷間に働く力 ⇒ ほかの電荷の存在を無視して，2つの電荷間に働く静電気力をすべて求めて重ねの理でベクトル合成

静電気と静電気力

●物質は，電子を失うあるいは電子を得ることにより＋，－の電荷をもつようになる。電荷の単位は**クーロン**（単位記号：**C**）である。

●**同符号の電荷間**には**斥力**（**反発力**）が，また**異符号の電荷間**には**引力**（**吸引力**）が働く。この電荷間に働く力のことを**クーロン力**（**静電気力**）という。

●図1に示すように，2つの点電荷の電荷量の絶対値を$|Q_1|$[C]，$|Q_2|$[C]，電荷間の距離をr[m]，電荷の置かれている場の誘電率を$\varepsilon=\varepsilon_r \cdot \varepsilon_0$[F/m]とする。ここで$\boldsymbol{\varepsilon_0}$は**真空の誘電率***1，$\boldsymbol{\varepsilon_r}$は**比誘電率***1とよぶ。

●2つの点電荷に働く力F[N]は以下の式になる。この法則を**クーロンの法則**という。

$$F=\frac{|Q_1|\cdot|Q_2|}{4\pi\cdot\varepsilon\cdot r^2}=\frac{1}{4\pi\cdot\varepsilon_0}\cdot\frac{|Q_1|\cdot|Q_2|}{\varepsilon_r\cdot r^2}=9\times10^9\cdot\frac{|Q_1|\cdot|Q_2|}{\varepsilon_r\cdot r^2}\text{[N]}$$

●真空中では，

$$\frac{1}{4\pi\cdot\varepsilon_0}\fallingdotseq 9\times10^9,\ \varepsilon_r=1$$

となる。

●2つの電荷間に働く力は，電荷を結ぶ直線方向となる。**静電気力は大きさと方向をもつので，ベクトルである。**

用語アラカルト

***1 誘電率，比誘電率**
誘電率とは物質内で電荷とそれによって与えられる力との関係を示す係数である。単位は通常はF/mである。真空の誘電率をε_0で表し，$\varepsilon_0\fallingdotseq 8.854\times10^{-12}$[F/m]である。各物質は固有の誘電率$\varepsilon$をもつが，通常はその数値は用いられず，真空の誘電率との比で表す。その比を比誘電率という。比誘電率はε_rで表し，$\varepsilon_r=\varepsilon/\varepsilon_0$である。

電荷が複数個あるときに働く静電気力

●点電荷が3つ以上ある場合には，各電荷に働く静電気力は**重ねの理**により求められる。

●ほかを無視して，各2つの点電荷間に働くすべての静電気力を求める。1つの電荷がほかの電荷から受けるすべての静電気力をベクトル合成すると，その電荷に働く静電気力が得られる。

●等しい電荷量をもつ3つの電荷が正三角形の位置にあるときに働く静電気力の求め方を図2に示す。

図1　2つの電荷間に働く静電気力

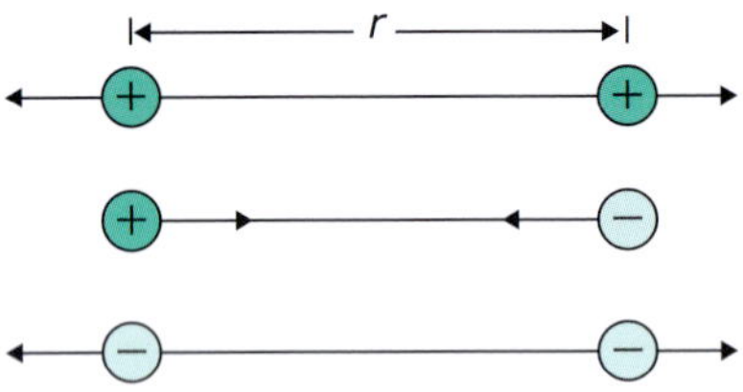

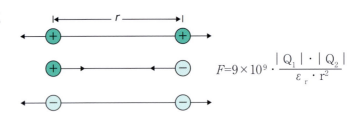

$$F=9\times10^{9}\cdot\frac{|Q_1|\cdot|Q_2|}{\varepsilon_r\cdot r^2}$$

図2　複数電荷間に働く静電気力

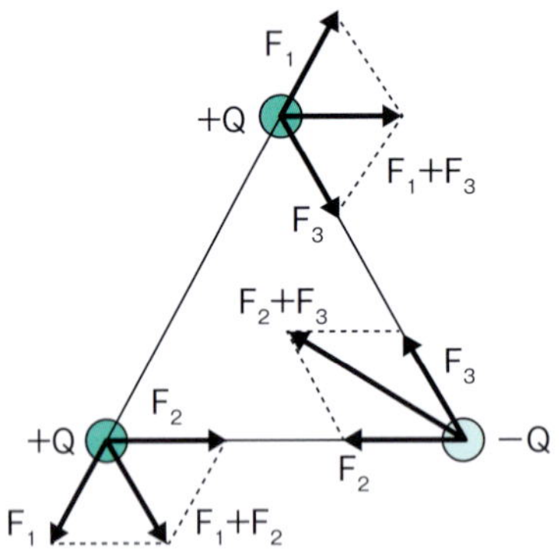

角電荷の値が等しく正三角形の頂点に位置しているので，F_1，F_2，F_3の大きさは等しい。
また，F_1とF_2，F_1とF_3のなす角度は120°，F_2とF_3のなす角度は60°であるので，幾何学的に静電気力のベクトル合成ができる。

One point Advice

●クーロン力を求めるときには，電荷の単位はC，距離の単位はmである。1 μCは10^{-6} Cとして，5 cmは0.05 mとして式に代入する。

●図2の問題は，2つの力をx，y座標上に置き，それぞれの力のx，y座標を足して得られるx，y座標が2つの力を合成した力のx，y座標となる。この方法により，ベクトル合成を数学的に行うことができる。

8 電界とガウスの定理

Check point

- ☑ 電界E，電荷Q，電荷Qに及ぼす力Fの関係式 ⇒ $F=Q\cdot E$[N]
- ☑ 複数の電荷が作り出す電界 ⇒ 個々の電荷が作り出す電界を重ねの理でベクトル合成
- ☑ 電気力線 ⇒ 電界の可視化法，＋電荷から－電荷へ，接線方向が電界の方向，電気力線の密度が電界の大きさを示す
- ☑ ガウスの定理 ⇒ ある閉曲面内の電荷の合計がQ，媒質の誘電率がεのとき，この閉曲面から出てくる電気力線総数　$n=\dfrac{Q}{\varepsilon}$
- ☑ 電束 ⇒ $n\cdot\varepsilon=Q$を電束と定義，Q[C]の電荷からQ[C]の電束が出る
- ☑ 電束が通る面積をS[m^2] ⇒ 電束密度$D=\dfrac{Q}{S}$[C/m^2]
- ☑ 電束密度Dと電界Eの関係 ⇒ $D=\varepsilon\cdot E$[C/m^2]

電界

●クーロンの法則の式を下記のように変形する。**Q_1が作り出す電気的特性E**を**電界（電場）**とよび，その単位は[**V/m**]である。

$$F=\frac{Q_1}{4\pi\cdot\varepsilon\cdot r^2}\cdot Q_2=E_1\cdot Q_2\,[\mathrm{N}]\qquad E_1=\frac{Q_1}{4\pi\cdot\varepsilon\cdot r^2}\,[\mathrm{V/m}]$$

●電荷に対して決まった方向に静電気力を発生させるので，**電界はベクトル場**である。

●複数の電荷が作り出す電界は，静電気力の場合と同じく**重ねの理**で計算できる。

●図1に示すように，2つの電荷によりある点に作られる電界は，それぞれの電界の大きさと方向を求め，これらをベクトル合成することにより求められる。

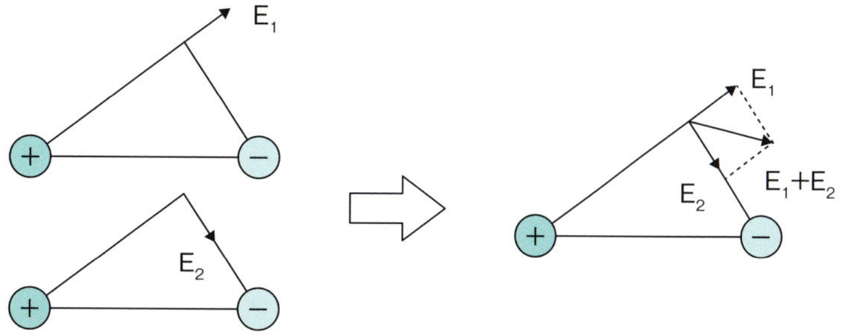

図1　2つの電荷が作り出す電界の求め方

電気力線

●電界は目に見えないが，これを**可視化して直感的に理解するための方法**として，**電気力線**[*1]が考案された。

●Q[C]の電荷を中心にして半径r[m]の球を考えると，球面上の半径方向の電界はどの点においても等しく次の式で示される。

$$E=\frac{Q}{4\pi\cdot\varepsilon\cdot r^2}\ [\mathrm{V/m}]$$

●電気力線の定義から，電界の強さは単位面積当たりの電気力線数となる。半径r[m]の球の表面積$4\pi r^2$をこの式に掛けると電荷Qから四方八方に出ている電気力線数nを求められる。

$$n=E\cdot 4\pi r^2=\frac{Q}{\varepsilon}\ [本]$$

図2　電荷Qから出る電気力線数

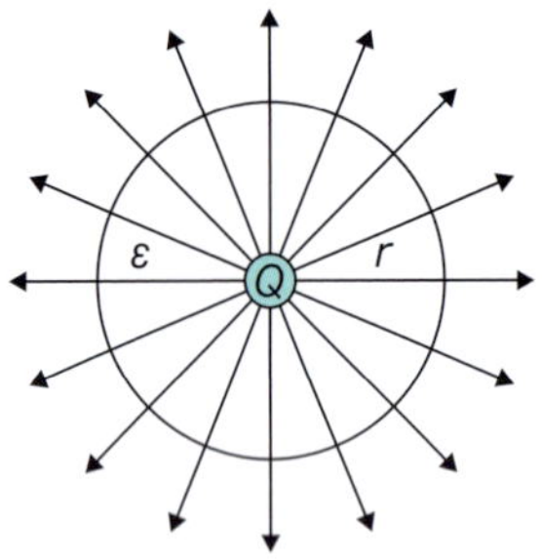

半径r離れた点の電界は

$$E=\frac{Q}{4\pi\cdot\varepsilon\cdot r^2}$$

電界は電気力線密度であるため
半径rの球面積を掛けると
電荷Qから出る電気力線の
総数nが得られる。

$$\therefore n=\frac{Q}{\varepsilon}$$

電束

●誘電体の種類に関係なく電荷の量と電界の強さとの関係を知るために，電束Φという仮想的な線を考える。$\pm Q$[C]の電荷があるとすれば，媒質の誘電率εに関係なくその電荷からはQ[C]の電束が出入りすると定義する。

●点電荷Q[C]があり，周囲の媒質の**誘電率をε**とすると，この**電荷から媒質中に出る電気力線数n**は，$n=\dfrac{Q}{\varepsilon}$ **[本]**となる。また**電束数Φ**は誘電率に関係なく，**$\Phi=Q$[C]**である。この2つの式から次の関係が得られる。またΦを**面積S[m²]で割った電束密度D**は以下の式で求められる。

$$\Phi=\varepsilon\cdot n[\mathrm{C}]\qquad D=\frac{\Phi}{S}=\varepsilon\cdot\frac{n}{S}\ [\mathrm{C/m^2}]$$

●また$\dfrac{n}{S}$は電気力線密度であるから電界の強さEに等しい。よって以下の関係が成立する。

$$D=\varepsilon\cdot E[\mathrm{C/m^2}]$$

用語アラカルト

＊1　**電気力線**
電気力線はマイケル・ファラデーによって考え出された，電気力の様子を視覚的に表す仮想的な線である。電気力線は次の条件を満たすように描かれる。
①正電荷から出て負電荷へ
②ある点での電気力線の接線の方向 ⇒ その点における電界の方向
③ある点での電気力線に対して垂直な面における電気力線密度 ⇒ その点の電界強度

ガウスの定理

●図3に示すような内部に多数の正負の電荷が存在する任意の閉曲面を想定する。n番目の電荷Q_n[C]からは，$n=\dfrac{Q_n}{\varepsilon}$[本]の電気力線が出ると規定しているので，この閉曲面から出る電気力線数は，その総電荷量をQ[C]とすると以下の式で示される。

$$\text{閉曲面からの電気力線数}=\frac{\text{閉曲面内の電荷の総量}}{\varepsilon}=\frac{Q}{\varepsilon}$$

●従って，ある閉曲面から出る**電気力線数は閉曲面内にある電荷量の代数和の$\dfrac{1}{\varepsilon}$に等しい**。これを**ガウスの定理**という。上の定義は「ある閉曲面を通って外に出る電束数は閉曲面内にある電荷量の代数和に等しい」と言い換えることができる。

図3　ガウスの定理

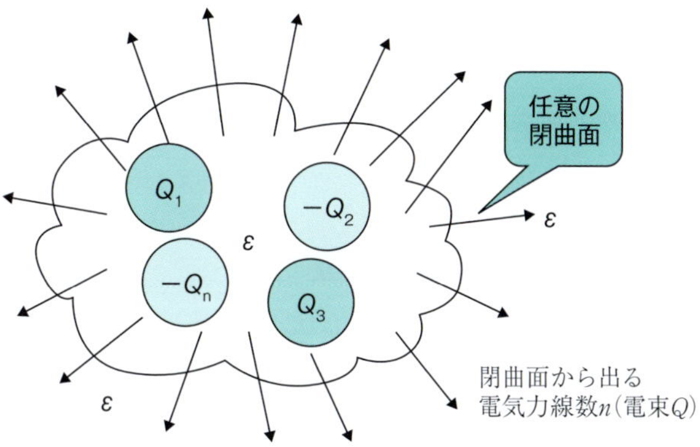

$Q=Q_1-Q_2+Q_3+\cdots-Q_n$

$n=\dfrac{Q}{\varepsilon}$

$\Phi=Q$

One point Advice

●ガウス閉曲面内の電荷は，符号を含めてすべての電荷の合計である。合計が+ならば電気力線はガウス面から外へ，合計がマイナスならば電気力線は外からガウス面内に向かう。

●電界は電気力線数の総数n，それが出てくる総面積をSとすると$E=\dfrac{n}{S}$である。

●電束密度$\dfrac{Q}{S}=D$と電界の関係式$D=\varepsilon\cdot E$を覚える。電束とその面積がわかれば，電束密度がわかる。電束密度と誘電率がわかれば電界がわかる。電界を求めれば電圧を求めることができる。

9 電位と等電位面

Check point

- ☑ 電位 ⇒ 単位電荷がもつ電気的な位置エネルギー（スカラー量）
- ☑ 1[C]の電荷をある2点間で移動させたときに要した仕事が100[J] ⇒ 2点間の電位差100[V]
- ☑ 複数電荷により作られる電位 ⇒ 重ねの理によりそのまま合算
- ☑ 帯電した導体球内部の電界と電圧 ⇒ 導体内部電界＝0　導体内部電圧＝表面電位
- ☑ 等電位面 ⇒ 電界中の電位の等しい点を結んだ線
- ☑ 電界中E[N/C]，[V/m]の2点間の電位差V[V]と距離x[m]の関係 ⇒ $V=E\cdot x$[V]

補足

電位

●単位正電荷のもつ電気的な位置エネルギーが電位である。1 Cの正電荷を無限遠点からある点にまで運ぶのに100 Jの仕事が必要とすると，その点の電位は100 Vになる。仕事量をWとすると$W=Q\cdot V$の関係が成り立つ。

点電荷による電位

●図1のように点電荷Q[C]が誘電率$\varepsilon=\varepsilon_r\cdot\varepsilon_0$の媒体中に置かれたときにこの点電荷から$r$[m]離れた点Pの電位は次の式で求められる。

$$V=\frac{Q}{4\pi\cdot\varepsilon\cdot r}=9\times10^9\cdot\frac{Q}{\varepsilon_r\cdot r}\ [\mathrm{V}]$$

●**電位はスカラー量**である。そのため，図1に示すような複数の電荷によって点Pに生じる電位Vはそれぞれの電荷によって生じる符号も含めた電位の和となる。

図1　点電荷による電位と電位の合成

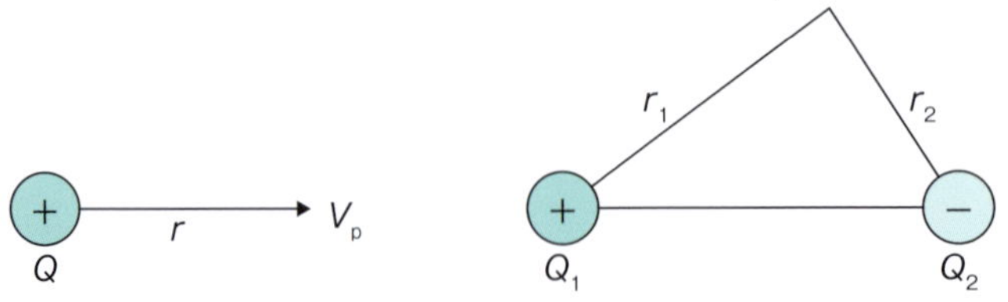

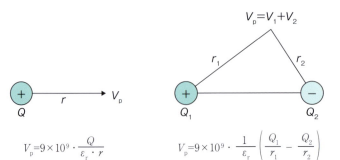

$V_p=9\times10^9\cdot\dfrac{Q}{\varepsilon_r\cdot r}$　　$V_p=9\times10^9\cdot\dfrac{1}{\varepsilon_r}\left(\dfrac{Q_1}{r_1}-\dfrac{Q_2}{r_2}\right)$

帯電した導体球の電位

- 半径a[m]の帯電した導体球の中心からr[m]離れた点Pの電圧は，

$$V_p = \frac{Q}{4\pi \cdot \varepsilon \cdot r} \text{[V]}$$

となる（ただし$r > a$）。

- 導体表面の電位V_aは，先の式から

$$V_a = \frac{Q}{4\pi \cdot \varepsilon \cdot a} \text{[V]}$$

となる。

- **導体の内部では電界は0**なので，至るところで**電位は等しい**。そこで**内部の電位は導体表面の電位に等しくなる**。帯電した導体球が作り出す電位と電界の距離に対する変化を図2に示す。
- 点電荷Q[C]からr_a[m]およびr_b[m]離れた点a，bの電位をV_a，V_bとすると，この**2点間の電位の差**を**電位差**もしくは**電圧**という。a，b間の電位差V_{ab}は以下の式となる。

$$V_{ab} = V_a - V_b = \frac{Q}{4\pi \cdot \varepsilon \cdot r_a} - \frac{Q}{4\pi \cdot \varepsilon \cdot r_b} = \frac{Q}{4\pi \cdot \varepsilon}\left(\frac{1}{r_a} - \frac{1}{r_b}\right) \text{[V]}$$

図2　導体球内外の電界と電位

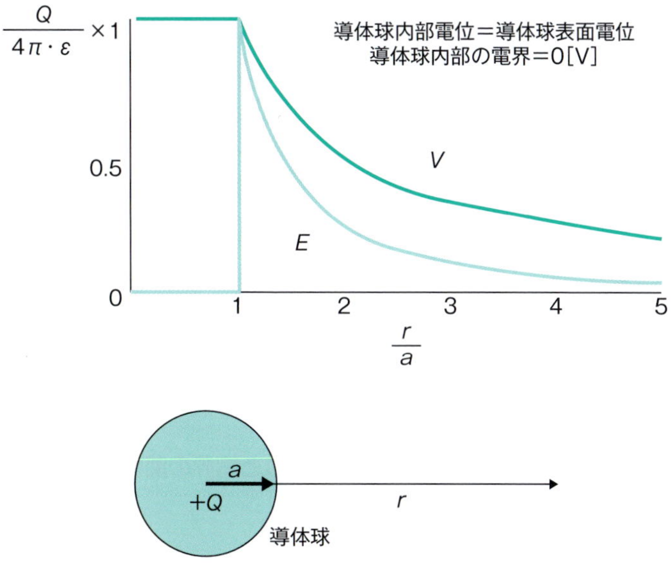

補足

等電位面の特性

- 等電位面は次のような性質をもっている。①異なる電位の等電位面は交わらない。②等電位面と電気力線は直角に交わる。③等電位面では電位が等しいので，この面に沿って電荷を動かしても仕事はなされない。

等電位面

- 電界中の**電位の等しい点を連ねて平面上に描いたもの**を**等電位面**という。
- 点電荷が作り出す等電位面と電気力線を**図3**に示す。

図3　点電荷による等電位面と電気力線

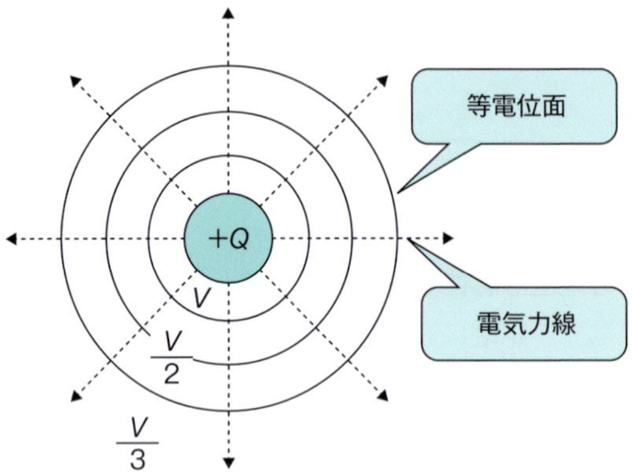

電位の傾きと電界

- 電界中のある点の電位とは，電界が0とみなせる無限遠点から単位正電荷(+1[C])を運んでくるのに要する仕事[J/C]と定義され，通常は単位として[V]が用いられる。よって，**1[C]の電荷をある2点間で移動させたときに要した仕事が100[J]のとき，その2点間の電位差(電圧)は100[V]**となる。仕事量をW[J]とすると，次の式が成り立つ。

$$W=Q\cdot V\,[\mathrm{J}]\cdots(1)$$

- 電界Eのなかにある電荷Qには

$F=Q\cdot E\,[\mathrm{N}]$ の力が働く。

この電荷をx[m]移動させるときの仕事は以下の式で表される。

$$W=F\cdot x=Q\cdot E\cdot x\,[\mathrm{J}]\cdots(2)$$

- (1)，(2)式より，**電位と電界の関係**は

$V=E\cdot x\,[\mathrm{V}]$ となる。また，

$E=\dfrac{V}{x}\,[\mathrm{V/m}]$ となり，

電界の強さは「**単位長当たりの電位差**」であることがわかる。

One point Advice

- 電界中の2点間の電位差と距離の関係を覚える。電界の大きさと距離がわかれば2点間の電位差(電圧)を求めることができる。逆に電位差(電圧)と2点間の距離がわかればその間の電界を求めることができる。また，電界と電位の大きさがわかれば2点間の距離を計算できる。
- 同じ電界中では距離に比例して2点間の電位差が大きくなる。電位差が同じ場合には2点間の距離に逆比例して電界が変化する。

10 コンデンサ(静電容量)

Check point

- コンデンサの電気的特性 ⇒ 電荷の蓄積
- コンデンサに加わる電圧Vと蓄積される電荷Qの関係 ⇒ $Q=C \cdot V$[C]
- 比例定数C ⇒ 静電容量(ファラド，単位記号：F)
- 半径aの導体球の静電容量 ⇒ $C=4\pi \cdot \varepsilon \cdot a$
- 距離d[m]離れた面積S[m^2]の平行平板の静電容量 ⇒ $C=\dfrac{\varepsilon \cdot S}{d}$[F]
- n個の並列コンデンサの合成静電容量 ⇒ $C=C_1+C_2+\cdot\cdot\cdot+C_n$
- n個の直列コンデンサの合成静電容量 ⇒ $\dfrac{1}{C}=\dfrac{1}{C_1}+\dfrac{1}{C_2}+\cdot\cdot\cdot+\dfrac{1}{C_n}$
- 静電容量Cに蓄積されるエネルギー ⇒ $W=\dfrac{Q \cdot V}{2}=\dfrac{C \cdot V^2}{2}=\dfrac{Q^2}{2C}$[J]

コンデンサの構造と電気的特性

- **コンデンサ**は，誘電体が2枚の電極で挟まれた構造をしており，その**電気的な特性は電荷を蓄積すること**である。
- 電極間に蓄えられた電荷Q[C]とそれにより生じた電圧V[V]との間には，以下の関係式が成立する。

$$Q=C \cdot V\text{[C]}$$

- この**比例定数C**を**コンデンサの静電容量**あるいは**キャパシタンス**という。単位は[**C/V**]となるが，これを**ファラド**(単位記号：**F**)と置き換えて使用している。

導体球の静電容量

- 誘電率εの媒質内に半径a[m]の導体球を置き，Q[C]の電荷を与えるとその球表面の電位と静電容量の式は以下のようになる。

$$V=\frac{Q}{4\pi \cdot \varepsilon \cdot a}\text{[V]} \quad \therefore C=\frac{Q}{V}=4\pi \cdot \varepsilon \cdot a=4\pi \cdot \varepsilon_r \cdot \varepsilon_0 \cdot a\text{[F]}$$

となる。

平行平板間の静電容量

●図1のような面積S[m²]の平行平板間に誘電率ε，厚さd[m]の誘電体を入れたコンデンサの電位と静電容量は以下の式で求められる。

$$V=E\cdot d=\frac{Q}{\varepsilon\cdot S}\cdot d[\mathrm{V}]\quad \therefore C=\frac{Q}{V}=\varepsilon\cdot\frac{S}{d}=8.854\times10^{-12}\cdot\frac{\varepsilon_r\cdot S}{d}[\mathrm{F}]$$

●誘電率の大きい誘電体を使用すると静電容量はそれに比例して大きくなる。

図1　平行平板間の静電容量

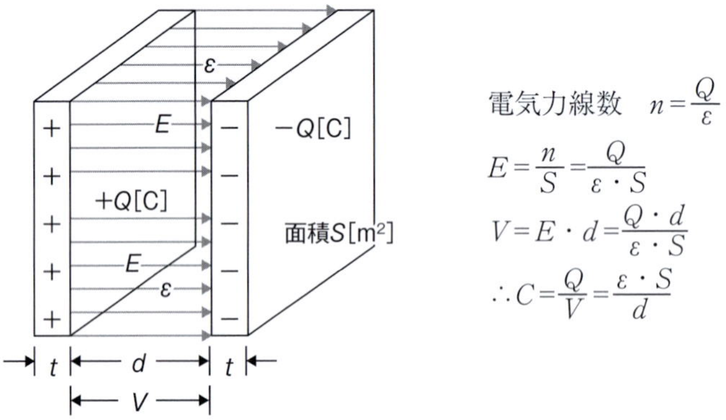

並列コンデンサの合成静電容量

●図2のように静電容量が異なるn個の**コンデンサを並列に接続して電圧を加える**と**各コンデンサに加わる電圧は等しい**ので，その合成容量は以下の式で表される。

$$C=C_1+C_2+\cdot\cdot\cdot+C_n$$

●各コンデンサに**蓄えられる電荷の量の比**は，**静電容量の比**に等しくなる。

$$Q_1:Q_2:\cdot\cdot\cdot\cdot:Q_n=C_1\cdot V:C_2\cdot V:\cdot\cdot\cdot\cdot:C_n\cdot V=C_1:C_2:\cdot\cdot\cdot\cdot:C_n$$

図2　並列コンデンサの合成静電容量

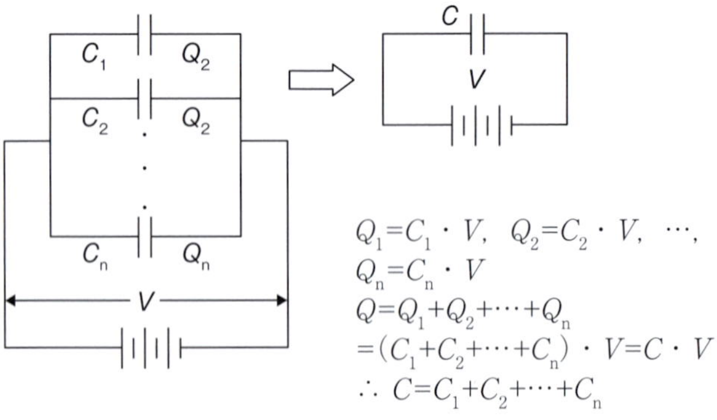

コンデンサの直列接続

●図3に示すように静電容量がそれぞれC_1, C_2, ・・・, C_nのn個のコンデンサを**直列に接続しこれに電圧を加える**と**各コンデンサに貯まる電荷は等しい**。よって直列コンデンサの合成容量は以下の式で求められる。

$$\therefore C=\frac{Q}{V}=\frac{1}{\frac{1}{C_1}+\frac{1}{C_2}+\cdots+\frac{1}{C_n}}$$

●各コンデンサの電圧比は次式で表される。

$$V_1:V_2:\cdots:V_n=\frac{Q}{C_1}:\frac{Q}{C_2}:\cdots:\frac{Q}{C_n}=\frac{1}{C_1}:\frac{1}{C_2}:\cdots:\frac{1}{C_n}$$

図3　直列コンデンサの合成静電容量

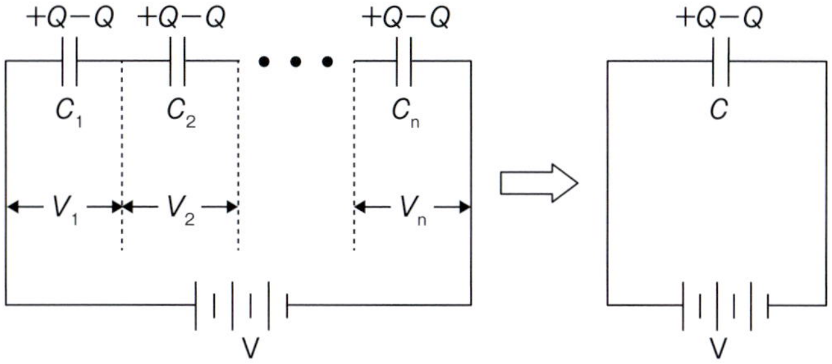

直列コンデンサにVの電圧を加えると，
各コンデンサに蓄積される電荷は等しい。

$$V_1=\frac{Q}{C_1},\quad V_2=\frac{Q}{C_2},\quad \cdots,\quad V_n=\frac{Q}{C_n}$$

$$V=V_1+V_2+\cdots+V_n=Q\cdot\left(\frac{1}{C_1}+\frac{1}{C_2}+\cdots+\frac{1}{C_n}\right)$$

$$\therefore \frac{1}{C}=\frac{1}{C_1}+\frac{1}{C_2}+\cdots+\frac{1}{C_n}$$

補足

コンデンサに蓄積されるエネルギー

●p.34，補足「電位」でエネルギー（仕事），電位，電荷の関係は$W=Q\cdot V$と説明した。これはQやVが一定のときに成立する。コンデンサでは電圧が0からV[V]へ，それに対応して電荷が0からQ[C]へと変化するので，平均的な電圧である$V/2$が印加されると考える。よって$W=Q\cdot V/2$となる。

コンデンサに蓄積されるエネルギー

●容量C[F]のコンデンサに電圧V[V]が印加されQ[C]の電荷が蓄積されたとする。このときコンデンサに蓄積されるエネルギーW[J]は次式で求めることができる。

$$W=\frac{1}{2}Q\cdot V=\frac{1}{2}C\cdot V^2=\frac{Q^2}{2C}\,[\mathrm{J}]$$

One point Advice

●並列コンデンサの合成静電容量の式は直列抵抗の合成抵抗の式と，直列コンデンサの合成静電容量の式は並列抵抗の式と同じ形になる。
●すべての直列コンデンサに蓄積される電荷は等しく，各コンデンサの電圧は各静電容量の逆数に比例する。並列コンデンサの電圧は等しく，各電荷は静電容量に比例する。

11 磁気

Check point

- ☑ 生体磁気 ⇒ 生体の電気活動によって生じる非常に微弱な磁気
- ☑ 心磁図 ⇒ 心電図の磁気バージョン
- ☑ 脳磁図 ⇒ 脳波の磁気バージョン
- ☑ MRI ⇒ 生体に非常に強い磁気を作用させる

磁気とは

- 電気と同じように，物質がほかの物質に対して引力や斥力を及ぼす性質の1つ。
- 磁気が及ぼす力を**磁力**といい，磁力を生じる性質を**磁性**とよぶ。
- 永久磁石のように持続的に磁力を出す物質があるが，電気（電流）によっても磁力が生じる。
- 生体のなかでの神経の電気的な活動に伴って生体磁気が発生する。
- 心臓の電気活動によって生じる生体磁気を記録したものが**心磁図**[*1]（MCG），脳の電気活動によって生じる生体磁気を記録したものが**脳磁図**[*2]（MEG）である。
- 生体磁気は非常に微弱なので，計測（図1）には超高感度の磁束トランスデューサである**SQUID**[*3]が利用される。

図1　脳磁計

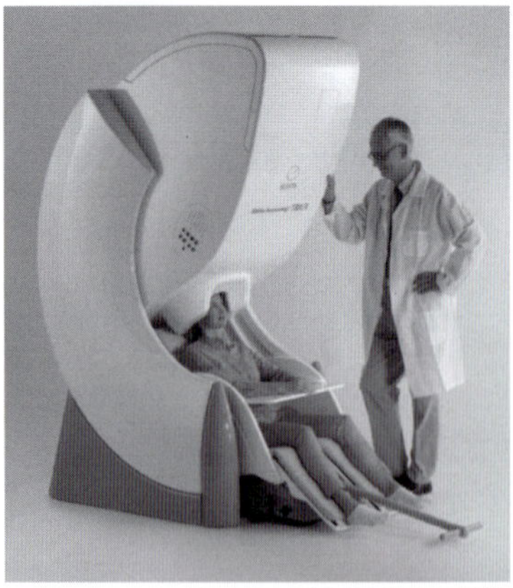

（Neuromag社：TRIUX）（許可を得て掲載）

補足

脳波と脳磁図

- 脳内の神経活動によって生じる電流を電位差として記録したものが脳波（脳電図）であり，磁界として記録したものが脳磁図である。電流は組織の電気伝導度の違いによって大きく変化するが，組織の透磁率は真空とほぼ同じで一様である。そのため，頭皮上の脳波から「異常な電気活動を起こしている病変がどこにあるか」を正確に調べることは難しかったが，脳磁図ではそれが可能となった。このことは，てんかんの診断などの分野で利用が期待されている。

用語アラカルト

＊1　心磁図
心臓から発生する磁場を計測して記録したもの。心電図（ECG：electro cardio graphy）に対応する言葉。MCG（magnetocardiography）と略される。

＊2　脳磁図
脳から発生する磁場を計測して記録したもの。脳波（EEG：electro-encephalography，文字どおり訳せば脳電図）に対応する言葉。MEG（magnetoencephalography）と略される。

＊3　SQUID
超伝導量子干渉素子（superconducting quantum interference device）。超伝導トンネル電流と磁束の干渉効果（Josephson（ジョセフソン）効果）を利用して，磁束を超高感度で電圧に変換するトランスデューサ。Josephson（ジョセフソン）素子ともよばれる。

用語アラカルト

＊4 MRI
magnetic resonance imaging（磁気共鳴画像法）の略。臨床用装置では，生体内の水素原子核（プロトン）の核磁気共鳴NMR（nuclear magnetic resonance）信号を基に生体の断層像を描出する。

●生体磁気は非常に微弱であるため，計測には検査室外部からの磁気的な環境ノイズを除去する**磁気シールド**が必要である。

●MRI＊4は，生体に強い磁気（静磁界）と電磁波（ラジオ波）を照射し，ある条件を満たしたときに，生体から発生する電磁波を測定して断層像を得る画像診断装置。装置で使用する非常に強い磁気が外部に漏れて外部の機器に影響を与えないように磁気シールドが使用される。

●磁気シールドは，磁気（磁力線）が透磁率の高い物質の中を通ることで，磁気シールドの周囲に相対的に磁力線の少ない空間を作る（図2）。

図2　磁気シールド

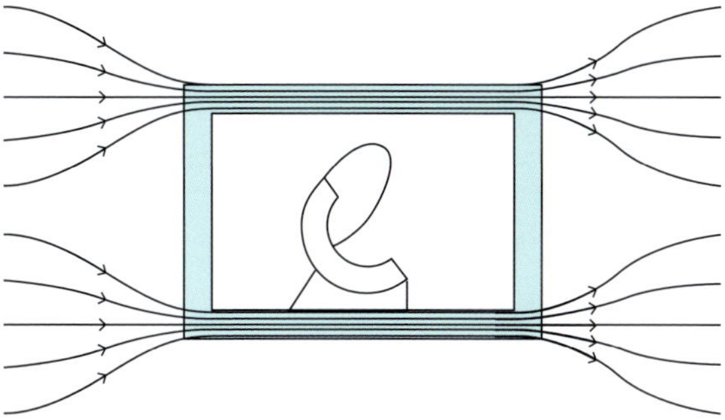

室内に磁気が入らないようにする

a　MEG

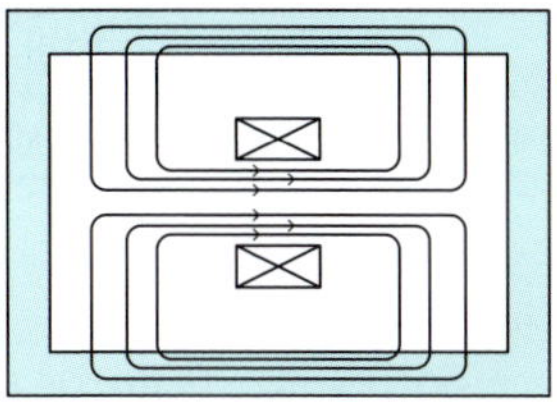

室外に磁気が漏れないようにする

b　MRI

One point Advice

●磁気を利用する医用機器には，地磁気よりずっと小さい生体磁気を計測する機器（脳磁計など）と，生体に非常に強い磁気を作用させる機器（MRIなど）がある。
●磁気の影響を取り除くために磁気シールドが使用される。

12 磁界

Check point

- ☑ 磁界の向き ⇒ 磁力線
- ☑ 磁界の強さ ⇒ 磁束密度
- ☑ 電流がつくる磁界 ⇒ ビオ・サバールの法則
- ☑ 直線電流のつくる磁界 ⇒ 右ねじの法則

磁界とは

●磁気が離れた場所の物体に及ぼす作用を表す際に**磁界**という概念を使う。

●磁界を表す方法に**磁力線**があり，方位磁石によって磁石のN極からS極に向かう磁力線を描くことができる。導線を流れる電流によって生じる磁界も，方位磁石によって同様に描くことができる。磁力線の集まりを**磁束**とよび，単位面積を貫く磁束のことを**磁束密度**とよぶ(図1)。

図1　磁力線と磁束

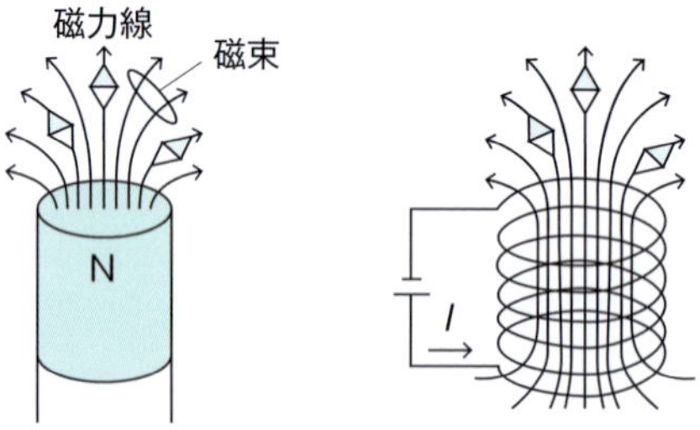

●磁束密度は単に磁場ともよばれ，磁界の強さと方向を表すベクトル量で単位はT(テスラ)である。磁束の単位Wb(ウェーバー)を使って，

$1\,\mathrm{T} = 1\,\mathrm{Wb/m^2}$ となる。

●磁界(磁場)の強さを表す単位としてG(ガウス)も使われる。

$1\,\mathrm{T} = 10^4\,\mathrm{G}$ であり，地磁気の強さは，およそ0.5 Gである。

電流と磁界

●任意の形をした導線を流れる電流 I の微小部分の長さを Δs とするとき，この微小部分を流れる電流が $\vec{r}$ だけ離れた点につくる磁界 $\Delta\vec{B}$ は，

$$\Delta\vec{B} = \frac{\mu_0}{4\pi}\frac{I}{r^2}\left(\Delta\vec{s}\times\frac{\vec{r}}{r}\right)$$ で表される。

μ_0 は真空の透磁率で，$4\pi\times10^{-7}\,\mathrm{H/m}$ である。これをビオ・サバールの法則という。$\Delta\vec{B}$ は，$\Delta\vec{s}$ と $\vec{r}$ に垂直で，$\Delta\vec{s}$ から $\vec{r}$ に右ねじを回したときに

ねじが進む方向を向く(図2a)。

図2 ビオ・サバールの法則

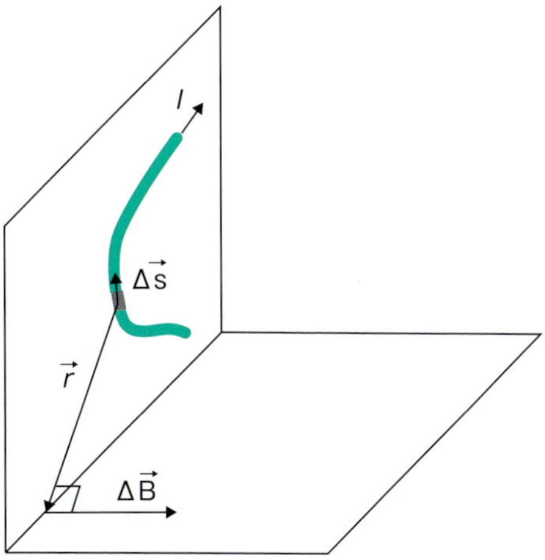

a 微小電流のつくる磁界

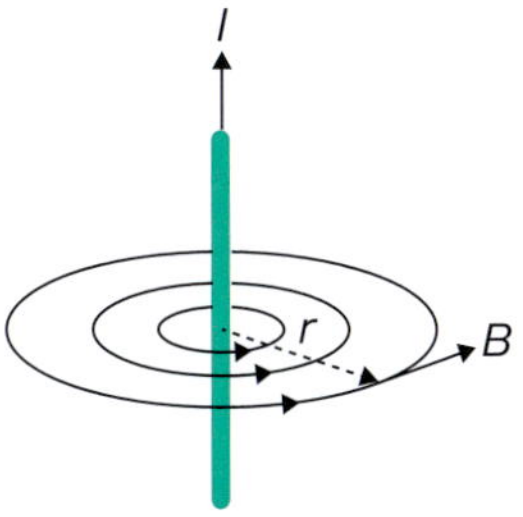

b 直線電流

●ある場所における磁界は，ビオ・サバールの法則により，電流Iの微小部分Δsがつくる磁界$\Delta\vec{B}$を重ね合わせることで求められる。例えば，直線電流によって生じる磁界は電流に垂直な平面上の電流を中心とした同心円上にあり，電流の進行方向に向かって右ねじを進めるときにねじを回す向きである(右ねじの法則，図2b)。磁界の強さBは電流との距離をrとすると真空中では，

$$B=\frac{\mu_0}{2\pi}\frac{I}{r}$$

となり，電流の強さに比例し，距離に反比例する。

医用機器と磁界

●医用機器のなかには，脳磁計〔「磁気」(p.40)図1〕のように生体から発生する数fT(fはフェムトで10^{-15}を表す)の極微小磁界を計測する装置もあれば，磁石入り絆創膏*1や経頭蓋磁気刺激*2装置のように，生体に強い磁界を作用させて治療に利用するもの，MRIのように強い静磁界と弱い電磁界を生体にかけたときに，生体から発生する信号を計測して診断するものがある(図3)。

用語アラカルト

＊1 磁石入り絆創膏
磁界による電磁力により血流を改善してコリなどの症状を緩和する医療用具。

＊2 経頭蓋磁気刺激
体外から低周波のパルス状の磁界を頭蓋骨越しに脳にかけ，電磁誘導により発生する誘導電流により脳神経を刺激する方法。TCMS(trans-cranial magnetic stimulation)と略される。

図3　生体および主な機器から発生する磁界の強さと周波数の関係

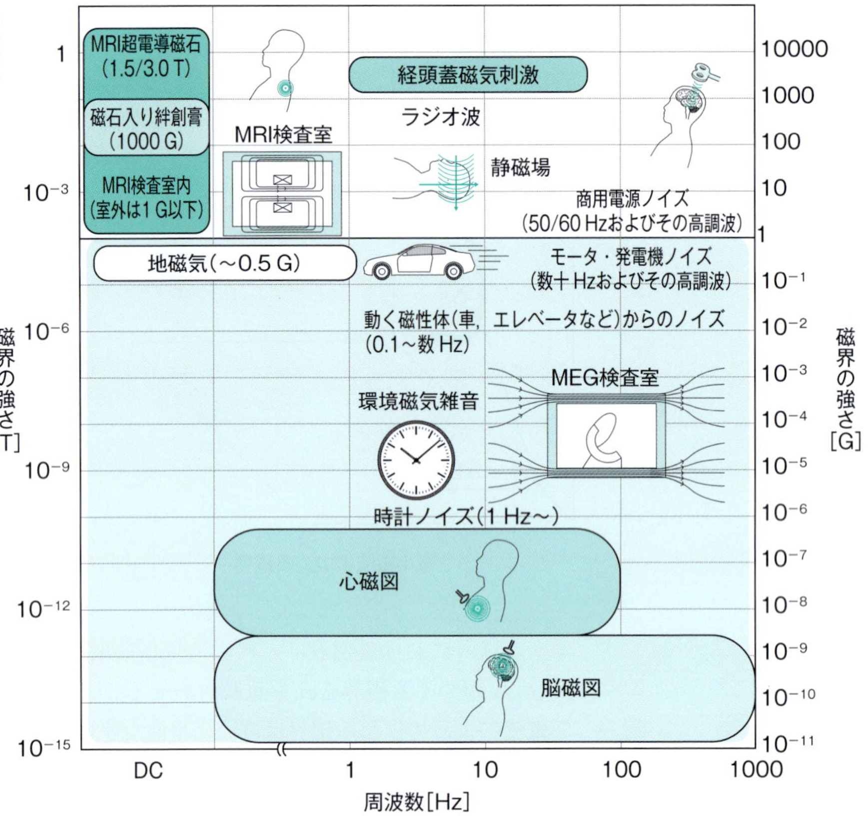

One point Advice

- ビオ・サバールの法則の式を覚える必要はないが，直線電流のつくる磁界の向き(右ねじの法則)と強さ(電流に比例し距離に反比例)は覚えておく。
- MRIには非常に強い最大3 Tの磁界を利用し，脳から発生する磁界の強さは非常に微弱でfTのオーダーであることを，地磁気の大きさが約1 Gを基準に覚えておく。なお，1 G=10^{-4} T，1 fT=10^{-15} Tである。
- 心磁図，脳磁図の信号の強さは，心電図，脳波の信号の強さに比例し，周波数帯域もほぼ同じと考えてよい。

13 電磁誘導

Check point

- ☑ 電界と磁界 ⇒ 一方の変化が他方の変化を引き起こす
- ☑ Faraday(ファラデー)の電磁誘導の法則 ⇒ 磁束の変化を妨げる逆起電力発生
- ☑ 電磁誘導の応用 ⇒ 発電機やトランスが代表的

電磁誘導とファラデーの法則

●コイルに電流を流すと磁界が発生する(図1a)。逆に，コイルに磁石を近付けると，磁石による磁界を押しのけようとして，コイルに誘導起電力が生じて電流が流れる(図1b)。このように磁界の変化により起電力を生じる現象が**電磁誘導**である。

図1 電磁誘導

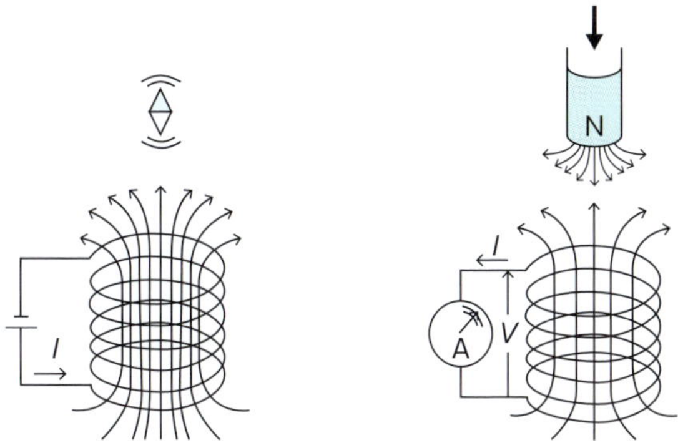

a コイルに電流を流したとき　b コイルに磁石を近付けたとき

●電磁誘導によって発生する起電力Vはファラデーの電磁誘導の法則

$$V = -\frac{d\phi}{dt}$$

で表すことができる。ただし，ϕはコイルを貫く全磁束で，マイナス記号は変化を妨げる向きに起電力が生じること(逆起電力)を示す。

電磁誘導の応用

- 電磁誘導は発電機で電気を起こす際に利用されている。
- 巻数N_1のコイル1と巻数N_2のコイル2からなる理想的なトランスを考える。コイル1にV_1の交流電圧をかけると，コイル1巻きあたり$\frac{V_1}{N_1}$の電圧変化に相当する磁束ϕが鉄心を貫き，この磁束はコイル2に$\frac{V_1}{N_1}\times N_2$の誘導起電力を発生させる。従って，トランスの電圧は巻数の比に比例する（図2a）。なお，エネルギー**電磁誘導の応用**保存の法則から，コイル1とコイル2の電力（電圧×電流）は等しいので，電流は巻数の比に反比例する。
- 電磁誘導による誘導電流は電線だけでなく金属面でも発生する。コイルの外に薄い金属筒を置き，コイルにパルス状の電圧をかけると，電磁誘導によりコイルのつくる磁束ϕを押し戻す向きの磁束ϕ_xを作るために金属筒に誘導電流が流れる。このとき，金属筒が薄いと，磁界を押し戻そうと流れる誘導電流に対する磁界による反力Fにより金属筒は外側に膨らみ，金属筒が水中にあると衝撃波が発生する。これが，電磁振動板方式の結石破砕装置で衝撃波を発生する仕組みである（図2b）。
- コイルでパルス状の磁界を頭部にかけて，電磁誘導により脳内に生じる誘導電流の治癒効果を利用するのが，経頭蓋磁気刺激〔「磁界」(p.43)参照〕である。

図2 電磁誘導の応用

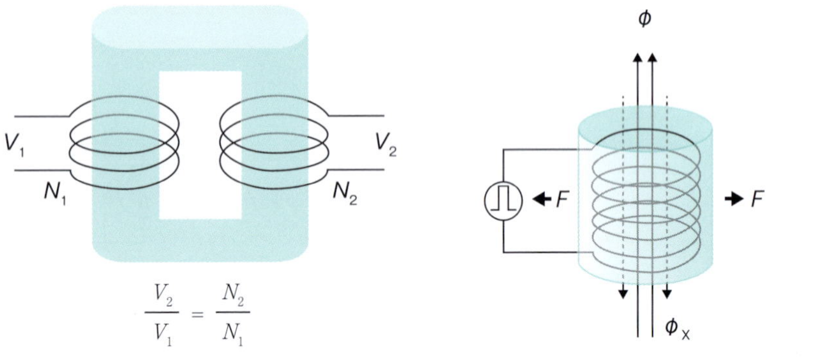

a トランスによる交流電圧の昇圧　　b 電磁振動板による衝撃波の発生

One point Advice

- ファラデーの電磁誘導の式の意味を考え，電流，磁界，起電力の因果関係を理解する。
- コイル，トランス，電磁振動板で，磁界の変化がどのような変化を引き起こすかをイメージすること。
- 理想的なトランスの場合，電力は1次コイルと2次コイルの間で保存されるので，電圧は巻数比に比例するが，電流は巻数比に反比例することに注意する。

14 コイル(インダクタンス)

Check point

- コイル ⇒ 電磁誘導を応用する回路素子
- インダクタンス ⇒ コイルが電流を磁束にする係数
- コイルの働き ⇒ 電流の急激な変化を妨げる

コイルとインダクタンス

●導線をらせん状や渦巻き状に巻いた回路素子がコイルである。

●電流Iをコイルに流したとき，コイルを貫く磁束ϕは電流に比例する。この比例係数が(自己)インダクタンスLである。

$$\phi = LI$$

従って，電磁誘導に関するFaraday(ファラデー)の法則より，コイルに生じる起電力Vはコイルを流れる電流がIのとき，

$$V = -\frac{d\phi}{dt} = -L\frac{dI}{dt}$$

となる。

●上の式はコイルに電圧をかけて電流を流そうとするとき，電流の時間変化に比例した逆起電力が発生するので，コイルを流れる電流は0から徐々に増大することを意味する。

●コイルに蓄積されるエネルギーWは，

$$W = \frac{1}{2}LI^2 = \frac{1}{2}\frac{\phi^2}{L} \quad [\mathrm{J}]$$

となる。

コイルと医用機器

●一般に単相性波形の除細動器の出力回路にはコイルが挿入されている。これは，コイルがない場合，放電開始時に心筋に電源電圧と負荷の抵抗からオームの法則で決まる大電流がいきなり流れ，心筋にダメージを与えるからである。最適なインダクタンスのコイルを入れることで，電流が0から徐々に増大し，ショック後もしばらく流れ続ける不要な振動電流を減衰させる(ダンピング波形)(図1)。

図1　単相式除細動器の放電波形

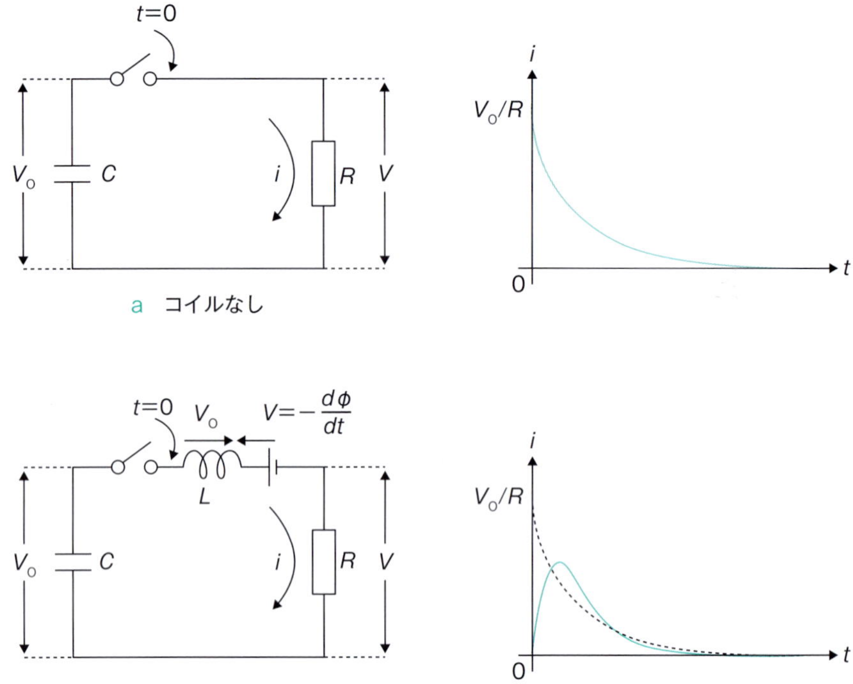

a　コイルなし

b　コイルあり（コイルで発生する逆起電力を ┤├ で示す）

●コイルのインピーダンスは周波数に比例する（$Z=\mathrm{j}\omega L$）ので，コイルに流れる交流電流の周波数が高いほど交流抵抗（誘導性リアクタンス）が増大する。

●電気メスの対極板のコードを巻いているとコイルになって交流抵抗が増大し，高周波分流[*1]の原因になる（図2）。

図2　高周波分流

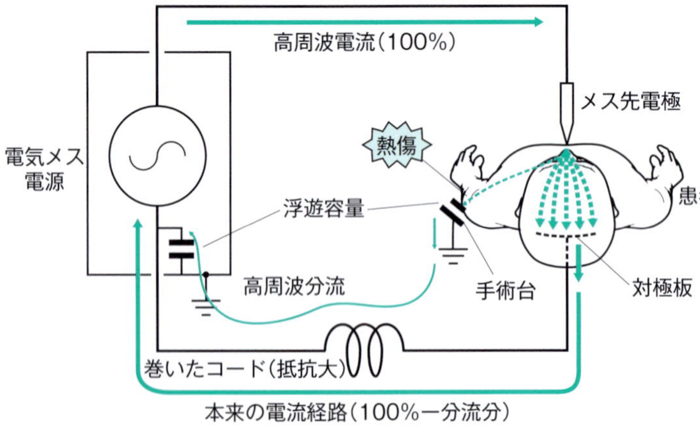

用語アラカルト

＊1　高周波分流

高周波電流は直流と違って，電気的な接触がない場合にも，コンデンサとして空間を経由して接続され，意図しない経路を流れる可能性がある。この電流を高周波分流という。電流の流れやすさは，その経路のインピーダンスの小ささによるので，高周波分流による事故をなくすには，本来の電流経路のインピーダンスを十分に小さく（対極板のコードを巻かない）し，意図しない経路のインピーダンスを大きくする（生体と金属部，アースとの距離を離す）必要がある。

One point Advice

●コイルの働きは単相式の除細動器の動作をとおして理解しておく。

●AED（自動体外式除細動器）は，小型軽量化のため，重くてかさばる大電力用コイルを使用しない除細動器で，放電開始電流を低くした二相性波形を使用する。

●電気回路におけるコイルの役割は，コンデンサ〔「コンデンサ（静電容量）」（p.37）参照〕の役割と併せて整理し，組み合わせて利用される共振回路についても理解しておく。

15 電磁力

Check point

- ☑ ローレンツ力 ⇒ 運動している荷電粒子が磁界中で受ける力
- ☑ フレミング左手の法則 ⇒ ローレンツ力を電流で表したもの
- ☑ 電磁力の応用 ⇒ 電磁血流計や電磁振動板

補足

フレミング左手の法則

●左手の親指，人差し指，中指を直交させて立て，中指から，電（流）－磁（界）－力と覚える。

ローレンツ力

●電荷qの荷電粒子が，磁界$\vec{B}$の中を速度$\vec{v}$で運動すると，ローレンツ力$\vec{F}=q\vec{v}\times\vec{B}$が働く。ここで，×はベクトル積の記号であるから，荷電粒子に働く力の向きは，正電荷（$q>0$）の場合，速度$\vec{v}$を磁界$\vec{B}$の方向に回したときに右ねじの進む向き（図1a）である。力の向きは，速度$\vec{v}$の向きを電流$\vec{I}$の向きと考え，フレミング左手の法則を使って求める（図1b）こともできる。

●ローレンツ力より，2本の電線の間に働く電磁力を求めることができる。図1bにおいて，右ねじの法則〔「磁界」図2（p.43）〕より，電流に対して図のような磁界をつくるには電流の方向は，今ある電流の右に電線を平行に置いた場合，反対向きに流す必要があり（図1c），このとき2本の電線に働く力は斥力であるから，逆方向に電流が流れる2本の電線の間には斥力が働き，同方向に流れる2本の電線の間には引力が働く。

図1　ローレンツ力

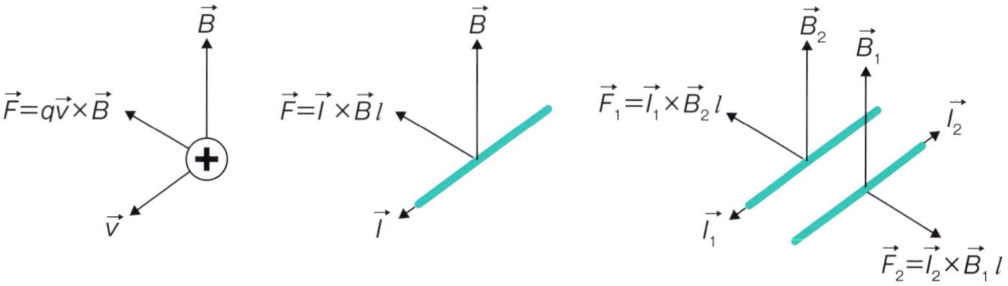

a　荷電粒子に働く力　　b　長さlの電線に働く力　　c　長さlの2本の平行電線間に働く力

電磁力の応用

●赤血球は電荷qの荷電粒子ととらえることができる。血液が直径dの管内で，管に垂直な磁場$\vec{B}$の中を速度$\vec{v}$で運動すると，赤血球にはローレンツ力が働き管壁に移動する。このとき，正電荷が移動した管壁は＋に，元いた場所は－に帯電するので，静電場Eが発生し，ローレンツ力$\vec{F}=q\vec{v}\times\vec{B}$と静電力（クーロン力）$\vec{F}=q\vec{E}$が釣り合って赤血球は管に平行に流れる（図2）。このとき，$qvB=qE$の関係が成り立ち，電場Eの大きさは管の両端の電圧$V=Ed$より求められるので，血流速は$v=\dfrac{V}{Bd}$で求めることができ，管の断面積より血流量を知ることができる。これが，電磁血流計の原理である。

図2　電磁血流計

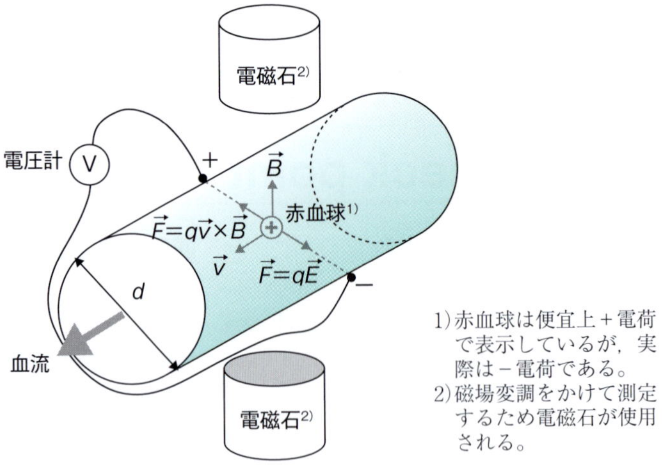

●電磁力は結石破砕装置の電磁振動板で電磁誘導によって衝撃波を発生する際にも利用されている〔「電磁誘導」(p.46)図2〕。

●核医学検査として最近よく利用されるPET〔「電磁波」用語アラカルト(p.52)〕では，院内に設置されたサイクロトロンとよばれる加速器を使用して放射性薬剤が製造される。サイクロトロンはD字形で中空の電極の垂直方向に磁場が，電極間に高周波電圧がかけられている。

図3　サイクロトロン

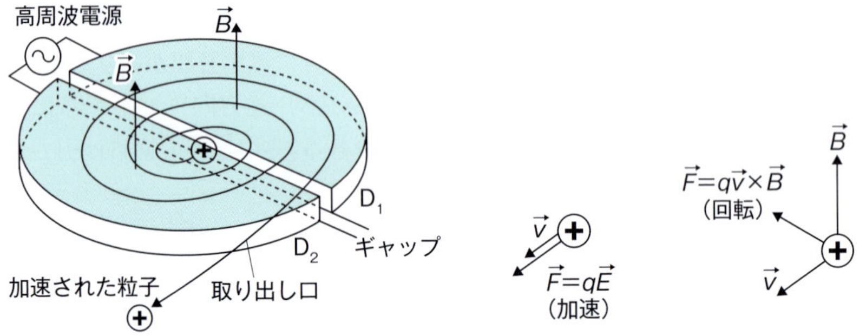

a　サイクロトロン　b　ギャップ中　c　D字形電極中

●ギャップ間の中央に荷電粒子を置く(図3a)と，荷電粒子は電場で加速され(図3b)，D字形電極中に入り，磁場により進行方向と垂直方向にローレンツ力を受け(図3c)，半円軌道を描きながら再びギャップに入る。このとき，ギャップ間の電圧極性が逆になるよう周波数を調整すると，荷電粒子は再び加速され対向電極に入り，この繰り返しで荷電粒子は次第に大きな半円となる渦巻き軌道をとりながら加速し，取り出されて他の粒子に衝突させられ放射性薬剤が作られる。

One point Advice

●ローレンツ力のベクトル式を覚えておけば，混乱しやすいフレミング左手の法則を使うことなく，磁界中で運動する荷電粒子(電流)の受ける電磁力の方向がわかる。

16 電磁波

Check point

- 電磁波 ⇒ 横波であるが粒子としての性質ももつ
- 電波と光 ⇒ 波長が0.1 mmより長い電磁波が電波，短い電磁波が光
- 光量子エネルギー ⇒ 光の物質への作用は強さでなく振動数で決まり，波長が短い（振動数の高い）ものほど大きい

電磁波の性質

●電磁波は進行方向と垂直面で電場$\vec{E}$と磁場$\vec{B}$が互いに直交した横波である（図1）。

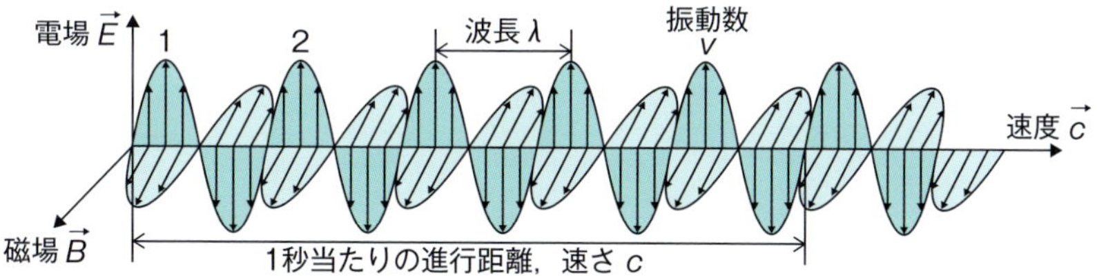

図1 電磁波

●電磁波は音波などの波動と違い，伝搬するための媒体を必要とせず，真空中を光速（約30万 km/s）で進む。

●波長 λ，振動数 ν と速さcの間には，

$$\lambda = \frac{c}{\nu}$$

の関係がある。

●電磁波のうち，波長 λ が0.1 mmより長いものを電波，短いものを光という。また，光のうち波長が約380～770 nmの電磁波はヒトが目で見ることができるので可視光線とよばれる。紫の光は赤い光に比べて波長が約半分で短い。

●電磁波は波としての反射，屈折，干渉といった性質だけでなく，粒子としての性質ももつ。光の粒子（光子，フォトンとよばれる）は質量をもたない。

●振動数 ν の電磁波は，

$$\varepsilon = h\nu = \frac{hc}{\lambda}$$

の光量子エネルギーをもつ。ここで，hはプランク定数である。この関係式は，電磁波がほかの物質に及ぼす作用の大きさは光の強さ（フォトンの数）によらず，振動数に依存することを示している。

補足

光は波？ それとも粒子？

●光が波であるか粒子であるかは多くの科学者を悩ませてきた。ニュートンは光を粒子と考えたが，電磁気学を完成させたマックスウェルは光を電磁波という波であるとし，以降，光は波であるとされていた。しかし，光を波であるとすると説明ができない現象がいくつかあり，20世紀になってアインシュタインが光量子説を提唱し，今日では，光は波としての性質と粒子としての性質の二面性をもつとされている。

用語アラカルト

＊1 ガンマナイフ
複数の^{60}Co線源から出るガンマ線を鉄のコリメータを通して，あらかじめCTなどで定位（頭内での3次元座標を決定）した脳病変に集中照射し，開頭手術を行うことなく治療する放射線治療機器。

●青い光は，赤い光より振動数が大きいのでより大きい光量子エネルギーをもち，紫外線は化学作用が強く殺菌効果がある。

●X線とガンマ線は，波長でなく発生起源を基に分類され，電子を起源とするものをX線，X線よりおおむね波長が短く，原子核を起源とするものをガンマ線とよぶ。

●電磁波のなかでは最も振動数の高いガンマ線が最も大きい光量子エネルギーをもち，生体の透過力が大きい。

電磁波の分類

●電磁波の種類と代表的な医用機器を図2に示す。

図2　電磁波の種類と代表的な医用機器

振動数 [Hz]	波長 [m]	電磁波の種類			代表的な医用機器
10^{21}	10^{-12} (=pm)	光	ガンマ線		ガンマナイフ*1 PET*2 SPECT*3
10^{18}	10^{-9} (=nm)	光	X線		LINAC*4 レントゲン/CT
		光	紫外線		エキシマレーザ(ArF，193 nm)
10^{15}	10^{-6} (=μm)	光	可視光線		可視光レーザ パルスオキシメータ/ NIRS*5
		光	赤外線		CO_2レーザ(10.6 μm)
10^{12} (=THz)	10^{-3} (=mm)	電波		サブミリ波	
		電波	EHF	ミリ波	
		電波	SHF	センチ波	
		電波	UHF	極超短波	マイクロ波擬固器(2.45 GHzなど) 医用テレメータ
10^{9} (=GHz)	1	電波	VHF	超短波	MRI(3.0 T→128 MHz) MRI(1.5 T→64 MHz)
		電波	HF	短波	
10^{6} (=MHz)		電波	MF	中波	電気メス(～500 kHz)
	10^{3} (=km)	電波	LF	長波	
		電波	VLF	超長波	

One point Advice

●可視光の波長はだいたい400～800 nmと覚えるとよい。
●電磁波の種類と波長，振動数，医用機器の動作原理を覚える(図2)。
●光は波としての性質と粒子としての性質の二面性をもつが，臨床工学的には，X線とガンマ線は波として扱い，粒子(フォトン)としての性質は，光量子エネルギー以外は考慮しない。

用語アラカルト

＊2　PET
陽電子放射断層撮影法(positron emission tomography)の略。陽電子を放出する核種を投与し，陽電子が電子と対消滅するときに180°離れた2方向に発生する511 keVのガンマ線の検出器までの飛行時間を基に発生源を特定して断層像を描出する。

＊3　SPECT
単一光子放射CT(single photon emission CT)の略。体内に投与した，放射性薬剤から出る単一光子のガンマ線を体外の検出器で測定して断層像を得る装置。

＊4　LINAC
直線加速器(linear accelerator)の略でライナック，あるいはリニアックとよばれる。電子を線形の加速器で加速して，電子線で直接，あるいは金属ターゲットに当て，放出されるX線で治療する代表的な放射線治療装置。

＊5　NIRS
近赤外分光法(near infrared spectroscopy)の略で光トポグラフィーともよばれる。近赤外光を頭外から照射して脳血流の酸素状態を調べ，脳の活動を画像化(トポグラフィー)する装置。パルスオキシメータと似ているが，反射光を利用して二次元的に脳血流動態を表示するところが異なる。

2

電子工学

1 半導体とダイオード

Check point

- ☑ 半導体の特徴 ⇒ p型半導体とn型半導体の差別，温度特性の理解
- ☑ ダイオード ⇒ pn接合構造と順方向・逆方向の理解，整流特性
- ☑ ダイオードを用いた回路 ⇒ 整流回路（半波整流，全波整流）
  ⇒ 波形整形回路（クリッパ，リミッタなど）

半導体の特徴と種類

●半導体とは

- 抵抗率が導体（金属）と絶縁体の中間に位置する物質。
- 4価原子のシリコン（Si）原子，またはゲルマニウム（Ge）原子が共有結合により結晶化した物質。

●半導体中のキャリア[＊1]

- 半導体への熱や電界エネルギーにより，共有結合から離れて物質中を移動する電子と，その抜け穴である正孔（ホール）をそれぞれ負電荷，正電荷として扱う。

> **用語アラカルト**
>
> **＊1 キャリア**
> その物質中で電流（電荷の移動）の担い手となる荷電粒子のことであり，半導体では電子と正孔，金属中では電子，電解水溶液中ではイオンなど，物質ごとにキャリアは異なる。

●半導体の温度特性

- 温度上昇に伴い，熱エネルギーを吸収してキャリアが発生。そのため，半導体の導電率は熱に対して顕著に上昇する（抵抗率が下がる）。
- 一方，金属は温度に対して抵抗率が上がる。

●真性半導体

- 4価原子のみを高純度で結晶化させた半導体。常温下では絶縁体に近い電気特性となる。

●不純物半導体

- 4価原子中に微量の3価または5価原子を不純物として混入し結晶化させた半導体。
- 正孔または電子を多数キャリアとしてもともと多く含む半導体となる。**p（ポジティブ）型**と**n（ネガティブ）型**に分かれる。

表1　p型半導体とn型半導体

	p型半導体	n型半導体
混入不純物	3価原子（アクセプタ）（Al，Ga，Inなど）	5価原子（ドナー）（P，As，Sbなど）
多数キャリア	正孔（ホール）	電子
少数キャリア	電子	正孔（ホール）

ダイオードの構造と原理

図1　ダイオードの半導体構造と図記号

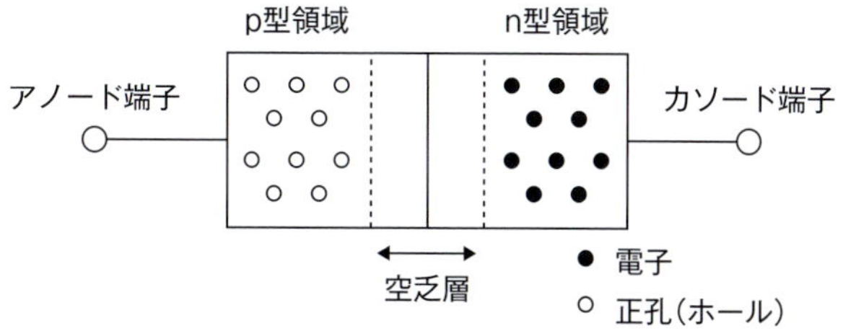

a　ダイオードの半導体構造

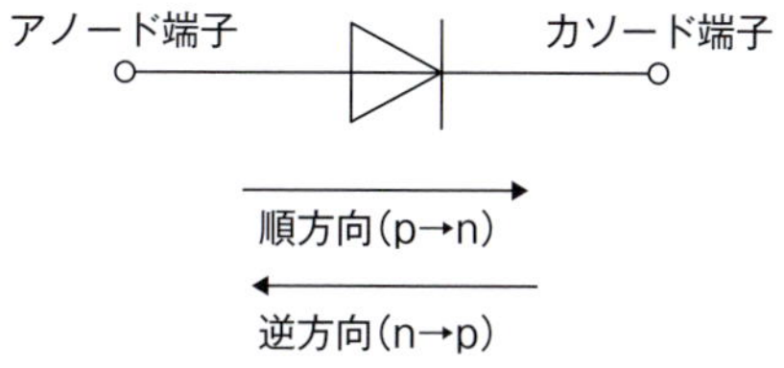

b　図記号と順方向，逆方向

- ダイオードはp型とn型の半導体接合(pn接合)に電極端子を取り付けた電子素子。
- pn接合面には**空乏層**[*2]が生じており，外部からのエネルギー印加のない状態ではpn接合間のキャリア移動を妨げている。
- p型半導体側の電極端子を**アノード**，n型半導体側の電極端子を**カソード**という。
- 順方向は半導体構造上p型からn型方向であり，逆方向はn型からp型方向である。

用語アラカルト

＊2　空乏層
pn接合結晶化段階において接合面付近で生じるキャリアの再結合により，アクセプタおよびドナー原子がイオン化する。その結果，pn間には内部電界が生じ，それが空乏層(電気的な障壁)となって，pn間のキャリア移動を妨げる。空乏層は順方向電圧により狭められ，逆方向電圧により拡がる。

補足

順方向・逆方向

- 構造が単純なダイオードに関しては，結果的に順方向に電流をよく流し，逆方向には流さないことになるが，半導体構造がより複雑なトランジスタなどの半導体素子においては，逆方向電圧印加領域にも電流が流れることになる。順方向は電流が流れる方向，逆方向は流れない方向という解釈ではなく，あくまでpn接合をもつ半導体構造上の方向としてとらえておく必要がある。

図2　順方向・逆方向バイアスと電圧－電流特性

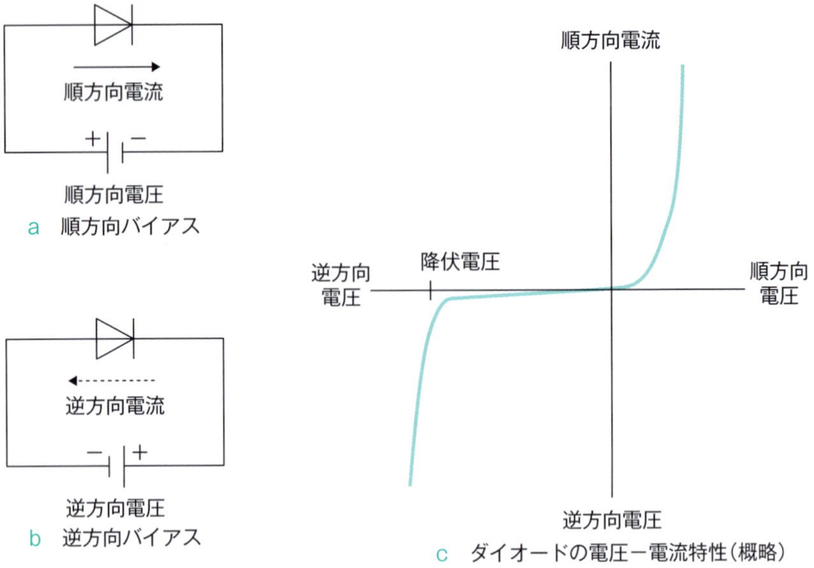

●順方向バイアス（図2a）

- pn接合のp側が高くn側が低くなるように電位差を加えること。
- 空乏層を取り除く方向の電圧であり，多数キャリアのpn接合間での移動が容易となる。

●逆方向バイアス（図2b）

- pn接合のn側が高くp側が低くなるように電位差を加えること。
- 空乏層をさらに拡げる方向の電圧であり，多数キャリアのpn接合間移動はより困難となる。

●整流特性

- ダイオードは順方向バイアスに対して電流を流し，逆方向バイアスに対して電流を流さないという一方向に電流方向を整える電気特性をもつ。

①実際のダイオードの電気特性（図2c）

- 順方向電圧（シリコンダイオードでは0.6 V程度）が一定レベル以上の領域において，順方向電流は指数関数的に増加し，ほぼ導通状態となる。
- 逆方向電圧に対して電流はほとんど流れないが，少数キャリアのpn間移動に伴うμAオーダーの微弱な逆方向電流が生じる。また，逆方向電圧が一定レベル（＝**降伏電圧**）に達すると，**降伏現象**（**ブレークダウン**）[*3]により逆方向電流が急激に増加する。

②理想的なダイオードの電気特性

- 順方向バイアス時には**ダイオード順方向抵抗0 Ω**（**短絡状態**），逆方向バイアス時には**逆方向抵抗∞ Ω**（**開放状態**）として扱う。言い換えると，順方向では電流をいくらでも流し，逆方向では全く電流を流さない電圧方向に応じたスイッチ的存在となる（以降の回路内ダイオードについては，すべて理想的ダイオードとして扱う）。

用語アラカルト

＊3　降伏現象（ブレークダウン）
逆方向電圧が一定電圧領域（降伏電圧）に達したときに，逆方向にもかかわらず大きな電流が流れる現象。降伏電圧以上の領域では，電圧がほぼ一定に保たれ，大きな逆方向電流を流すことになる。この定電圧特性を積極的に利用する素子として，ツェナーダイオードがある。

整流回路

●ダイオードの整流特性を利用し，電流方向を一定方向に整える役割の回路を整流回路という。整流回路は交流を直流に変換する電源回路において大きな役割を果たす。

●半波整流回路

- ダイオードの整流作用により交流の正極性時にのみ回路電流を流し，出力端子より交流の正極性成分のみを取り出す回路（負極性を利用しないため，電力利用効率50 %）。

図3　半波整流回路と半波整流波形

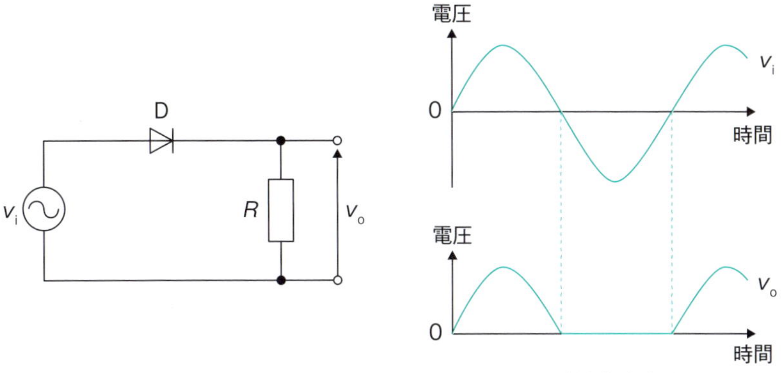

a　半波整流回路　　b　半波整流波形

●全波整流回路（ダイオードブリッジ型）

- 4つのダイオードを適切な方向でブリッジ状に配置し，交流の正・負両極性において整流を行う電力利用効率100%の整流回路。

①図4において，入力電源電圧v_iが正極性のとき，電流は電源 → D_1 → R → D_3 →電源の方向で流れる。

②図4において，入力電源電圧v_iが負極性のとき，電流は電源 → D_2→ R→ D_4 → 電源の方向で流れる。

③いずれの極性においても，あくまで出力（負荷R）には同方向に電流が流れるため，出力電圧v_oは入力v_iの正・負すべての成分が正極性で取り出される。

図4　ダイオードブリッジ型全波整流回路と全波整流波形

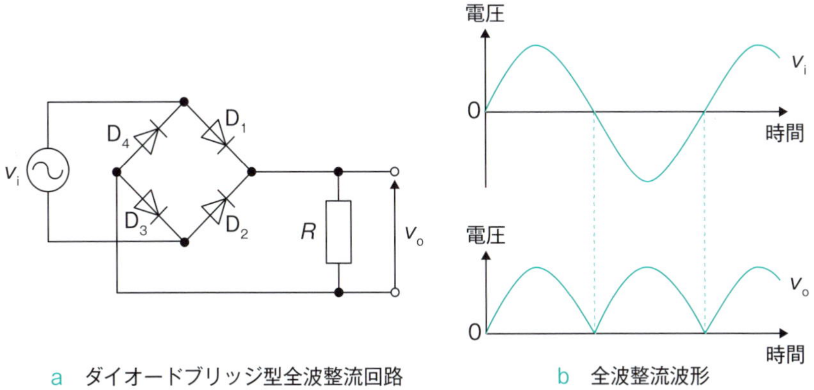

a　ダイオードブリッジ型全波整流回路　　b　全波整流波形

ダイオードを用いた各種波形整形回路の例

- ダイオードの整流特性は，各種波形整形回路においても利用される。
- ここでは，回路に設けた基準電圧を境界とした整流波形を出力として取り出す**クリッパ**（クリップ回路）や**リミッタ**（リミット回路）とよばれる回路例を紹介する。

図5　一定の基準電圧以上の信号を取り出す回路の例（ベースクリップ回路）

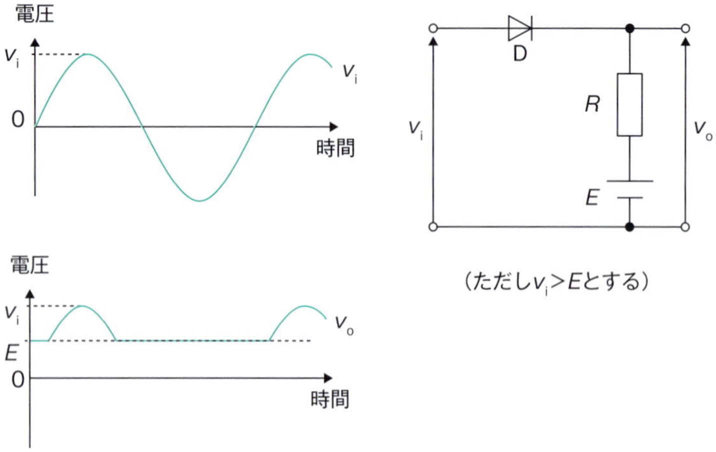

- 図5のダイオードDは入力電圧v_iが回路内基準電圧Eより大きいときに導通状態となり，出力v_oには入力電圧v_iそのものが加わる。
- 逆に入力v_iがE以下の領域において，Dは非導通となり，基準電圧Eが出力v_oより取り出される。

図6　一定の基準電圧以下の信号に制限する回路の例（ピーククリップ回路）

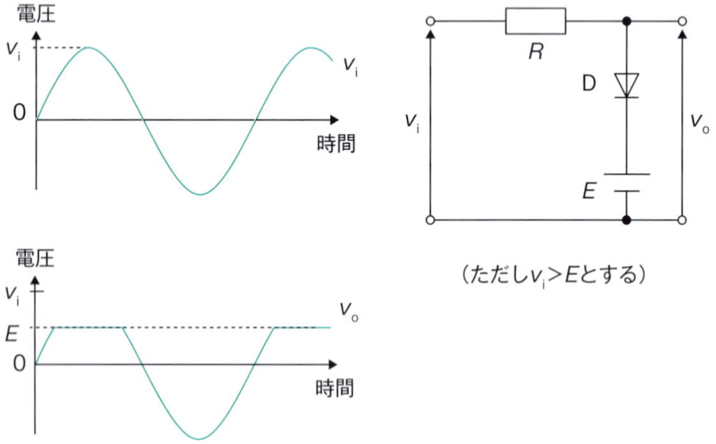

- 図6のダイオードDは入力電圧v_iが回路内基準電圧Eより大きいときに導通状態となり，出力v_oには電源電圧Eが加わる。逆にv_iがE以下の領域においては非導通となり，入力電圧v_iが出力される。

図7　一定の基準電圧範囲内に出力制限する回路の例（リミッタ回路）

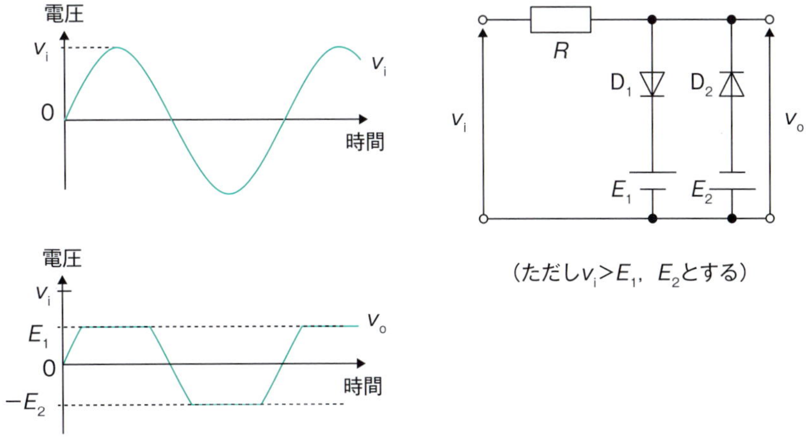

（ただしv_i>E_1，E_2とする）

- **図7**のダイオードD_1は入力電圧v_iがE_1より大きいときに導通し，ダイオードD_2は入力電圧v_iが$-E_2$より小さいときに導通する。いずれかのダイオードが導通している状況下では，そのダイオードと関係をもつ基準電圧が出力に現れる。
- それ以外の領域（$-E_2 \leqq v_i \leqq E_1$）では，いずれのダイオードも非導通となり，出力v_oには入力電圧v_iが現れる。

One point Advice

- 理想的ダイオードを用いた整流回路または各種波形整形回路の出力波形を問う問題が出題されやすい。回路をただ覚えるのではなく，入力に対するダイオードの方向や他素子との関係から波形を導こう。

2 増幅器の諸特性

Check point

- ☑ 利得（ゲイン） ⇒ dB値の理解，
  電圧利得$G_v = 20\log_{10}\left|\dfrac{\text{出力電圧}}{\text{入力電圧}}\right|$ [dB]
- ☑ 入出力インピーダンス ⇒ 理想的な生体電圧信号増幅の条件
  高入力インピーダンス，低出力インピーダンス
- ☑ SN比（信号対雑音比） ⇒ $20\log_{10}\left|\dfrac{\text{目的信号}S}{\text{混入雑音}N}\right|$ [dB]
- ☑ 入力換算雑音 ⇒ 内部雑音を入力段から混入する外部雑音にみなした雑音
- ☑ 負帰還増幅 ⇒ 増幅度の安定と周波数帯域の改善
- ☑ 差動増幅 ⇒ 同相雑音を除去・軽減するための方法，
  CMRR値はその性能評価

増幅器の利得

利得（ゲイン），増幅度

- 増幅器の増幅能力を表す利得（ゲイン）は，単に入力信号の大きさと出力信号の大きさの比率（倍率）で表すこともあるが，一般的にはdB（デシベル）値を用いて表す。

$$\text{電力増幅度}A_p = \frac{\text{出力電力}p_o}{\text{入力電力}p_i} \Rightarrow \text{電力利得}G_p[\text{dB}] = 10\log_{10}|A_p|$$

$$\text{電圧増幅度}A_v = \frac{\text{出力電圧}v_o}{\text{入力電圧}v_i} \Rightarrow \text{電圧利得}G_v[\text{dB}] = 20\log_{10}|A_v|$$

$$\text{電流増幅度}A_i = \frac{\text{出力電流}i_o}{\text{入力電流}i_i} \Rightarrow \text{電流利得}G_i[\text{dB}] = 20\log_{10}|A_i|$$

補足

利得とdB(デシベル)について

- 利得は入出力比率またはその比率をdB値で表したもの，いずれにも使用される用語であるが，本項においては，比率・倍率表現については"増幅度"，dB値を"利得"として説明上は使い分けている。
- dBは，もともと電力比の常用対数値を10倍した値に対する単位であるが，入出力を同一の抵抗値で比較した場合の電力比は，電圧比の2乗または電流比の2乗に比例することから，その前提で電圧利得，電流利得をdB値で算出する際にはそれぞれの比率の常用対数値に20を乗じることでその値を得る。
- 同一抵抗値Rで比較した電力・電圧・電流の入出力比関係は以下のとおりとなる。

$$\frac{P_o}{P_i}=\frac{\left(\frac{v_o^2}{R}\right)}{\left(\frac{v_i^2}{R}\right)}=\frac{i_o^2R}{i_i^2R}=\left(\frac{v_o}{v_i}\right)^2=\left(\frac{i_o}{i_i}\right)^2$$

●多段増幅(複数増幅器の直列接続)

- 総合増幅度[倍]は各増幅器の電圧増幅度[倍]の掛け合わせとなる。
- 総合利得[dB]は各増幅器の電圧利得[dB]の足し合わせとなる。

図1 直列接続増幅器の例(三段)

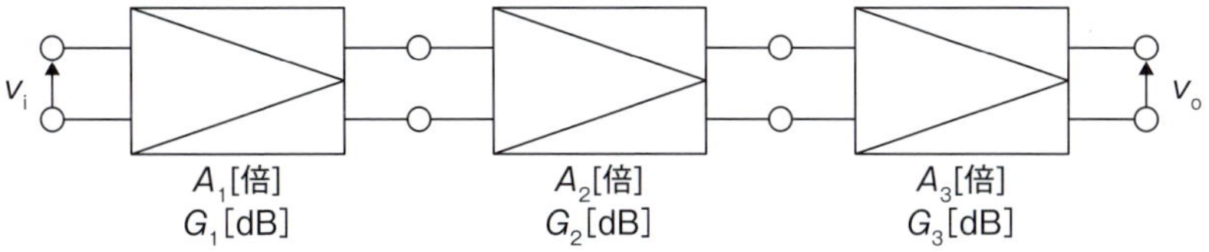

$$総合増幅度A[倍]=A_1\times A_2\times A_3=\frac{v_o}{v_i}$$

$$\begin{aligned}総合利得G[dB]&=20\log_{10}|A|\\&=20\log_{10}|A_1\times A_2\times A_3|\\&=20\log_{10}|A_1|+20\log_{10}|A_2|+20\log_{10}|A_3|\\&=G_1+G_2+G_3\end{aligned}$$

入力インピーダンス，出力インピーダンス

図2 入力インピーダンスZ_iと出力インピーダンスZ_o

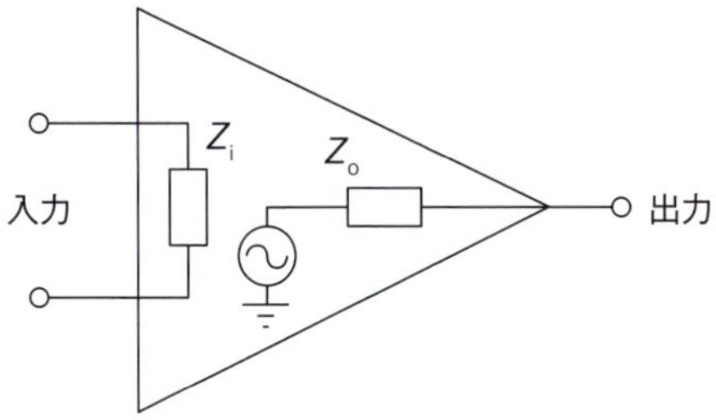

用語アラカルト

＊1 **信号源インピーダンス**
増幅器入力インピーダンスに対して，入力段前に存在する目的信号側のインピーダンス。生体信号増幅においては，主に電極の接触インピーダンスが大きな要素となるが，それ以外にもリード線内の抵抗や生体の皮膚抵抗なども信号源インピーダンスに含まれる。

● 入力インピーダンスZ_iは増幅器の入力端子間の抵抗値の位置づけ。Z_iが大きいほど大きな電圧が増幅器入力段に加わる。
● 生体電圧信号の増幅において信号源インピーダンス＊1の大きさや変化の影響によらず，目的信号を増幅器に直接入力するためには，**高入力インピーダンス条件**が必要となる。
● 出力インピーダンスZ_oは内部で増幅された信号源と出力端子間に存在する内部抵抗の位置づけ。Z_oと出力端子に接続する機器・素子との抵抗比に応じた出力の取り出しとなる。
● 生体電圧信号増幅において，内部で増幅された信号の直接的な取り出しのため**低出力インピーダンス条件**が望ましい。

雑音特性

● **SN比（信号対雑音比）**：目的信号S(signal)とそこに混入する雑音N(noise)の比率。
  - 通常，SN比はdB値で表される。
  - SN比が大きいほど雑音影響が小さく，逆にSN比が小さいほど雑音影響が大きい。

$$\text{SN比[dB]} = 20\log_{10}\left|\frac{\text{目的信号電圧}S[\text{V}]}{\text{混入雑音電圧}N[\text{V}]}\right|$$

● **外部雑音**：増幅器入力部から混入する目的信号以外の信号。
● **内部雑音**：増幅器の内部で発生し出力部より観測される信号。
● **入力換算雑音**
  - **内部雑音を入力部より混入する外部雑音にみなした雑音。**
  - 増幅器では内部雑音を増幅度で除算した値を読む。
  - 生体信号のような微弱信号の増幅においては，入力換算雑音レベルが入力可能信号レベルを決める重要な指標となる。

$$\text{入力換算雑音}N_\text{i} = \frac{\text{内部雑音}N_\text{o}}{\text{増幅度}A}$$

図3 内部雑音の測定と入力換算雑音

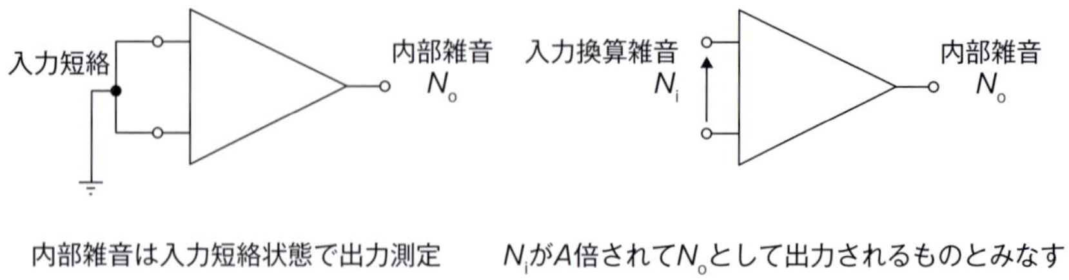

補足

外部雑音，内部雑音

- 生体信号増幅において問題となる**商用交流雑音**は２つの入力端子に同時に乗る外部雑音の一種である。また，目的信号が心電図である場合，体動により重畳する筋電図なども雑音とみなす。既知の外部雑音はフィルタなどを介して軽減，除去することが可能である。
- 回路素子の不均衡で生じる**オフセット**や回路素子の温度特性に起因する**ドリフト**などは内部雑音の一種である。校正により調整可能なものもあるが，一般的に内部雑音を取り除くことは容易ではない。

負帰還増幅

●帰還（フィードバック）

- 出力の一部を入力に戻し合成すること。
- 戻し方には入力と同相で戻す**正帰還**（**ポジティブ・フィードバック**）と逆相で戻す**負帰還**（**ネガティブ・フィードバック**）がある。

●負帰還増幅

①増幅器に対して負帰還回路を形成し，増幅の安定度を高め周波数特性の改善を図る。

図4　負帰還増幅回路（増幅度*A*倍増幅器，帰還率*β*の帰還回路）

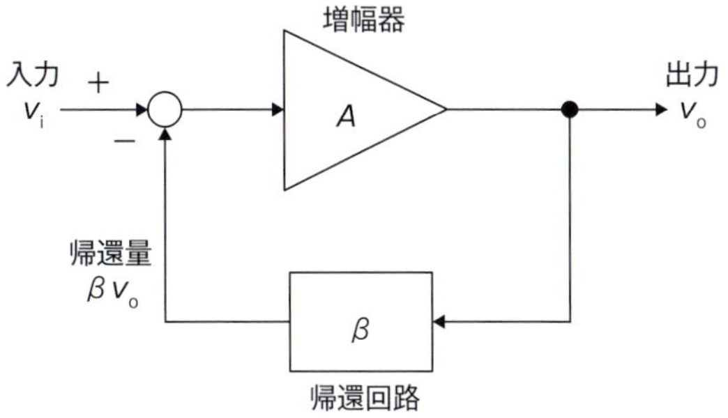

$v_o = A(v_i - \beta v_o)$ より，

負帰還増幅度 $\dfrac{v_o}{v_i} = \dfrac{A}{1+A\beta}$ ［倍］

増幅度*A*が十分大きいとき，

$\dfrac{v_o}{v_i} \cong \dfrac{A}{A\beta} = \dfrac{1}{\beta}$ （βのみで増幅度決定）

②一般に，増幅器のもつ電圧増幅度はかなり大きく，そのまま使用すると出力が歪むなどの原因となる。帰還回路を構成する受動素子（抵抗やコンデンサ）により増幅度が決定できるため，熱などによる特性変動が顕著な増幅器（または内部主要素子トランジスタ）の影響を受けず，**安定した信号増幅**が可能となる。

③増幅度*A*をあえて抑えて使用することで，**周波数帯域を広くとる**ことができることも負帰還の利点である。

差動増幅とCMRR

●差動増幅器

①2入力1出力の増幅器であり，入力端子間に加わる電圧信号差を増幅する回路。

図5　差動増幅器への差動入力(different mode)と同相入力(common mode)

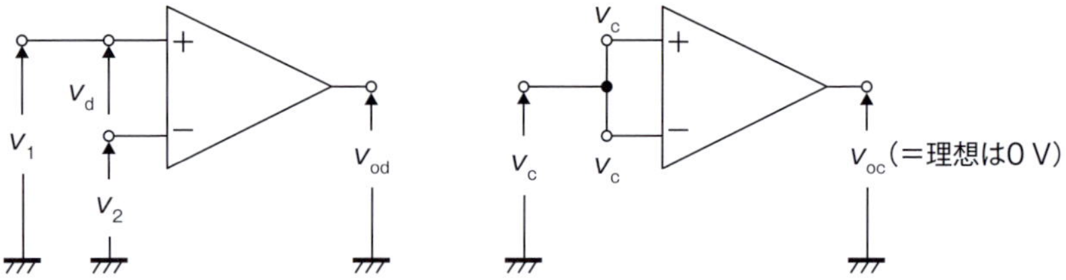

②理想的には入力端子間の信号差(**図5a**, $v_d=v_1-v_2$)に比例した信号増幅をし，入力端子に同時に加わる同相入力(**図5b**, v_c)に対する出力は0 Vとなる。

③実際の差動増幅器では同相入力時にもなんらかの出力が生じる。その入出力比を同相増幅度A_c[倍]とし，それと差動増幅度A_d[倍]との比率をdB値にて評価したものが**CMRR**[*2]である。

$$差動増幅度A_d=\frac{差動出力電圧v_{od}}{差動入力電圧v_d}\ (ただし,\ v_d=v_1-v_2,\ v_1\neq v_2)$$

$$同相増幅度A_c=\frac{同相出力電圧v_{oc}}{同相入力電圧v_c}$$

$$CMRR[dB]=20\log_{10}\left|\frac{差動増幅度A_d}{同相増幅度A_c}\right|$$

④生体信号増幅において差動増幅器を用いる目的は，同相雑音の一種である**商用交流雑音の除去**である。

用語アラカルト

＊2　CMRR
CMRR(common mode rejection ratio：同相信号除去比)は差動利得と同相利得の比率をdB値で表す差動増幅器の性能指標であり，その値が大きいほど差動増幅器としての性能がよいと評価できる。オペアンプ(p.66参照)に関しても重要な指標である。

問

Q

●差動利得40 dBの差動増幅器に対し，同相入力信号10 mVを入力したとき，出力として1 mVの信号が観測された。この差動増幅器のCMRR[dB]はいくらか。

A

●差動利得40[dB] $=20\log_{10}(10^2)$　⇒　差動増幅度100[倍]

(この差動増幅器は入力端子間信号差を100倍する能力をもつ)

$$同相増幅度=\frac{同相出力}{同相入力}=\frac{1[mV]}{10[mV]}=\frac{1}{10}[倍]$$

(この差動増幅器は同相入力信号を$\frac{1}{10}$に抑制する能力をもつ)

$$CMRR=20\log_{10}\left|\frac{100}{\frac{1}{10}}\right|=20\log_{10}10^3=20\times3\times\log_{10}10=60[dB]$$

補足

対数計算の基本

- $\log_{10}(10^x)=x\log_{10}(10)=x$
- $\log_{10}(1)=\log_{10}(10^0)=0$（1倍は0 dB）
- $\log_{10}(A\times B)=\log_{10}A+\log_{10}B$（比率の乗算 ⇔ 対数の和）
- $\log_{10}(A/B)=\log_{10}A-\log_{10}B$（比率の除算 ⇔ 対数の差）

One point Advice

●利得やCMRRのdB計算問題が頻出している。常用対数表現が容易な10の倍数以外の，2倍や5倍といったdB値が単純に算出できないケースにおいては「$\log_{10}2=0.3$」または「2倍は6dBである」といった但し書きに基づき算出する必要がある。また，倍率の掛け合わせはdB計算上では足し合わせになる対数計算もできるようにしておくこと。

●入力インピーダンス（入力抵抗），出力インピーダンス（出力抵抗）を別の外付け抵抗との分圧状態から算出する問題が出題される。電圧は抵抗値の高いところに加わることを念頭に，オームの法則に基づく電気回路の基本を理解しておくこと。

3 オペアンプ(演算増幅器)

Check point

- オペアンプ(演算増幅器) ⇒ 理想的オペアンプは理想的な差動増幅器
  ⇒ イマジナリーショート(仮想短絡)で入力端子間が電位差0 V(等電位)になる
- 反転増幅回路 ⇒ 増幅度(入出力位相反転)
  $$\frac{出力v_o}{入力v_i}=-\frac{帰還抵抗R_f}{入力側抵抗R_i}$$
- 非反転増幅回路 ⇒ 増幅度(入出力同位相)
  $$\frac{出力v_o}{入力v_i}=1+\frac{帰還抵抗R_f}{入力側抵抗R_i}$$
- 加算回路 ⇒ 反転増幅回路の多入力型回路(反転増幅の足し合わせ)
- 差動増幅回路(減算回路) ⇒ 出力v_o
  $$=\frac{帰還側R_f}{入力側R_i}(非反転v_+-反転v_-)$$
- 電圧フォロア回路 ⇒ 高入力低出力インピーダンス変換を目的とする回路

理想的オペアンプの特徴

- オペアンプは複数のトランジスタを集積化したアナログICアンプであり，2つの入力(反転入力端子，非反転入力端子)と1つの出力をもつ理想的差動増幅器である。
- 差動増幅度は∞倍，同相増幅度は0倍，CMRRも十分大きな値(理想∞)となる。
- 入力インピーダンスは∞ Ω，出力インピーダンスは0 Ωとして扱う。
- 入力端子への電流の流入は0 Aである。
- 周波数特性として直流(DC)から十分に大きな高周波信号を増幅対象とする。
- **イマジナリーショート(仮想短絡)**：入力端子間がほぼ等電位となり，仮想的に短絡した状態と等しくなる(入力インピーダンス条件と矛盾するが，両条件が成立する)。

図1　オペアンプ図記号と理想的電気特性

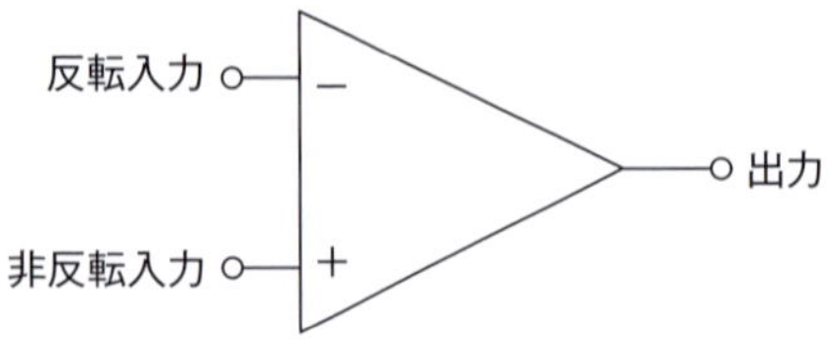

a　図記号

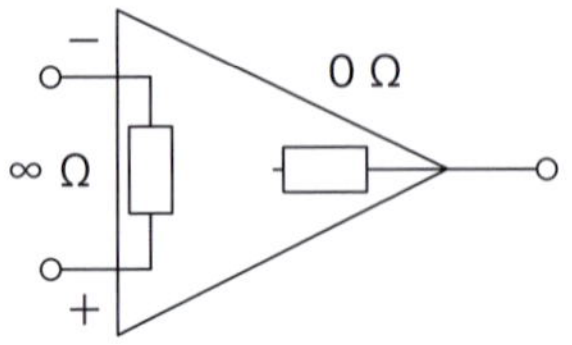

b　理想インピーダンス特性

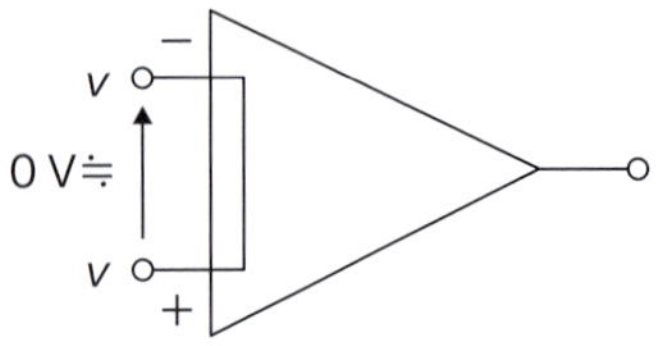

c　イマジナリーショート

反転増幅回路

図2　反転増幅回路の構成

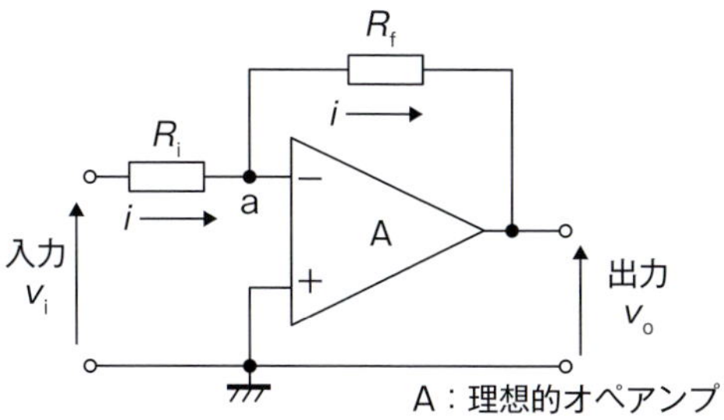

- 入力電圧v_iの位相が反転した増幅信号として出力電圧v_oを得る回路。
- 回路の解析（図2）

　①反転端子と非反転端子間のイマジナリーショートにより図中a点の電位は0 V。

　②オペアンプの入力インピーダンスは無限大のため，電流iはオペアンプ反転入力端子に流れ込むことなくa点を通過してすべて出力端子に向かって流れる。

　以上を踏まえ，次のように電圧増幅度が外付け抵抗R_i，R_fによって決まる。

$$i=\frac{v_i-0}{R_i}=\frac{0-v_o}{R_f} \quad \rightarrow \quad \text{電圧増幅度[倍]} \quad \frac{v_o}{v_i}=-\frac{R_f}{R_i}$$

非反転増幅回路

図3　非反転増幅回路の構成

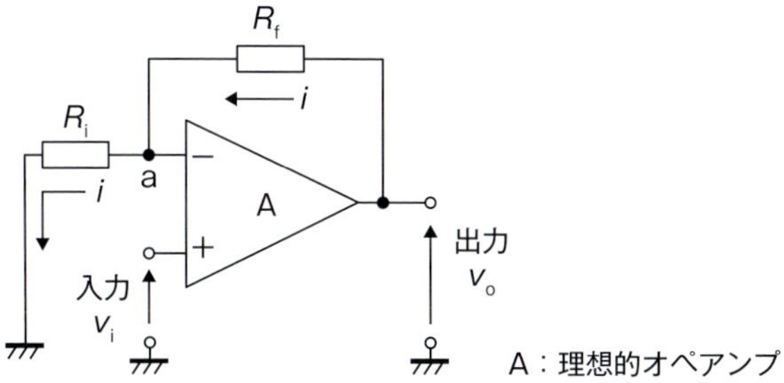

- 入力電圧v_iと同位相の増幅信号として出力電圧v_oを得る回路
- 回路の解析（図3）

　①反転端子と非反転端子間のイマジナリーショートにより，図中a点の電位は入力電圧と等しくv_iである。

　②オペアンプの入力インピーダンスは無限大のため，電流iはオペアンプ反転入力端子に流れ込むことなく，すべてa点，R_iを通過してアース（接地）に流れる。

　以上を踏まえ，次のように電圧増幅度が外付け抵抗R_i，R_fによって決まる。

$$i=\frac{v_o}{R_i+R_f}=\frac{v_i}{R_i} \rightarrow \text{電圧増幅度[倍]}\ \frac{v_o}{v_i}=\frac{R_i+R_f}{R_i}=1+\frac{R_f}{R_i}$$

加算回路

- 反転増幅回路の多入力型回路。
- 入力電圧はそれぞれ外付け抵抗により反転増幅され，その加算値としての出力電圧を得る。

図4　3入力加算回路の構成

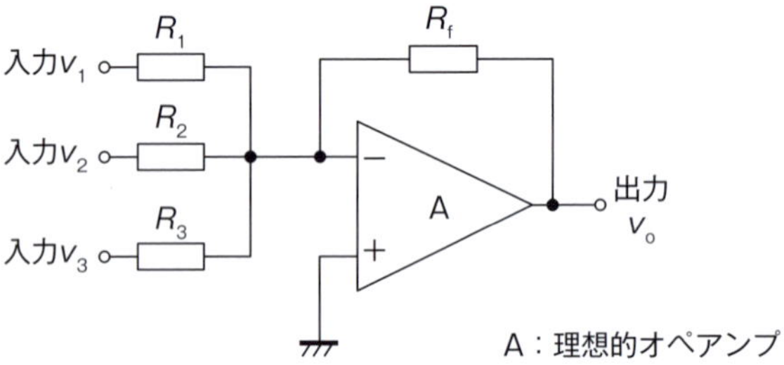

$$\text{出力電圧}v_o[\mathrm{V}]=\left(-\frac{R_f}{R_1}\right)v_1+\left(-\frac{R_f}{R_2}\right)v_2+\left(-\frac{R_f}{R_3}\right)v_3$$

$R_1=R_2=R_3=R_f$の場合は，$v_o=-(v_1+v_2+v_3)$

差動増幅回路（減算回路）

- 非反転側入力と反転側入力の信号差（v_+-v_-）が外付け抵抗により増幅される回路。

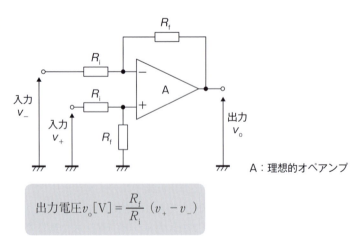

図5　差動増幅回路の構成

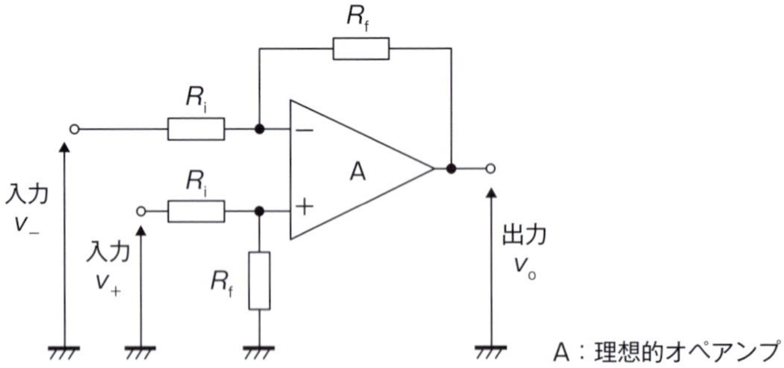

$$\text{出力電圧}v_o[\mathrm{V}]=\frac{R_f}{R_i}(v_+-v_-)$$

電圧フォロア回路

- 電圧増幅度1倍（電圧利得0[dB]）の**高入力低出力インピーダンス変換**を目的とする回路である。
- 影響を及ぼし合う回路間に挿入し，**バッファ回路**[*1]として使用する。
- 理想的には入力インピーダンス∞ Ω，出力インピーダンス0 Ωの回路となる。

用語アラカルト

＊1　バッファ回路
バッファとはもともと物理的衝撃を緩和吸収するという意味の用語である。電気電子分野で用いられるバッファ回路は，前後間で悪影響を及ぼし合う回路相互干渉を取り除くための回路のことである。前後回路間に挿入され，インピーダンス変換によりインピーダンスバランスを整えるなどの役割を果たす。

図6　電圧フォロア回路の構成と理想電気特性

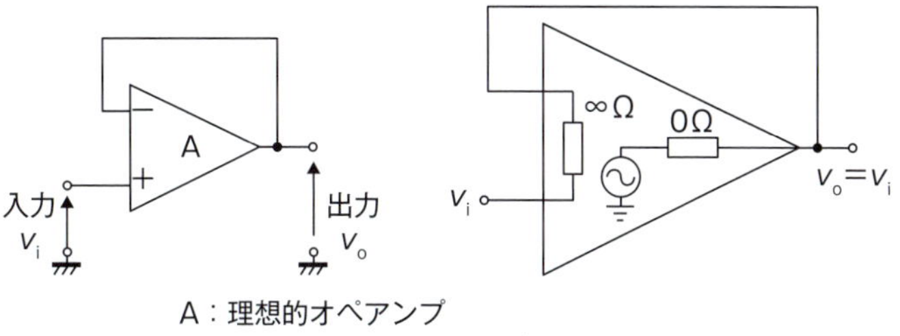

その他応用回路

- オペアンプは，すでに紹介した各種回路の組み合せや外付け素子の選択により，四則演算のほかにもアナログ信号に対する微分・積分やフィルタなど各種演算を実現することができる。図7に微分・積分回路の例および出力式を示す。

図7　オペアンプを用いた微分回路・積分回路の構成

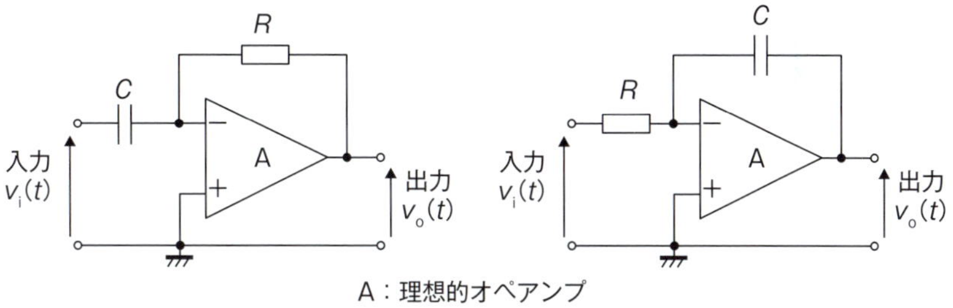

微分回路出力 $v_o(t) = -CR\dfrac{dv_i(t)}{dt}$　　　積分回路出力 $v_o(t) = -\dfrac{1}{CR}\displaystyle\int v_i(t)\,dt$

それぞれ入力電圧の微分値・積分値に比例した出力信号を得る

a　微分回路　　　b　積分回路

One point Advice

- オペアンプの回路問題が頻出している。なかでも基本的な回路である反転増幅回路や非反転増幅回路については，利得や出力値の算出のみならず，イマジナリーショートを含めた回路の解析を伴う問題も出題されている。

4 変調方式

Check point

- 変調 ⇒ 情報伝送において伝送路にあった搬送波に信号を乗せること
- 正弦波変調 ⇒ アナログ変調(AM，FM，PM)
  ⇒ デジタル変調(ASK，FSK，PSK)
- パルス変調 ⇒ P○M(パルス○変調)：変化する○部分の違いで差別化

正弦波変調

●特定の高周波帯正弦波を**搬送波**とする変調方式。

●被変調波は主に電波として空間に放射・伝搬され，受信側にて**復調**(被変調波より目的信号を取り出す)する。

●**アナログ変調**：アナログ(波形)情報の伝送を目的とした変調

表1　アナログ変調方式

変調方式	概　要
AM(振幅変調)	搬送波の**振幅変化**として，アナログ信号を変調する。
FM(周波数変調)	搬送波の**周波数変化**として，アナログ信号を変調する。
PM(位相変調)	搬送波の**位相変化**として，アナログ信号を変調する。

(FMはAMに比べて雑音影響を受けにくい)

●**デジタル変調**：デジタル(主に0，1の2値)情報の伝送を目的とした変調

表2　デジタル変調方式

変調方式	概　要
ASK(振幅偏移変調)	搬送波の**振幅の有無**として，2値情報を変調する。
FSK(周波数偏移変調)	搬送波の**周波数高低**として，2値情報を変調する。
PSK(位相偏移変調)	搬送波の**位相反転**として，2値情報を変調する。

(その他，上記の組み合わせ等による各種デジタル変調も複数存在する)

パルス変調方式

●特定のパルス列を搬送波とする変調方式

表3　各種パルス変調方式

変調方式	概　要
PAM(パルス振幅変調)	信号振幅を搬送波**パルスの振幅**変化にて変調する方式
PWM(パルス幅変調)	信号振幅を搬送波**パルスの幅**にて変調する方式
PNM(パルス数変調)	信号振幅を搬送波**パルスの数**(頻度)にて変調する方式
PPM(パルス位置変調)	信号振幅を搬送波**パルスの位置ずれ**にて変調する方式
PFM(パルス周波数変調)	信号振幅を搬送波**パルスの周期変化**にて変調する方式
PCM(パルス符号変調)	信号をAD変換(標本化→量子化→符号化)し，**2値情報のパルス列**に置き換える変調方式

図1　正弦波変調方式による被変調波の概略

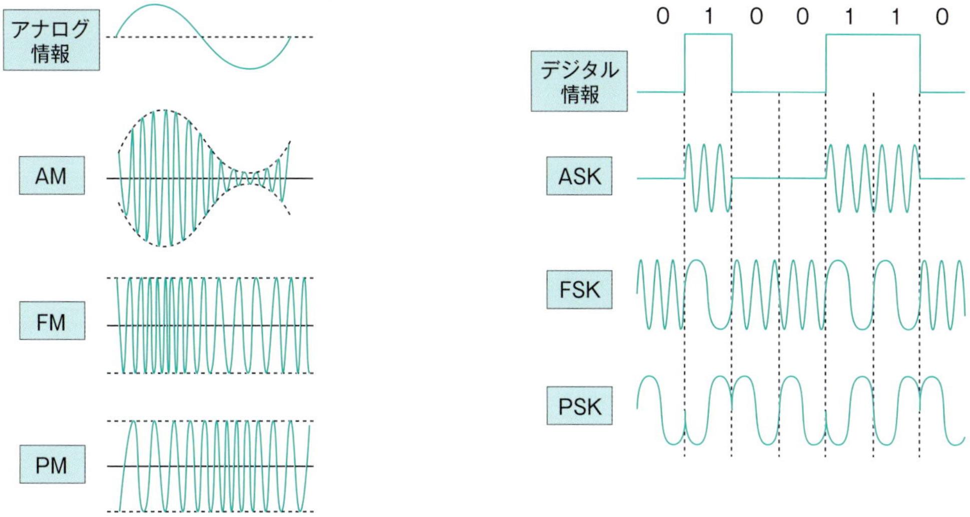

（小野哲章 編：臨床工学技士標準テキスト第2版，p.184，金原出版，2012．より改変引用）

（菊地　眞 ほか 著：臨床工学ライブラリーシリーズ4 メディカルスタッフのためのコンピュータ入門，p.67，学研メディカル秀潤社，2004．より引用）

図2　パルス変調方式による被変調波の概略

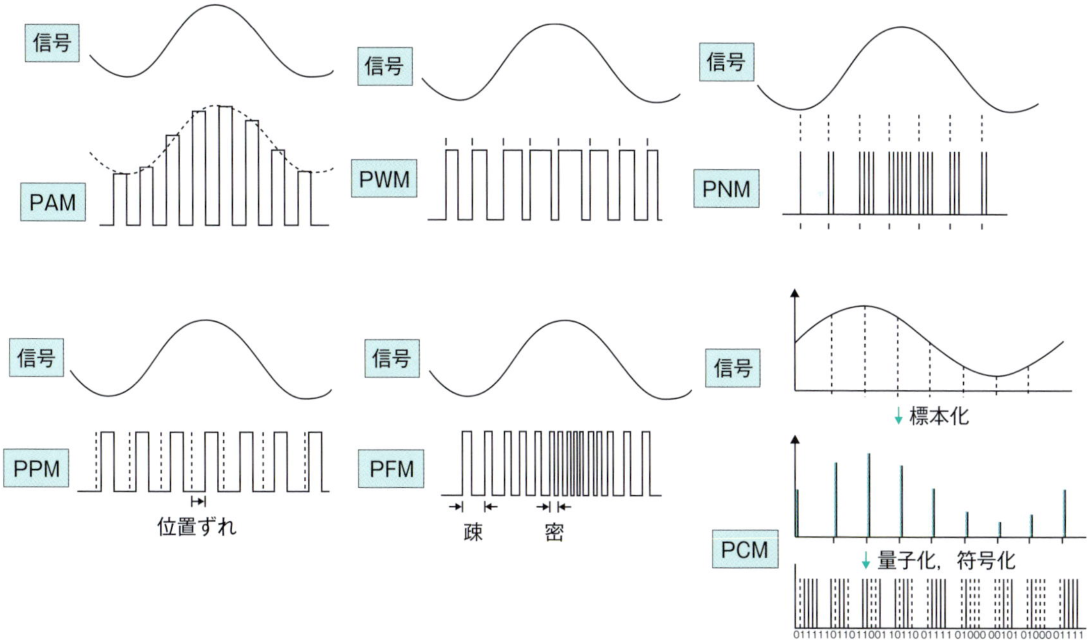

（大熊康弘 著：図解でわかるはじめての電子回路，p.334，技術評論社，2008．より引用）

One point Advice

- 各種変調方式はその変調名英語表記の略式表現で扱われる。
- 略式表現からその変調方法，被変調波を判断できるようにしておく。

3

機械工学

（物理を含む）

1 力学の基礎

Check point

- ☑ 単位 ⇒ SI単位，単位と次元，単位の接頭語，圧力，放射線
- ☑ 運動方程式 ⇒ 等加速度直線運動
- ☑ エネルギー ⇒ 運動エネルギー，位置エネルギー，熱エネルギー

単位

●**SI基本単位**（7種類）（**表1**）：すべての単位は基本単位の組み合わせで表現できる。

表1　SI基本単位

	長さ	質量	時間	電流	温度	光度	物質量
単位	m	kg	s	A	K	Cd	mol
読み	メートル	キログラム	秒	アンペア	ケルビン	カンデラ	モル

●**SI組立単位**：SI基本単位の組み合わせで構成される。

【例】　速さ　m/s

　　　　力　$kg \cdot m \cdot s^{-2}$　＝N（ニュートン）　※N：固有名称をもつSI組立単位

●単位と次元

- 力の単位Nは運動方程式（力＝質量×加速度）より「$kg \cdot m \cdot s^{-2}$」で表されることがわかる。長さ，質量，時間をそれぞれL，M，Tで表すと，**力の次元はLMT^{-2}**となる。
- 同様に圧力の単位Paであれば，圧力＝力÷面積より，**圧力の次元は$L^{-1}MT^{-2}$**となり，その他の物理量に関しても数式の左辺右辺の次元が等しくなることから次元解析することができる。

●単位の**接頭語**（**表2**）：大きすぎる数値，小さすぎる数値を見やすく表示する。

補足

固有名称をもつSI組立単位の例

- ●J（ジュール）＝N・m
- ●W（ワット）＝J/s
- ●V（ボルト）＝J/C＝W/A
- ●Ω（オーム）＝V/A
- ●C（クーロン）＝A・s
- ●F（ファラド）＝C/V

表2　主要な接頭語

記号	p	n	μ	m	c	なし	h	k	M	G	T
読み	ピコ	ナノ	マイクロ	ミリ	センチ		ヘクト	キロ	メガ	ギガ	テラ
倍数	10^{-12}	10^{-9}	10^{-6}	10^{-3}	10^{-2}	$10^0=1$	10^2	10^3	10^6	10^9	10^{12}

圧力の単位

●SI単位： Pa=N/m²

⇒医療ではSI単位外の圧力単位が用いられることが多い。

●SI単位外： mmHg（=Torr），cmH_2O，気圧（=atm），bar，kgf/cm²，浸透圧Osm/L

図1 mmHg（ミリメートル水銀柱），cmH_2O（センチメートル水柱）の比較

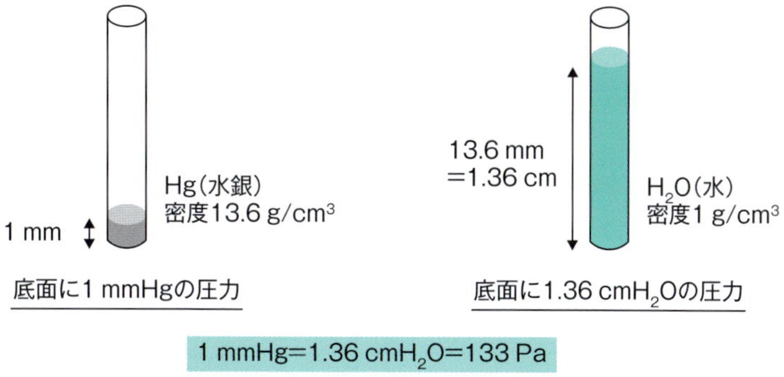

補足

圧力単位換算

●1 mmHg(=Torr)=133 Pa
●1 cmH_2O =98 Pa
●1 atm(=気圧) =1.013×10^5 Pa
※1 atm ≒ 1 kg/cm² ≒ 1 bar

放射線の単位

●放射能

• SI単位：1/s＝**Bq（ベクレル）**
• 単位時間当たりに起こる放射性壊変の数

●照射線量

• SI単位：**C/kg**
• 対象物質：空気
• 対象放射線：X線，γ線
• 放射線照射によって空気1 kg当たりに生じた電荷の量［C］

●吸収線量

• SI単位：J/kg＝**Gy（グレイ）**
• 対象物質：すべての物質
• 対象放射線：すべての放射線
• 物質1kg当たりに吸収された放射線のエネルギー［J］

●等価線量

• SI単位：J/kg＝**Sv（シーベルト）**
• 吸収線量に対して線質の影響（放射線加重係数）を考慮したもの。

●実効線量

• SI単位：J/kg＝**Sv（シーベルト）**
• 等価線量に対して組織の感受性（組織加重係数）を考慮したもの（全身への影響）。

●電子ボルト（エレクロンボルト：eV）

• 1 Vの電位差で素電荷（電子1つ分の電荷の絶対値）を加速するときに得るエネルギーを1 eVという。放射線のエネルギーを表す際に用いることがある 。

補足

放射線加重係数の例

●光子，電子：1
●陽子：2
●α粒子，重イオン：20
●中性子：2.5～20（連続関数）

放射線の旧単位

●照射線量：1 R ＝ 2.58×10^{-4} C/kg
●吸収線量：1 rad=0.01 Gy
●等価線量：1 rem=0.01 Sv
●放射能 ：1 Ci＝3.7×10^{10} Bq

防護量，実用量の区別

●吸収線量に対して放射線の種類による生体への影響を考慮する場合，線質係数（Q値），生物学的効果比（RBE），放射線荷重係数などを乗じる。
●人体の影響を考慮する防護量（等価線量，実効線量）と実際の測定に関する実用量（1 cm線量当量など）がある。

放射線[*1]の種類

粒子放射線

- α線　：α壊変で生じるヘリウムの原子核。放出されると原子番号2，質量数4減少
- 重粒子線：重イオン(He，C，Ne，Si，Arなど)が加速されたもの
- β線　：β壊変で原子核から生じた電子はβ^-線，陽電子はβ^+線という。放出されるとそれぞれ原子番号が1増加，1減少する。どちらも質量数は変わらない。
- 電子線　：電子が加速されたもの。壊変で発生するものは**β線**とよぶ。
- 陽子線　：水素イオン(陽子)が加速されたもの
- 中性子線：核分裂などで生じる中性子

電磁放射線

- γ線　：放射性壊変などで原子核から生じる電磁波(光子)。原子番号，質量数は変わらない。
- X線　：軌道電子の遷移によって生じる電磁波(光子)。

用語アラカルト

＊1　**放射線**
一般に放射線というと電離放射線(原子，分子を電離する能力をもつもの)を指す。電波，マイクロ波，赤外線，可視光などは非電離放射線という。また，電離放射線のなかでも荷電粒子線は直接電離放射線，非荷電粒子線(電磁放射線と中性子線)は間接電離放射線に分類される。

図2　放射線の透過力の例

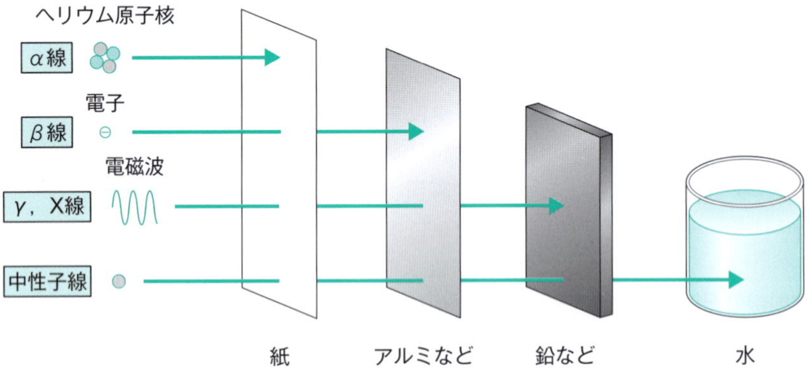

質点[*2]の運動

質量m[kg]の物体に力F[N]がかかるとき，運動方程式より，

$$m\frac{d^2x}{dt^2}=F$$

が成り立つ。

- ここで距離x[m]，時間t[s]であり，$\frac{d^2x}{dt^2}$[m/s^2]は加速度を表す。

物体が初速度v_0[m/s]，一定の加速度a[m/s^2]で運動するとき(**等加速度直線運動**)，

$$\text{速度}\quad \frac{dx}{dt}=v_0+at$$

$$\text{距離}\quad x=v_0t+\frac{1}{2}at^2$$

が導かれる。

用語アラカルト

＊2　**質点**
物体の運動を考えるとき，その物体の形，大きさなどを考慮すると複雑になってしまう。そこで，回転や変形などがない場合は質量をもつ点(質点)として取り扱う。

補足

加速度$\frac{d^2x}{dt^2}$，速度$\frac{dx}{dt}$

- $\frac{d^2x}{dt^2}$は距離を時間で2回微分，$\frac{dx}{dt}$は距離を時間で1回微分したもので，それぞれ加速度，速度を表す。力の状態がわかれば運動方程式より物体の運動が算出できる。

図3　等加速度直線運動

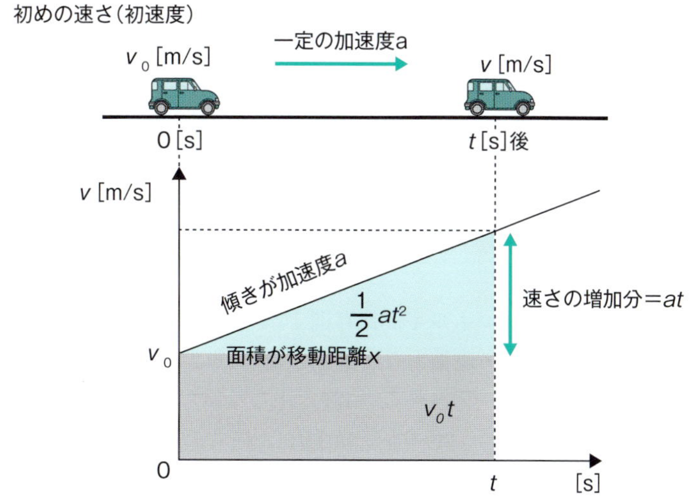

一定の加速度a[m/s^2]で運動(1秒当たりa[m/s]ずつ速くなる)

エネルギー

●エネルギー[J]は仕事をする能力を表す。

- 物体の質量m[kg]，速度v[m/s]，高さh[m]，重力加速度g[m/s^2]とすると，

運動エネルギー　$Ek=\dfrac{mv^2}{2}$

位置エネルギー　$Ep=m \cdot g \cdot h$

となる。

●熱エネルギー(熱量)

- 質量m[kg]，比熱c[J/(kg・K)]の物体を温度ΔT[K]上昇させるのに必要な熱量Q[J]は，

$Q=m \cdot c \cdot \Delta T$　で表される。

- また，2つの物質を接触させ熱平衡*3状態になったとき，高温物体から出た熱量は低温物体に入った熱量に等しい(**熱量保存則**)。
- ただし，大気などへの熱の移動があった場合はそれも考慮する必要がある。

補足

比熱，熱容量

●1 kgの物質を1 K上昇させるのに必要な熱量を比熱という。
また，物質を1 K上昇させるのに必要な熱量を熱容量[J/K]という。

用語アラカルト

＊3　熱平衡
温度の異なる2つの物体を接触させたとき，最終的には等しい温度となり，熱エネルギーの移動がなくなる。これを熱平衡という。

図4　熱量保存則

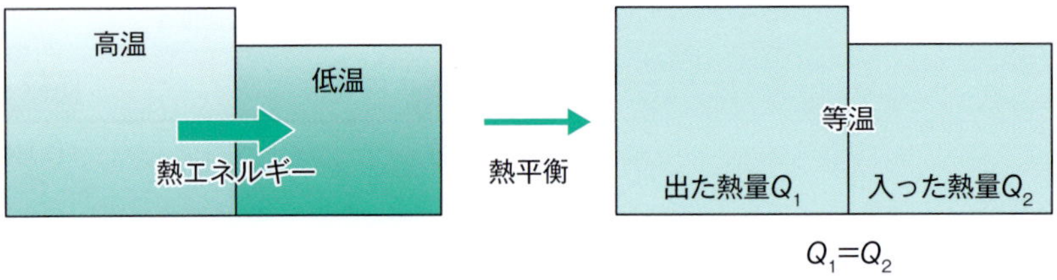

●エネルギー保存則

- 摩擦力などが働かなければ，運動エネルギーと位置エネルギーの和は保存される(和が変化しない)。また，摩擦に伴う音響エネルギーや熱エネルギーも考慮すればすべてのエネルギーの総和は保存される。

図5　エネルギーの保存

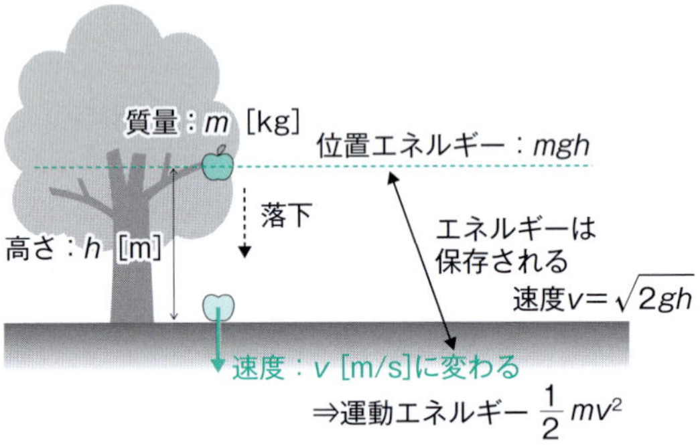

(福長一義 編：臨床工学技士 ポケット・レビュー帳，メジカルビュー社，2015. より引用)

One point Advice

●医療現場でも大切な単位(mol，mmHg，Torr，Gy，Svなど)について理解しよう。

2 材料力学

Check point

- ☑ 応力，ひずみ ⇒ 引張，圧縮，せん断
- ☑ 応力とひずみの関係 ⇒ フックの法則

応力，ひずみ

●引張荷重，圧縮荷重の場合

- 断面積A[m^2]，長さL[m]の材料に，力F[N]をかけ，伸び（または縮み）ΔL[m]が生じるとき，

垂直応力*1 $\sigma = \dfrac{F}{A}$ [Pa] = [N/m^2]

縦ひずみ*2 $\varepsilon = \dfrac{\Delta L}{L}$ [単位なし]

と表される。

- **応力**は単位面積当たりの力，**ひずみ**は元の長さに対する伸び（または縮み）の割合を表す。

用語アラカルト

＊1 垂直応力，せん断応力
引張，圧縮荷重の場合は材料断面に垂直に作用するため垂直応力という。せん断の場合は断面に平行な方向の力として作用する。

＊2 縦ひずみ
荷重方向に対するひずみを縦ひずみという。ゴムなどに引張荷重が作用すると荷重と垂直方向は細くなる。この方向のひずみを横ひずみといい，横ひずみ／縦ひずみをポアソン比という。

図1 力（引張荷重，圧縮荷重）と変形

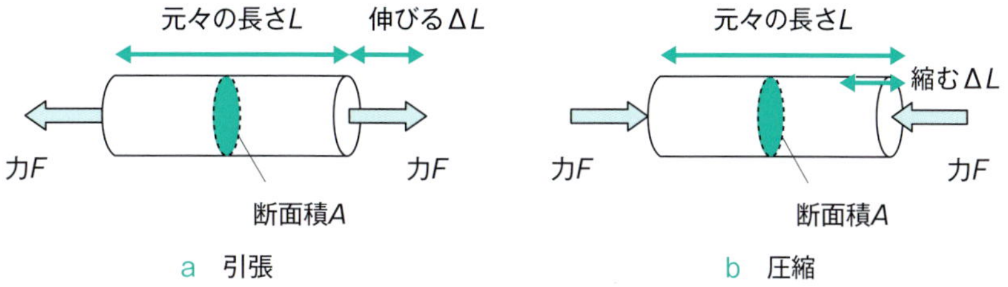

●せん断荷重の場合

- 断面に対して平行に力がかかる場合は微小間隔Lに対してずれΔLを生じ，

せん断応力*1 $\tau = \dfrac{F}{A}$ [Pa] = [N/m^2]

せん断ひずみ $\gamma = \dfrac{\Delta L}{L}$ [単位なし]

と表される。

図2　力（せん断荷重）と変形

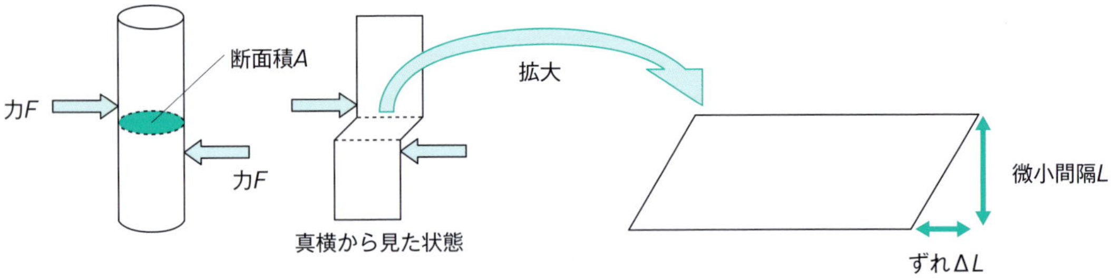

補足

圧力と応力

●圧力は等方性をもつため方向によって値は変わらない。よって，スカラー量に分類される。応力は材料内に働く内力でありテンソル量に分類される。単位は等しいが別のものである。

フックの法則

●応力σとひずみεはある範囲内では比例する。引張，圧縮の場合の比例係数を縦弾性係数E[Pa]（または**ヤング率**）という。

$$\sigma = E \cdot \varepsilon$$

- **弾性係数**（縦弾性係数，せん断弾性係数，体積弾性係数）は材料の変形しにくさを表す物性値である。

図3　応力・ひずみ線図の例

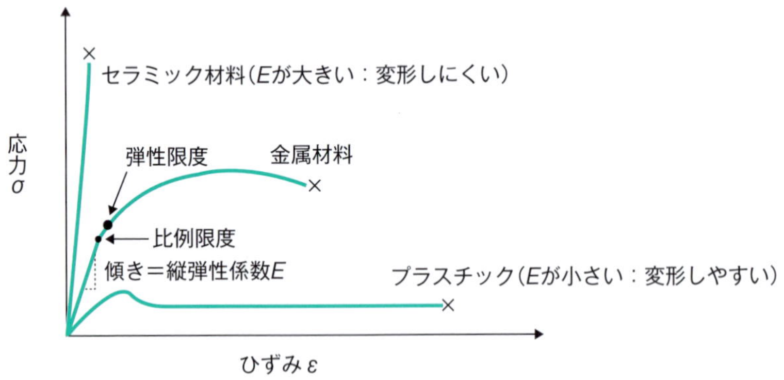

補足

フックの法則の適応範囲

●フックの法則が成立する範囲は応力とひずみが比例するところ（比例限度）までである。

One point Advice

●応力とひずみの定義，およびフックの法則を理解しよう。

3 流体力学

Check point

- 流れのエネルギー保存則 ⇒ ベルヌーイの定理
- 流れの質量保存則 ⇒ 連続の定理
- 流れの状態 ⇒ レイノルズ数
- 円管内の流量 ⇒ ハーゲン・ポアズイユの法則

ベルヌーイの定理

●流体の密度 ρ [kg/m^3]，流速 v [m/s]，圧力 p [Pa]，重力加速度 g [m/s^2]，高さ h [m] とすると，運動エネルギー（**動圧**），圧力エネルギー（**静圧**），位置エネルギーの和は一定となる。

全圧＝動圧＋静圧＋位置エネルギー圧＝一定

$$P=\frac{\rho\cdot v^2}{2}+p+\rho\cdot g\cdot h=一定$$ ※単位は[Pa]

図1 ベルヌーイの定理

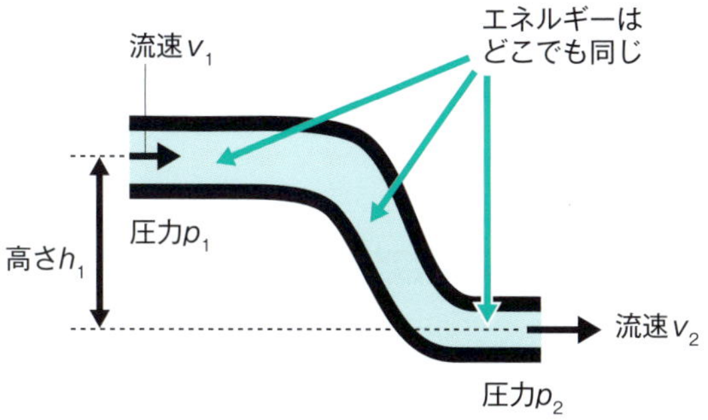

補足

ベルヌーイの定理の成立条件

●流体のエネルギー保存則に対応するため重力場における非粘性・非圧縮性流体の流れに対して成立する。水，空気などでは粘性の影響は小さいため適応できる場合が多い。

ベルヌーイの定理の表記方法

●エネルギーを圧力の単位[Pa]に換算して表記しているが，$\rho\cdot g$ で除して液柱高さ[m]として表記する場合もある。その項は速度ヘッド，圧力ヘッド，位置ヘッドとよばれ，その和（全ヘッド）が保存される。

連続の定理

●断面積 A [m^2] の円管内の流体の流速 v [m/s]，流量 Q [m^3/s] とすると，

$Q=A\times v=一定$ となる。

図2 内径が異なる円管内の流れ

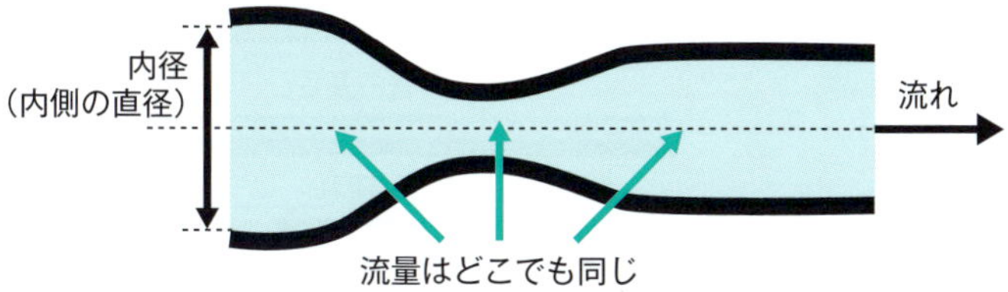

補足

連続の定理の成立条件

●質量保存則を考えると質量流量[kg/s]は断面の位置によらず一定となり，定常流であれば圧縮性流体でも成立する。また，非圧縮性流体であれば密度 ρ も一定となるため体積流量[m^3/s]であっても一定となる。

粘度(粘性率)

●流体に加わったせん断応力 τ [Pa]，それに伴い生じたせん断速度 $\dot{\gamma}$ [1/s]（＝速度の変化率）とすると粘度 μ [Pa・s]は，

$$粘度\ \mu = \frac{\tau}{\dot{\gamma}}\ [Pa \cdot s]$$

で表される。

●粘度は流体の流れにくさを表す。

図3　せん断応力とせん断速度

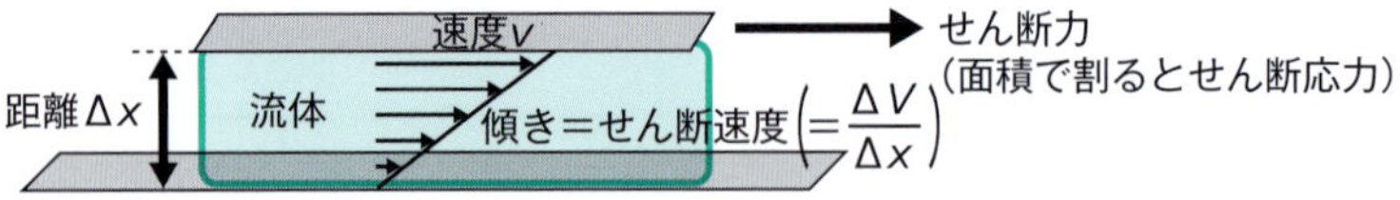

●せん断応力，せん断速度はそれぞれずり応力，ずり速度ともいう。

レイノルズ数

●レイノルズ数Re[単位なし(**無次元数**)]がある値(臨界レイノルズ数)を超えると層流から乱流に移行する。

●内径d[m]の円管内の流れを考え，流速v[m/s]，流体の密度 ρ [kg/m^3]，粘度 μ [Pa・s]，動粘度 ν [m^2/s]とすると，

$$Re = \frac{\rho \cdot v \cdot d}{\mu} = \frac{v \cdot d}{\nu} = \frac{流体に作用する慣性力}{流体に作用する粘性力}$$

で表される。

円管内における**臨界レイノルズ数**は**約2000**となる。

補足

臨界レイノルズ数

●円管内においては約2000程度となるが，板と板の間の流れ，ボールを投げたときの周囲の流体の流れなど設定条件によって臨界レイノルズ数は異なる。

●また，実験条件(微小振動や管の抵抗などをなくすなど)で2000以上でも層流となることがあるため厳密な数値ではない。

ハーゲン・ポアズイユの法則の成立条件

●円管内を粘性流体が層流で流れる場合で成立する。乱流では成立しないため注意が必要である。

ハーゲン・ポアズイユの法則

●円管内の流量Q[m^3/s]，管の内半径r，長さL[m]，両端の圧力差ΔP[Pa]，粘度 μ [Pa・s]とすると，

$$Q = \frac{\pi r^4}{8 \cdot \mu \cdot L} \Delta P$$

が成り立つ。

●流量を電流，圧力差を電位差(電圧)と考え，オームの法則と比較すると，

$$管の流れにおける抵抗は\ \frac{8 \cdot \mu \cdot L}{\pi \cdot r^4}$$

と表せる。

One point Advice

●どの条件でどの式が適応できるかイメージできるようにしよう。

図4　円管内の流れ

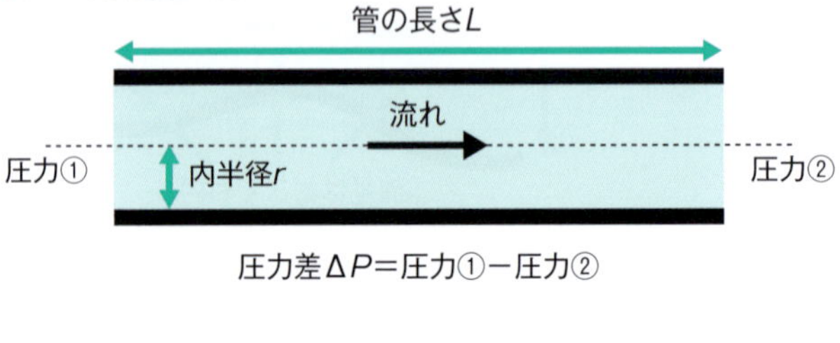

4 波動(音波，光)

Check point

- ☑ 波動の基本式 ⇒ 振幅，波長，波数，周期，周波数(振動数)，伝播速度
- ☑ 音波 ⇒ 音速，音響インピーダンス
- ☑ 相対運動と周波数 ⇒ ドプラ効果
- ☑ 反射，屈折 ⇒ 反射の法則，屈折の法則，全反射
- ☑ レンズの特性 ⇒ 凸レンズ，凹レンズ

波動の基本式

図1　波動

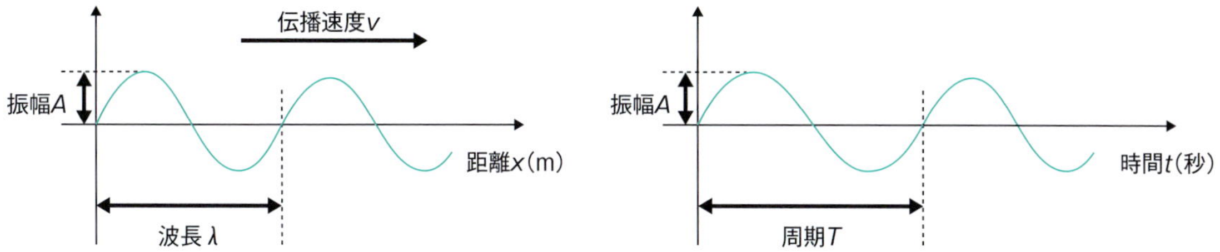

補足

振幅の単位

- 電流，電圧波形であれば[A]，[V]，音波では媒質の変位[m]をとることが多いが，音圧[Pa]とすることもある。

- **振幅A**：波の高さ
- **波長λ**[m]：1振動で進む距離(波1つ分の距離)
- 波数$k=\dfrac{2\pi}{\lambda}$[m^{-1}]
- **周期T**[s]：1振動にかかる時間(波1つ分の時間)
- **周波数(振動数)$f=\dfrac{1}{T}$**[Hz]：1秒間に何回の振動(何個の波)があるか
- **角周波数(角振動数)$\omega=2\pi f=\dfrac{2\pi}{T}$**[rad/s]
- 伝播速度$v=\dfrac{移動距離}{時間}=\dfrac{\lambda}{T}=\lambda\cdot f$ [m/s]
  - 時間t，距離xとすると正弦波を表す式は

$$y=A\sin(\omega t-kx)$$

となる。

音波(縦波＝疎密波)

- 媒質の体積弾性率K[Pa]，密度ρ [kg/m^3]が与えられると音速c[m/s]は，

$$c=\sqrt{\frac{K}{\rho}}$$

で表される(液体，気体中)。

●弾性率は変形しにくさを表す物性値であるので，音速は媒質の状態によって決まる。

●また，音波の伝わりにくさを表す**音響インピーダンス**Zは，

$$Z=\rho\times c$$

となる。

●音波は音響インピーダンスの異なる境界面で反射を起こす。

補足

弾性波速度（固体中の縦波，横波の速度）

●せん断弾性率Gとすると伝播速度は，

$$v_{縦波}=\sqrt{\frac{K+4G/3}{\rho}}$$

$$v_{横波}=\sqrt{\frac{G}{\rho}}$$

となる。気体，液体では$G≒0$となるため縦波のみを考える。

また，光は横波であるが電場と磁場の相互作用によるものであるため，この式とは異なる。

ドプラ効果

図2　相対運動とドプラ効果

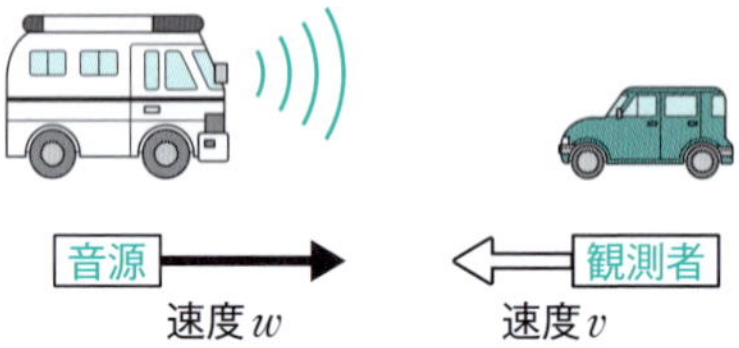

●音源，観測者の相対速度によって音源周波数f_0[Hz]に対する観測周波数f[Hz]が変化する。

●互いが向かい合う方向を正として，音源速度w[m/s]，観測者速度v[m/s]，波の伝播速度c[m/s]とすると，

$$f=\frac{c+v}{c-w}\times f_0$$

が成り立つ。

●また，ドプラ効果は光においても起こる。

補足

音速の大きさ

●骨　：2730～4100 m/s

●血液，軟部組織，水：約1500 m/s

●空気：約340 m/s（15 ℃）

速度の方向

●音源，観測者の速度の方向の取り方によって式の＋，－は異なる。

入射，反射，屈折

図3　入射角θ_i，反射角θ_j，屈折角θ_r

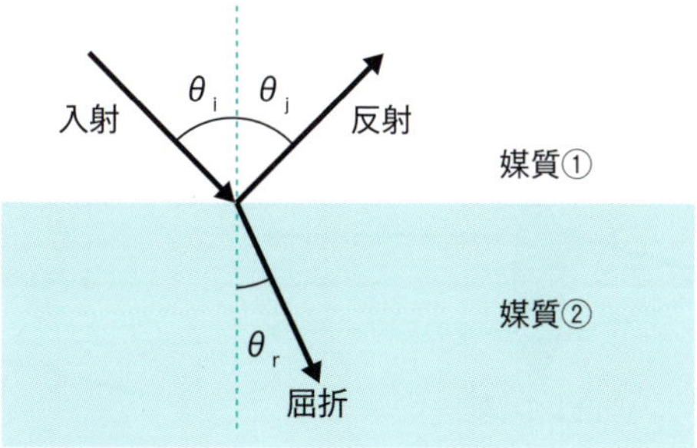

●反射の法則

$$\theta_i = \theta_j$$

●屈折の法則

- 媒質①の屈折率n_1，媒質②の屈折率n_2とすると

$$相対屈折率 n_{12} = \frac{n_2}{n_1} = \frac{\sin\theta_i}{\sin\theta_r} = 一定$$

となる。

- 光の周波数によって，物質中の屈折率はわずかに異なる。屈折率の小さい順で赤橙黄緑青藍紫（周波数が小さい順，波長が長い順）となる。

●光の**全反射**

- 屈折の法則より$n_1 > n_2$（$\sin\theta_i < \sin\theta_r$）のとき，$\theta_i$がある角度$\theta_{io}$を超えると$\theta_r$は90°以上となり，屈折光がなくなる（**全反射**）。このときのθ_{io}を**臨界角**という。

図4　全反射

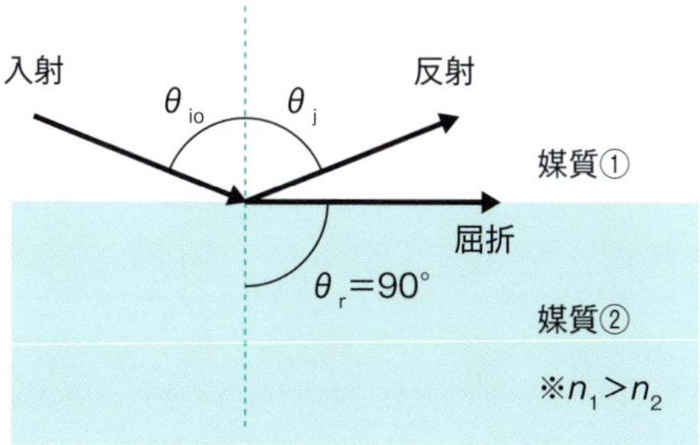

レンズの式（凸レンズ，凹レンズ）

●物体とレンズの距離a，レンズと像の距離b，焦点距離fとすると，

$$\frac{1}{a} + \frac{1}{b} = \frac{1}{f}$$

$$倍率 = \left|\frac{b}{a}\right|$$

となる。

図5　レンズ

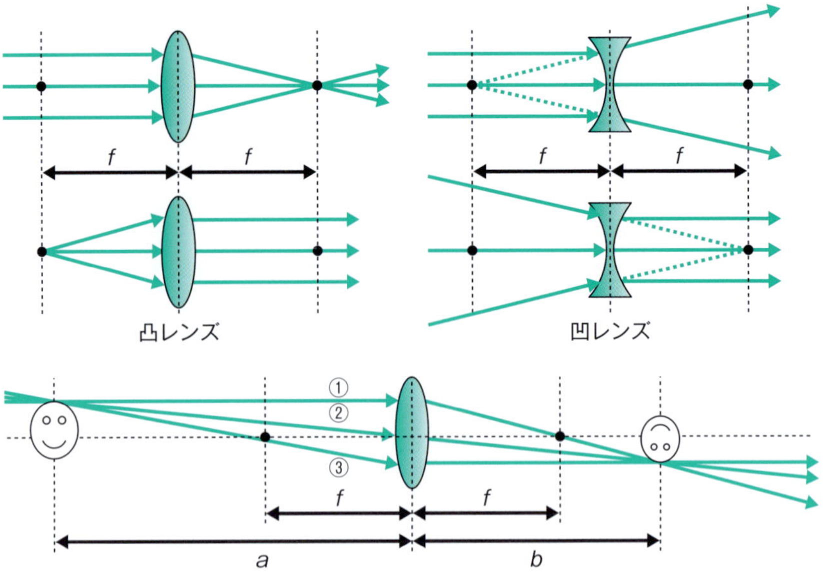

凸レンズによる実像
①平行に入射した光は焦点を通る。
②レンズの中心を通る光は直進する。
③焦点を通ってから入射した光は平行に進む。

補足

レンズの式（凸レンズ，凹レンズ）

- 距離*b*について，像がレンズに対して物体の反対側にでるときは正，同じ側に出るときは負とする。
- 焦点距離*f*について凸レンズのとき正，凹レンズのときは負とする。

One point Advice

- 波に関する基本的な用語を理解しよう。
- 医療機器でも広く用いられる音波，光について理解を深めよう。
- ドプラ効果は，近づくと周波数増，遠ざかると周波数減である。

5 熱力学

Check point

- ☑ 熱の移動 ⇒ 熱伝導，対流，放射
- ☑ 圧力，体積，温度 ⇒ ボイル・シャルルの法則（Boyle-Charles' law）

熱の移動

●熱伝導

- 物質中における熱振動の伝搬（熱エネルギーのみが移動する）。
- 伝わりやすさは熱伝導率によって決まり，電気を流しやすく，かつ結合が強いものほど高くなる。

●対流[*1]

- 流体（液体，気体）が温度よって膨張し，重力よって高密度のものが下へ低密度のものが上へ移動することで流体自身が熱エネルギーを運ぶ。

●放射

- 電磁波としての熱の移動。太陽光のように真空中でも熱が伝わる。

用語アラカルト

＊1　対流
基礎物理では対流というと自然対流熱伝達を示し強制的な流体の流れを考えないため，重力下でなければ起こらない。強制対流熱伝達であれば血流で運ばれる熱のように重力下でなくとも熱の移動は起こる。

補足

蒸散（発汗，不感蒸泄）

●物理的な熱の移動を考えると熱伝導，対流，放射があるが，生体では蒸散（発汗，不感蒸泄）による体内から体外への熱の移動も考える必要がある。

熱伝導率［W/（m・K）］の例

●ダイヤモンド（単結晶）：2000
●銀：428
●銅：403
●金：319
●アルミニウム：236
●鉄：83.5
●ステンレス：16～25
●水：0.6
●筋：0.55
●脂肪・骨：0.19
●空気：0.024

ボイル・シャルルの法則

●圧力P[Pa]，体積V[m^3]，絶対温度T[K][*2]とすると，

$$\frac{P \cdot V}{T} = 一定$$ となる。

図1　密閉されたシリンダ内の気体

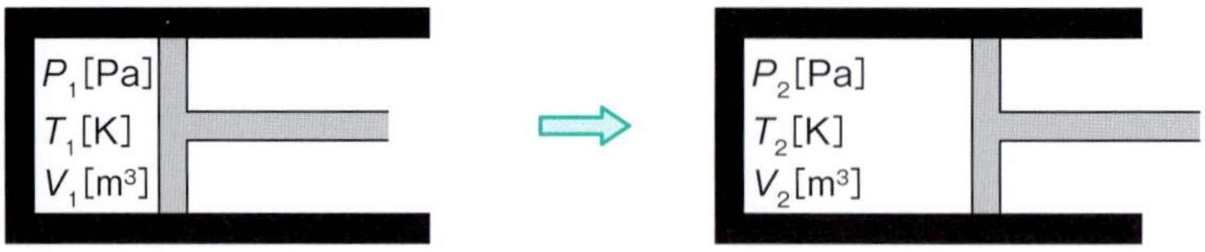

$$\frac{P_1V_1}{T_1} = \frac{P_2V_2}{T_2} = 一定$$

●気体の状態変化に伴う仕事

• 仕事W＝力×移動距離＝圧力×断面積×移動距離＝圧力p×体積変化ΔV

$$W = p \times \Delta V$$ となる。

図2　気体の状態変化

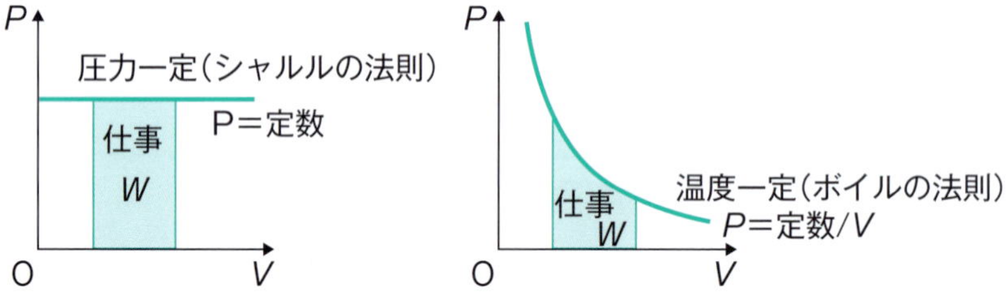

A→B→C→Dの順に状態が変化するとき

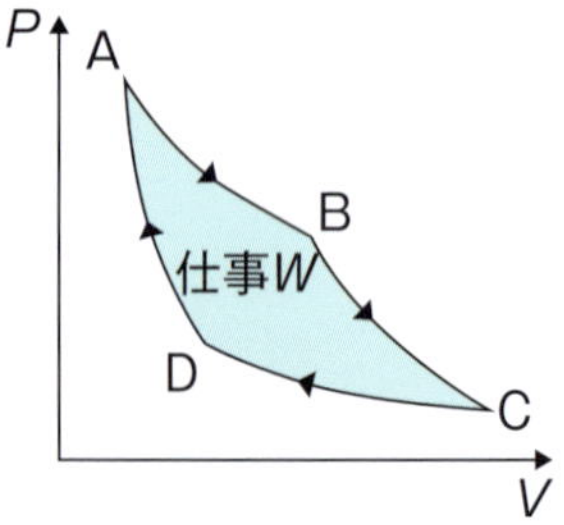

用語アラカルト

＊2　絶対温度[K]
温度は原子分子の熱振動の強さを表す。熱振動が最低の状態（絶対零度：－273.15℃）を基準0[K]とし，摂氏温度[℃]と同じ目盛間隔で考えたものを絶対温度という。
絶対温度[K]
＝摂氏温度＋273.15

One point Advice

●3つの熱の移動を理解しよう。
●ボイル・シャルルの法則 $\frac{P \cdot V}{T}$＝一定

4

機器安全管理

（保守点検を含む）

1 電撃事故と生体反応

Check point

☑ 電撃 ⇒ マクロショック，ミクロショック
☑ 人体の周波数特性 ⇒ 低周波電流，高周波電流

電撃

●**マクロショック**：人体の体表面の一部から電流が入り，別の部分から電流が流れ出る際に生じる電撃をいう。

●**ミクロショック**：心臓に直接電流が流れ込むことによって生じる電撃をいう。

表1　電流値と生体反応（成人男性に商用交流を1秒間通電した場合）

	名称	生体反応	電流値
マクロショック	心室細動電流 離脱電流 最小感知電流	心室細動を誘発する 不随意運動が起きて自力で逃れられなくなる ビリビリと感じ始める	100 mA 10 mA 1 mA
ミクロショック	心室細動電流	心室細動を誘発する	0.1 mA

（篠原一彦 ほか編：臨床工学講座 医用機器安全管理学，p.32，医歯薬出版，2012．より改変引用）

人体の周波数特性

• 低周波電流：1 kHz以下の低周波電流が生体に流れた場合は，神経や筋などの細胞への刺激作用がみられ，前述のマクロショックやミクロショックによる反応が生じる。

• 高周波電流：細胞への刺激作用はほとんどなくなり，熱的作用がみられる。

図1　周波数に対する刺激電流閾値の関係

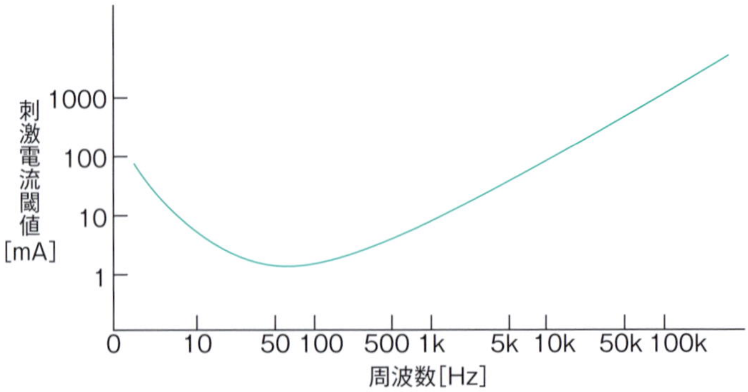

（厚生省健康政策局医事課，財団法人医療機器センター 監：臨床工学技士指定講習会テキスト，p.332，金原出版，1994．より改変引用）

図2　高周波電流における人体の最小感知電流値の変化(模式図)

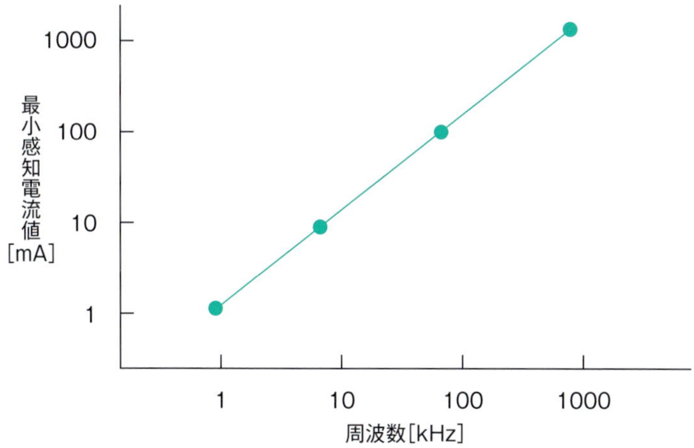

補足

最大許容電流

- 5 mAの電流値をいう。ビリビリとは感じるが，我慢できる限界値で，筋肉の収縮反応などは生じない。

●最小感知電流については，1 kHz以上の高い周波数では，目安として周波数を1 kHzで割った値の倍数分程度，電撃への閾値*1が高くなる(例えば，10 kHzでは10 mA，100 kHzでは100 mAが最小感知電流値となる)。

用語アラカルト

＊1　電撃への閾値
ビリビリと感じ始める電流値をいう。

One point Advice

- 電流値と生体反応を理解しておく。
- 高周波電流の電撃閾値上昇を理解しておく。

2 医用電気機器の安全基準

Check point

- 電撃に対する医用機器の分類 ⇒ クラス別分類，装着部別分類
- 漏れ電流と患者測定電流 ⇒ 種類，単一故障状態，許容値
- 表示 ⇒ 図記号，警報

電撃に対する医用機器の分類

クラス別分類（電撃に対する保護手段による分類）

●すべての医用電気機器には二重の安全手段（基礎絶縁＋追加保護手段）が義務付けられている。

（1）**基礎絶縁**

- 電源トランスや導線など，電圧のかかる導体を絶縁物（プラスチックや油紙など）で囲んで漏れ電流が流れ出るのを防いでおり，すべての医用電気機器に施されている。

補足

タッチプルーフ

●装着部において，金属部分が剥き出しにならないような構造としたもの。

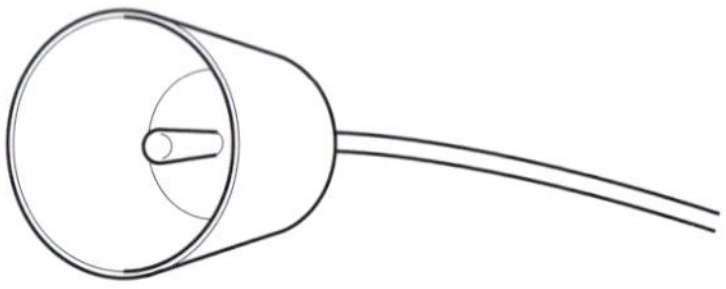

補足

保護接地線の抵抗値の測定

●無負荷時の電圧が6 Vを超えない50 Hzまたは60 Hzの電源から，25 Aあるいは定格電流の1.5倍の電流のうち，どちらか大きいほうの電流値を少なくとも5～10秒以上接地線に流しうるものを使用することとなっている〔「安全管理技術」（p.108）参照〕。

（2）**追加保護手段**

①クラスⅠのME機器

- 漏れ電流が発生しても，保護接地線を通じてこれを大地に逃がして患者や操作者の安全を確保する。
- 医用接地極付2Pプラグ（医用3Pプラグ）を医用接地極付2Pコンセント（医用3Pコンセント）に接続して使用する。
- 保護接地線の抵抗値

  電源コードが着脱式でない場合　：　＜ 200 mΩ

  電源コードが着脱式の場合　：　＜ 100 mΩ

図1　着脱不可能な電源コードと着脱可能な電源コード

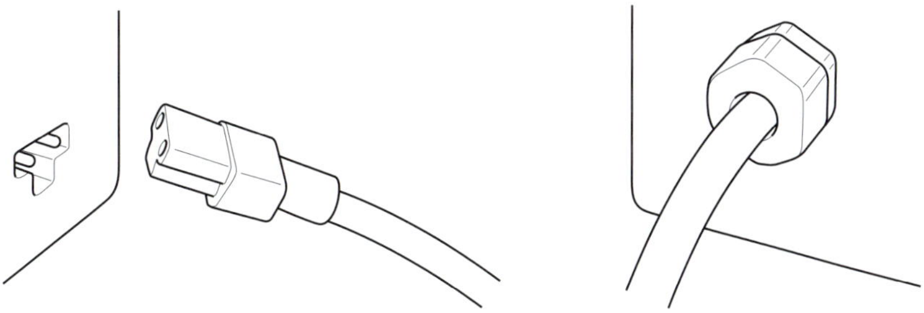

a　着脱可能な電源コード　　b　着脱不可能な電源コード

②クラスⅡのME機器

- 基礎絶縁にさらに二重に絶縁を施して（補強絶縁），漏れ電流が発生することを極力抑えるようにしたものである。
- プラスチックや絶縁塗料で覆われた外装の機器については，二重絶縁に匹敵する，強化した一重の絶縁である強化絶縁も認められる。
- 電源プラグと電源コンセントは2Pプラグと2Pコンセントの組み合わせでよい。

③内部電源ME機器

- 内部電源（電池やバッテリー）で動作する機器である。
- フローティング[*1]電源であり，安全性は確保される。
- 一次電池[*2]でも二次電池[*3]でもよく，また，電圧の上限も決められてはいない。

用語アラカルト

＊1　フローティング
電源回路をトランス（変圧器）や光伝送などにより分離し，電源部からの漏れ電流対策としている。

表1　医用電気機器のクラス別分類

電源の種類	クラス別分類	保護手段	追加保護手段	備考
外部電源	クラスⅠのME機器	基礎絶縁	保護接地	医用3Pプラグが必要 保護接地設備が必要
	クラスⅡのME機器		補強絶縁	2Pコンセントの設備でも使用可能
内部電源	内部電源ME機器			外部電源に接続する手段をもつ際はクラスⅠまたはクラスⅡ機器として働く

〔渡辺 敏 ほか編著：事例で学ぶ医療機器安全管理学，p.47，真興交易（株）医書出版部，2005．より改変引用〕

装着部別分類（漏れ電流規制値による分類）

●装着部

- 体表のみに適用する場合　：B形装着部，BF形装着部
- 心臓に適用する場合　　　：CF形装着部

※B（body），F（floating），C（coreまたはcardio）

①B形装着部，BF形装着部

- 患者へ流れる漏れ電流の許容値は，マクロショック最小値（最小感値電流値）1 mAの1/10の0.1 mA（100 μA）以下に抑える。

②CF形装着部

- 患者へ流れる漏れ電流の許容値は，ミクロショック心室細動誘発電流値0.1 m（100 μA）の1/10の0.01 mA（10 μA）以下に抑える。

※1/10は安全係数

用語アラカルト

＊2　一次電池
使いきりタイプ（充電できないタイプ）の乾電池である。マンガン電池，アルカリ電池，オキシライド電池がそれにあたる。

＊3　二次電池
エネルギーがなくなっても，繰り返し充電して使えるタイプの電池である。ニッケル・カドミウム蓄電池，リチウムイオン電池などがある。

表2　装着部別分類

装着部	患者漏れ電流(正常状態)		漏れ電流対策	適用
B形	100 μA	マクロショック	なし	体表のみに適用
BF形	100 μA		フローティング	
CF形	10 μA	ミクロショック		直接心臓に適用できる

漏れ電流と患者測定電流

種類

(1)**接地漏れ電流**

- 電源部からの漏れ電流を保護接地線に集め大地に導く。

図2　接地漏れ電流

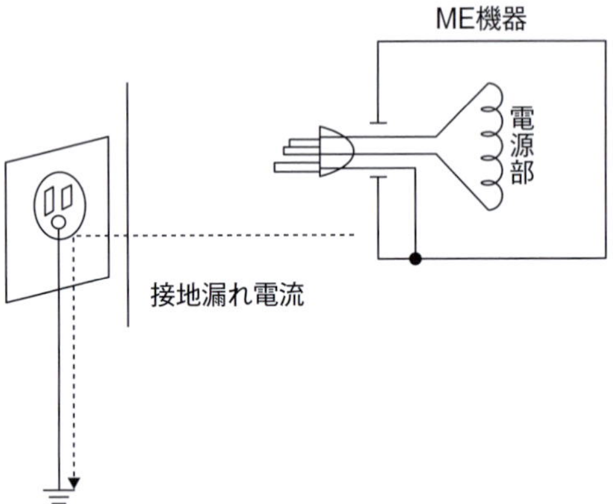

(篠原一彦 ほか編：臨床工学講座 医用機器安全管理学 第2版，p.44，医歯薬出版，2015. より改変引用)

(2)**接触電流**

①電源部→機器外装→操作者などの体表→操作者などの足から大地

②電源部→機器外装→操作者などの体表の一部→操作者などの身体を通って体表のほかの部分→機器外装のほかの部分→保護接地線→大地

図3　接触電流

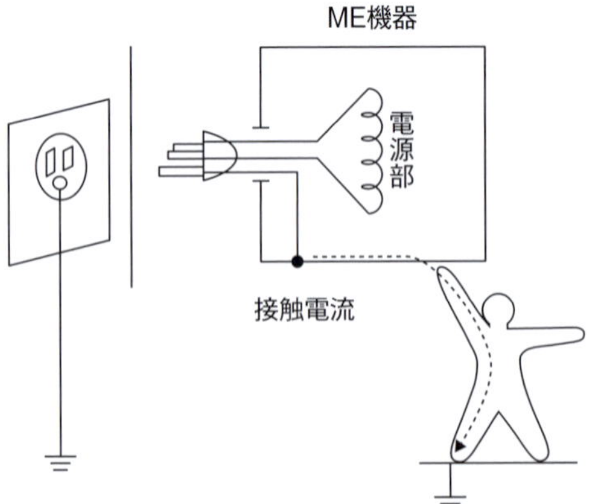

(篠原一彦 ほか編：臨床工学講座 医用機器安全管理学 第2版，p.44，医歯薬出版，2015. より改変引用)

（3）**患者漏れ電流**（患者装着部から大地への電流）

- 電源部→機器装着部→患者→ベッドなど→大地

図4　患者漏れ電流

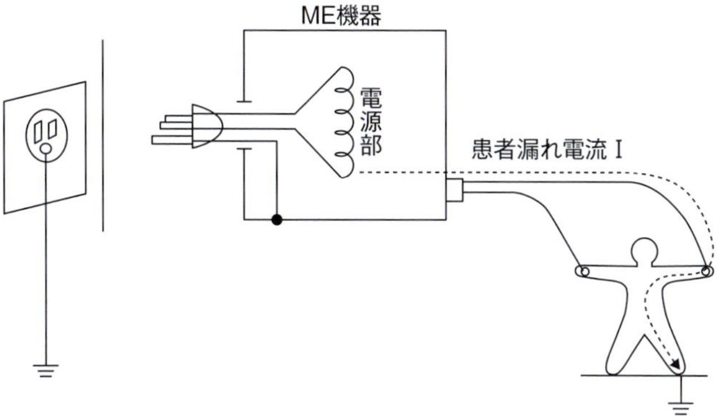

（篠原一彦 ほか編：臨床工学講座 医用機器安全管理学 第2版，p.44，医歯薬出版，2015．より改変引用）

（4）**患者漏れ電流**（SIP/SOPへ外部電圧を印加した場合の電流）

- ほかの機器→機器の信号入出力部→装着部→患者→ベッドなど→大地

図5　患者漏れ電流（SIP/SOPに外部電圧）

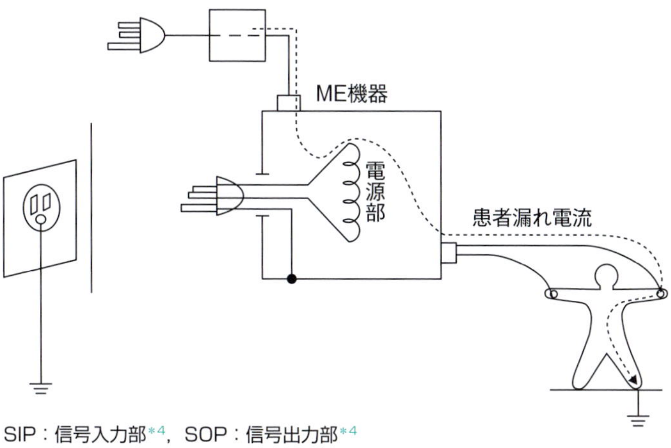

SIP：信号入力部[＊4]，SOP：信号出力部[＊4]
（篠原一彦 ほか編：臨床工学講座 医用機器安全管理学 第2版，p.44，医歯薬出版，2015．より改変引用）

用語アラカルト

＊4　信号入出力部
信号入力部と信号出力部の総称である。

（5）**患者漏れ電流**（F形装着部の患者接続部へ外部電圧を印加した場合の電流）

- ほかの機器→ほかの機器の患者装着部→患者→機器の装着部→保護接地線→大地

図6　特別な試験条件下での患者漏れ電流

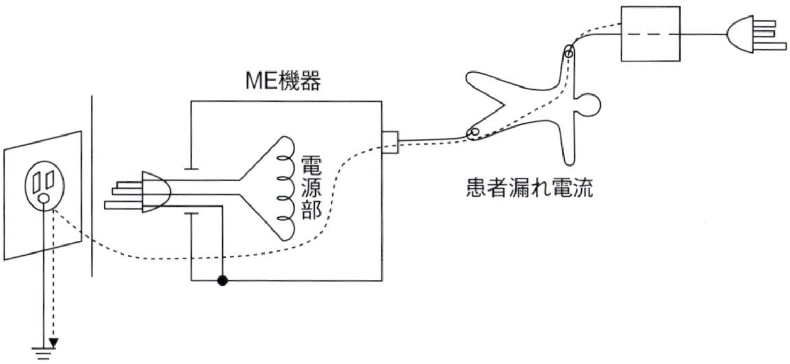

（篠原一彦 ほか編：臨床工学講座 医用機器安全管理学 第2版，p.44，医歯薬出版，2015．より改変引用）

(6)患者測定電流

- 計測目的で患者に流す電流であり，漏れ電流ではない。

図7　患者測定電流

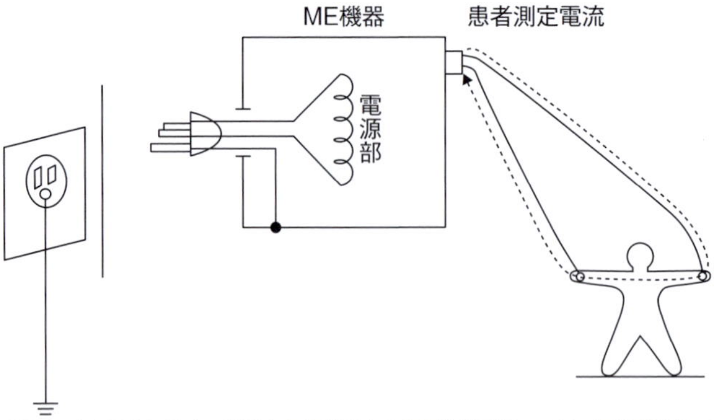

(篠原一彦 ほか編：臨床工学講座 医用機器安全管理学 第2版，p.44，医歯薬出版，2015．より改変引用)

心電図電極などを利用し，胸部に高周波電流を流し，呼吸によりインピーダンスの変化を利用して，呼吸数などをモニタリングするインピーダンスニューモグラフなどがある。

単一故障状態(JIS T 0601-1：2012より)

●医用電気機器には二重の安全対策が義務付けられているが，その1つに故障が生じた場合を単一故障状態という。

(1)電気的な単一故障状態

①絶縁のいずれか1つの短絡

②沿面距離または空間距離のいずれか1つの短絡

③絶縁，空間距離または沿面距離と並列に接続している高信頼性部品以外の部品の短絡および開路

④保護接地線またはME機器内部の保護接地接続の開路

⑤電源導線のいずれか1本の断線

⑥分離した外装をもつME機器の部分間の電源を供給する線のいずれかの断線

⑦部品の意図しない移動

⑧危険状態に結びつく導線およびコネクタの偶然の外れによる破損

(2)電気的な単一故障状態以外の単一故障状態

「ME機器の変圧器の加熱」，「サーモスタットの故障」，「温度制限器の故障」，「液体の漏れ」，「被害を生じさせる可能性がある冷却器の障害」，「動く部分のロック」，「モーター用コンデンサの切離しおよび短絡」，「高酸素濃度雰囲気で使用するME機器の部品の故障」，「機械的ハザードを生じる可能性がある部分の故障」など。

■漏れ電流および患者測定電流の許容値

●基本的な考え方

(1)**正常状態**

①B形装着部，BF形装着部

- マクロショック最小感知電流値である1 mAに対する安全係数を10倍にし，1 mA÷10より100 μA(0.1 mA)を許容値としている。

②CF形装着部

- ミクロショック心室細動誘発電流値である100 μA (0.1 mA) に対する安全係数を10倍にし，100 μA÷10より10 μA(0.01 mA)を許容値としている。

※直流電流値：直流が，電解質溶液である人体組織に，電気分解を生じさせることにより，有害物質が発生し，人体組織を損傷するおそれがあるため，最も厳しい値となっている。

(2)**単一故障状態**

①B形装着部，BF形装着部

- 単一故障状態が2つ重なるとマクロショック最小感知電流値である1 mAになるはずなので，1 mA÷2より500 μA(0.5 mA)を許容値としている。

②CF形装着部

- 単一故障状態が2つ重なるとミクロショック心室細動誘発電流値0.1 mA (100 μA) になるはずなので，100 μA ÷2より50 μA (0.05 mA)を許容値としている。

※接地漏れ電流の単一故障状態：電源導線の1本(死側*5)の断線により生じることから，漏れ電流の出口が2カ所となり，正常状態に流れている漏れ電流値の2倍の値となる。なお，生側*6の断線では電源より供給されるべき，電流自体が流れない状況となる。

用語アラカルト

＊5 死側
片側接地配線方式の電源供給において，接地している方のラインで，ニュートラル(N)側ともいう。

＊6 生側
片側接地配線方式の電源供給において，接地してないほうのラインで，ホット(H)側ともいう。

●許容値の一覧表

表3　漏れ電流および患者測定電流の許容値　[単位　μA]

電流	説明		B形装着部		BF形装着部		CF形装着部	
			NC	SFC	NC	SFC	NC	SFC
接地漏れ電流			5000	10000	5000	10000	5000	10000
接触電流			100	500	100	500	100	500
患者漏れ電流	装着部から大地	直流	10	50	10	50	10	50
		交流	100	500	100	500	10	50
	SIP/SOP に外部電圧	直流	10	50	10	50	10	50
		交流	100	500	100	500	10	50
合計患者漏れ電流	一緒に接続した同一装着部	直流	50	100	50	100	50	100
		交流	500	1000	500	1000	50	100
	SIP/SOP に外部電圧	直流	50	100	50	100	50	100
		交流	500	1000	500	1000	50	100
特別な条件下の患者漏れ電流	F形装着部に外部電圧					5000		50
	保護接地してない金属部分に外部電圧			500		500		
合計患者漏れ電流	F形装着部に外部電圧					5000		100
	保護接地してない金属部分に外部電圧			1000		1000		
患者測定電流		直流	10	50	10	50	10	50
		交流	100	500	100	500	10	50

表示

●図記号

表4　一般的な図記号

番号	図記号	IEC 規格・ISO規格引用	説明
1	～	IEC 60417-5032	交流
2	3～	IEC 60417-5032-1	三相交流
3	3N～	IEC 60417-5032-2	中性線をもつ三相交流
4	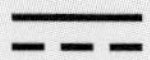	IEC 60417-5031	直流
5	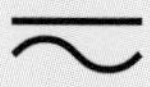	IEC 60417-5033	直流および交流の両方
6	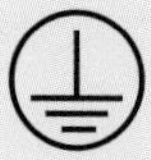	IEC 60417-5019	保護接地(大地)
7	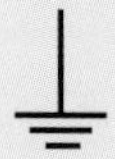	IEC 60417-5017	接地(大地)
8	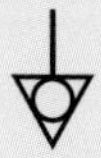	IEC 60417-5021	等電位化
9	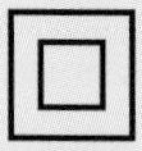	IEC 60417-5172	クラスⅡの機器
10		ISO 7000-0434A	注意
11	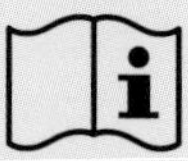	ISO 7000-1641	操作指示に従う
12		IEC 60417-5007	電源の"入"
13	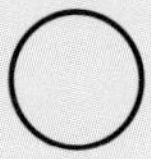	IEC 60417-5008	電源の"切"
14	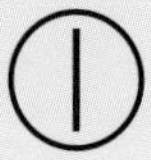	IEC 60417-5010	電源の"入"／"切"(オルタネート形) 注記　入および切の各安定状態がある。
15	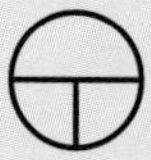	IEC 60417-5011	電源の"入"／"切"(モメンタリ形) 注記　通常は切の状態で，ボタンを押している間だけ入の状態になる。
16	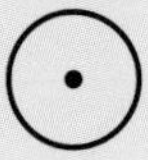	IEC 60417-5264	機器の一部分だけの"入"
17	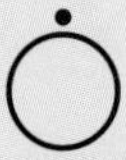	IEC 60417-5265	機器の一部分だけの"切"
18		IEC 60417-5638	緊急停止
19		IEC 60417-5840	B形装着部
20		IEC 60417-5333	BF形装着部
21		IEC 60417-5335	CF形装着部
22	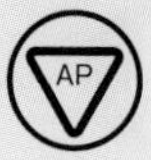	IEC 60417-5331	AP類機器
23	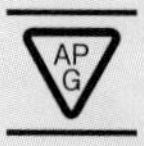	IEC 60417-5332	APG類機器
24	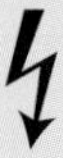	IEC 60417-5036	危険電圧
25	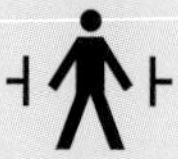	IEC 60417-5841	耐除細動形B形装着部
26	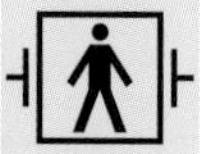	IEC 60417-5334	耐除細動形BF形装着部
27	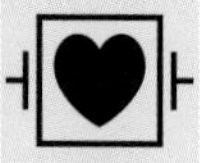	IEC 60417-5336	耐除細動形CF形装着部
28	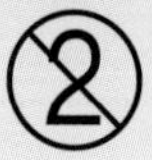	ISO 7000-1051	単回使用(再使用禁止)

表5　安全標識

No.	安全標識	IEC 規格・ISO規格引用	説明
1	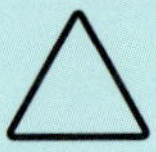	ISO 3864-1[JIS Z 9101(IDT)]の図3	警告標識を作るためのテンプレート 注記　背景色：黄 三角形の枠：黒 記号または文字：黒
2		ISO 7010-W001	一般的な警告標識
3		IEC 60878 ISO 3864-B.3.6[1)]	警告：危険電圧
4	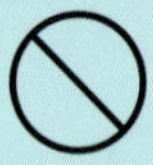	ISO 7010-P001およびISO 3864-1[JIS Z 9101(IDT)]の図1	一般的な禁止標識および禁止標識を作るためのテンプレート 注記　背景色：白 円の枠および斜線:赤 記号または文字：黒
5	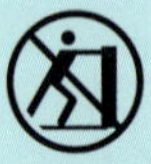	ISO 7010-P017	押すことの禁止
6	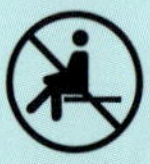	ISO 7010-P018	腰掛けることの禁止
7		ISO 7010-P019	足を掛けることの禁止
8	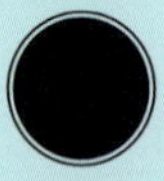	ISO 3864-1[JIS Z 9101(IDT)]の図2	義務行為の標識を作るためのテンプレート 注記　背景色：青 記号またはテキスト:白
9		ISO 7010-M001	一般的な義務行為の標識
10		ISO 7010-M002[2)]	操作説明参照 注記　ME機器の場合"取扱説明書に従うこと"を意味する

1)　この一般に使用される安全標識については，ISO 3864:1984の付属書Bに記載されている。
2)　IEC 60601-1:2005では，IEC 60878の安全01の図記号が記載されていたが，その後2006年に発行されたIEC 60601-1正誤表によってISO 7010-M002の図記号に置き換えられたので，この規格でもそれに従った。

One point Advice

- ●クラス別分類を理解しておくこと。
- ●装着部別分類を理解しておくこと。
- ●漏れ電流の種類や単一故障状態を整理しておくこと。
- ●漏れ電流と患者測定電流の許容値を理解しておくこと。
- ●図記号や表示光を整理しておくこと。

●表示光

表6　ME機器の表示光の色と意味

色	意味
赤	警告：操作者による即時対処が必要
黄	注意：操作者による速やかな対処が必要
緑	使用準備完了
その他	赤，黄，緑以外の意味

(篠原一彦 ほか編：臨床工学講座 医用機器安全管理学 第2版，p.55，医歯薬出版，2015．より改変引用)

3 病院電気設備の安全基準

Check point

- 保護接地 ⇒ 医用コンセント，医用接地センタ，医用接地端子
- 等電位接地 ⇒ ミクロショックによる電撃(心室細動)防止
- 非接地配線方式 ⇒ 一線地絡時にも電源供給確保
- 非常電源 ⇒ 停電時の電源供給確保
- 医用室 ⇒ 分類，電源回路

保護接地

●医用コンセント

①接地形2極コンセント(Ⓗマークが刻印されている)

②**コンセントの保持力**(15 A用：15〜60 N，20 A用：20〜100 N)

●医用接地センタ

①表面パネルには文字表記とⒽマークが記載されている。

②左右10本の圧着端子のうち2本は接地幹線に接続されている。

③医用室[*1]の床面積の合計が50 m^2以下の場合は医用接地センタを共有できる。

④接地リード線と接地分岐線の絶縁被覆の色は「**緑/黄**」または「**緑**」であること。

⑤医用接地端子の端子部分と接地センタとを結ぶ接地分岐線の抵抗値が**0.1 Ω以下**であること。

用語アラカルト

＊1 **医用室**
診察，検査，治療や監視などの医療を行うための室であり，事務室や受付，院長室などは除外される。

●医用接地端子

①接地幹線として，建物の鉄骨や鉄筋を利用することが勧められている。

②**接地極の抵抗値**：**10 Ω以下**を基準としている。

※10 Ω以下とすることが困難な場合には，すべての医用室を等電位接地することで，100 Ω以下とすることができる。

③接地極抵抗値を計算により求める場合

$$R=\frac{(3\times 0.4\rho)}{\sqrt{A}}$$

R：接地極抵抗値[Ω]　ρ：土壌抵抗[Ω・m]
A：地下部分の延べ表面積[m^2]
3：安全係数

図1　医用接地方式の概念図

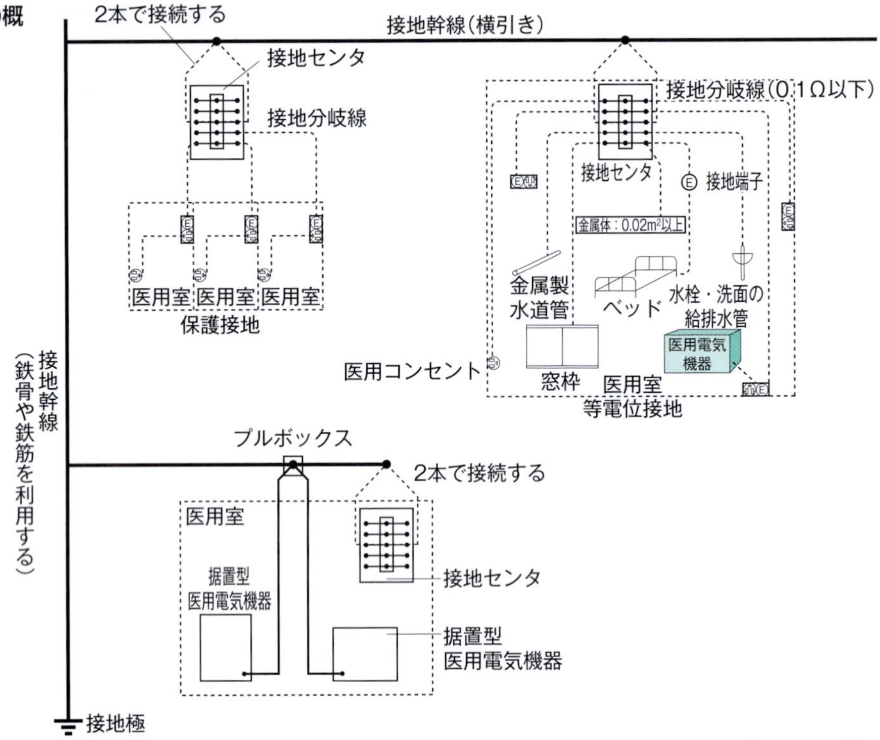

〔(社)日本生体医工学会ME技術教育委員会 監：MEの基礎知識と安全管理 改訂第5版，p.73，南江堂．2008．より改変引用〕

等電位接地(EPRシステム)

●**ミクロショックによる電撃(心室細動)防止を目的**としている。

●等電位接地

- 患者環境内のすべての機器および露出金属部を**0.1 Ω以下の導線**で1点接地する。

※表面積が0.02 m²(200 cm²)以下の系統外導電性部分は等電位接地対象から除外できる。

●患者環境

- 等電位接地を施す範囲

図2　患者環境

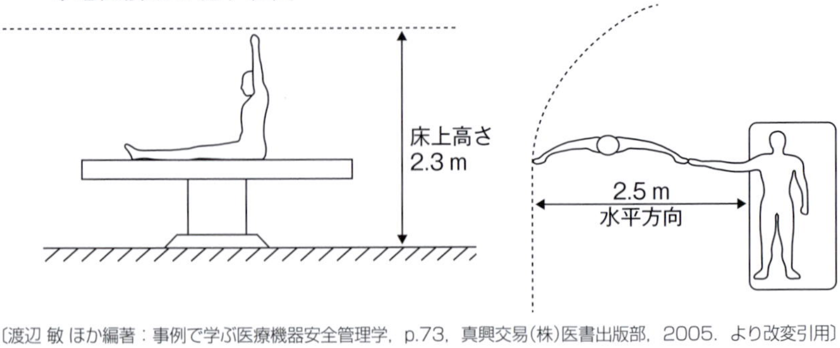

〔渡辺 敏 ほか編著：事例で学ぶ医療機器安全管理学，p.73，真興交易(株)医書出版部，2005．より改変引用〕

●許容値

- ミクロショックによる心室細動は100 μA(0.1 mA)の電流値により誘発される。

→その1/10を安全と考えると許容電流値は10 μA(0.01 mA)である。

→人体の代表抵抗を1 kΩとする。

→オームの法則より，

$$10[\mu A]\times 1[k\Omega]=10[mV]$$

これが許容値となる。

非接地配線方式

●**一線地絡**＊2**時にも電源供給確保を目的**としている。

図3　片側接地配線方式と非接地配線方式による地絡事故

a. 片側接地配線方式の場合

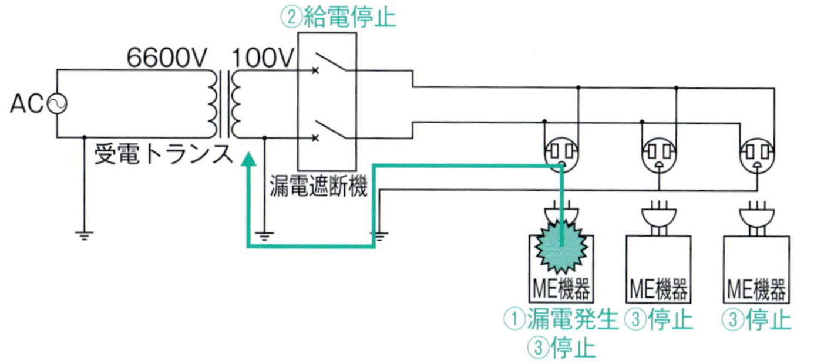

b. 非接地配線方式の場合

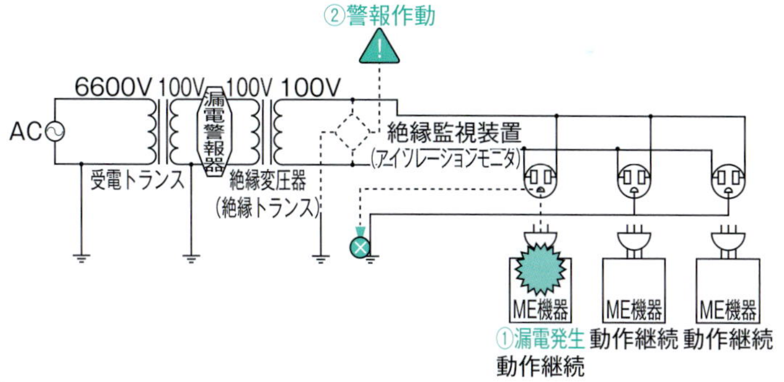

(篠原一彦 ほか編：臨床工学講座 医用機器安全管理学 第2版，p.66，医歯薬出版，2015. より改変引用)

●**絶縁変圧器(絶縁トランス)**

①定格容量は**7.5 kVA以下**

②二次側電路の定格電圧は100 V，単相2線式で，二次側の線路はいずれも接地しないで浮かせる(フローティングする)。

※二次側電路に地絡事故が生じた場合は，非接地配線方式(フローティング電源)が片側接地配線方式の状態となるのみで，直ちに危険ということではない。

③**二重絶縁または強化絶縁**を施したものであること。

④二次巻線から一次巻線および金属外箱などへの**漏れ電流は0.1 mA以下**であること。

※副次的にマクロショック対策にはなるが，ミクロショック対策とはならない。

用語アラカルト

＊2　地絡
電路と大地との間の絶縁が極度に低下して，その間がアークまたは導体によってつながること。

●**絶縁監視装置**(アイソレーションモニタ)

①電路の対地インピーダンスを計測している。

②**2 mA**を超える電流が流れる状態となった場合(地絡)には，表示灯と警報音とによって知らせる。

補足

電源電圧

●わが国の配電方式である，片側接地配線方式と，二次側のいずれの線もアースしないフローティング電源である非接地配線方式とでは，コンセントの電源電圧も図のように異なる。

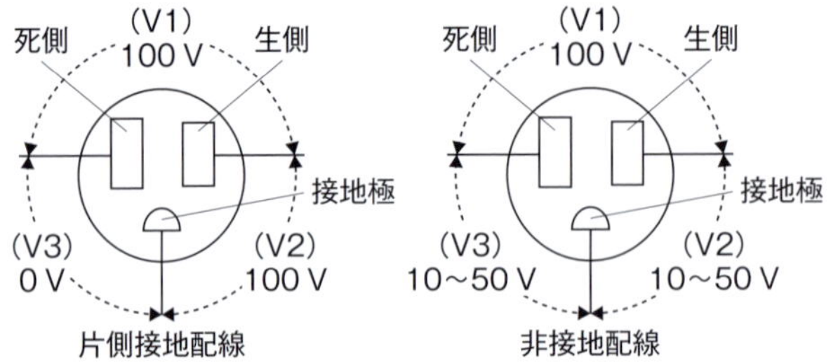

〔渡辺 敏 ほか編著：事例で学ぶ医療機器安全管理学，p.76，真興交易(株)医書出版部，2005．より改変引用〕

非常電源

●電力会社が給電停止した場合の，電源供給確保を目的としている。

表1　病院の電源設備

	電源種別	停電から復旧までの時間	最小連続運転時間	備考
一般電源	商用電源	商用電源の停電復旧まで		
非常電源	一般非常電源	40秒以内	10時間以上	商用交流の停電時に自動で切り替わり，商用交流が復旧したら自動で商用交流に切り替わる
	特別非常電源	10秒以内	10時間以上	
	瞬時特別非常電源	0.5秒以内	10分以上	長時間の停電に備え自家発電装置へ自動で切り替わる
	交流無停電電源設備	0秒	－	

●**一般非常電源**

①生命維持管理装置のうち，**40秒以内**に電力供給の回復が必要なもの。

②病院機能を維持するための基本作業に必要な照明など。

③一般非常電源が設けられた，**医用コンセント外郭表面は“赤”**とする。

●**特別非常電源**

①生命維持管理装置のうち，**10秒以内**に電力供給の回復が必要なもの。

②照明設備のうち，10秒以内に電力供給の回復が必要なもの。

③特別非常電源が設けられた，**医用コンセント外郭表面は“赤”**とし，かつ見やすい箇所にその旨を表示すること。

●瞬時特別非常電源

①生命維持管理装置のうち，**0.5秒以内**に電力供給の回復が必要なもの。
②手術灯
③瞬時特別非常電源が設けられた，**医用コンセント外郭表面は“赤”**とし，かつ見やすい箇所にその旨を表示すること。
④一般非常電源または特別非常電源と組み合わせること。

●交流無停電電源

①電源の瞬断が障害となる機器に対して連続的に電源供給を確保する。
②交流無停電電源が設けられた，**医用コンセント外郭表面は“緑”でもよい。**
③一般非常電源または特別非常電源と組み合わせること。

医用室

●分類

- JIS T 1022「病院電気設備の安全基準」においては，医療処置の内容によって，医用室をA～Dの4つのカテゴリーに分け，病院電気設備のそれぞれの適用を示している。

表2　医用室への医用接地方式，非接地配線方式および非常電源の適応（JIS T 1022）

カテゴリー	医療処置内容	医用接地方式		非接地配線方式	非常電源[1]		医用室の例
		保護接地	等電位接地		一般／特別[2]	瞬時特別[3]	
A	心臓内処置，心臓外科手術および生命維持装置の適用にあたって，電極などを心臓区域内に挿入または接触させ使用する医用室	○	○	○	○	○	手術室，ICU，CCU，NICU，心臓カテーテル室
B	電極などを体内に挿入または接触させ使用するが，心臓には使用しない体内処理，外科処置などを行う医用室	○	+	○	○	+	GCU，SCU，RCU，MFICU，HCU，リカバリー室（回復室），救急処置室，人工透析室（重傷者対応），内視鏡室
C	電極などを使用するが，体内に使用することのない医用室	○	+	+	○	+	LDR室，分娩室，未熟児室，陣痛室，観察室，病室，ESWL室，RI・PET室，（核医学検査室），温熱療法室（ハイパーサーミア），超音波治療室，放射線治療室，MRI室（磁気共鳴画像診断室），X線検査室，理学療法室，人工透析室（一般），診察室，CT室（コンピュータ断層撮影），検査室，処置室
D	患者に電極などを使用することのない医用室	○	+	+	+	+	病室，診察室，検査室，処置室

ICU：集中治療室（intensive care unit）
CCU：冠動脈疾患集中治療室（coronary care unit）
NICU：新生児集中治療室（neonatal intensive care unit）
1）非常電源は、医用室以外の電気設備にも共用できる。
2）医用電気機器などに応じて，一般非常電源か特別非常電源のいずれかまたは両方を設けることを意味する。
3）医用電気機器などに応じて，瞬時特別非常電源を設けることを意味する。
○：設けなければならない，　＋：必要に応じて設ける。

●電源回路

①**電流監視装置（プレアラーム）**

• 電気の使い過ぎにより生じうる停電を防ぐことを目的とする。

図4　電流監視装置（プレアラーム）

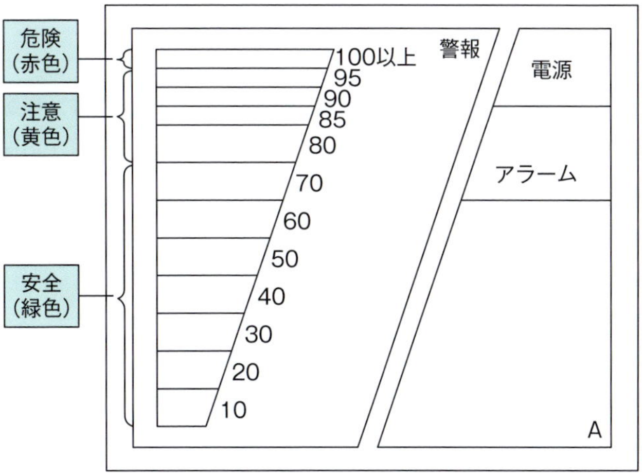

②**コンセント**

• コンセントの口数は1分岐回路あたり，10口以下とする。

• 定格電流が10 Aを超える医用電気機器を使用する場合は**専用コンセント**とする。

表3　医用室のコンセントの識別

外郭表面の色	電源種別表示の有無	電源種別	備考
白	×	一般電源	特に表示は不要である
赤	×	一般非常電源	特に表示は不要である
	○	特別非常電源	「特別」などと表示する
	○	瞬時特別非常電源	「瞬時」などと表示する
緑	×	瞬時特別非常電源	交流無停電電源設備からの場合は，赤ではなく，緑でもよい
規定なし	○	非接地配線方式	ほかの配線方式と識別できること

○：必要であることを意味する

（篠原一彦 ほか編：臨床工学講座 医用機器安全管理学 第2版，p.76，医歯薬出版，2015. より改変引用）

One point Advice

●等電位接地についてポイントをまとめておく。
●非接地配線方式についての知識を整理しておく。
●各非常電源の立ち上がり時間と連続運転時間を理解しておく。

4 安全管理技術

Check point

- ☑ 保守点検項目による分類 ⇒ 外観点検，作動点検，機能点検
- ☑ 保守点検作業による分類 ⇒ 日常点検，定期点検，故障点検

保守点検項目による分類

外観点検

●機器を操作しないで，五感を十分に活用し，外観の損傷や欠如または不備などについて確認する点検である。

表1　外観点検（例：輸液ポンプ）

●筐体（きょうたい）にきずや汚れや凸凹がない。
●文字のかすれがない。
●滴下センサに汚れがない。
●点滴台のキャスタの動きがスムーズである。
●電源コードに破損がない。

作動点検

●機器の基本操作および動作について行う点検である。

表2　作動点検（例：輸液ポンプ）

●電源投入時にセルフチェックが正常に作動する。
●輸液セットやシリンジを装着せずに電源を入れて，警報装置が働く。
●交流電源とバッテリ駆動の切り替えができる。
●流量および予定量が設定できる。
●ドアを開けたときにチューブクランプが閉じ，警報装置が働き，ランプが点灯する。

機能点検

●機器の性能および安全性の点検であり，計測器などを用いて，機械的特性試験，電気的特性試験，電気的安全性試験を実施する。

表3　機能点検（例：輸液ポンプ）

機械的特性試験
●輸液ポンプによる輸液をメスシリンダに集め，設定量と比較したものが，スタートアップカーブやトランペットカーブを描く。
●輸液ポンプを駆動させながら輸液セット末梢をクランプし，閉塞ランプが点灯し警報音が鳴ったとき，圧力計は68.6〜117.7 kPaの範囲である。
電気的特性試験
●25 mL/hrの設定でバッテリ駆動し，1時間以内に電圧低下警報が出る。
●流量および予定量を設定し，2分間放置後に警報が出る。
●輸液セットに約5 mmの気泡を混入し，気泡検出部に気泡が達したときに，警報音が鳴りランプが点灯する。
電気的安全性試験
●接地漏れ電流の測定
●接触電流の測定
●保護接地線の抵抗値の測定
●消費電流の測定

（1）漏れ電流の測定

●人体の電撃に対する周波数特性を模擬した回路を用いる。

図1　人体の周波数に対する反応

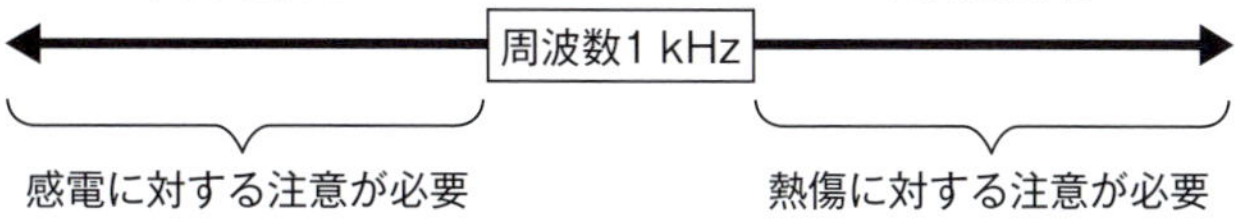

①測定用器具

●JIS T 0601-1では下図の測定用器具が定められている。

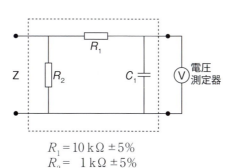

図2　測定用器具

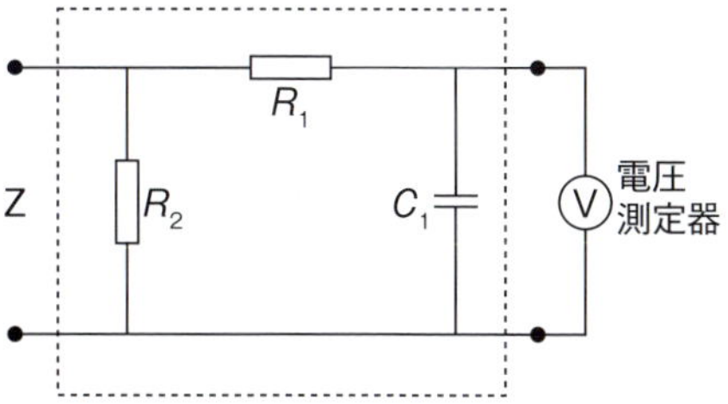

$R_1 = 10\,k\Omega \pm 5\%$
$R_2 = 1\,k\Omega \pm 5\%$
$C_1 = 0.015\,\mu F \pm 5\%$

- 直流および周波数1 MHz以下の交流ならびに合成波形に対して，人体の代表抵抗値である，**約1 kΩ（R_2）の入力インピーダンス**をもつ。
- 10 kΩ（R_1）と0.015 μF（C_1）により**低域フィルタ**を形成している。

時定数 $\tau = C \cdot R$ より $(10\times10^3)\times(0.015\times10^{-6}) = 0.15\times10^{-3}$[秒]
高域遮断周波数 $fch = \frac{1}{2}\pi \cdot \tau$ より $\frac{1}{2}\times3.14\times0.15\times10^{-3} \fallingdotseq 1062$[Hz]

用語アラカルト

＊1 低周波
周波数が比較的低いこと。その波動や振動。20 Hz～20 kHzの可聴周波数をいうことが多い。電波法では30 Hz～300 kHzの電波をいう。

＊2 高周波
周波数が比較的高いこと。また，その波動や振動。一般的に可聴周波数の20 Hz～20 kHzより高い周波数をいう。電波法では3 MHz～30 MHzの電波をいう。

補足

接地漏れ電流の単一故障状態

- 2Pテーブルタップなどを使用し，3P-2P変換プラグの片刃のみを差し込むので，2Pテーブルタップの生側と死側それぞれに，電源極性を切り替えて測定するので，この測定のみ計4回の測定が必要であり，最も大きな測定値が漏れ電流値となる。

これにより，電圧計には周波数約1 kHz以下の値（低周波＊1領域）が現れるが，周波数が1 kHzを超える（高周波＊2領域）と減衰することとなる。

- 測定用器具は電圧計との組み合わせで漏れ電流値を測定している。

オームの法則より　電圧値÷1 kΩ(R_2)＝電流値

②測定用電圧計

- **入力インピーダンス：1 MΩ以上**
- 周波数特性：直流から1 MHzまでの合成波形に対して真の実効値指示
- **精度：真の実効値に対して5 %以内**

③漏れ電流の測定方法

- 電源極性を切り替えて測定し，**測定値の大きいほうの値を漏れ電流値**とする。
  - 接地漏れ電流の測定

図3　接地漏れ電流の測定方法（正常状態，単一故障状態）

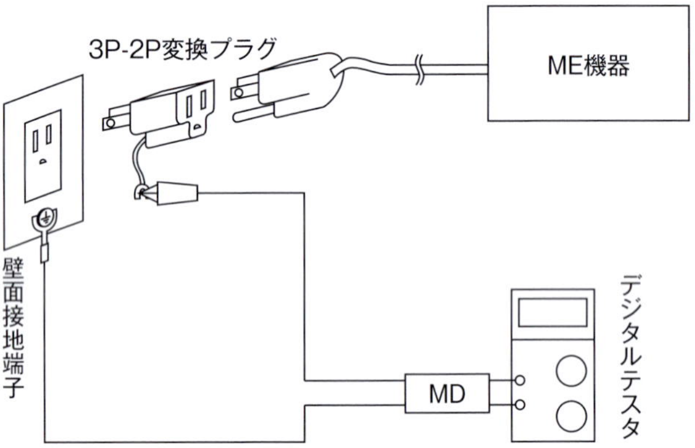

a　接地漏れ電流の測定（正常状態）

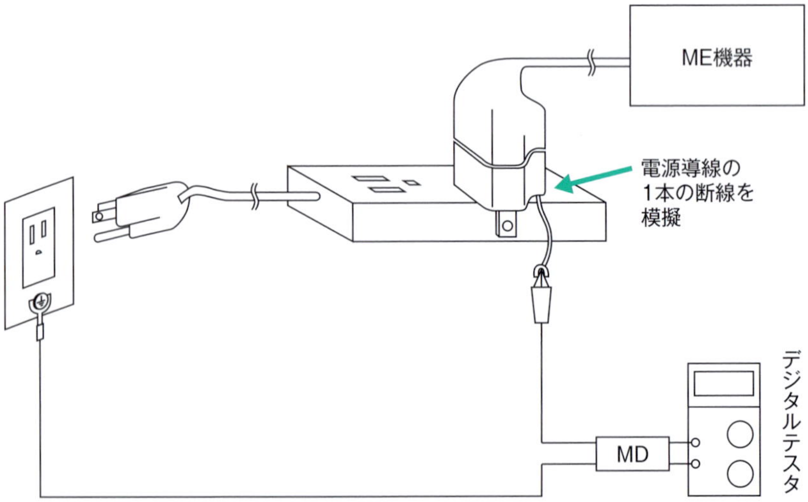

b　接地漏れ電流の測定（単一故障状態）

（篠原一彦 ほか編：臨床工学講座 医用機器安全管理学 第2版，p.154，医歯薬出版，2015. より改変引用）

・接触電流の測定

図4　接触電流の測定方法（正常状態，単一故障状態）

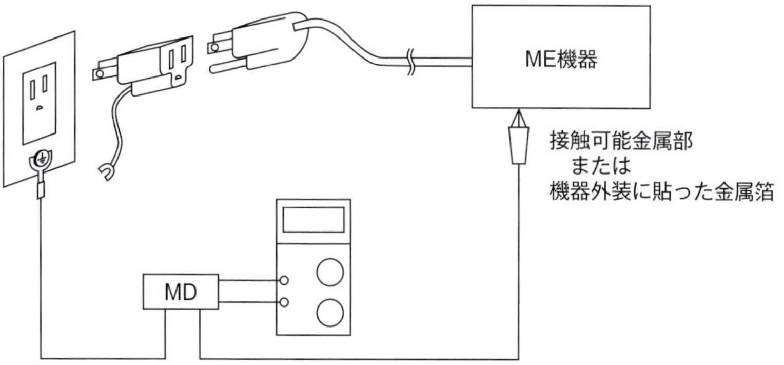

正常状態の測定では，機器の3Pプラグを3Pコンセントに直接接続する。単一故障状態の測定では3P-2P変換プラグを利用し，保護接地線をはずす。
（篠原一彦 ほか編：臨床工学講座 医用機器安全管理学 第2版，p.154，医歯薬出版，2015. より改変引用）

補足

外装がプラスチックまたは絶縁塗料で覆われている場合の接触電流の測定

●外装がプラスチックまたは絶縁塗料で覆われている場合は，手のひら大（200 cm^2以上）の金属箔を貼り付けて測定する。

・患者漏れ電流（患者装着部から大地への電流）の測定

図5　患者漏れ電流の測定方法（正常状態，単一故障状態）

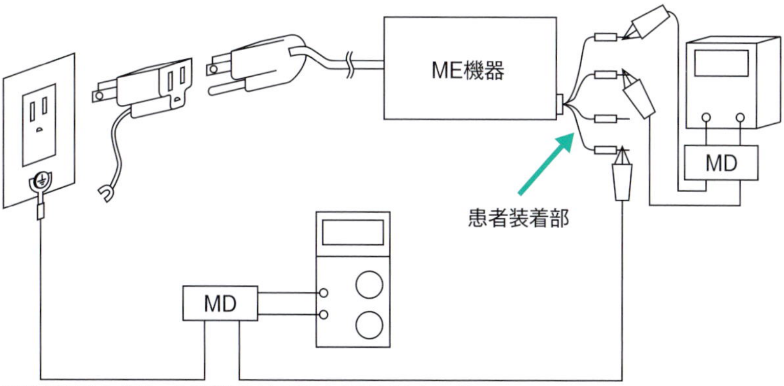

正常状態および単一故障状態は外装漏れ電流測定と同様。
（篠原一彦 ほか編：臨床工学講座 医用機器安全管理学 第2版，p.155，医歯薬出版，2015. より改変引用）

（2）保護接地線の抵抗値測定

●ほとんどの医療機器はクラスⅠ機器に分類されており，3Pプラグを3Pコンセントに接続することにより，漏れ電流を安全に大地に逃がして，患者や操作者の安全を確保しており，その命綱ともいうべき保護接地線の抵抗値を測定することは重要である。

①測定

・JISの試験方法においては，**無負荷時の電圧が6 Vを超えない50 Hzまたは60 Hzの電源**から，**25 Aあるいは定格電流の1.5倍の電流のうち，どちらか大きいほうの電流値**を少なくとも**5〜10秒以上**接地線に流しうるものを使用することとなっている。

- JISの試験方法は大電流を用いなければならず，その影響を考えると，臨床現場においては，簡易的に測定できることが望ましい。

図6　簡易接地線抵抗測定回路例

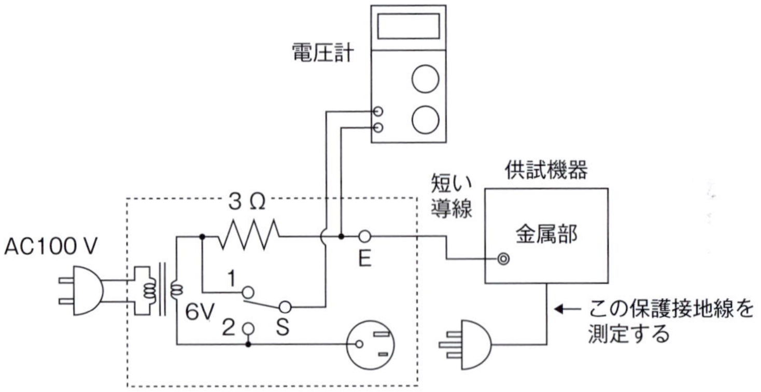

（桜井靖久 監：ME早わかりQ&A MEをめぐる安全，p.81，南江堂，2003．より改変引用）

- 図6の例では，S1のときは，3 Ωの両端の電圧を測定しており，これをV_1とする。一方，S2のときは，供試機器の保護接地線（Rx）の両端の電圧を測定しており，これをV_2とすると，

$$3 : V_1 = \mathrm{Rx} : V_2$$
$$\mathrm{Rx} = \frac{V_2}{V_1} \times 3$$

となる。

②保護接地線抵抗値

- **着脱可能な場合の保護接地線抵抗値：100 mΩ以下**
- **着脱不可能な場合の保護接地線抵抗値：200 mΩ以下**

（3）消費電流の測定

- 多くの医療機器を使用する臨床現場においては，電流の使い過ぎにより過電流遮断器（ブレーカ）が作動し停電する危険性があり，個々の機器の消費電流を点検することが重要である。
- 図7のクランプメータは，簡便に消費電流を測定することが可能である。

図7　クランプメータによる機器の消費電流の測定

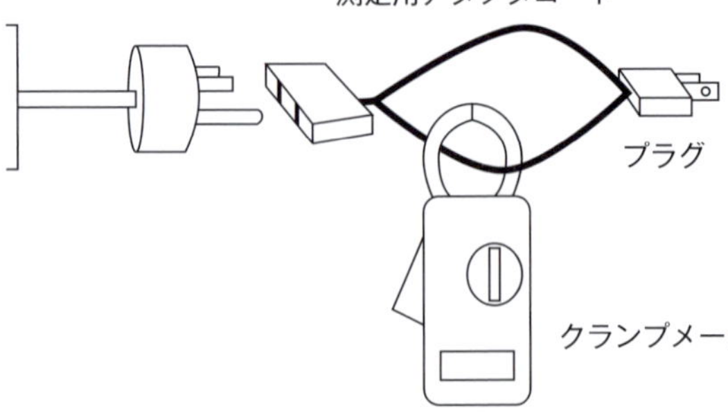

クランプ式電流計

〔渡辺 敏 編著：事例で学ぶ医療機器安全管理学，真興交易（株）医書出版部，2005.より改変引用〕

• クランプメータにより消費電流を測定するためには，アダプタを作成し，**電源導線の1本を挟めるようにすることが必要**である。

保守点検作業による分類

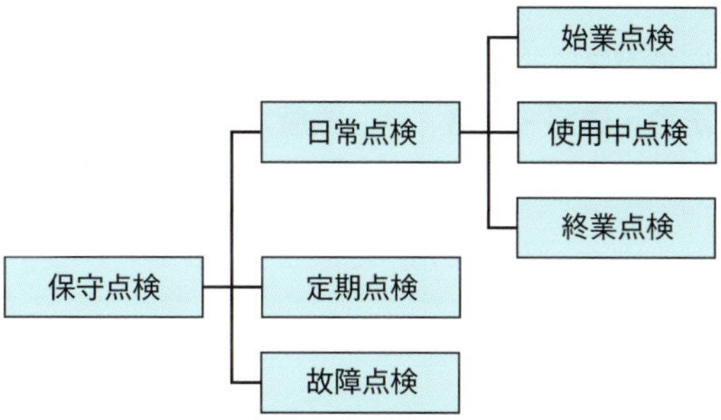

図8　保守点検の作業による分類

日常点検（始業点検，使用中点検，終業点検）

①始業点検（外観点検，作動点検）

●機器の使用に先立って行われる。

●警報装置の確認や校正を行うなど，機器が設定どおりに動作するかを点検する。

②使用中点検（外観点検，作動点検）

●患者の異常の有無を確認する。

●機器が設定どおり正常に動作しているかどうかを点検する。

③終業点検（外観点検，作動点検）

●機器の使用後に実施する。

●ベッドに接した部分に発赤がないかなど，患者の状態を確認する。

●機器および回路に故障や劣化がないか確認する。

●機器および回路の清掃および滅菌・消毒。

定期点検（外観点検，作動点検，機能点検）

●年に数回（3カ月ごと，6カ月ごと，12カ月ごとなど），精密な性能点検を実施することにより，機器の安全性および信頼性を維持することを目的とする。

故障点検

●操作上のミスか機器の故障かを判断すること。

One point Advice

●保守点検の作業および項目を整理しておく。
●漏れ電流の測定，保護接地線の抵抗値の測定，消費電流測定について理解する。

5 医療ガスに関する安全基準

Check point

- ☑ 医療ガス ⇒ 種類と用途，性質
- ☑ 法令・通知・規格 ⇒ 医療ガス配管設備（JIS T 7101）
  - ⇒ 診療の用に供するガス設備の保安管理について
  - ⇒ 高圧ガス保安法

医療ガス

●種類と用途，性質

表1　医療ガスの物理的性質および用途

性質＼ガスの種類	酸素 (O_2)	亜酸化窒素 (N_2O)	空気	窒素 (N_2)	二酸化炭素 (CO_2)	ヘリウム (He)	酸化エチレン (C_2H_4O)	吸引 (VAC)
分子量	32	44	29	28	44	4	44.05	
比重（対空気）	1.105	1.53	1	0.967	1.529	0.138	1.5	
沸点*1［℃］	−183	−89.5	−191.4	−195.8	−78.2	−268.9	10.7	
臨界温度*2［℃］	−118.8	36.5	−140.7	−147.2	31.0	−267.9		
臨界圧力［atm］	49.7	71.7	37.2	33.52	72.8	2.26		
臭気	無臭	甘臭	無臭	無臭	無臭	無臭	快臭（エーテル臭）	
燃焼爆発性	支燃性	支燃性	支燃性	なし	なし	なし	あり，毒性	
ボンベ充填時の状態	気体	液体	気体	気体	液体	気体	液体	
用途	酸素療法 呼吸療法 麻酔	麻酔 冷凍手術	呼吸療法	駆動源	内視鏡手術 冷凍手術	IABP	滅菌	喀痰吸引

用語アラカルト

＊1　**沸点**
1 bar（約1気圧）下で，液体が沸騰する温度。

＊2　**臨界温度**
その温度以上では，いくら圧力を上げてもガスが液化しない温度。

法令・通知・規格

医療ガス配管設備（JIS T 7101）

（1）供給源

●**CEシステム**（定置式超低温液化ガス供給装置）
- 液化させ大量に貯蔵した酸素または窒素を気化させて，配管より供給する。

●**マニフォールド**
- 高圧ガスボンベなどを多数本ずつ2群のバンク（第一供給装置と第二供給装置）に分けて設置し，交互に使用し，配管より供給する。

●**医療用空気供給設備**
- 空気圧縮機（コンプレッサ）：大気中の空気を取り込み圧縮し，供給する。

※空気圧縮機は**2基以上並列**であることが必要で，**3基以上が望ましい**。

- 合成空気：液化酸素と液化窒素を気化した後，混合（22％，78％）し，供給する。

●**吸引供給設備**

※吸引ポンプは**2基以上並列**であることが必要で，**3基以上が望ましい**。

（2）**標準圧力，標準流量**

表2　医療ガスの配管圧力と配管流量

	酸素	亜酸化窒素	治療用空気	吸引		二酸化炭素	手術機器駆動用窒素	圧縮空気	
				水封式	油回転式			治療用[1)]	手術機器駆動用[2)]
標準送気圧[3)]	400±40	400±40	400±40	40～70	50～80	400±40	600～900[5)]	400±40	600～900
配管端末器最大流量[4)][NL/min]	≧60[6)]	≧40	≧60[6)]	≧40	≧40	≧40	≧300	≧60[6)]	≧300

1）手術機器駆動用圧縮空気と同一の供給源から，治療用空気を得る場合の数値を示す。
2）手術機器駆動用圧縮空気の品質についても，治療用空気と同等とする。
3）静止圧状態において，酸素は治療用空気，亜酸化窒素または二酸化炭素よりも30 kPa程度高くする。
4）当該配管端末器だけを使用した場合に標準圧力範囲内で得られる流量。ただし，吸引の場合は開放状態で得られる流量。
5）配管端末器（アウトレット）に内蔵する圧力調整器を用いて，標準送気圧力を使用者が現場で調整できる機構とする。
6）同一配管区域内の1つの配管端末器において，流量が120 NL/minの場合，その圧力が300 kPaまで低下することが許される。
※単位はkPa，吸引は－kPa（NL/minは1気圧*3 0℃でのガス流量）
※酸素はほかのガス圧よりも約30 kPa高くなっている。

（JIS T 7101：2014より改変引用）

用語アラカルト

＊3　1気圧
海面における大気圧をいい，1 kgf/cm² ≒ 760 mmHg≒1013 hPaの関係がある。

（3）**送気配管**

表3　配管の識別色および表示

ガスの種類	識別色	ガス名	記号
酸素	緑	酸素	O_2
亜酸化窒素	青	笑気	N_2O
治療用空気	黄	空気	AIR
吸引	黒	吸引	VAC
二酸化炭素	橙	炭酸ガス	CO_2
窒素	灰	窒素	N_2
駆動用空気	褐	駆動空気	STA
麻酔ガス排除	マゼンタ	排ガス	AGS

（JIS T 7101：2014より改変引用）

（4）**遮断弁（シャットオフバルブ）**

●**主遮断弁**：供給源からのガスを遮断する。

●**送気操作用遮断弁**：大きな区域のガスを遮断する。

●**区域別遮断弁**：小さな区域のガスを遮断する。

(5)配管端末器

- 壁取付式(ウォールユニット)
- ホース取付式
- シーリングコラム

(6)誤接続防止対策(ガス別特定コネクタ)

- **ピン方式**：中央のガス供給口の周囲にある孔の数と位置により医療ガスの誤供給を防止している(クイックコネクタ)。
- **シュレーダ方式**：中央のガス供給口の周囲にある溝の大きさが，それぞれの医療ガスの種類ごとに対応させたアダプタプラグのリング外形でないと接続できないようにし，これにより誤供給を防止している(クイックコネクタ)。
- **DISS**：インチねじ式で，医療ガスの種類ごとに大きさの異なる雄コネクタと雌コネクタのはめ合いにより，誤供給を防止している。
- **NIST**：メートルねじ式で，医療ガスの種類ごとに大きさの異なる雄コネクタと雌コネクタのはめ合いにより，誤供給を防止している。

図1　ピン方式とシュレーダ方式

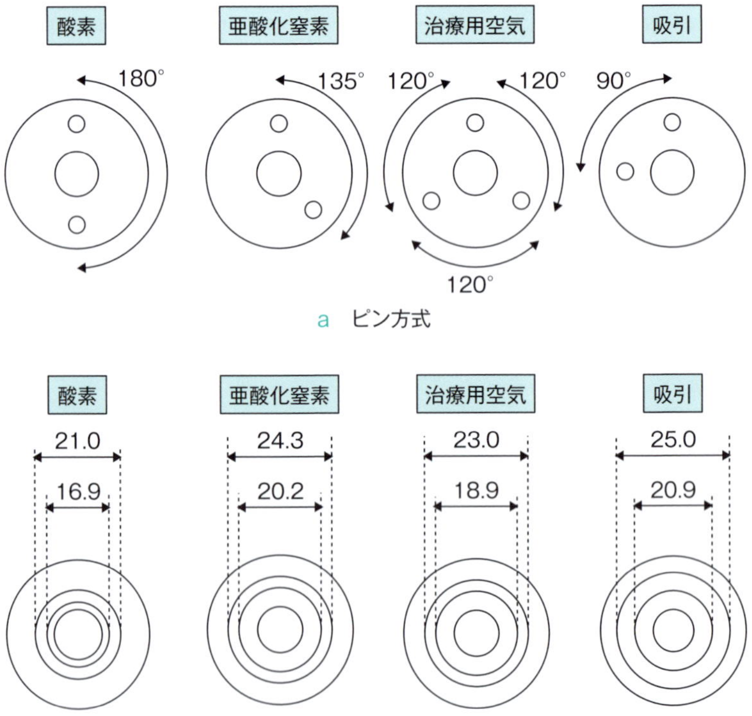

a　ピン方式

b　シュレーダ方式(単位：mm)

平成29年9月6日「医療ガスの安全管理について」の通知

（1）目的

● 医療ガス安全・管理委員会（以下，「委員会」という）は，医療ガス設備の安全管理を図り，患者の安全を確保することを目的とする。

（2）構成

● 医療ガス安全・管理委員会は医療施設の長又はその命を受けた者，医師又は歯科医師，薬剤師，看護婦，事務職員，その他（臨床工学技士等）により構成される。

※麻酔科，ICU，CCU，手術部等を担当する麻酔科医がいる医療施設にあっては，原則として麻酔科医は委員会に参加するものとする。

（3）業務等

①監督責任者及び実施責任者の選任

- 委員会は，医療ガスの安全点検に係わる業務の監督責任者及び実施責任者を定めること。

②名簿の設置

- 医療ガス安全・管理委員長は，監督責任者及び実施責任者を明らかにした名簿を備えておくこと。

③委員会の開催

- 委員長は委員会を主催し，年1回定期的に開催すること。また，必要に応じて開催すること。

④委員会の業務

- 委員会は，医療ガス設備について，実施責任者に保守点検業務を行わせること。
- 委員会は，帳簿を備え，行った保守点検業務について記録を作成し，保存すること。
  ※保存期間は2年間とすること。
- 委員会は，医療ガス設備に係わる新設及び増設工事，部分改造，修理等に当たっては，臨床各部門にその旨周知徹底を図り，使用に先立って厳正な試験，検査を行い安全を確認すること。
- 委員会は，医療施設内の各部門に，医療ガスに関する知識を普及し，啓発に努めること。

（4）医療ガスの保守点検指針

● 日常点検：日常使用しているアウトレットについて次の点をチェックすること。

①ネジ類のゆるみはないか。
②カバーリングのゆるみや損傷はないか。
③アダプタプラグは確実にロックされているか。
④ガス漏れの音はしないか。
⑤使用していないアウトレットに器具やホースが接続されていないか。

■高圧ガス保安法（昭和26年6月7日法律第204号，最終改正：平成27年9月11日法律第66号を要約）

（1）高圧ガスとは
①圧縮ガスは1.0 MPa以上の圧力で存在するもの。
②液化ガスは0.2 MPa以上の圧力で存在するもの。

（2）貯蔵
①容器は40 ℃以下に保ち，直射日光，暖房，ボイラの近くを避けて貯槽する。
②容器は上下2カ所をチェーンまたはロープ等で固定する。
③容器置場の周囲2 m以内は火気厳禁とする。
④貯蔵場所は関係者以外立ち入り禁止とし，通風の良いところとする。

（3）移動
①警戒標識をつける。
②消火器を携行する。
③赤旗，懐中電灯，ロープ，メガホン，革手袋などを常備する。

（4）酸素・亜酸化窒素の安全基準
①容器のバルブ開閉は静かに行う。
②酸素ボンベは黒塗色であること。
③粗暴な取り扱いをしない。
④使用場所の5 m以内は火気厳禁とする。
⑤消火設備を設ける。
⑥ガスが噴出した場合は，通風の良好な場所へ移動させる。
⑦圧力計に顔を近づけない。
⑧接続部にグリースなどの油脂類を付着させない。

用語アラカルト

＊4　ヨーク式
ボンベ側のガス充填口の部分にピンホールがあり，位置がそれぞれの医療ガスの種類ごとに異なり，誤供給を防止している。

＊5　おねじ
ボンベ側のガス充填口のネジ部や袋ナットのサイズにより誤供給を防止している。

補足

高圧ガス容器のガス別特定化
●内容量40 L未満（小・中型）のボンベは“ヨーク式[＊4]”によりガス別特定化している。
●内容量40 L（大型）ボンベは“おねじ[＊5]”によりガス別特定化している。
※ただし，“おねじ”によりガス別特定化しているのは亜酸化窒素と二酸化炭素のみである。

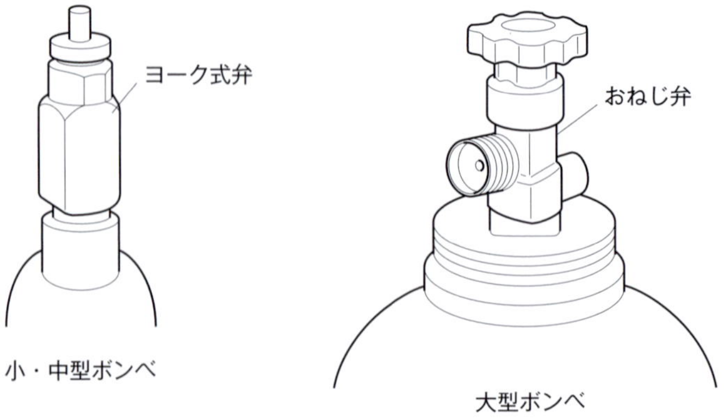

図2　高圧ガスボンベ塗色区分と刻印の意味

高圧ガスの種類	塗色の区分
酸素	黒色
亜酸化窒素	ねずみ色
治療用空気	ねずみ色
窒素	ねずみ色
液化二酸化炭素	緑色

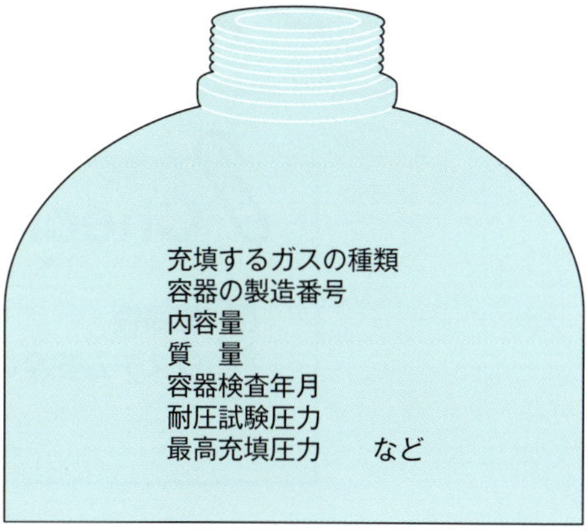
充填するガスの種類
容器の製造番号
内容量
質　量
容器検査年月
耐圧試験圧力
最高充填圧力　　など

※亜酸化窒素のみ，ほかのガスと区別できるように，上部は青色塗色である。
（篠原一彦 ほか編：臨床工学講座 医用機器安全管理学 第2版，p.97，医歯薬出版，2015. より改変引用）

（5）容器

①容器は繊維強化プラスチック容器でもよい。

②**容器は3年ごとに検査**を必要とする。

（6）ボンベ残量

①気体で充填されている場合：ボンベ内圧より求める。

$$\text{ガス残量[L]} = \text{ボンベ内容積[L]} \times (\text{ゲージ圧[MPa]} \times 10)$$

※1 Mpa ≒ 10 kgf/cm^2

※未使用の酸素ボンベの内圧は約15 MPa（約150 kgf/cm^2）で充填されている。

【例】内容量が10 Lで，未使用の酸素ボンベの内圧（15 MPa）が7.5 MPaまで下がった場合の酸素ボンベ内ガス残量は，

$$10 \times 150 \times \frac{7.5}{15} = 750\text{[L]}$$

となる。

②液体で充填されている場合：ボンベ重量より求める。

$$\text{ガス残量[L]} = \frac{(\text{ボンベ全体の重量[g]} - \text{ボンベ容器重量[g]})}{\text{気体の分子量[g/mol]}} \times 22.4\text{[L/mol]}$$

One point Advice

- JIS T 7101における医療ガスの識別色と高圧ガス保安法における塗色を混同しないようにしておく。
- 同様に，配管端末器でのガス別特定と高圧ガス容器のガス別特定を混同しないようにしておく。
- 高圧ガス容器の残量計算をできるようにしておく。

6 システム安全

Check point

- ☑ 信頼性 ⇒ 確率，時間
- ☑ システム安全の手法 ⇒ フェイルセーフ，フールプルーフ，多重系，警報システム

信頼性

●信頼性とは，本来の目的を過不足なく発揮すること，と定義される。

確率からみた信頼性

①**直列系**（series）

●複数のアイテム*1を直列に接続した場合，アイテムが1つでも故障すると，システムとしての機能は損なわれる。

●信頼度rのアイテムをm個の直列接続とした場合，システム全体の信頼度Rは，

$R = r^{m}$ となる。

よって，個々の0.99であっても，構成要素が増えるにつれて，

$m=2$で$R=0.9801$，$m=3$で$R=0.9703$，$m=6$では$R=0.9415$

と信頼度は低下していく。

用語アラカルト

*1 **アイテム**
システム，機器，部品などをいう。

図1　直列系の例

観血式血圧計による血圧測定

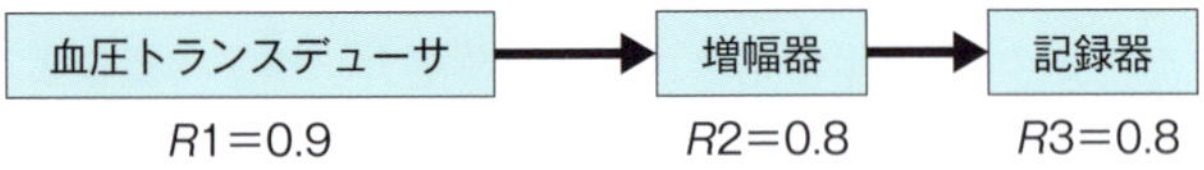

【システム全体の信頼度】0.9 × 0.8 × 0.8 = 0.576

②**並列系**（parallel）

●複数のアイテムを並列に接続することで，どれか1つが健全であればシステムとしての機能が保たれるものをいう。

●信頼度rのアイテムをm個の並列接続とした場合，システム全体の信頼度Rは，

$R = 1-(1-r)^{m}$ となる。

よって，個々の0.8であっても，構成要素が増えるにつれて，

$m=2$で$R=0.9600$，$m=3R=$で0.9920，$m=6$では$R=0.9999$

と信頼度は向上していく。

図2　並列系の例

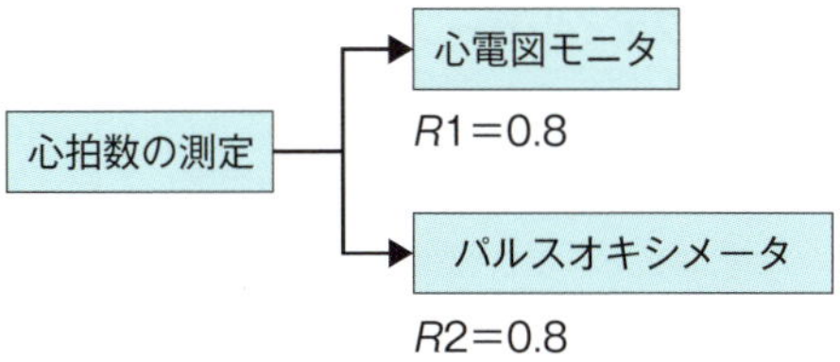

【システム全体の信頼度】$1-\{(1-0.8)\times(1-0.8)\}=0.96$

図3　直列系と並列系

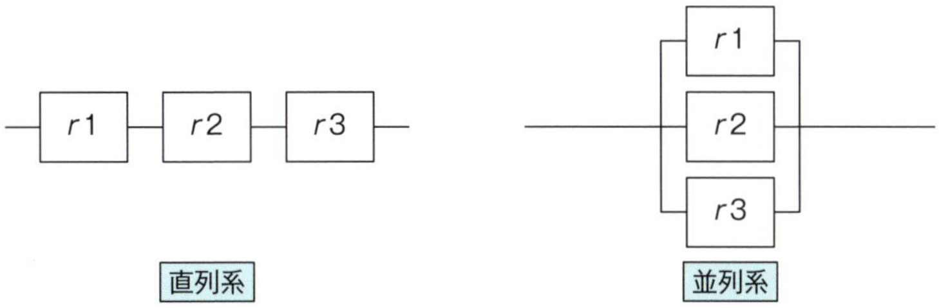

直列系：$R=r1\times r2\times r3$
構成要素の増加とともに信頼性は低下する

並列系：$R=1-\{(1-r1)\times(1-r2)\times(1-r3)\}$
構成要素の増加とともに信頼性は上昇する

〔(社)日本生体医工学会ME技術教育委員会 監：MEの基礎知識と安全管理 改訂第5版，p.84，南江堂，2008．より改変引用〕

時間経過からみた信頼性

①平均故障間隔（**MTBF：mean time between failures**）

- 故障と故障との間の動作時間の平均値をいい，平均動作可能時間に相当する。

②平均修理時間（**MTTR：mean time to repair**）

- 修理を開始した時点からアイテムが運用可能状態に回復するまでの時間の平均値であり，平均動作不能時間（mean down time）ともいう。

③固有アベイラビリティ（**inherent availability**）

MTBFとMTTRとを用いて機能が維持されている時間の割合，固有アベイラビリティ（A）を求めることができる。

$$A=\frac{\mathrm{MTBF}}{(\mathrm{MTBF}+\mathrm{MTTR})}$$

システム安全の手法

フェイルセーフ（fail safe）

- 「失敗でも安全」を意味するフェイルセーフとは，故障やエラーがあっても危険な状態に陥らない安全機構である。

表1　フェイルセーフの例

フェイルセーフの例
①原子力発電所では，発電所が停電しても，制御棒の働きにより炉心が安全に停止する
②石油ストーブが転倒した際，自動消火する
③踏み切りの遮断機が停電などで作動しなくなると，自重により遮断機は降りたままになる
医療現場におけるフェイルセーフの例
①輸液ポンプの気泡検出装置
②麻酔器の亜酸化窒素遮断装置

フールプルーフ（fool proof）

- 「無知でも保障」を意味するフールプルーフとは，あらかじめ，誤った操作ができないようにした安全機構である。

表2　フールプルーフの例

フールプルーフの例
①オートマチック車でシフトチェンジする場合は，ブレーキを踏まないとできない
②扉を閉めないと回らない洗濯機
③ロックをはずさないと給湯ボタンを押せない給湯ポット
医療現場におけるフールプルーフの例
①ピン方式などによる医療ガス配管端末の誤接続防止機構
②押してスライドさせないと動かない，体外式ペースメーカの電源スイッチ

補足

デッドマンシステム

- 死人では操作できないシステムという意味で，押し続けないと操作できないような安全機構である。

多重系（dual system）

- 重要な部分を二重三重にして，1つが故障してもほかの同じ役目の部分が肩代わりして，機能を維持する安全機構である。

表3　多重系の例

多重系の例
①航空機は複数のエンジンを搭載しており，1基のエンジンが故障しても安全に飛行を継続できる
②鉄道車両は，ブレーキの伝送系を二重化し，一方の系統が使用不能になっても他方で制御できる
医療現場における多重系の例
①停電などによる，血液浄化装置のローラポンプ停止時における内臓電池駆動
②医療ガス配管設備における吸引ポンプやコンプレッサの2基以上の設置

補足

冗長

- 信頼性工学では，“冗長”も“多重系”と同じ意味で用いられる。

警報システム(alarm)

●異常の際，警報音と光により重大事故を防ぐ。

表4　警報の例

警報の例
①火災警報
②ガス警報
医療現場における警報の例
①使い過ぎによる停電を防ぐ，電流監視装置
②ナースコール

One point Advice

●固有アベイラビリティ，信頼度の直列系と並列系の計算ができるようにする。
●フェイルセーフ，フールプルーフ，多重系，警報システムを理解しておく。

7 電磁環境

Check point

- ☑ エミッション（emission） ⇒ 電磁妨害
- ☑ イミュニティ（immunity） ⇒ 妨害排除能力
- ☑ EMC ⇒ 電磁的両立性

エミッション

●機器からの妨害の放射をいう。EMI（electro magnetic interference）ともよばれる。

①空中を飛ぶ電磁妨害波，②ケーブルに漏洩した電源端子妨害波など

●対策が必要と考えられる機器：電気メス，ハイパーサーミア装置，MRI，除細動器，携帯電話，パソコンなど

イミュニティ

●妨害に対する耐性，すなわち妨害の受けにくさをいう。

①静電気放電に対する耐性，②無線波に対する耐性など

●対策が必要と考えられる機器：心臓ペースメーカ，心電図モニタ，輸液ポンプ，シリンジポンプなど

用語アラカルト

＊1 電子商品監視機器（EAS）
EAS（electronic article surveillance）とは，商品に専用のタグを取り付け，精算レジで正規に代金を支払えば，その場でタグを取り外すか，タグを不活性化する処理などを行う。不正に商品を持ち出そうとすると警報音などにより，異常を知らせる。

＊2 RFID（電子タグ）
RFID（radio frequency identification）とは，ID情報を埋め込んだRFタグから，電磁界や電波などを用いた近距離の無線通信によって情報をやりとりするもの，および技術全般を指す。

表1 心臓ペースメーカに影響を与える機器

危険を及ぼす可能性のある機器など
医療環境において
磁気共鳴画像診断装置（MRI），電気利用の鍼治療器，高周波/低周波治療器，ジアテルミー，電気メス，結石破砕装置，放射線照射治療装置，X線CTなど
一般環境において
空港などの金属探知器，小型無線機，各種溶接機，発電施設，レーダ基地，全自動麻雀卓，体脂肪測定装置（通電式），自動車のエンジン部分，IH調理器，電子商品監視機器（EAS）＊1，RFID（電子タグ）＊2読取機器，自動車のスマートキーシステム，ICOCA/SUICAなどのワイヤレスカードシステム，貼付用磁気治療器，磁気ネックレス，携帯電話，電気カミソリ，電動歯ブラシなど ※下線付きのものは近づけない，立ち止まらないで速やかに通過するなどの条件付きを示す。
使用可能な機器など
医療環境において
超音波診断機器，心電計，レーザメス，除細動器など
一般環境において
電気毛布，電子レンジ，電気カーペット，テレビ，ラジオ，ビデオ，コンピュータ，無線LAN，ファックス，補聴器，ホットプレート，電気コタツ，電気洗濯機，電気掃除機，リモートコントローラ（テレビ，エアコンなど），ステレオ，レーザディスク，電気ストーブなど

（篠原一彦 ほか編：臨床工学講座 医用機器安全管理学 第2版，p.113，医歯薬出版，2015. より改変引用）

EMC

●EMCとは(electro magnetic compatibility)の略で，機器がその動作によってほかのものに妨害を与えず，またその動作がほかのものによって妨害されないことを意味する。

●小電力医用テレメータ

①**周波数帯域**

- **420～450 MHzのUHF（極超短波）帯の6バンド（周波数帯）を割り当てられている。**

表2　小電力医用テレメータ周波数割り当て

バンド名	周波数帯域［MHz］	帯域幅［MHz］
バンド1	420.0～421.0	1.0
バンド2	424.5～426.0	1.5
バンド3	429.0～429.5	0.5
バンド4	440.0～441.0	1.0
バンド5	445.0～446.0	1.0
バンド6	449.0～450.0	1.0

②**送信機**

- 小電力無線局の出力は10 mW以内とされており，小電力医用テレメータの送信出力は，E型送信機を除き，すべて1 mWに抑えられている。

表3　送信機の型別分類

分類	帯域幅［kHz］	送信出力［mW］	占有チャネル
A型	12.5	1	1
B型	25.0	1	2
C型	50.0	1	4
D型	100	1	8
E型	500	10	40

③**ゾーン配置**

- 混信防止のため，受信障害を起こしにくいチャネルを同一グループとし，受信障害を生じやすいチャネルは別々のグループに振り分けている。
- 10のゾーンを10色に振り分けている。

表4　ゾーンの表示色

ゾーン番号	1	2	3	4	5	6	7	8	9	0
色	茶	赤	橙	黄	緑	青	紫	灰	白	黒

One point Advice

●心臓ペースメーカに影響を与える機器をきちんと整理しておく。

5

治療機器学

1 電磁気治療機器

1 心臓ペースメーカ

Check point

- ☑ 構成 ⇒ 電池：体内式(ヨウ素リチウム)，体外式(乾電池)
  リード：単極，双極，心筋，経静脈
- ☑ モード ⇒ ICHDまたはNBGコード(刺激部位，検知部位，制御機能，プログラム様式)
- ☑ トラブル ⇒ ペーシング不全，センシング不全，リードの断線，感染，電磁障害

構成と仕様

- ペースメーカには，体内植込み型ペースメーカと体外式ペースメーカがある。
- ペースメーカは，**本体**，**リード**，**電極**によって構成される。

表1　植込み型ペースメーカの仕様

本体	チタンなど
内蔵電池	ヨウ素リチウム電池(寿命7～8年)
電極	陽極(＋)：不関電極，陰極(－)：関電極 単極電極⇒本体：＋，リード末端：－ 双極電極⇒本体：－，リード先端：－，陰極後方：＋
波形	単相性：矩形波，二相性：微分波形
ペーシング出力	0.1～10 V
パルス幅	0.1～2.0 ms(0.5 ms前後が標準)
ペーシングレート	30～180回/分(60～80回/分が標準)
出力エネルギー	約100 μF

- 体外式ペースメーカは9 Vのアルカリ乾電池を用いる。
- 体外式ペースメーカは，数日～2，3週間程度の限られた期間で使用するため，一時的ペーシングともよばれる。
- 体外式ペースメーカの刺激電極を扱う際には，ミクロショックを防止するためゴム手袋を着用しなければならない。
- 体外式ペースメーカの保護カバーは，誤操作を防ぐため付けたままにしておく。
- 身体の成長とともに電極が離脱する危険性があるため，小児には心筋リードを選択する。
- 経静脈的にカテーテルを挿入できるため，一般的に使用される(心室では

右心室心尖部，心房では右心耳に留置)。

●ペースメーカのリードの種類を表2に示す。

表2　心筋リードと心内膜リードの形状

	心筋リード	心内膜リード	
		tined型	Screw-in型
リード	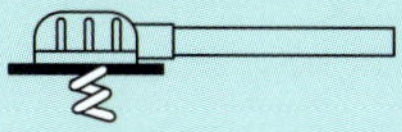	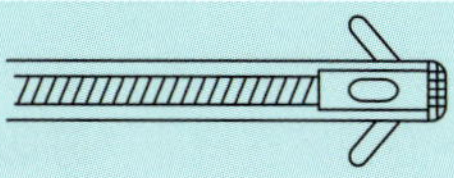	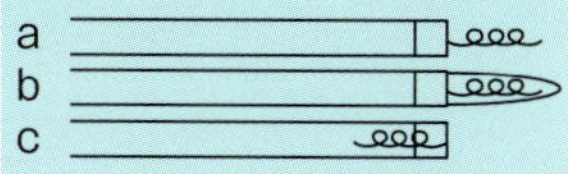
特徴	心外膜に直接装着	• 釣り針の返しのような先端 • 腱索に引っ掛け固定	• コルクのような先端 • 心筋にねじ込んで固定

(日本メドトロニック株式会社：機器器具(07)内臓機能代用器　心外膜植込み型ペースメーカIS-1スーチャレス心筋リード，石川利之 著：心臓ペーシングのすべて，中外医学社，2004．より引用)

●単極式と双極式の違い

- 単極式はリード先端が陰極，本体が陽極で，双極式はリード先端が陰極，その後方2～3 cmが陽極となっている(図1)。
- 双極式は電極距離が短いため障害されにくい。

図1　単極式と双極式

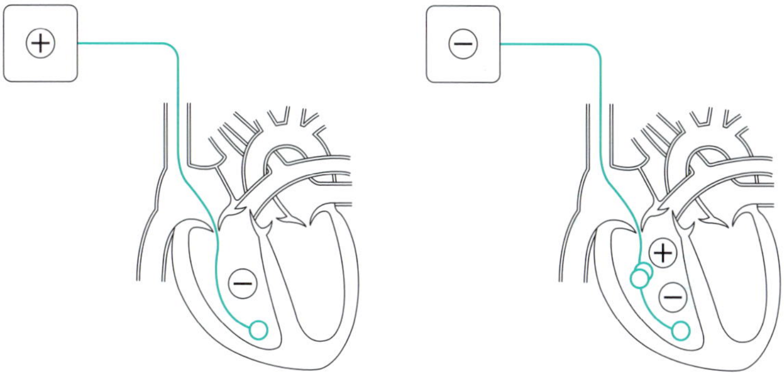

a　単極式　　b　双極式

(海老根東雄 監，東邦大学医療センター大橋病院臨床工学部 編：手にとるようにわかる 若手CEと学生のための臨床工学ハンドブック・下　改訂新版　教科と実務の橋渡し，ベクトル・コア，2009．より改変引用)

表3　刺激法による利点欠点

	構造	耐久性	リード	筋れん縮	雑音の影響	心電図によるスパイク確認
単極式	単純	良い	細い	起こしやすい	受けやすい	確認しやすい
双極式	複雑	悪い	太い	起こさない	受けにくい	確認しにくい

(石川利之 著：心臓ペーシングのすべて，p.8，中外医学社，2004．より引用)

適応とモード

●適応疾患

- 完全房室ブロック，Ⅱ度房室ブロック(Mobitz)，洞機能不全症候群などの徐脈

●モード

- 固定型ペーシング：自己心拍の有無に関係なく一定の刺激，間隔でペーシングを行う。
- ディマンド型ペーシング：自己心拍の有無に合わせて，刺激を行ったり止めたりする。
- 生理的ペーシング：本来の心臓の刺激伝導系のように心房が収縮し，心室が収縮するといったペーシングを行う。
- 心拍応答機能：**呼吸数・体動・体温・心電図**の身体情報から活動度によって心拍数を変更することができる機能である。

●ICHD(NBG)コード

表4　ICHD(NBG)コード

1文字目	2文字目	3文字目	4文字目
刺激部位	検出部位	制御機能	プログラム様式
V：心室 A：心房 D：両方	V：心室 A：心房 D：両方 O：なし	T：同期 I：抑制 D：両方 O：なし	R：心拍応答

●VVI

- 心室のみリードを留置し，ペーシングとセンシングを行う。
- 体外式ペースメーカによる一時的ペーシングに用いられる。

●VOO

- 心室のみ設定したレートでペーシングを行う。
- 固定レートとよばれる。

●VDD

- 心房，心室のセンシングを行い，心室のみペーシングを行う。
- 心室のペーシングとセンシングは1本のリードに装備されている。

●DDD(心房同期心室ペースメーカ)

- リードは2本で，心房，心室のペーシングとセンシングを行う。
- 心房と心室を順次連動させる生理的ペーシングとよばれ，**慢性心房細動**以外の徐脈性不整脈が適応となる。

点検

表5　体外式と植込み式の点検測定方法

体外式	植込み式
• オシロスコープにより測定 • 500 Ωの負荷抵抗を使用 • ディマンド感度はパルス幅50 msの矩形波を用いる	ペーシングシステムアナライザ(pacing system analyzer：PSA)により測定

●定期点検測定項目

- 体外式ペースメーカの点検項目は植込み式も共通して行う。

表6　体外式ペースメーカ定期点検

項目	ペーシングレート	パルス幅	出力	ディマンド感度	ペーシング閾値
標準設定値	60〜80回/分	0.5 ms前後	50 μJ	1〜3 mV	測定できない

※出力設定値の条件(電圧：5 V，パルス幅：1 ms，負荷抵抗：500 Ωの場合)

表7　植込み式ペースメーカ定期点検

項目	心内電位	ペーシング閾値	リード抵抗
標準設定値	心房：1 mV 心室：10 mV以上	0.2〜0.6 V (1 V以下が望ましい)	300〜1000 Ω

ペースメーカトラブル

●ペーシング不全

- 出力不足，閾値上昇，電極位置移動など。

●センシング不全

- アンダーセンシング：センシング感度が低く，固定レートのように作動
- オーバーセンシング：センシング感度が高く，小さなノイズを感知

図2　ペーシング不全とセンシング不全

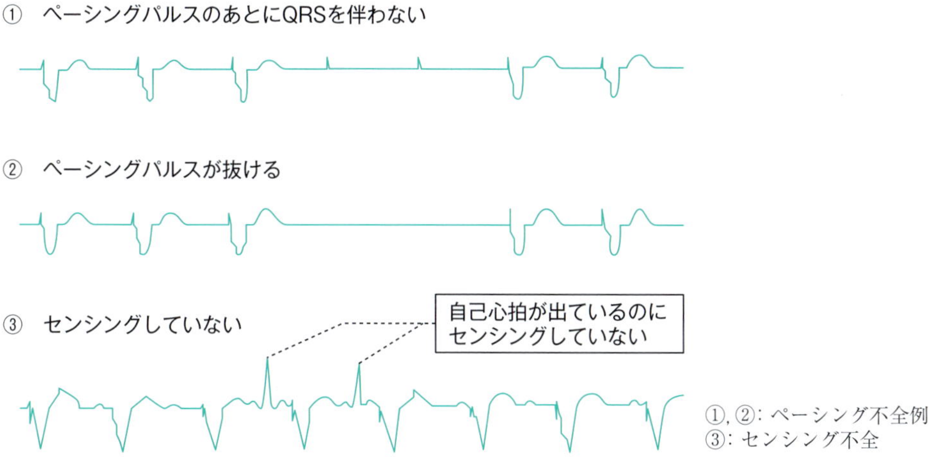
① ペーシングパルスのあとにQRSを伴わない
② ペーシングパルスが抜ける
③ センシングしていない
自己心拍が出ているのにセンシングしていない
①，②：ペーシング不全例
③：センシング不全

((社)日本生体医工学会ME技術教育委員会 監：MEの基礎知識と安全管理(改訂第5版)，南江堂，2008．より改変引用)

●リードの断線

- リード抵抗が高すぎる場合：リードの断線
- リード抵抗が低すぎる場合：被覆の損傷

●感染

- 植込み部位の感染はまれではあるが，ペースメーカは異物であるため感染を起こす。

●電磁障害

表8　電磁障害になるもの

電気メス	△	MRI	△	携帯電話	△
ハイパーサーミア	×	除細動器	○	電気毛布，電気カーペット	○
X線CT	△	電子商品監視(EAS)	△	電磁調理器，IH炊飯ジャー	×

※MRIはMRI対応ペースメーカであれば影響はないため使用可能
※影響があるもの：×，条件付きで使用できるもの：△，影響がないもの：○

One point Advice

●適応疾患と各モードはおさえておこう。
●点検時に用いる負荷抵抗(500 Ω)は除細動器の点検時に用いる50 Ωと合わせて覚えよう。

2 除細動器

Check point

- ☑ 出力波形と定格値 ⇒ パルス幅，ピーク値
- ☑ 適応疾患とR波同期 ⇒ 同期：AF(心房細動)，AT(心房頻拍)
  非同期：VF(心室細動)，VT(心室頻拍)
- ☑ 波形 ⇒ DC(単相性)，AED(二相性)
- ☑ トラブル ⇒ 無効刺激，熱傷，電極の短絡，感電

除細動器の構成

●各要素の働き

図3　除細動器の構成

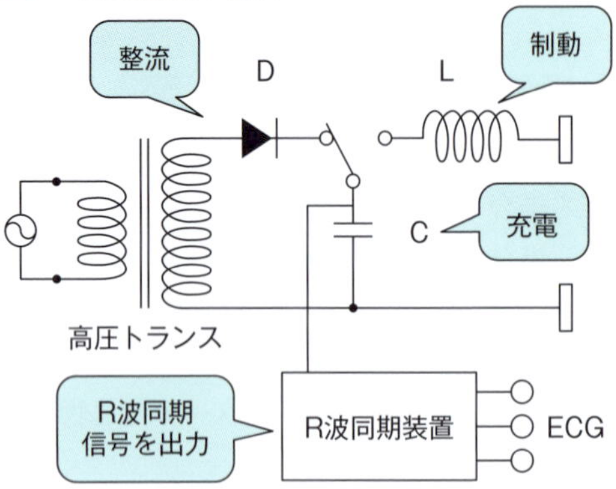

表9　各構成要素と働き

構成要素	働き
高圧トランス	商用交流100 Vを5000 V以上の高電圧に昇圧
ダイオード	トランスで昇圧された交流電圧を直流に整流
コンデンサ	昇圧された電圧を充電
コイル	放電波形のダンピングを行う
R波同期装置	心電図のR波に同期させて，通電する際に使用

●パドル

表10　体内式電極と体外式電極の面積

<table>
<tr><th colspan="3"></th><th>成人</th><th>小児</th></tr>
<tr><td rowspan="3">体外通電</td><td colspan="2">電極面積</td><td>50 cm²</td><td>15 cm²</td></tr>
<tr><td rowspan="2">出力
エネルギー</td><td>心室
(非同期通電)</td><td>150〜360 J</td><td>2〜3×体重[kg]</td></tr>
<tr><td>心房
(同期通電)</td><td>50〜150 J</td><td></td></tr>
<tr><td rowspan="2">体内直接
通電</td><td colspan="2">電極面積</td><td>32 cm²</td><td>9 cm²</td></tr>
<tr><td>出力
エネルギー</td><td>心室
(非同期通電)</td><td>20〜60 J</td><td>5〜20 J</td></tr>
</table>

AED
成人：150 J
小児：50 J

ICD：10〜40 J

コイルの役割

●コイルを内部回路に挿入することにより，立ち上がり部分がなまったダンピング波形(ローン波形)が得られる。

図4　除細動器の放電波形

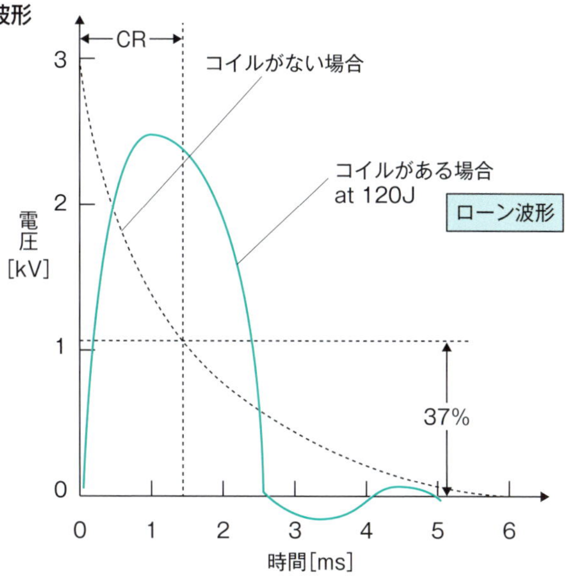

(海老根東雄 監：改訂新版 手にとるようにわかる 若手CEと学生のための臨床工学ハンドブック(下)，p.164，ベクトル・コア，2009. より改変引用)

規格

表11　規格値

項目	規格値
出力電圧	5 kV以下
通電時間	2〜5 ms
エネルギー最大値	360 J
出力波形	• 単相性出力波形(ダンピング波形) • 二相性出力波形

※二相性出力波形(バイフェージック波形)は除細動器の主流AED・ICDもこの波形でありコイル不要である。

除細動適応疾患とR波同期

表12　除細動適応疾患

除細動適応疾患	心室細動・心室頻拍・心頻拍・心房粗動・心房細動
R波同期適応疾患	心房頻拍・心房粗動・心房細動

※心停止や無脈性電気活動は除細動禁忌症例である。

●R波同期

- カルディオバージョン：受攻期に通電させると心室細動を引き起こす危険がある（図7）。
- 心室性不整脈ではR波がないため，R波同期装置をONにした状態では通電されない。
- 電源スイッチを投入したときには，常にR波同期装置がOFFになるように設計されている。

図5　R波同期と心電図波形

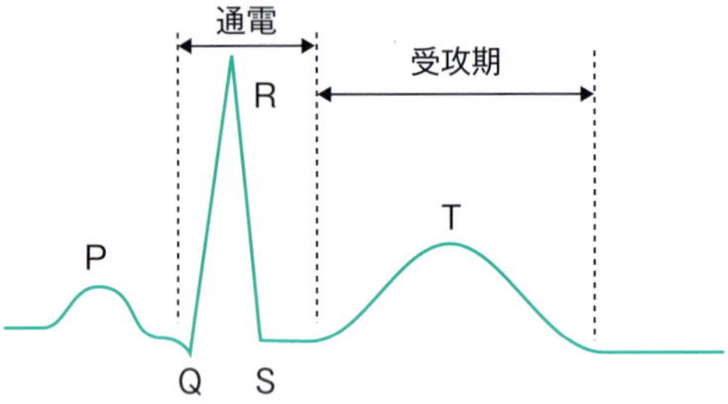

〔（社）日本生体医工学会ME技術教育委員会 監：MEの基礎知識と安全管理（改訂第5版），p.234，南江堂，2008．より改変引用〕

取り扱い上の注意点

●出力回路の通電電極は熱傷予防のため，2線とも接地端子よりフローティングされている。

表13　取り扱い上の注意点

パドルの取り扱い	・胸壁に強く押し付ける（約11 kg以上）⇒　熱傷予防 ・パドルの押し付け位置は心尖部―心基部　⇒　通電効率を高くする ・パドル誘導ではパドルの極性に注意　⇒　心電図が反転する
ペーストの塗布	電極のみに塗布　⇒　胸全体に塗ると除細動効果が下がる
感電予防	・医師，介助者はゴム手袋着用 ・通電中の患者から離れる
酸素投与	通電時は酸素投与を中断する　⇒　発火，爆発の危険

除細動器トラブル

表14　トラブルと対策

トラブル	原因	対策
無効刺激	• パドルに塗るペースト不足 • パドルの押し付け不十分	• ペーストを十分に塗布 • パドルを約11 kg以上の力で押し付ける
電極の短絡	• 胸壁全体にペースト塗布 • 通電部位の濡れ	• ペーストを過剰に塗布しない • 通電部位を拭く
電極部での熱傷	皮膚のインピーダンスが上昇するとそこでのエネルギー消費が増加し熱傷となる	• パドルはペーストを十分に塗布し，約11 kg以上の力で押し付ける
小児用電極	電極面積が小さいため電流が集中し熱が発生	• 小児用電極使用時はエネルギーを小さくする
感電	通電経路に触っていて感電	通電時は患者に触らない
他のME機器の破損	高電圧が同時に使用している機器の電子回路を破壊	• 除細動保護マーク付きの機器を使用 • 除細動保護マークのない機器は通電時に本体から患者コードをはずす
出力SWを押しても出力されない	• 除細動器の電源がOFF • エネルギーが設定されていない • R波同期がON • バッテリーの消耗 • 電源コードの破損	• 電源を入れる • 必要なエネルギーを設定 • R波同期SWをOFF • 別の除細動器を用意 • 点検，修理を行う

保守点検

●定期点検

表15　除細動器の機能点検

安全性点検	• 保護接地線抵抗（クラスⅠのME機器） • 各種漏れ電流 • 電極部と本体外装部の浮遊静電容量（2 nF以下）
性能点検	• エネルギー充電時間（15秒以内） • 出力エネルギーの誤差（±15 %以内） • 出力エネルギーの損失（85 %以上） • R波同期回路の動作（0.06秒以内） • バッテリー容量 ※出力波形測定　⇒　出力パドル間に50 Ωの負荷抵抗を接続し，オシロスコープで観測 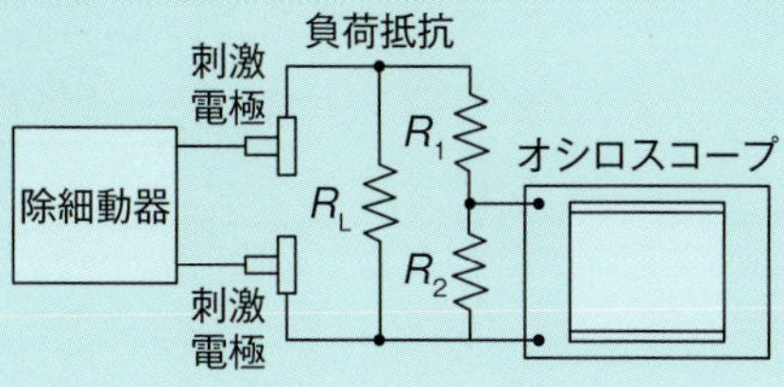

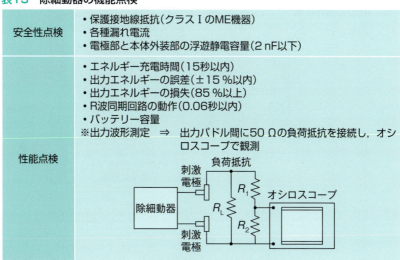

（日本臨床工学技士教育施設協議会 監：臨床工学講座 医用治療機器学，p.53，医歯薬出版，2008．より引用）

AED

●特徴

- 一般市民も使用可能である。
- 適応：心室細動(Vf)，心室頻拍(VT)のみ
- 使用者が電源を入れてパッドを装着した後は心電図鑑別，エネルギー設定，充電までを機械が自動で行い，除細動が必要と判断された場合のみ，使用者が通電ボタンを押して通電する。

●仕様

表16 構成と使用

項目	仕様
電源	・内部バッテリー駆動(リチウム電池) ・充電不要 ・360 Jの通電で300回使用可能(約5年で交換)
パッド	・成人用，小児用パッドあり ・無極性 ・使用期限あり(約1年半～2年)
出力エネルギー	成人：150 J 小児：50 J
出力波形	二相性
保守点検	・セルフチェック機能があるため，人手の点検はほぼ不要
その他	レポート出力機能あり(通電記録を保存)

●使用法

図6 AEDの操作手順

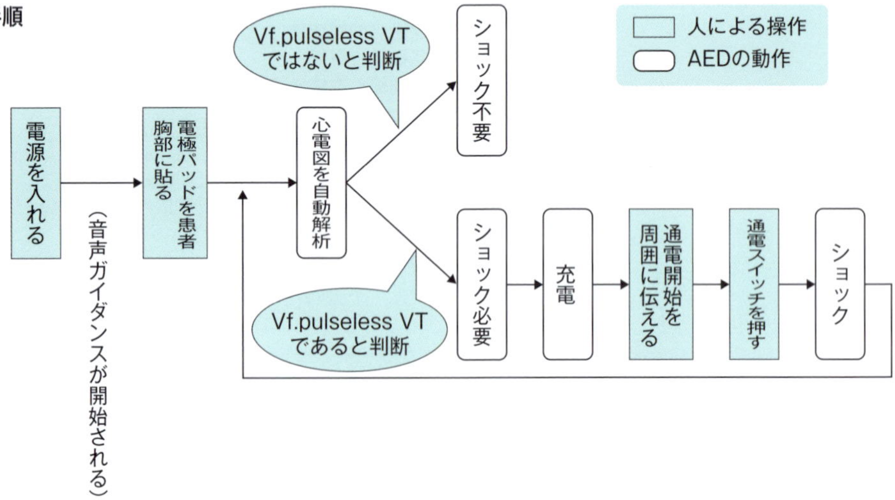

〔(社)日本生体医工学会ME技術教育委員会 監：MEの基礎知識と安全管理(改訂第5版)，p.239，南江堂，2008.より引用〕

表17　AED使用時の注意点

項目	対策
ペースメーカまたはICD植込み患者	電極パッドをジェネレータより約8 cm離し通電する
溺水，体の濡れた患者	タオルなどで水分を拭き取りパッドを装着する
ニトログリセリンやニコチンなどの貼り薬をしている患者	電極パッドを装着する前に貼り薬を剥がしてから装着する
酸素ボンベ	通電を行う際に，酸素ボンベまたは供給装置を患者から遠ざける
小児	小児用電極パッドを使用すれば，1歳未満の小児にも使用可能

● ICD（植込み除細動器）
- 心臓突然死を防止する。
- 徐脈に対するペーシング機能を備える。
- 適応：心室細動，持続性心室頻拍，Brugada（ブルガダ）症候群
- 構成：本体と電極リードからなる，内臓バッテリはリチウム電池
- 出力：10～40 J，二相性波形（コイル不要）
- 非開胸下で体内に植込み，リードは鎖骨下静脈から右心房または右心室に留置される。

One point Advice

● 除細動適応疾患のなかでも同期・非同期の疾患を覚えよう。
● 除細動器，AEDの取り扱い注意点とトラブル時の対処法はおさえておこう。

3 電気メス

Check point

- ☑ メス先電極 ⇒ モノポーラ，バイポーラ
- ☑ 出力波形 ⇒ 切開：連続正弦波
  凝固：断続（バースト）波
- ☑ 出力方式 ⇒ 対極板接地型，対極板非接地型
- ☑ トラブル ⇒ 熱傷事故が最も多い

原理・構成

● 高周波（300 kHz～5 MHz）電流を生体に流して，生体組織の切開や出血に対する凝固を行う。

●電気メスの原理は以下のとおりである。
①電気メス本体で高周波電流を発生させる。
②メス先電極から生体へ電流を流す。
③生体内を電流が流れる。
④電流が対極板から回収され本体へ戻る。

図7　電気メスの基本構成

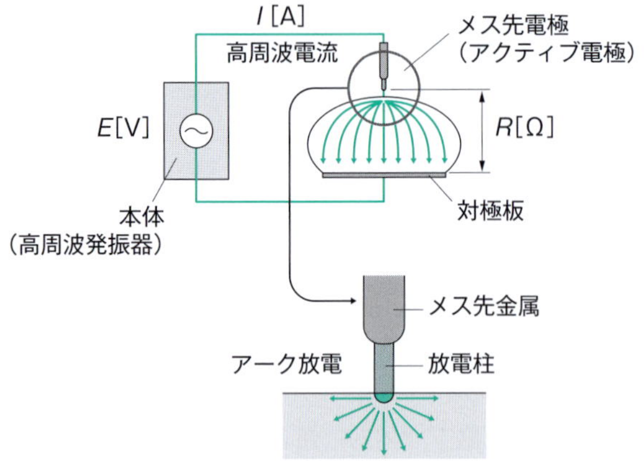

〔(社)日本生体医工学会ME技術教育委員会 監：MEの基礎知識と安全管理(改訂第5版)，p353，南江堂，2008.より引用〕

表18　切開と凝固の比較

	作用	波形	周波数，時間	出力[W]	電圧[V_{pp}]	電流[A]
切開	ジュール熱による蒸気爆発	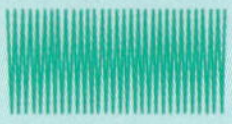	500 kHz	200～400	2000	数百 mA～数A程度
凝固	タンパク変性や血液凝固	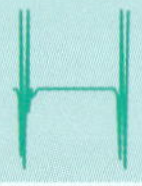	持続時間：10 μs前後 休止時間：50 μs前後	100～200	3000	
スプレー凝固		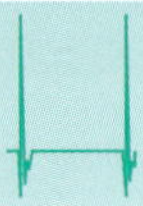			9000	

※対極板装着部位において熱傷の原因となる電流密度の閾値は約30 mA/cm^{2}である。

●凝固には従来のピンポイント凝固に加え，スプレー状に火花をとばし広範囲の止血が可能なスプレー凝固が近年利用されている。
●切開と凝固を組み合わせた混合モードがあり，デューティ比*1が大きいほど切開作用が強く，クレストファクター*2が大きいほど凝固作用が強い。

用語アラカルト

＊1 デューティ比
「持続時間／繰り返し周期」で表される値のこと。

＊2 クレストファクター
「ピーク値/実効値」で表される値のこと。

補足

電気メスにおける感知電流と周波数の関係

●人体は高周波数の電流を感じにくい性質があるので，電撃に対して安全である。

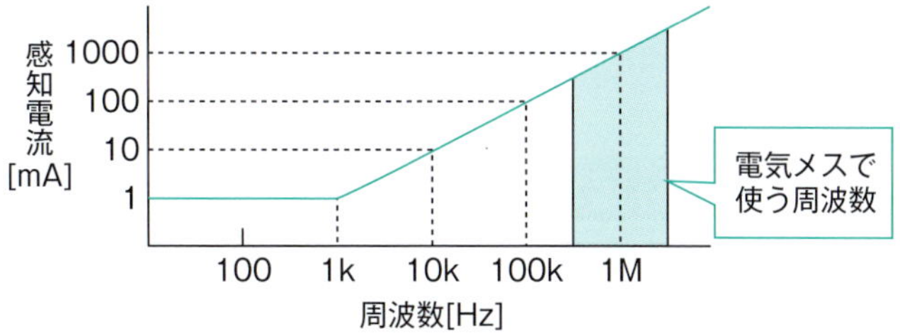

（小野哲章，廣瀬　稔 著：電気メス，イラストで見る 医療機器早わかりガイド－心電図モニタ・ペースメーカ・人工呼吸器・輸液ポンプなど－，p.125-141，学研メディカル秀潤社，2010．より引用）

種類

①メス先電極（アクティブ電極）

- モノポーラ電極は対極板が必要である。
- バイポーラ電極は凝固専用である。

表19　モノポーラ電極とバイポーラ電極の比較

	作用電極数	対極板	切開の色	凝固の色
モノポーラ電極	2本	必要	黄色	青色
バイポーラ電極	1本	不要	黄色	青色

②対極板

- 対極板は，電流密度を小さくするためにメス先電極に比べて十分大きくする必要がある。
- 対極板を正しく装着しなければ，熱傷事故の原因となる。
- アクティブ電極は消毒・滅菌が必要だが，対極板は滅菌不要である。

表20　対極板面積と装着部位

面積	望ましい対極板装着部位	避けたい対極板装着部位
成人：100～150 cm²	十分な装着面積の確保できる部位 清潔な部位 装着しやすい部位 毛のない部分（必要な場合は剃毛） 血行の良い筋肉質の部位 正常な皮膚面	骨の突き出た部分 傷跡などの瘢痕部位 血行の悪い部位
小児：40～70 cm²		

③出力方式

- 対極板接地型は，高周波分流による熱傷の危険性が高い。
- 対極板非接地型は，高周波分流を小さくできるが，完全に防ぐことはできない。

表21　対極板接地型と対極板非接地型

	対極板回路の1線	高周波分流	図記号
対極板接地型	接地	発生しやすい	I
対極板非接地型	フローティング	発生しにくい	F

補足

高周波分流

- 本体→メス先電極→生体内→対極板→本体以外の経路を通って流れる電流のことを高周波分流といい，熱傷事故の原因となる。

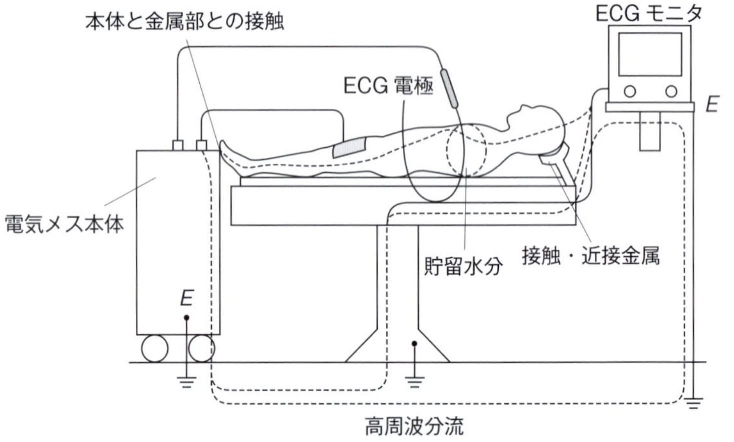

（小野哲章 編：電気メスハンドブック－原理から事故対策まで－，秀潤社，1993．より改変引用）

使用上の注意

- 電気メスを使用するにあたり，感電，熱傷，爆発，電磁障害などのトラブルに注意する。

表22　電気メスの事故

項目		原因
感電		低周波漏れ電流，整流作用
熱傷	対極板部	対極板と生体との接触面積減少による，ジュール熱発生
	アクティブ電極	誤操作による意図しない部位へのアクティブ電極の接触
	対極板回路抵抗以外の回路形成	心電図モニタの電極部 金属部と患者が接触している部位 マットが濡れて患者と接触している部位 凹部に血液や生理食塩水が貯留している部位 身体の一部が小さな接触面積で触れている場合
	対極板回路抵抗の増大	断線した対極板コード 長すぎる対極板コード 対極板コードがループを形成し，コイル状になっている
爆発		引火性麻酔ガスの使用
電磁障害		電磁誘導

安全対策

●電気メスによる事故で最も注意すべきことは，患者の熱傷事故である。そのため，各種の安全モニタが備わっている。

表23　安全モニタ回路

項目	特徴	接触不良検知
対極板コード断線モニタ	微小電流を流し，流れなくなるとアラームを発生し，出力停止	×
患者回路連続性モニタ	本体→電極→対極板→本体（本回路）へ電流が流れた時のみ出力	×
高周波分流モニタ	電極からの高周波電流と本回路からの高周波電流に大きな差があるとアラームを発生し，出力を遮断	×
対極板接触不良モニタ	生体組織と対極板の装着状態を監視し，対極板が剥がれたときにアラームを発生し，出力を遮断	○

電気的安全性の点検

●高周波漏れ電流を点検することで，高周波分流による熱傷事故を防止できる。

●電気的性能の点検では出力を測定し，設定値と実際の出力の誤差が±20％以内であることを確認する。

表24　電気的性能の点検

	抵抗の種類	抵抗値	許容値
高周波漏れ電流	無誘導抵抗	200 Ω	150 mA以内
電気的性能の点検		500 Ω	

※無誘導抵抗とは，コイル成分のない抵抗のことをいう。

One point Advice

●電気メスのトラブルで最も多いのは，熱傷事故であり，それを防ぐモニタが備わっている。
●熱傷は，対極板の面積や対極板側回路の接地の有無，対極板コードなどが原因で起こる。

4 マイクロ波手術装置

Check point

- ☑ マイクロ波 ⇒ 生体に照射すると誘電熱が発生
- ☑ 手術電極 ⇒ モノポーラ型手術電極
- ☑ 対極板 ⇒ 不要

原理

●マイクロ波を生体組織内に集束して照射し，組織内に発生する誘電熱によって凝固，止血，切除を行う装置。

構造と構成

●マイクロ波発振器，マイクロ波伝送部，モノポーラ型手術電極，組織解離用電極からなる。

表25　マイクロ波手術装置の構造と構成

各構成部	役割
マイクロ波発振器	マグネトロンにより2450 MHzのマイクロ波を出力する
マイクロ波伝送部	マグネトロンにより出力されたマイクロ波を高周波同軸ケーブルで，手術電極まで伝送する
モノポーラ型手術電極	電極周辺の組織を誘電熱により凝固する
組織解離用電極	凝固した組織が手術電極に付着して，電極が凝固組織から離れにくくなるため，電気浸透作用により軟化し離れやすくする

特徴

●凝固が進み水分が消失すると，誘電熱は発生しなくなるので過剰凝固が起こらず，炭化を防止できる。

●マイクロ波は，含水率の高い生体組織では水による吸収が大きく，手術電極周囲で減衰するため，**対極板は不要**である。

●主な作用は，切開機能より**凝固・止血機能**である。

One point Advice

●電気メスと比較しながら覚えよう。

2 光線治療器

Check point

- ☑ レーザ光 ⇒ コヒーレント光
- ☑ 可視光 ⇒ ヘモグロビンの吸収が大きい
- ☑ 紫外光・赤外光 ⇒ 水の吸収が大きい
- ☑ レーザ光による障害 ⇒ 眼障害(網膜・角膜)，皮膚障害

レーザの特徴

- レーザ光は電磁波の一種である。
- 通常の光と同じように，直進性，反射(散乱を含む)，吸収，透過，回折を示すだけでなく，波の波長・位相が揃っているので，非常に干渉性の強い光である。

表1　太陽光とレーザ光の比較

	単色性	指向性	集光性	干渉性
太陽光	白色光	360° すべての方向に拡散	きわめて小さな焦点に集光不可能	インコヒーレント光
レーザ光	単色光	1点のみに絞り込まれる	きわめて小さな焦点に集光可能	コヒーレント光

レーザの生体作用

- レーザを生体に照射した場合には，光熱作用・光音響作用・光化学作用・光解離作用などの作用を示す。

表2　レーザの生体作用

	作用機序	具体例
光熱作用	熱が産生し，組織温度が上昇する	経皮的レーザ血管再生術 (TMR：transmyocardial laser revascularization)
光音響(衝撃波)作用	衝撃波を作用させる	レーザ結石破砕
光化学作用	化学的な反応を経て，熱を主作用としない過程を示す	光線力学的治療 (PDT：photodynamic therapy)
光解離作用	組織分子の結合を紫外光のエネルギーで直接切断する	レーザ角膜切削形成術 (LASIK：laser *in situ* keratomileusis)

光侵達長と光吸収係数

- 光は組織に入ると急激に減衰する。これをLambert Beer(ランベルト ベール)の法則という。
- 入射光強度をI_0[W/cm²]，深さx[cm]の強度をI[W/cm²]とすると，

$$I = I_0 e^{-\alpha x}$$

α は光吸収係数[cm^{-1}]

- 吸収係数の逆数を光侵達長とよび，組織中へ光が透過・浸透する距離の目安となる。

生体の光吸収

- 特定の波長に対する水とヘモグロビンの吸収の度合いにより，各種レーザ光の生体作用が異なる。
- Nd：YAGレーザはほとんど水に吸収されないため，組織深部まで透過する。
- CO_2レーザは水によく吸収されるため，組織の表層でエネルギーが吸収される。

表3　生体の光吸収の特徴

波長領域	吸収の大きいもの
紫外，赤外領域	水
可視領域	ヘモグロビン

図1　ヘモグロビン，メラニン，水に対する吸収率

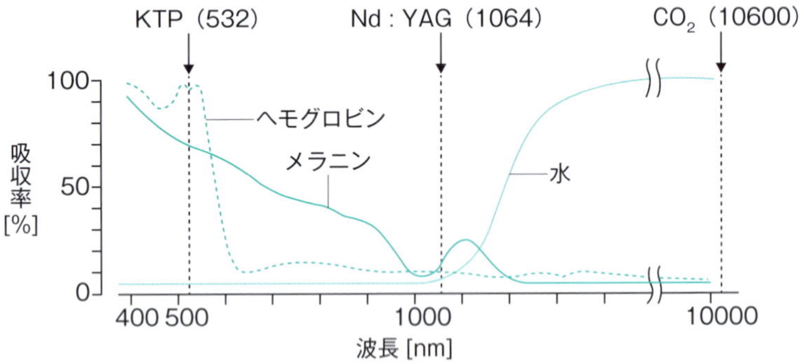

（小野哲章 ほか編：臨床工学技士標準テキスト（改訂第2版），p.405，金原出版，2012．より引用）

図2　軟組織における各種レーザ光の侵達度の目安

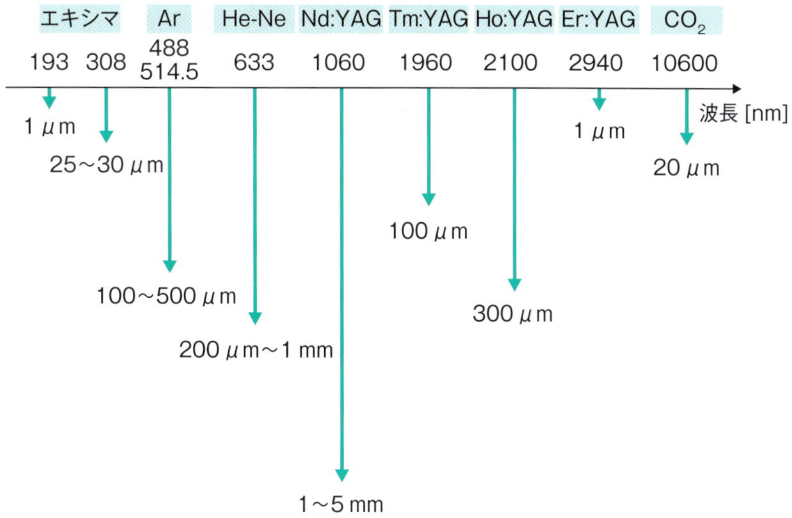

〔(社)日本生体医工学会ME技術教育委員会 監：MEの基礎知識と安全管理(改訂第5版)，南江堂，p362，2008.より引用〕

主なレーザ治療装置

- 主なレーザ治療装置の特徴を**表4**に示す。
- Nd：YAGレーザとCO_2レーザはよく出題されるので，しっかりとおさえておこう。

表4　主なレーザ治療装置の特徴

種類	波長 [nm]	ガイド光	分類	発振方法	伝送路	主な適用
ArFエキシマ	193	要	気体	パルス波	関節鏡列	角膜切除術 角膜形成術
Ar	514.5	不要	気体	連続波	眼底鏡	網膜凝固術
Dye	>630	不要	色素	パルス波	石英GF	PDT
Ruby	694	不要	固体	パルス波	石英GFB	黒あざ治療
Ga-Al-As	810	要	半導体	連続波	高NA 石英GF	疼痛治療 内視鏡的癌治療
Nd：YAG	1064	要	固体	連続波	石英GF	凝固止血 歯科治療
Ho：YAG	2100	要	固体	パルス波	石英GF	尿路結石破砕 関節鏡下手術
Er：YAG	2940	要	固体	パルス波	中空導波路	歯科治療
CO_2	10600	要	気体	連続波	関節鏡列	切開 腫瘍蒸散

(日本臨床工学技士教育施設協議会 監：臨床工学講座 医用治療機器学，p.104，医歯薬出版，2008．より引用)

レーザ光による障害

●皮膚よりも眼の方が重篤で，不可逆的な変化を生じる。

●波長により，網膜障害と角膜障害に分かれる。

表5　レーザ光による障害

障害	波長域	人体に及ぼす影響	レーザの例
眼障害	400～1400 nm	網膜損傷	Ar，Dye，Ruby，Ga-Al-As，Nd：YAG
	400 nm未満や1400 nm以上	角膜障害	ArFエキシマ，Ho：YAG，Er：YAG，CO_2
皮膚障害		熱反応 非熱反応	

安全上の予防策・管理基準

●眼障害を防止するために，保護眼鏡は各々のレーザ専用の眼鏡が必要となる。

●大出力レーザは冷却水が必要となる。

●CO_2レーザ光の波長は，ほぼ100 %ガラスで吸収されるため，一般のガラスレンズの眼鏡で使用可能である。

One point Advice

●各種レーザの用途は，波長と生体の光吸収特性に依存するので，水とヘモグロビンの光吸収特性を覚えよう。

表6　レーザの安全な運用に関する一般的な注意事項

①	患者，術者，および周囲の補助者は，眼球保護のために保護眼鏡を着用する
②	照射部位以外の術野を適宜保護する
③	術野での反射を防ぐため，反射率の高い金属無垢の監視などの使用を避ける
④	レーザの照射は，1人の術者が操作しなければいけない
⑤	レーザの出射端は，術者の目の高さよりも十分に下げた位置とする
⑥	レーザの出射方法は打ち下げとし，水平，あるいは打ち上げてはいけない
⑦	照射部位に目を過度に近付けず，適度な距離を確保する

（(社)日本生体医工学ME技術教育委員会：MEの基礎知識と安全管理(改訂第5版)，p.374，南江堂，2008．より引用）

3 内視鏡

Check point

- ☑ 内視鏡の種類 ⇒ 硬性鏡，軟性鏡，カプセル内視鏡
- ☑ 画像取り込み方式 ⇒ 面順次方式，カラー同時方式
- ☑ 合併症 ⇒ 静脈還流の減少による循環動態への影響，肺塞栓
- ☑ 合併症対策 ⇒ 弾性ストッキング，下肢マッサージ器

内視鏡の種類

- 大きく分けて，硬性鏡，軟性鏡，カプセル内視鏡に分けられる。
- 硬性鏡は，主に腹腔鏡を用いた鏡視下手術で使用される。
- 軟性鏡は，主に上部消化器や大腸の検査・治療で使用される。

表1　内視鏡の種類

		構造		現在の臨床応用
硬性鏡		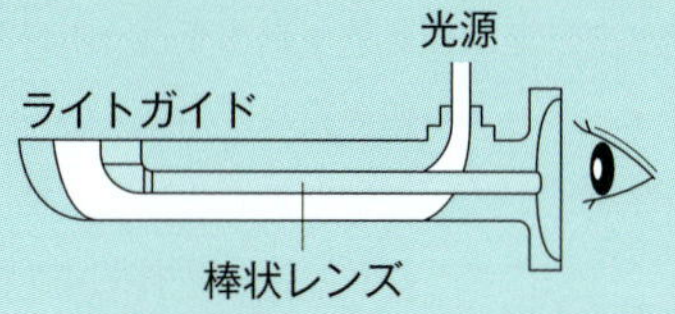	ライトガイドファイで体外から明るい照明を送り，レンズを組み合わせて観察	膀胱鏡，腹腔鏡，関節鏡などで鉗子などの操作性がよいため，胆嚢摘出術，前立腺切除術などの外科的処置に有用
軟性鏡	胃カメラ	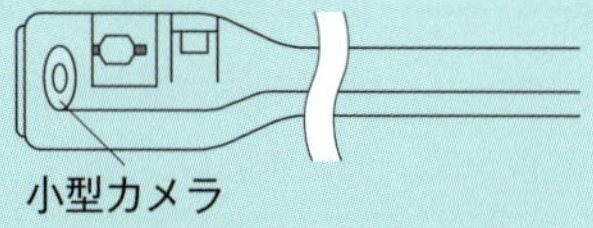	可視性の管の先端に小型カメラを付けて，盲目的に撮影	ファイバスコープに発展的解消
	ファイバスコープ	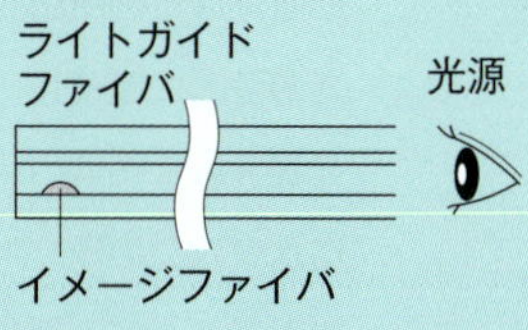	ライトガイドファイバで体外から照明，**イメージファイバ**で観察	消化器内視鏡（食道・胃・十二指腸，大腸，内視鏡的逆行性膵胆管造影），気管支鏡，喉頭鏡など電子スコープでは多人数での観察・教育・処置が可能
	電子スコープ	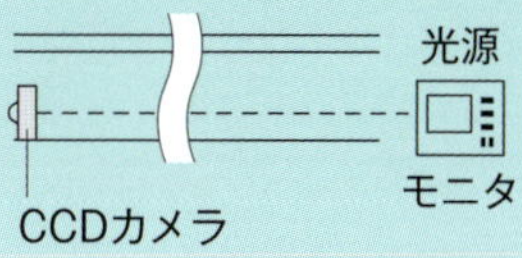	先端の小型**CCD**カメラで情報を電気信号に変換しモニタに結像	

〔小野哲章 ほか編：臨床工学技士標準テキスト（改訂第2版），金原出版，p.413，2012.より引用〕

カプセル内視鏡

- 嚥下可能な大きさのカプセルを嚥下し，消化管の蠕動によって移動しながら撮影した画像を体外のデータレコーダに送信・記録，観察するもの。
- 生検や洗浄などは不可能だが，小腸の観察が可能である。

画像取り込み方式

- 回転フィルタの有無により面順次方式とカラー同時方式に分けられる。

表2　面順次方式とカラー同時方式の比較

方式	回転フィルタ	特徴
面順次方式	あり	解像度が高く，色再現に優れている
カラー同時方式	なし	複数の画素が必要，色ずれが少ない

内視鏡本体

- 操作部，先端部，スコープコネクタからなり，光源装置へ接続される。
- 光源装置→ライトガイド→軟性部→ライトガイドレンズ→対物レンズ→CCD→プロセッサ→モニタの順に光が送られ，電気信号に変える。
- 検査後の内視鏡は十分に洗浄し，酵素洗浄液へ浸漬した後，グルタルアルデヒドやフラタールなどの消毒やEOG滅菌を行う。

表3　内視鏡スコープ各部の特徴

名称		特徴
操作部	吸引ボタン	吸引を行うボタン
	送気・送水ボタン	送気・送水を行うボタン
	鉗子口	処置具などの挿入口
	アングル機構	先端を湾曲させるノブ
先端部	送気・送水ノズル	空気を送って消化管を膨張させる 水を出して対物レンズの汚れを洗浄除去する
	対物レンズ	対象となる臓器を写すレンズ
	ライトガイドレンズ	光を送るレンズ
	鉗子出口	処置具などの出口であり，吸引が可能
スコープコネクタ	ライトガイド	光源装置に接続し，スコープ先端に光を供給
	送気管	光源装置に接続し，空気を供給
	送水口金	送水タンクの取り付け口金を接続して水を供給
	吸引口金	吸引チューブを接続

(田村君英・星野　洋 編：消化器内視鏡 技師・ナースのバイブル，p.16-17，南江堂，2013. より引用)

図1　操作部，先端部，スコープコネクタ

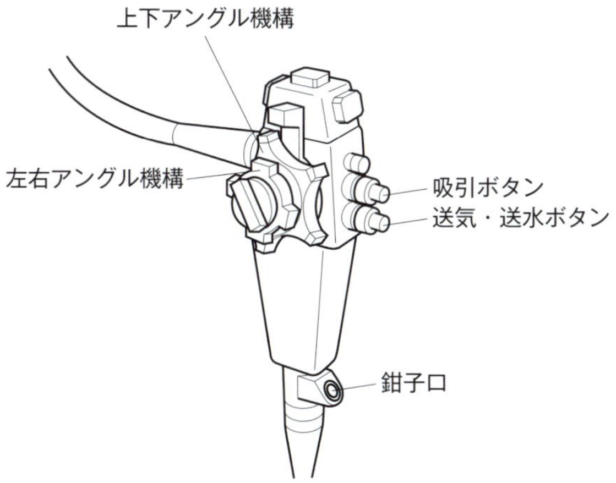

a　操作部

（日本臨床工学技士教育施設協議会 監：臨床工学講座　医用治療機器学，p.132，医歯薬出版，2008．より改変引用）

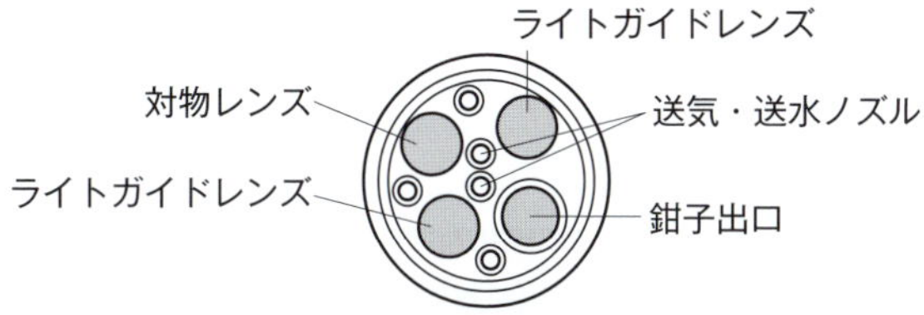

b　先端部

〔（社）日本生体医工学会ME技術教育委員会 監：MEの基礎知識と安全管理（改訂第5版），p.221，南江堂，2011．より改変引用〕

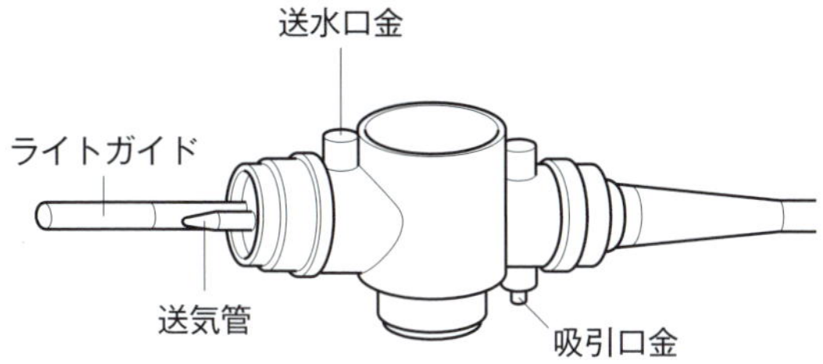

c　スコープコネクタ

（日本臨床工学技士教育施設協議会 監：臨床工学講座　医用治療機器学，p.132，医歯薬出版，2008．より改変引用）

内視鏡周辺機器

●プロセッサは電子内視鏡システムの中枢である。

表4　各周辺機器の特徴

名称	特徴
モニタ	内視鏡画像をリアルタイムに写すモニタ
主電源	システム全体の主電源
プロセッサ	システムの中枢 CCDからの信号を処理させる装置
光源装置	内蔵されたランプを発光させる装置 スコープ先端に光を送り，体内臓器の照明に使う
キーボード	システムの設定変更など，直接入力作業が行える装置
トロリー	移動可能な架台

内視鏡外科手術機器

原理

●体壁に数カ所空けた5～10 mm前後の小孔から，内視鏡と細径の手術器具(電気メスや鉗子など)を挿入して行う。
●腹腔内の空間を作るために，炭酸ガスを注入する。
●開腹手術に比べて低侵襲であり，患者への負担が少なく，入院期間も短縮できる。

適応

●胆嚢摘出術，胃・大腸・食道などの消化管の切除再建術など。

使用機器

●気腹針を用いて体内に炭酸ガスを注入し，空間を作った後トラカールを腹腔内に挿入し，このトラカールの中に硬性鏡を通す。
●必要に応じて鉗子やはさみ，止血用クリップ，電気メスなどを用いて手術を行う。

表5　内視鏡外科手術に使用する機器の特徴

使用機器	特徴
気腹針	最初の気腹操作時に用いる穿刺針
トラカール	体壁に小孔を開け体外と体腔内とを結ぶ通路を確保する筒
把持鉗子類	把持，剥離，止血するために使用する鉗子類
気腹器	炭酸ガスを腹腔内に自動的に送気する機器
内視鏡	硬性鏡が使用されることが多い
内視鏡システム	光源や画像処理装置やテレビモニタなどで構成

注意点

●全身麻酔下で行われる。
●通常は8～12 mmHgの腹腔内圧を用いる。
●内視鏡の滅菌にはEOG滅菌を用いる。

合併症と対策

●静脈還流の減少による循環動態への影響，剥離面からの気腹ガス混入による肺塞栓などが起こり得る。
●下肢の静脈血栓による肺塞栓も起こり得るため，弾性ストッキングや下肢マッサージ器を使用する。

One point Advice

●内視鏡の種類(硬性鏡，ファイバースコープ，電子内視鏡)と，それぞれの原理と構造を理解しておこう。

4 超音波治療機器

Check point

- 周波数20 kHz以上の音波 ⇒ 超音波
- 周波数20 Hz～20 kHzの音波 ⇒ 人間の可聴音波
- 周波数23 kHz，35 kHz ⇒ 超音波吸引装置
- 周波数47 kHz，55 kHz ⇒ 超音波凝固切開装置

用語アラカルト

＊1 超音波振動子
電気エネルギーを機械的振動に変換する素子のこと。

＊2 電歪型振動子
ジルコン・チタン酸鉛（PZT）に交流電圧を加えると，PZTの長さが伸縮することで振動が発生する。振動子には強誘導体が用いられる。

＊3 磁歪型振動子
ニッケル，鉄などに交流磁場を加えると，その長さが伸縮することで振動が発生する。振動子には，強磁性体が用いられる。

＊4 ホーン
超音波振動子から発生された数μmの振動振幅をホーンの共振現象を利用して数百μmに増幅する。すなわち，組織を破砕するのに十分な振動振幅を確保するための増幅器である。

超音波吸引手術装置の原理

- 別名，超音波メスとよばれる。20～35 kHzの周波数が利用され，プローブ（メス先）が100～350 μm程度の範囲で振動する。
- 振動の発生源として，プローブ内には**超音波振動子**[＊1]が内蔵されており，**電歪型振動子**[＊2]と**磁歪型振動子**[＊3]が存在する。
- 除去したい組織にプローブを当てると，乳化や破砕が起こり組織を吸引除去することができる。
- 超音波メスとよばれるが，切開というより破砕と吸引機能が中心となるのが特徴である。

超音波吸引手術装置の構成

- 基本構成は，①超音波吸引装置本体，②ハンドピース，③フットスイッチよりなる。
- 本体は，図1に示すように，超音波振動子制御部，振動子冷却部，洗浄液注入部，吸引ポンプから構成され，ハンドピース冷却用の蒸留水ボトルや冷却用の吸引物を入れるボトルが収納できる。
- ハンドピースは，振動子，ホーン[＊4]，洗浄水口，吸引口，冷却水口で構成される。
- フットスイッチは，出力のONとOFFの切り替えのためにある。

図1　ハンドピースと本体の構成図

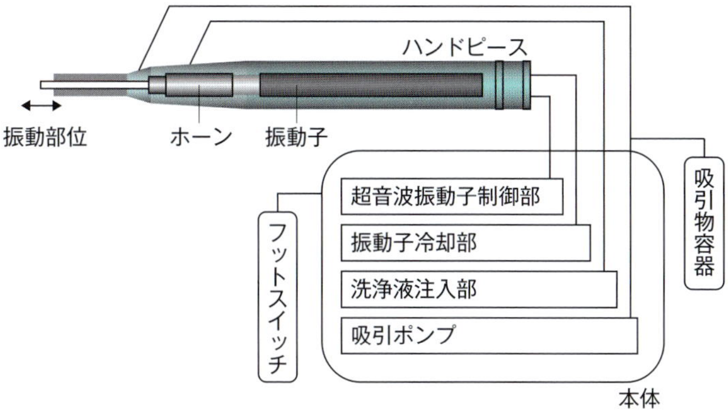

超音波吸引手術装置の特徴

- 脳や肝臓などの実質臓器は，ほとんど出血させずに破砕および吸引できる。
- 血管壁は，実質細胞組織より強度が高いため，振動による破壊は受けない。
- 電気メスやレーザメスと比較すると組織を破壊するエネルギーが小さいため，組織の破壊速度は遅くなる。
- 図2に組織が吸引される様子を示す。

図2　組織吸引時の模式図

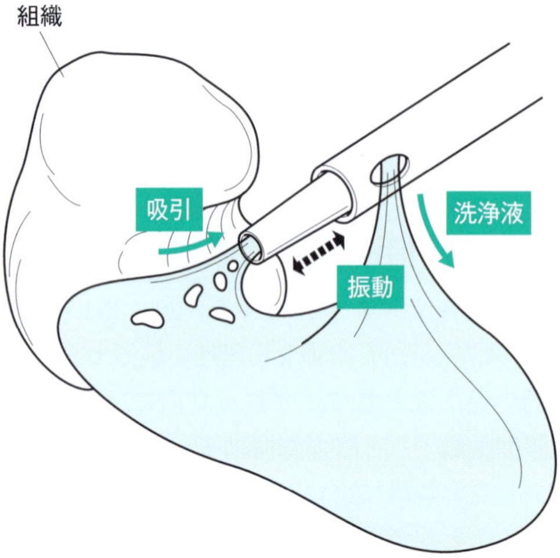

超音波凝固切開装置の原理

- 47 kHz，55 kHzの周波数で振動し，50～100 μmの振幅で長軸方向に運動を繰り返す。この摩擦力を利用して組織の切開および凝固を行う。

超音波凝固切開装置の構成

- 装置は，本体とハンドピースそしてフットスイッチから構成される。
- ハンドピースは，**シザーズ型**＊5と**フック型**＊6が主に利用されており，開腹手術用と鏡視下手術用などの種類がある。
- シザーズ型（図3a）は，振動するアクティブブレードと組織を挟み込むパッドから構成される。組織を挟み込みアクティブブレード部分を振動させると，切開や凝固が可能となる。
- フック型（図3b）は，アクティブブレードのみの構造であり，フックとなっている部分を組織に引っかけたり，接触することで切開や凝固が可能となる。

用語アラカルト

＊5　シザーズ型
把持部で組織を挟み込むと，超音波振動によって摩擦熱が発生し，組織をタンパク変性させることで凝固が始まる。凝固は80～100℃前後で完了する。把持力を強くすることで組織は弾性限界以上に伸展され，機械的擦過力により切開される。

＊6　フック型
ブレードを組織に当てる程度を強くすると切開，弱くすると凝固の効果が得られる。シザーズ型と比較すると，切開と凝固の制御がしにくい。

図3　シザーズ型とフック型のブレード

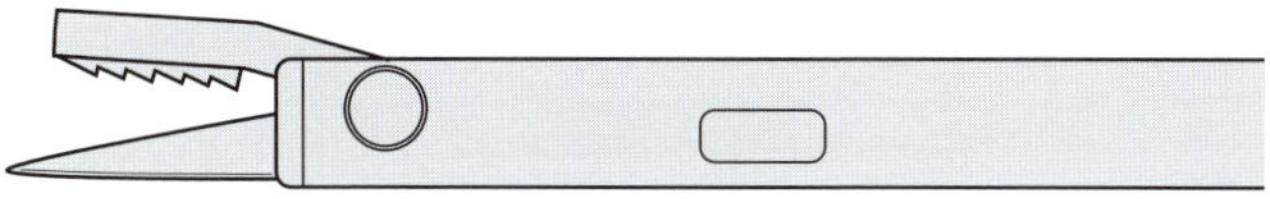

a　シザーズ型

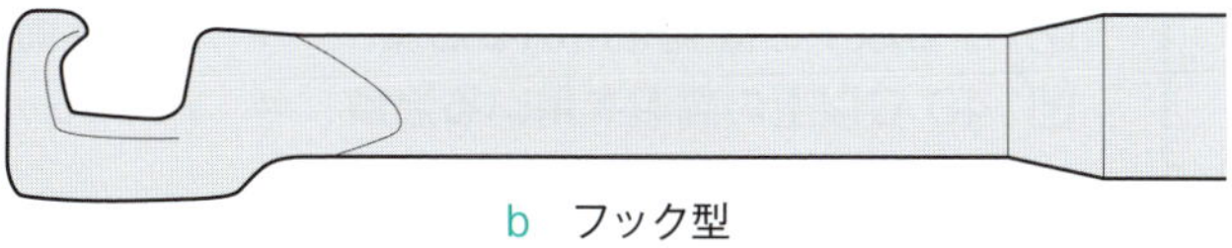

b　フック型

超音波凝固切開装置の特徴

- 切開と凝固を同時に行えることや熱損傷が電気メスよりも少なく，煙が発生しないことが利点である。
- 太い血管を凝固させるのが困難で，ほかの切開装置と比較すると時間がかかる。
- 水分の多い組織では，**ミスト**が大量に出るため視野が悪くなる。
- 超音波凝固切開装置の切開と凝固の特徴を表1に示す。

表1　超音波凝固切開装置の切開と凝固の特徴

工程	基本原理	ブレードの振幅	組織への影響	動作時の温度
切開	機械的に切開	大きい	局所的に組織を弾性限界以上に伸展	100℃
凝固	粘着性の凝血が毛細血管を凝固	小さい	タンパク質を変性	80～100℃前後

One point Advice

- 超音波は，治療機器だけでなく検査機器など幅広く利用されているため，ほかの機器と一緒に原理や特徴を理解することで，より多くの機器の特徴が効果的に把握できる。

5 熱治療機器

Check point

- ☑ 0℃以下の低温を用いる治療　⇒　冷凍手術器
- ☑ 40℃以上の高温を用いる治療　⇒　ハイパーサーミア

冷凍手術器の原理と構成

●冷凍メスともよばれる冷凍手術器は，0℃以下の低温を用いて行う治療機器である。

●病変部位に低温冷却したプローブを接触させると，接触部位の組織は急激に冷却され壊死する。

●冷却原理の違いにより，**低温常圧型**と**常温高圧型**がある。この違いは，組織破壊力や臨床的適応に影響を与えることがわかっている（表1）。

表1　冷凍手術器の種類と違い

種類	冷却剤	最低温度	冷却原理	破壊力	適用	断熱構造
低温常圧型	液体窒素	−198℃	気化熱	大きい	大きい病変に適する	必要
常温高圧型	炭酸ガス	−70℃	ジュール・トムソン効果	小さい	小さい病変に適する	必要ない
	笑気	−89℃				
	フロン22	−40℃				

低温常圧型

●**低温常圧型**の構成は，本体とプローブからなり（図1），本体は液化窒素収納部を有する。

●冷却原理は，−198℃の超低温液化ガスが蒸発する際の**気化熱**＊1を利用している。

●液化窒素を低温状態に維持する必要があるため，収納部は断熱構造が必要で大型の機器が用いられていたが，最近は片手で持つことのできる小型の機器も存在する。

●凍結温度は−190℃程度まで設定可能であり，冷却後の組織からプローブを離す際はヒータで解凍してから遊離する。

常温高圧型

●**常温高圧型**の構成は，本体とプローブからなり（図2），炭酸ガス（CO_2）や亜酸化窒素（N_2O）のボンベが必要となる。フロンはオゾン層破壊の環境問題があるため使用されていない。

●冷却原理は，圧縮された高圧ガスを細いノズルから噴射させ，**ジュール・トムソン効果**＊2を利用している。

用語アラカルト

＊1　気化熱
夏場に，庭先に打ち水をすると涼しく感じる。これは，撒いた水が蒸発するときに，熱せられた地面から熱を奪うためである。このように水が蒸発する際，周辺から奪う熱のことを気化熱という。すなわち，気化熱とは液体が気体に変化するときにある物体から吸収する熱のことである。

＊2　ジュール・トムソン効果
高圧ガスを小さい噴き出し口から噴射することにより，断熱膨張する際に温度が低下する現象である。断熱膨張とは，空気の体積が膨張すると温度が下がることをいう。ジュール・トムソン効果を利用した電化製品にはエアコンや冷蔵庫などがある。

●プローブの種類は，小さな病変など冷却部位に応じて選択することができる。
●凍結温度は**低温常圧型**よりも100℃以上高いため，凍結能力は低い。

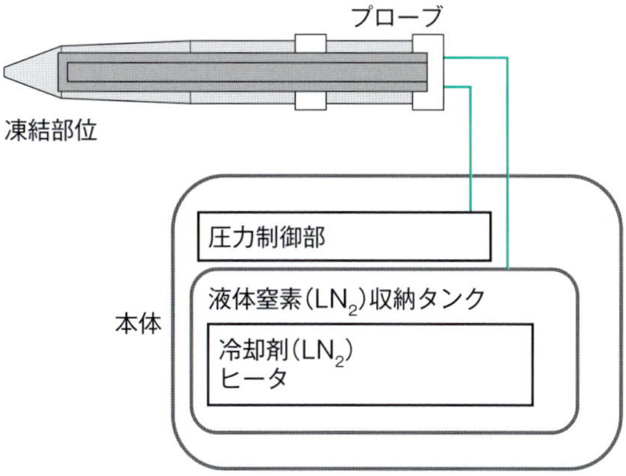

図1 低温常圧型冷凍手術器の模式図

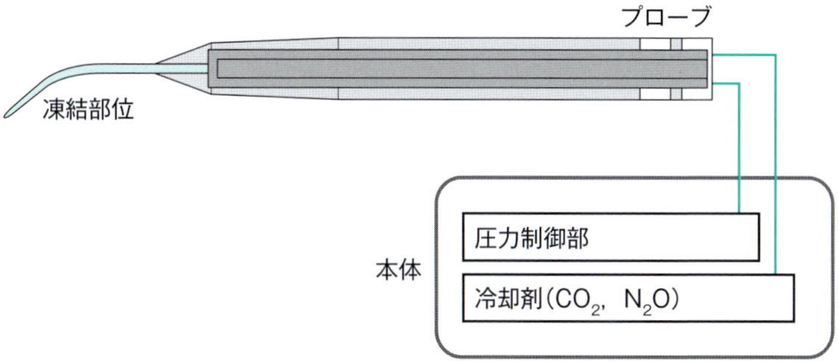

図2 常温高圧型冷凍手術器の模式図

冷凍手術器の特徴

●凍結の有する作用を利用するのが特徴である。その作用とは腫瘍や組織の破壊に使用される壊死効果をはじめ，眼科領域で使用される接着効果や炎症反応，出血しやすい腫瘍の凍結に使用される固化作用の4つの作用である。
●実際の操作や効果についての特徴を**表2**に示す。

表2 冷凍手術器の特徴

	利点	欠点
操作	簡単なため安全である	事前に冷却ガスの準備が必要
効果	生理的で瘢痕を残しにくい 病変部を直接破壊可能	周囲組織へ影響を認める 腫瘍増悪
疼痛	術中および術後ともに少ない	治療部位によって増強する
その他	出血が少ないため，通院可能	繰り返し治療が必要

ハイパーサーミア（癌温熱療法）装置の原理

- ハイパーサーミアとは，悪性腫瘍（癌）に対する治療の意が一般的であり，病変部を42～43℃で30～60分間加温することにより腫瘍組織を選択的に壊死させる方法である。
- ハイパーサーミアは，細胞および組織レベルにおける生物学的熱反応メカニズムに基づいた熱効果によるものである。
- 正常組織は，加温されると血流量の増加とともに熱が放散される（図3a）。一方で腫瘍組織は異常な血管新生により血管拡張ができず，血流の増加を認めないため熱放散が抑制される（図3b）。従って，腫瘍組織への**うつ熱**＊3の増加によって病変部の壊死が起こる。

> **用語アラカルト**
>
> **＊3 うつ熱**
> 体温が高くなる場合は，主にうつ熱と発熱が原因となる。発熱とは感染症などが原因で起こる生体反応である。うつ熱の原因は疾病によるものではなく，高温環境や熱供給を受ける状態など外部環境の異常によって起こるものである。

図3　腫瘍組織の壊死

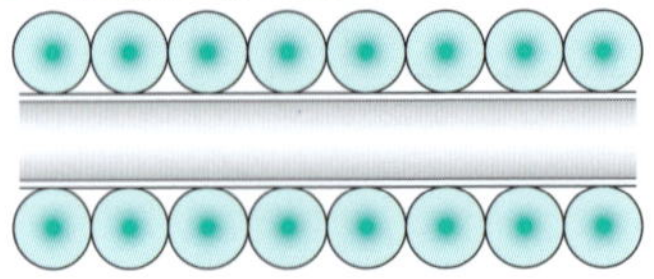

正常細胞は，血管が拡張し血流が増加するため，加温された周囲の温度が低下しやすい。

a　正常細胞

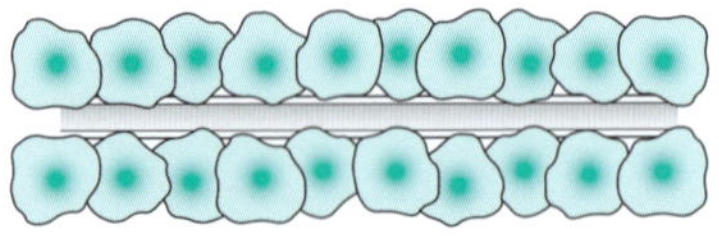

癌細胞は，血管が拡張しないため血流が増加せず，加温された周囲の温度が上昇する。

b　癌細胞

ハイパーサーミアの加温方法

- ハイパーサーミアは腫瘍部位を42～43℃付近に加温する必要がある。
- 加温方法は，局所的にジュール熱を利用する方法から全身を加温する体外循環法まで多種多様である。

図4　ハイパーサーミアの加温方法

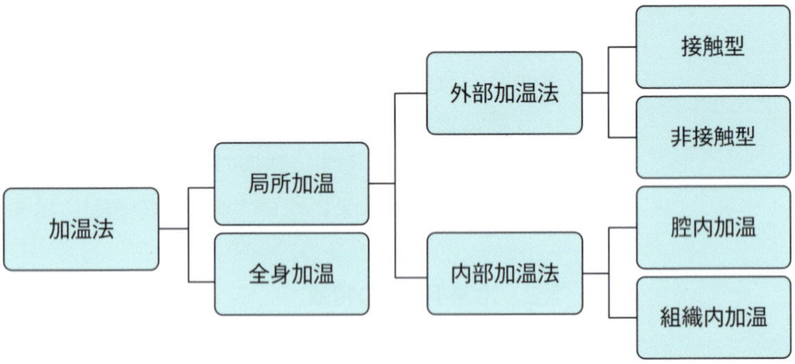

局所温熱療法

RF（radio frequency）容量結合型加温法

- 8 MHzまたは13.56 MHzのラジオ波に分類される短波が多く利用される。
- 生体を1対の電極で挟み込み，生体組織中の抵抗成分により発生するジュール熱により加温する。
- 皮膚面より6 cm以上の深さの腫瘍の加温が可能であるが，波長が長いため収束性が悪い。

マイクロ波加温法

- 300 MHz～30 GHz領域の電磁波が利用され，特に430 MHz，915 MHz，

2450 MHzがハイパーサーミアとして使用される。
- 発熱機序は，組織内水分子の振動による発熱を利用する誘電損失である。
- 皮膚面より6 cm以内の深さの加温が可能であり，波長が短く収束性がよい。

●**超音波加温法**
- 1 MHzの周波数で8 cm程度の深度まで加温できる。
- 組織の構成分子を振動させることで，摩擦熱により発熱する。
- 収束性は良いが，肺や骨などの影響を受けやすく超音波の減衰が起こる。

全身温熱療法

●**体外循環法**
- 体内の血液を動脈から脱血し，加温して静脈へ返血することで全身の体温を加温する。
- 患者の体温は，40分程度で37 ℃から41 ℃程度に上昇し約3時間かけて治療を行う。

●**遠赤外線ランプ**
- 超短波を利用した遠赤外線で体表の血液を加温し，体内の深部まで加温する。
- 体外循環法と比較して副作用が少なく安全である。

外部加温法と内部加温法

●**外部加温法**
- ラジオ波やマイクロ波そして超音波などを体外から照射することで，非侵襲的に深部の腫瘍組織のみを選択的に加温する方法。

●**内部加温法**
- 体内からラジオ波などを用いて加温する方法で，プローブを食道などに挿入して行われるため，腔の表在性の腫瘍を選択的に加温しやすい特徴がある。
- 侵襲を伴うことが欠点である。

腔内加温法と組織内加温法

●**腔内加温法**
- 食道などの体腔内にプローブを入れることで，腔の表在性の腫瘍を直接加温する際に用いられる。

●**組織内加温法**
- 腫瘍組織に直接プローブを刺入することで，深部の腫瘍を直接加温することが可能である。
- 侵襲的な加温法であることが欠点である。

One point Advice

●ハイパーサーミアと化学療法との併用では，抗がん剤の種類により抗がん作用増強が期待できる。よって，薬剤を減らして副作用を抑制しつつ効果を期待できる。

6 機械的治療機器

1 結石破砕装置

Check point

☑ 結石破砕装置 ⇒ 衝撃波による治療

結石破砕の特徴

- **衝撃波**[*1]のもつ物理特性を用いて，生体内に発生した結石を破壊する方法である。
- 生体内には，歯，骨，脂肪，筋肉そして各種臓器などが存在し，それらの生体を損傷してはならない。しかし，治療にあたり無侵襲ではないが非観血的に行えることが利点である。
- 各部位は固有の**音響インピーダンス**を有しており，この特性が結石だけを破砕するのに重要な役割を果たす。
- 体内に発生した結石に**衝撃波**を効果的にあてることで，結石を破砕するのが結石破砕装置である。

用語アラカルト

＊1　衝撃波
音波と同様に縦波であり，圧力波の一種である。しかし，決定的な違いは，音波は連続波（正弦波）であるのに対し，衝撃波は単一波のため変化の過程が不連続なことである。例えば，雷の音や大気圏内における隕石の爆発の際に起こることが知られている。

補足

結石破砕方式の違い
- 術式に応じて結石破砕方式が異なり，体外衝撃波結石破砕術には体外式が用いられる。一方で，経皮的腎尿管結石摘出術（PNL：percutaneous nephrolithoromy）や経尿道的尿管破石術（TUL：transureteral ureterolithotripsy）には，内視鏡式が選択される。

生体表面との接触方法
- 衝撃波を効果的に結石へ伝達させるために，現在使用されているメンブレン方式以外には，水中に体を浸した状態で行うバスタブ方式がある。

各臓器の音響特性

- **衝撃波**が生体に照射されると，その一部は媒質内へ進み，一部は反射し元の方向へ戻る。
- その割合は両媒質の**音響インピーダンス**により異なる。組織の**音響インピーダンス**は水に近似しており低値を示しているが，結石や骨の**音響インピーダンス**は高値を示していることから，反射が発生する。**表1**に生体における**音響インピーダンス**と伝搬速度を示す。

表1　生体の音響特性

	音響インピーダンス[kg・m⁻²・s⁻¹]	伝搬速度[m/s]
空気	4.3×10^2	330
脂肪	1.35×10^6	1450
水	1.52×10^6	1540
血液	1.62×10^6	1570
肝	1.66×10^6	1550
筋肉	1.70×10^6	1590
結石（シュウ酸カルシウム）	6.25×10^6	6485
頭蓋骨	7.80×10^6	4080

音響インピーダンス

● **音響インピーダンス**Zは次式で定義される。

$$Z[\mathrm{kg \cdot m^{-2} \cdot s^{-1}}] = \rho \times c$$

ρ：物質の密度[kg/m³]，c：音速[m/s]

● 生体内を**衝撃波**が進行するとき，組織間で密度や音速が異なる場合，反射される波と透過する波が存在する。組織間の**音響インピーダンス**の差が大きいと**衝撃波**の反射は強くなる。一方で，差が小さいと**衝撃波**の反射は弱くなる。

衝撃波の発生源による分類

電極放電方式（図1）

● 電極を水中でスパーク放電することから，水中放電方式，スパークギャップ方式とよばれることがある。

● 回転楕円内で放電すると，周囲の反射鏡により結石に**衝撃波**を収束させることができる。

図1　電極放電方式

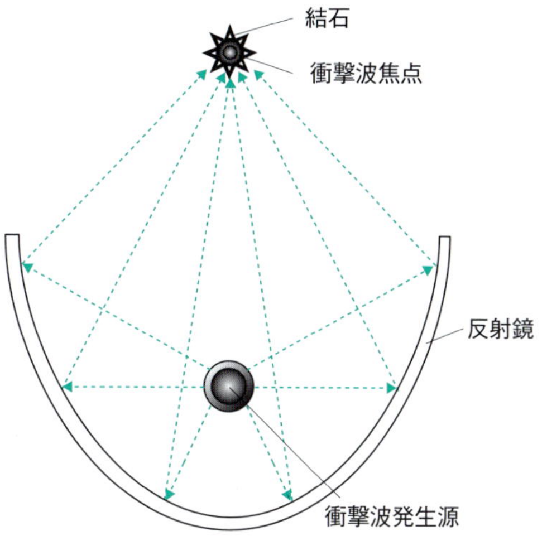

圧電素子方式（図2）

●複数の圧電素子（チタン酸鉛）を利用して行う方式で，各圧電素子に電圧を加えるとひずみが生じ，衝撃波が発生する。
●球面状に配列された圧電素子は反射することなく結石に衝撃波を収束する。

図2　圧電素子方式

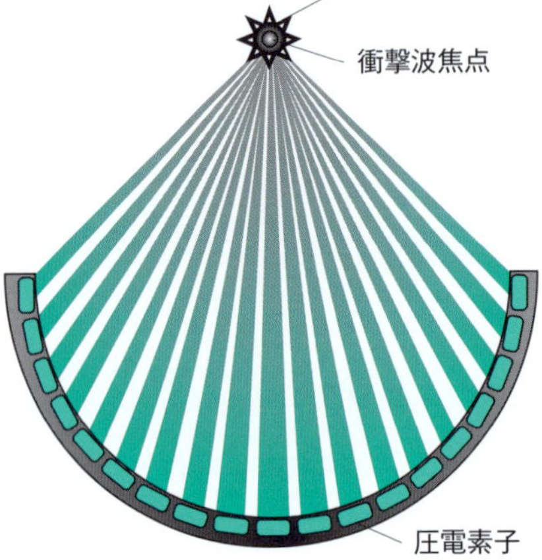

電磁板方式（図3）

●コイルに電流を流して振動板を振動させることから，電磁振動方式ともいう。その振動が衝撃波を発生する源である。
●衝撃波の収束には，音響レンズが用いられる。

図3　電磁板方式

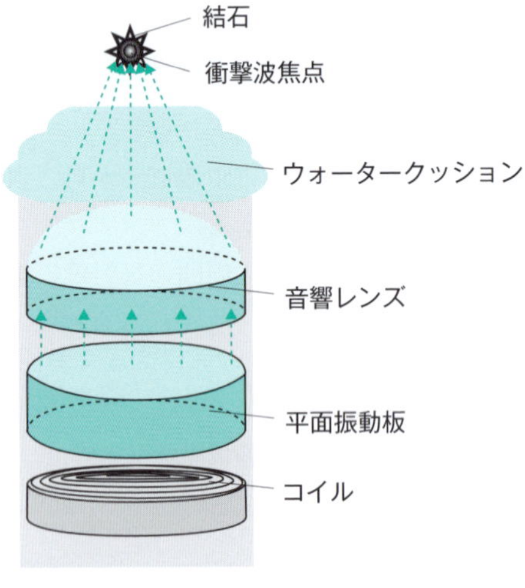

One point Advice

●衝撃波の特性と衝撃波を発生する機械的な原理を理解しておこう。衝撃波がよくわからない場合は，物理の波動に戻って勉強しよう。

2 輸液ポンプ

Check point

☑ 輸液ポンプ　⇒　機械的運動による薬液投与

輸液ポンプの特徴

- デジタル表記で投与速度や総投与量を入力および確認ができるため，単位時間当たりの正確な輸液量を確保することができるのが特徴である。
- 送液には機械的な力を利用するため，各ポンプの原理を把握しつつ定期的な保守点検に臨んで安全性を維持することが重要である。
- 集中治療室や手術室だけでなく，一般病棟や外来など多方面で使用される。

輸液ポンプの分類

- 輸液ポンプは，投与すべき薬液を時間と量で正確に患者へ投与するための機器であるため，いかなる状況でも安定した機能を保持する必要がある。
- 輸液ポンプは，機械的な駆動原理がさまざまで，各原理を把握していないと思わぬトラブルを招く原因となるため注意が必要である。
- 送液方式には，大きく分類すると機械式と自然滴下式そして予圧注入式に分類できる。
- 図4に駆動原理の異なる輸液ポンプの一覧を示す。以下に細目ごとの特徴を説明する。

図4　駆動原理の異なる輸液ポンプ

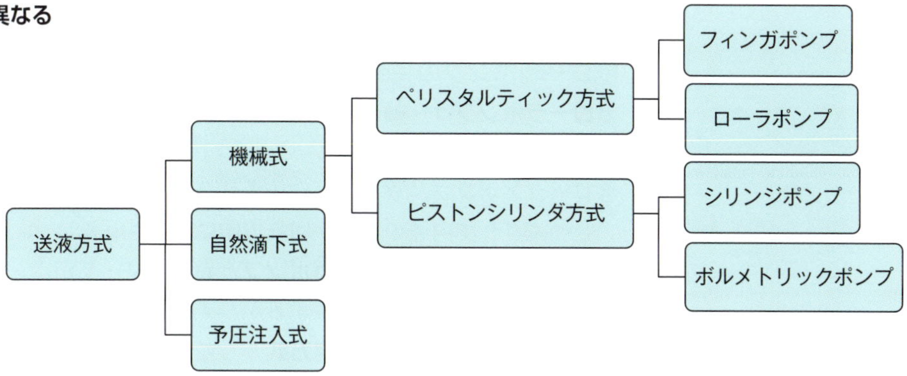

■フィンガポンプの特徴

- **フィンガポンプ**の駆動部分は，輸液ポンプのドアを開けないと確認できないため，使用中はポンプが動作していることを目視により確認できない。
- 駆動源であるポンプは，個々の部品が別々に動作するように独立して上下に整列している（図5）。
- このポンプの動作は，人の指（フィンガ）が別々に動作することに類似している。
- ポンプが連続的に前後に動作するとポンプとドアに挟まれたチューブは，上部から順に押しつぶされることで薬液が患者へ送液される。このポンプの動きを蠕動運動（**ペリスタルティック**）という。

図5　フィンガポンプの構造

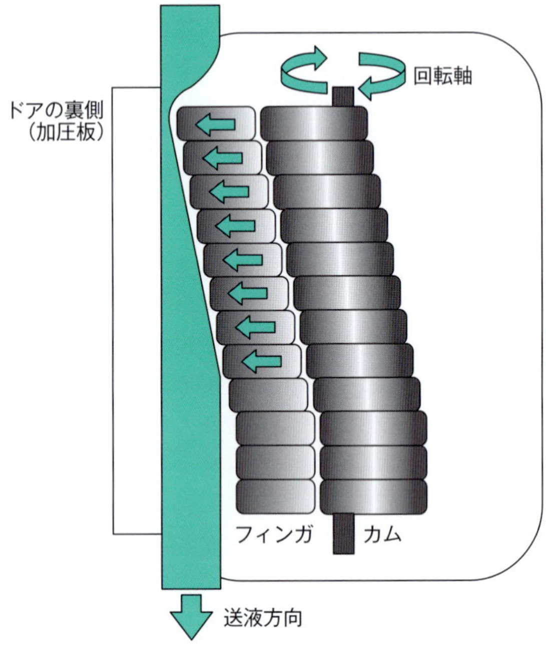

■ローラポンプの特徴

- **ローラポンプ**は，軸の中心部分が回転することによりアーム先端のローラを回転運動させる（図6）。
- ローラとポンプハウジングに挟まれたチューブは，ローラの回転と共に押しつぶされて内腔の液体が回転方向に移送される。
- **ローラポンプ**は，**フィンガポンプ**と異なりローラがポンプチューブをしごくように移動しながら送液するが，チューブが波打つように送液されることから**ペリスタルティック方式**として分類される。

図6　ローラポンプの構造

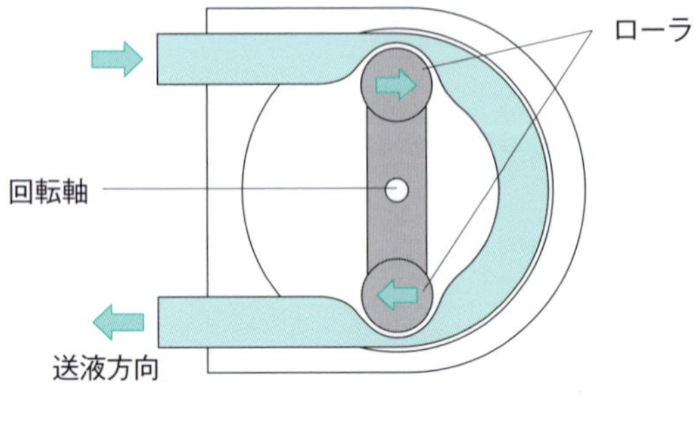

シリンジポンプの特徴

- **シリンジポンプ**は，シリンジ内の薬液を最も低流量かつ高い精度で投与する必要がある場合に用いられる（図7）。
- 送液原理は，医療スタッフが手動でシリンジを用いて患者へ薬液を投与するように押し子部分が押されることで送液される。押し子は**シリンジポンプ**のスライダとよばれる部分に押されることで薬液が送液される。
- スライダはポンプ内部の溝が切ってある回転棒の上を一方向にスライドして動作するため脈流が発生しにくく，最も精度の高い投与が可能である。

図7　シリンジポンプの構造

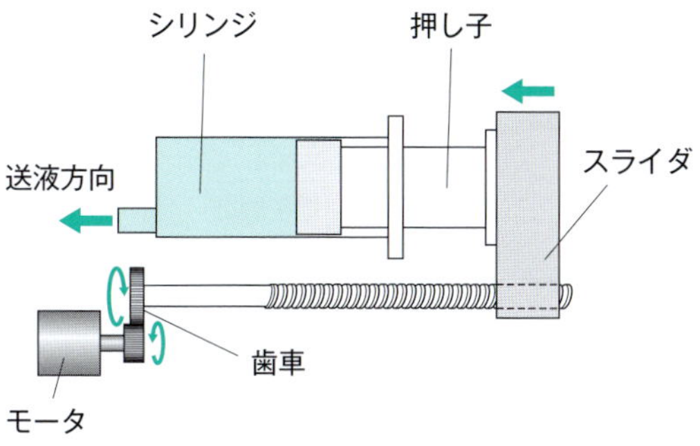

ボルメトリックポンプの特徴

- **ボルメトリックポンプ**は，ピストンの往復運動を利用して一定容量のシリンダ内に薬液を正確に取り込み患者に投与を行う（図8）。
- 薬液は一方向弁によりシリンダへの流入と流出が一方通行となるように構成されている。
- 薬液が流れる経路が最も複雑であるのが特徴である。

図8　ボルメトリックポンプの構造

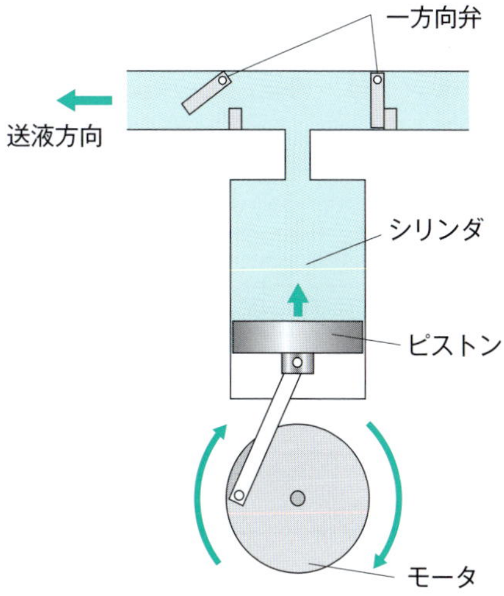

5
治療機器学

自然滴下式ポンプの特徴

- 自然滴下式のポンプは，点滴筒を本体に設置して滴下を内蔵センサで感知しその直下に位置するクランパの開閉で設定流量を維持するように調節する（図9）。
- 滴下数の速さに基づいてクランパが自動的に調整される。
- 電池による稼働で病院やクリニックだけでなく在宅利用も可能である。

図9　自然滴下式ポンプの構造

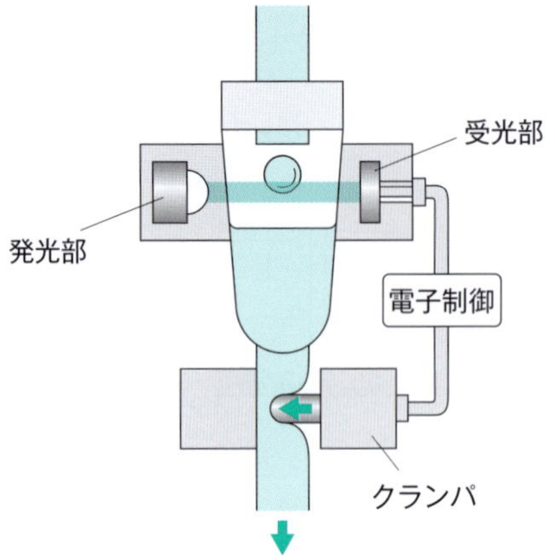

予圧注入式ポンプの特徴

- 薬液に常時陽圧がかかるような機構を有したものが**予圧注入式ポンプ**である（図10）。
- 薬液投与時には，制御弁の開閉によって陽圧が加わっている薬液がチューブを通って生体内に投与される。
- 陽圧を加える方法は，バルーンの収縮力を利用したバルーン式とバネの伸縮力を利用したバネ式があり，衣服などに装着して使用する。
- 投与のタイミングは，持続注入の他に装着者のタイミングで投与可能な断続注入がある。

図10　予圧注入式ポンプの構造

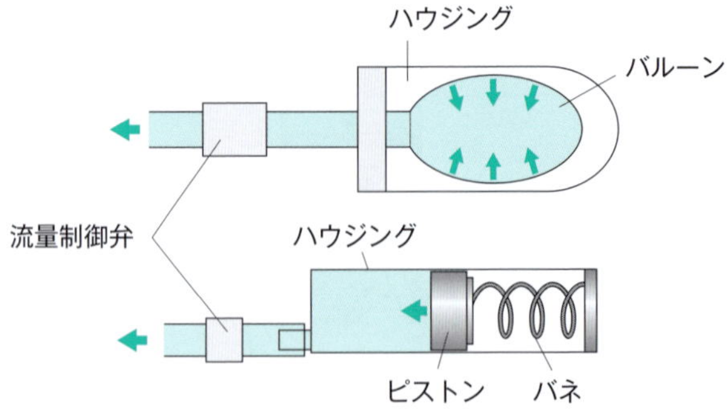

投与制御方法の違い

- 流量を制御する方法には，流量制御型と滴数制御型の2種類がある。
- 流量制御型は，輸液セットのチューブ径や弾力性によって流量が変化するため専用の輸液セットが必要となる。
- 滴数制御型は，点滴筒に滴下センサを取り付け，滴下数を感知しポンプ速度にフィードバック制御が働く（図11）。
- 輸液セットは専用である必要はないが，滴下センサの取り付け方に注意が必要である。
- 流量の精度は，流量制御型のほうが高い。粘性の高い薬剤を投与する場合は，滴数制御型を用いると誤差の要因となる。

図11　滴下センサ

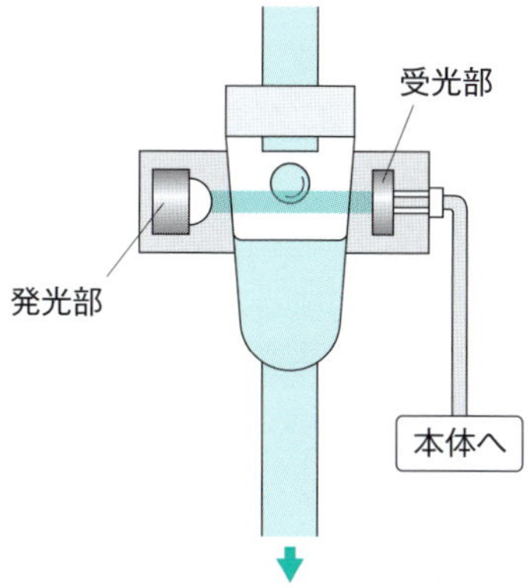

輸液ポンプの警報

- 輸液ポンプは用途や構造的違いから警報の有無が異なることに注意する。
- 表2にフィンガ型とシリンジ型ポンプを例に警報の一覧を示す。
- 流量の異常で特に注意すべき現象として，フィンガ型ではフリーフロー*2，シリンジ型ではサイフォニング現象*3が挙げられる。

表2　フィンガ型とシリンジ型ポンプの警報

警報種類	検出要因	ポンプ種類
気泡混入	チューブ内に気泡が混入した	フィンガ型
空液	投与薬剤が空になった	フィンガ型（滴下センサ）
流量異常	設定異常やフリーフロー	フィンガ型
閉塞	輸液ラインの閉塞	フィンガ型，シリンジ型
バッテリー	電圧の低下	フィンガ型，シリンジ型
ドア	ドアが開いている	フィンガ型
残量	投与薬剤の残量が減少した	シリンジ型
押し子	押し子がスライダからはずれた	シリンジ型
自己診断	電源ON時に異常がある	フィンガ型，シリンジ型

用語アラカルト

＊2　フリーフロー
輸液セットのチューブはポンプ駆動部分と開閉扉で挟まれているため，落差で輸液が流れないようになっている。輸液セットのチューブが適切な位置にセットされていなかったり，不用意に開閉扉を開けてしまうことにより，落差で輸液が生体内に多量に流れることがある。この現象をフリーフローという。意図しない急速投与となるため，十分に注意が必要である。

＊3　サイフォニング現象
シリンジの押し子（プランジャー）部分がシリンジポンプ本体のスライダからはずれた状態で，患者よりシリンジの位置が高い場合，落差圧が発生することにより急速に生体内に投与されてしまう。これをサイフォニング現象という。また，針が刺さった状態で点滴ラインが途中ではずれ，断端（接続側）が体より下位に位置すると急速に失血する。前者とは逆の流れであるが同様の現象である。失血によるショック状態に陥る可能性があるため十分に注意する。

輸液ポンプの保守点検

- 輸液ポンプは単位時間当たりの投与量が正確でなくてはならない。
- 流量の定期的な精度管理は，安全使用のために欠かすことができない。
- 表3に輸液ポンプの精度を示す。また，アラームが異常時に発生するかどうかの点検は，異常事態を正確かつ迅速に知らせるために重要である。

表3　輸液ポンプの精度

	ペリスタルティック方式	ピストンシリンダ方式 シリンジポンプ
精度	±10％	±3％

- 輸液ポンプは表3のような精度を有しているが，常時一定した流量精度で動作しているわけではない。
- 輸液ポンプの正確度を表すグラフにスタートアップカーブ[*4]（図12）とトランペットカーブ[*5]（図13）がある。これらは，輸液開始から流量が安定するまでの時間経過を示したグラフで輸液ポンプの流量精度を表す指標としてグラフで示される。
- これらの曲線は投与速度によってもばらつきを認めるため，各ポンプの精度を理解したうえで使用する必要がある。

> **用語アラカルト**
>
> **＊4　スタートアップカーブ**
> 輸液開始直後から120分間に送られた溶液の質量を30秒間隔で測定する。流量変化を調べることでポンプスタート開始から流量の安定の程度を把握できる。
>
> **＊5　トランペットカーブ**
> 輸液開始60分後から120分までの60分間の溶液の質量を30秒間隔で測定する。流量が安定後の全体誤差百分率の状態を把握できる。

図12　スタートアップカーブ

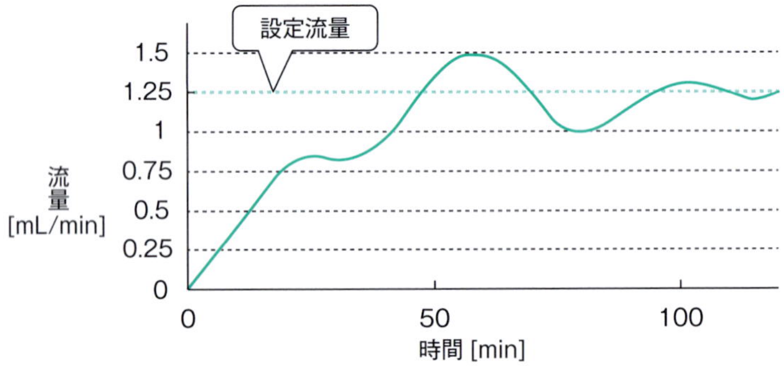

図13　トランペットカーブ

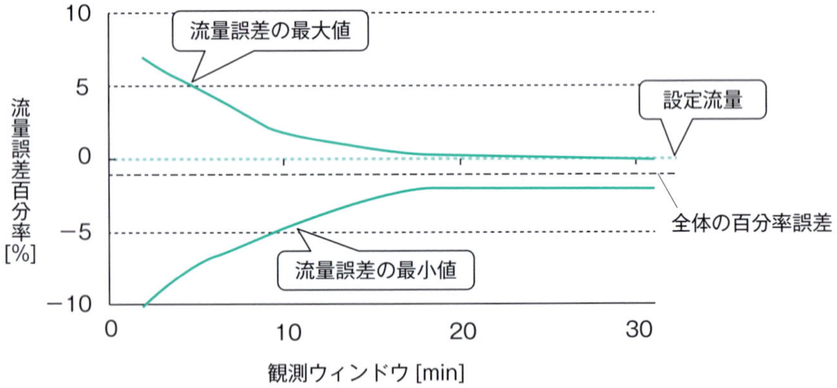

One point Advice

- 輸液ポンプは，在宅から集中治療室まであらゆる場所で多目的に使用されるため，患者に合わせた使用の選択が必須となる。起こりうるトラブルをしっかりと把握しよう。

3 心血管インターベンション装置

Check point

☑ 心血管インターベンション装置　⇒　物理的血管拡張による治療

用語アラカルト

＊6　インターベンション
血管や消化管内などの管腔の狭窄治療を行うことをいい，X線や造影剤投与による手技をはじめ，機械的，薬物的，熱的な技術などが含まれており，さまざまな分野に用いられる。

心血管インターベンション

- 狭心症や心筋梗塞などの虚血性の冠動脈疾患を疑い経皮的冠動脈インターベンション（percutaneous coronary intervention：PCI）が必要な場合は，程度の評価をするため事前に末梢動脈から挿入するカテーテルを用いて冠動脈造影（coronary angiography：CAG）検査を実施する。狭窄部位の評価をしながらPCIを並行していく。
- これまで狭窄部位などの治療は外科的手術に頼っていたが，医療技術の進歩によりカテーテルによる低侵襲性の治療が脚光を浴びるようになってきた。
- 特に冠動脈の閉塞病変に対して適用されるインターベンション＊6のことをPCIという。
- 各種PCIの分類を図14に示す。

図14　PCIの分類

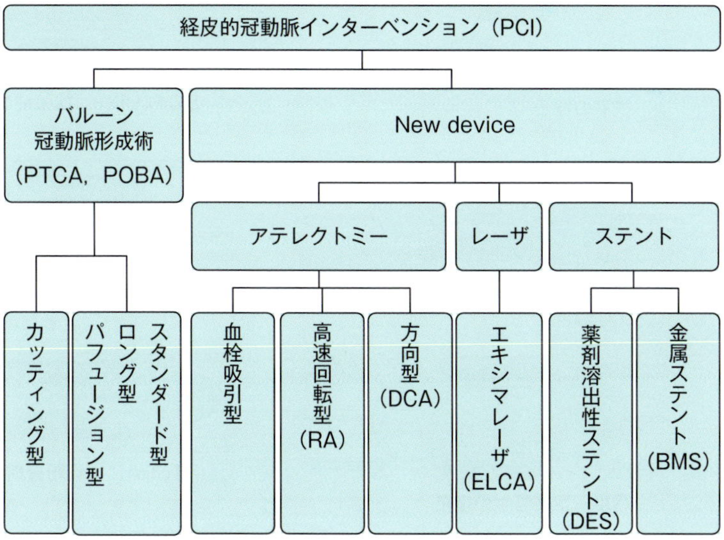

用語アラカルト

＊7　New device
粥腫を切除あるいは粉砕する方法としてアテレクトミー法やレーザ法が用いられ，冠動脈を支持する方法としてステント留置法が用いられる。

＊8　アテレクトミー
- 方向型アテレクトミー：狭窄部をバルーンにより拡張しつつバルーンの反対側に入り込んだ粥腫を切除して切除物を回収する。
- 高速回転型アテレクトミー：狭窄部を先端のロータブレーダが高速回転することで，石灰化部分を細かく粉砕。
- 血栓吸引型アテレクトミー：血栓性病変などの軟部血栓を吸引。

●PCIは時代的背景や新しいデバイスの開発によりさまざまな名称が使用されており，経皮的冠動脈形成術（percutaneous transluminal coronary angioplasty：PTCA）として，生理食塩水で希釈した造影剤をバルーンに注入することにより狭窄部を拡張する手技が広く普及した。

●ところがPTCAのみでは，拡張部位の再狭窄の問題点が指摘されたため，新たな治療法としてNew device＊7とよばれる治療法が確立された。

●New deviceに対し，PTCAは従来の治療としてバルーンによる形成術を行うがPOBA（plain old balloon angioplasty）とよばれることもある。

●PTCAのバルーンの種類はさまざまで，単純にバルーンで拡張するスタンダード型やバルーンの周囲に数枚の刃が装着されているカッティング型などがある。バルーンの拡張の様子を図15に示す。

●一方で，アテレクトミー＊8は，方向型アテレクトミー（directional coronary atherectomy：DCA）や高速回転型アテレクトミー（rotational atherectomy：PTCRA）（図16）のほか，血栓吸引型アテレクトミーに分類される。

●異なる方法で粥腫を除去するデバイスとしてレーザがある。

●レーザは，粥腫を蒸散させる作用があり，エキシマレーザ（excimer laser coronary angioplasty：ELCA）は安全性が確認されているレーザとして冠動脈の形成術に利用されている。

図15　バルーン拡張の様子

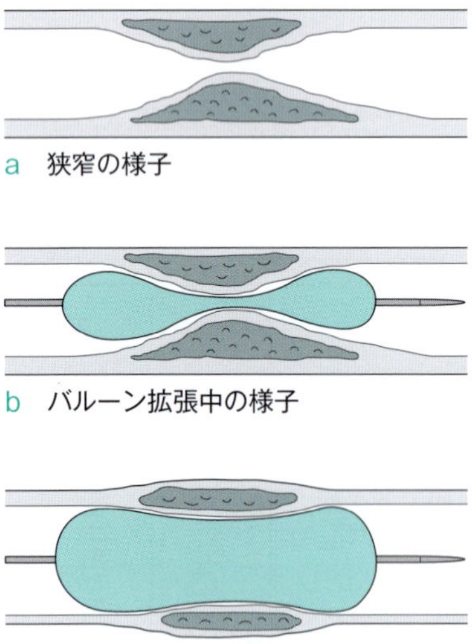

a　狭窄の様子
b　バルーン拡張中の様子
c　バルーン拡張中の様子

図16　アテレクトミーの狭窄部位の除去方法の違い

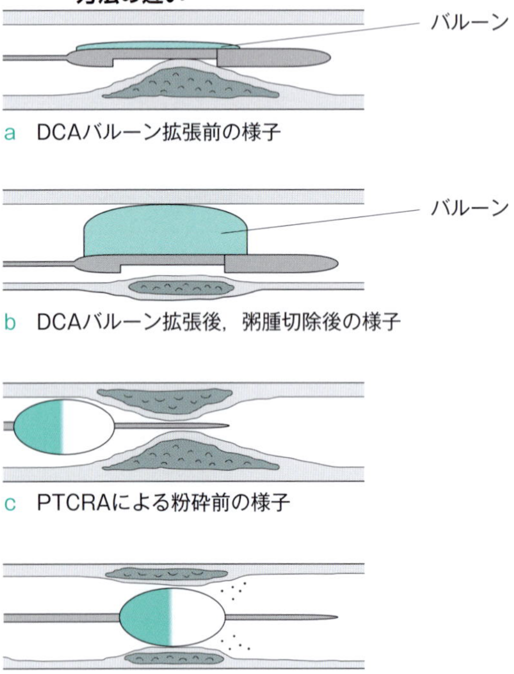

a　DCAバルーン拡張前の様子
b　DCAバルーン拡張後，粥腫切除後の様子
c　PTCRAによる粉砕前の様子
d　PTCRAによる粉砕後の様子

図17　ステント留置の様子

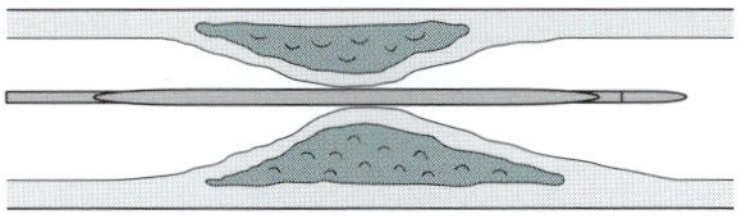

a　バルーンおよびステント拡張前の様子

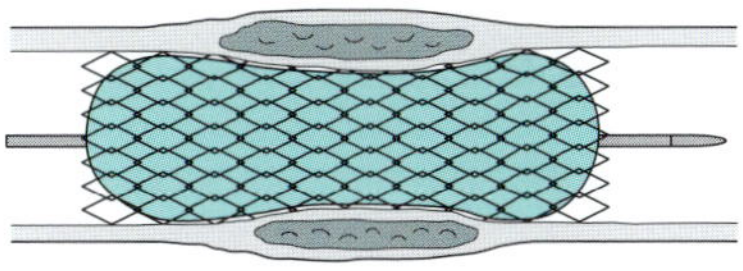

b　バルーンおよびステント拡張後の様子

- バルーンによって狭窄部位を拡張しただけの治療では，再狭窄が認められる可能性がある。それを物理的に狭窄しないように支持するのが耐腐食性の高いステンレス製のステントである。
- ステントは，バルーンによって拡張する場合と自己伸展性の動力で拡張するものに分類される。
- さらに，ステントを留置しても再狭窄することを防止するための免疫抑制剤のほか，抗がん剤などを塗布した薬剤溶出性ステント（drug eluting stent：DES）が利用されることもある。図17にステント留置の様子を示す。

その他の血管のインターベンション

- インターベンションは心血管以外にも適応可能で，腸骨動脈，頸動脈，大腿動脈，末梢動脈血管など多くの適応が可能である。
- これらを総称して経皮的動脈形成術（percutaneous transluminal angioplasty：PTA）とよび，狭窄部の拡張の原理は基本的にPCIと同様である。

経皮的血管塞栓術

- 脳動脈瘤に対する治療として，外科的な治療は開頭手術となるため侵襲が大きい。最近は，X線透視化で瘤を破裂させないように閉塞させる治療として，ガイドワイヤを用いて瘤内に金属コイルやナイロンの糸を留置させる治療が普及している。

カテーテルアブレーション

- アブレーションとは，頻脈性不整脈に対して行う治療として効果を上げている治療である。
- 特にWPW症候群，心房粗動，心房細動，心室頻拍などが主な適応となる。
- 原理は経カテーテル的に心臓の不要な刺激部位を焼灼し不可逆的な変化をもたらす治療である。
- CTやMRIの3次元イメージと統合することで安全で確実な操作が可能となっている。

4 吸引器

Check point

☑ 吸引器　⇒　陰圧による分泌物などの除去

吸引器

- 吸引器は一般家庭から手術室や集中治療室で用いられるものまでさまざまな機種が存在する。
- 高い圧力かつ一時的な吸引は，口腔や気管内の唾液や痰などの除去に用いられる。
- 弱い圧力かつ持続的な吸引は，胸腔や腹腔に貯留した血液や膿瘍などの除去に用いられる。
- 吸引器の駆動源は，電源と医療用配管そして足踏みタイプが存在する。
- 電源タイプは，医療用配管がなくともモーターで陰圧を発生させることができる。逆に医療用配管は，電源がなくとも陰圧を発生させることができる。足踏みタイプは電源も配管も必要ないため，移動時や災害時に役に立つデバイスである。
- 胸腔内の胸水や血液を持続的に吸引する際に，一定の陰圧をかけることができるのが図18に示すボトルシステムである。
- ボトルシステムは胸腔ドレーン*9として一般的に利用され，持続吸引圧は吸引器の圧力によって調整されないのが特徴である。
- 調整は，吸引圧調整ボトル内にある吸気管の水柱の深さによって変わる。水柱以上の陰圧を加えると，吸気管から空気が取り込まれるため水柱の圧力で持続的に陰圧が発生することができる。

用語アラカルト

＊9　胸腔ドレーン
胸腔ドレーンは，胸腔から血液や膿瘍などを排泄する目的で設置される。また，胸腔内圧を陰圧に保つことで肺を拡張しやすくする。

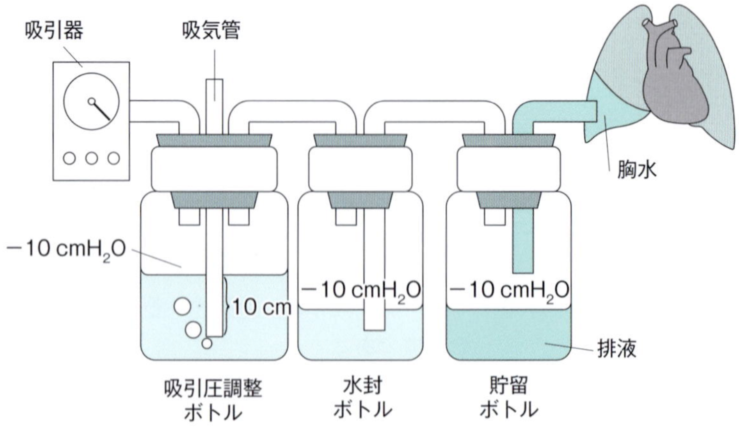

図18　3ボトルシステム（低圧持続吸引法）

One point Advice

- 使用用途に応じて，吸引器の駆動源，種類，吸引原理が異なる。それぞれの特徴を確認しておくこと。

6

情報処理工学

1 コンピュータの基本構成

Check point

- ☑ コンピュータの５大機能 ⇒ 入力，制御，演算，記憶，出力
- ☑ PCの基本構成 ⇒ メインボート，入力装置，出力装置，外部記憶装置
- ☑ メインボード ⇒ CPU，メモリ(RAM)，チップセット
- ☑ 外部記憶装置 ⇒ HDD，SSD，光学ドライブなど

補足

MIPS

●mega instructions per second の略で，1秒間に何百万回命令を実行できるかを表す。CPUの演算能力の指標になる。

コンピュータの５大機能

●コンピュータの基本的な機能は①入力，②制御，③演算，④記憶，⑤出力の5つに大きく分けられる。初期の大型コンピュータはそれぞれに該当する個別の装置から構成されていた。

現代のPCの構造

●制御，演算は，メインボード(マザーボード)とよばれる電子基板の上に実装された**CPU**と**チップセット**が担当する。

●記憶は，プログラム実行中の情報を電源オンの間，一時的に保存する**メインメモリ**とよばれる**半導体メモリ**と，プログラムやデータをファイルとして持続的に保存する**外部記憶装置**(**補助記憶装置**)が分担する。

●そのほかに，**入力装置**(キーボートやマウス)，**出力装置**(モニタやプリンタ)を備え，さらにネットワークと接続する機能を有している。

図1　コンピュータの基本構成の概念図

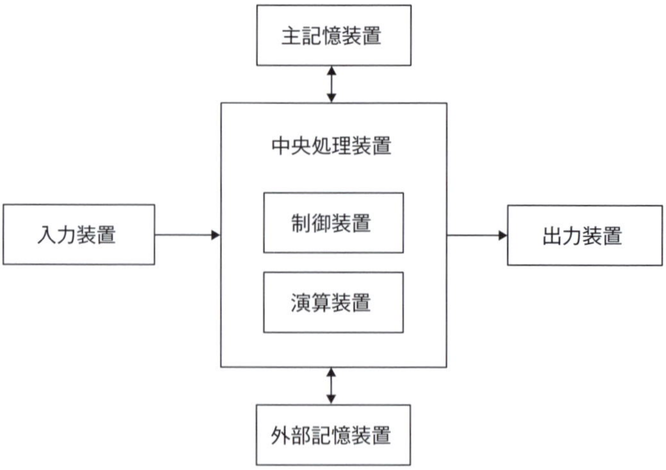

図2　現代のＰＣの基本構成

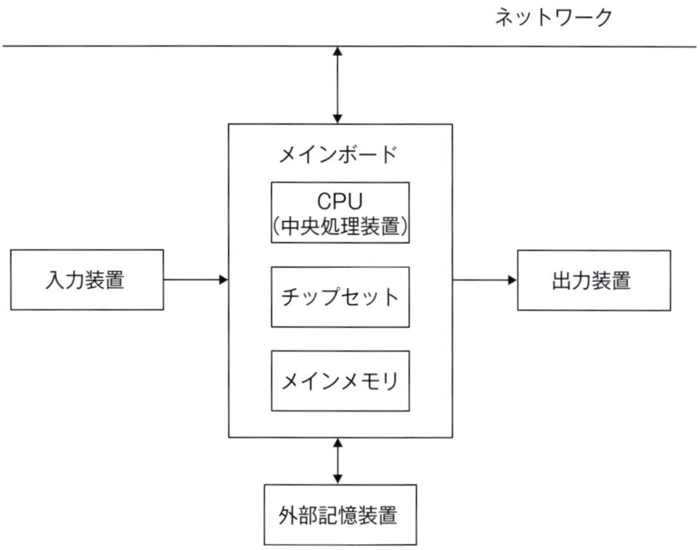

補足

フラッシュメモリ

●半導体メモリを外部記憶装置として利用できるようにしたのが，フラッシュメモリとSSDである。前者はデジタルカメラやスマートフォンの記憶装置として，後者はHDDの代わりに利用されている。

外部記憶装置

●**HDD**（hard disk drive）：安価で大容量。

●**SSD**（solid state drive）：半導体メモリを用いており高速。

●**光学ドライブ**：CD，DVD，BDなどがあり，いずれも半導体レーザで読み書きする。

RAMとROM

●半導体メモリは，電源が消えると記憶内容も消えてしまう**RAM**（random access memory）と，電源が消えても記憶内容は消えない**ROM**（read only memory）に大きく分けられる。メインメモリにはRAMが用いられる。

表1　光学ドライブの種類と容量

読み書きのタイプ		読み出し専用	追記可能	書き換え可能	標準的な容量（12 cm片面単層の場合）
記録の原理		物理的な凹凸	有機色素の化学変化（不可逆）	特殊な合金の相変化（可逆）	
ディスクタイプ	CD	CD-ROM	CD-R	CD-RW	約700 Mバイト
	DVD	DVD-ROM	DVD-R DVD+R	DVD-RW DVD+RW DVD-RAM	約4.7 Gバイト
	BD	BD-ROM	BD-R	BD-RE	約25 Gバイト

（日本臨床工学技士教育施設協議会 監：臨床工学講座 医用情報処理工学，p.64，医歯薬出版，2010.より引用）

One point Advice

●コンピュータの５大機能のうち，制御と演算はCPUが担当する。
●稼働中の一時的な記憶はメインメモリが，持続的な記憶は外部記憶装置が担当する。
●外部記憶装置には，ハードディスク装置(HDD)，半導体メモリ(SSD，USBメモリ)，光学ドライブなどがある。

2 デジタルデータの表し方

Check point

- ☑ アナログ ⇒ 連続量のこと
- ☑ デジタル ⇒ 整数のように，飛び飛びの値しか取らない離散量のこと
- ☑ 2進数 ⇒ デジタルコンピュータのなかでは，すべての情報を2進数で表す
- ☑ ビット(bit) ⇒ 2進数1桁のこと。表せる数は0か1の2つ
- ☑ バイト(byte) ⇒ 2進数8桁のこと。10進数の0〜255を表せる

2進数

- 10進数の123は$1\times10^2+2\times10+3\times1$のこと。
- 2進数の1111は$1\times2^3+1\times2^2+1\times2+1\times1(=15)$のこと。
- 2進数の数字は「0」と「1」の2つだけ。
- 現在のデジタルコンピュータはすべての情報を2進数で表現する。

2進数と16進数

- 16進数の123は$1\times16^2+2\times16+3\times1(=291)$のこと。
- 16進数を表記する際は，10進数の10や11は1つの数字で表せないので，アルファベットのA〜Fを10〜15を表す数字として使う。
- 2進数4桁（0000〜1111）で10進数の0〜15を表せる。つまり，2進数の4桁をまとめると16進数になる。そのため，16進数は2進数を人間が読むために利用される（2進数のままでは桁が多く，どれくらいの大きさの数か人間にはわかりにくいため）。

ビットとバイト

- 2進数1桁のことを**ビット**とよぶ。表せる数は0か1の2つ。
- 2進数8桁のことを**バイト**とよぶ。10進数の0〜255を表すことができる。16進数を使うと2桁で表せる。例えば10001111という1バイトの2進数は，16進数で8Fと表せる（1000は16進数では8，1111はFであるため）。

数値の表し方

- デジタルコンピュータでは，数値は整数と実数に分けて扱われる。実数は，「$\pm a\times2^b$」という形式で表され**浮動小数点**とよばれる（$0\leqq a<1$）。通常，整数は4バイトで−2147483648〜2147483647の範囲の数を，実数は8バイトで10^{-308}〜10^{308}の範囲の数を有効桁16桁で表すことができる。

表1　2進数，16進数，10進数の関係

2進数	16進数	10進数	2進数	16進数	10進数
0	0	0	1000	8	8
1	1	1	1001	9	9
10	2	2	1010	A	10
11	3	3	1011	B	11
100	4	4	1100	C	12
101	5	5	1101	D	13
110	6	6	1110	E	14
111	7	7	1111	F	15

文字の表し方

●デジタルコンピュータのなかでは2進数しか使えないため，文字は「ある文字⇔特定の2進数」という規則をあらかじめ決めて表現する。この規則のことを文字コードとよぶ。

●言語により文字数が大きく異なるため，文字の表現方法は複雑だが，日本語の場合，PCのなかではShift-JISという2バイトの文字コードが，電子メールなどではISO2022-JPという同じく2バイトのコードが使われることが多いが，Unicodeという規格が広く使われつつある。

画像の表し方

●画像は縦横等間隔の点（**ピクセル**または**ドット**とよぶ）の集まりとして表す。各点はカラーの場合，赤（red），緑（green），青（blue）の3色で表現することが多く，**RGBカラー**とよばれる。各色に1バイト（＝8ビット）を割り当てると全部で24ビットになるので，約1678万色を表すことができる。

補足

●画像の場合，1点に3バイトを使うと1枚の画像ファイルの大きさが膨大になるので，通常は「圧縮」を行う。

2進数⇔10進数の変換

●2進数を10進数に変換するには以下のように定義どおり計算すればよい。

1011（2進数）　$\Rightarrow 1\times2^3+0\times2^2+1\times2+1\times1$
$\Rightarrow 8+0+2+1$
$\Rightarrow 11$（10進数）

●逆に10進数を2進数に変換するには，以下のように考える。

- 仮に10進数が奇数であれば2進数の最後の桁は「1」である。また，偶数であれば2進数の最後の桁は「0」である。従って，10進数を2で割った余りを求めれば，2進数で表したときの最後の桁が0であるか1であるかがわかる。
- 次に2で割ったときの商について考える。

6 情報処理工学

元の10進数＝商×2＋余り

であるため，商をさらに2で割ったときの余りが，元の10進数を2進数で表したときの下から2桁目の値になる。同様に，商を2で割り余りを順に求めていくと，2進数で表したときの各桁を下から求めていくことができる。

- 以下に，10進数の11を2進数に変換する例を示す。

```
2) 11  ・・・ 1 ←― 余り
2)  5  ・・・ 1 ←― 余り
2)  2  ・・・ 0 ←― 余り
    1
```

最初の余り 1 は最下位の桁なので，答えは余りを逆順に並べて「1011」となる。

One point Advice

●2進数，16進数，10進数の相互変換はデータ量の計算の問題で必要になるので，よく練習しておこう。

3 論理演算と論理回路

Check point

- 論理演算 ⇒ 0（false）か1（true）の2値しか取らない変数の演算
- 論理演算子 ⇒ 基本はAND，OR，NOTの3演算
  それに加え，NAND, NOR, XOR の3演算が重要
- 論理回路 ⇒ 論理式を回路の模式図で表したもの
- 出力の計算 ⇒ 異なる解法が3つある（問題に合わせて簡単なほうを使う）。①論理式の変形，②真理値表を作る，③ベン図で考える
- 論理式の変形 ⇒ 以下の計算法則を利用する。①交換法則，結合法則，分配法則，②二重否定，同一法則，吸収法則，③ド・モルガンの定理

基本論理演算子

- **AND，OR，NOT**の3演算が基本。
- ANDは「$X \cap Y$」または「$X \cdot Y$」と表し，XとYがともに1のときだけ1になる。
- ORは「$X \cup Y$」または「$X+Y$」と表し，XとYのどちらかが1であれば1になる。
- NOTは「$\neg X$」または「$\overline{X}$」のように表し，Xが0なら値は1，逆にXが1なら値は0になる。

補足

- 論理回路の記号はMIL記号という。回路の設計の手段としてはすでに廃止されたが，論理式やアルゴリズムを考えるときに便利なので今でも利用されている。

よく使われる3つの論理演算子

- NANDはANDの否定で，XとYがともに1のときだけ0になる。
- NORはORの否定で，XとYがともに0のときだけ1になる。
- XORは排他的論理和とよばれ，XとYのどちらかが1でもう片方が0のときだけ1になる（ExORとも表記する）。

図1　重要な6個の論理演算子

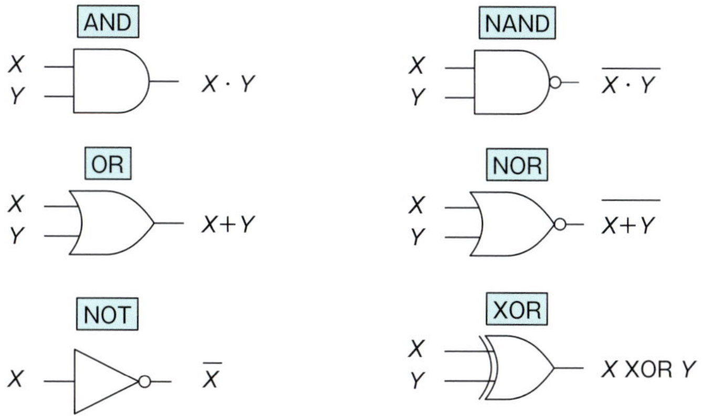

補足

二重否定，同一法則，吸収法則

- 二重否定　$\overline{\overline{X}}=X$
- 同一法則　$X+X=X$, $X \cdot X=X$
- 吸収法則　$X+(X \cdot Y)=X$, $X \cdot (X+Y)=X$

交換法則，結合法則，分配法則

- 交換法則　$X+Y=Y+X$　$X \cdot Y=Y \cdot X$
- 結合法則　$X+(Y+Z)=(X+Y)+Z$　$X \cdot (Y \cdot Z)=(X \cdot Y) \cdot Z$
- 分配法則　$X \cdot (Y+Z)=X \cdot Y+X \cdot Z$　$X+(Y \cdot Z)=(X+Y) \cdot (X+Z)$

ド・モルガンの定理

●以下の2つの関係は，論理式の変形の際にとても有用である。

$$\overline{X+Y}=\overline{X} \cdot \overline{Y}$$
$$\overline{X \cdot Y}=\overline{X}+\overline{Y}$$

真理値表

●例えば入力がXとYの2つの場合，それぞれの値は0か1なので，入力のパターンは全部で4通りになる。その4通りのそれぞれについて，出力がどうなるかを計算すれば，論理式の値や論理回路の出力結果をすべて網羅することができる。この結果を表にしたものを**真理値表**とよぶ。

表1　代表的な演算子の真理値表

入力		出力				
		AND	OR	NAND	NOR	XOR
X	Y	$X \cdot Y$	$X+Y$	$\overline{X \cdot Y}$	$\overline{X+Y}$	
0	0	0	0	1	1	0
0	1	0	1	1	0	1
1	0	0	1	1	0	1
1	1	1	1	0	0	0

ベン図

●論理演算の問題は，論理式を満たすものの集合で考えるとわかりやすくなる。例えば，X=「男子学生」，Y=「自転車通学生」とすると，

$X \cdot Y$=「男子でかつ自転車通学をしている学生」

となる。これを図で表したものが**ベン図**である。ベン図では，論理和と論理積を**図2**の青色部分で表すことができる。さらに，例えば$(X+Y) \cdot Z$であれば，

$(X+Y) \cdot Z \Leftrightarrow$「$X$である人，または$Y$である人」でかつ「$Z$である人」

と考えることができる。これを図示すると**図2d**のようになる。また，

$X \cdot Z+Y \cdot Z \Leftrightarrow$「$X$かつ$Z$である人」または「$Y$かつ$Z$である人」

と考えて図示すると，先ほどと同じで**図2d**となるので，2つの論理式が等しいことが確認できる。

●このように，ベン図を使うとある論理式が別の論理式と等しいかどうかなどを視覚的な手段で判定することができる。

図2　ベン図

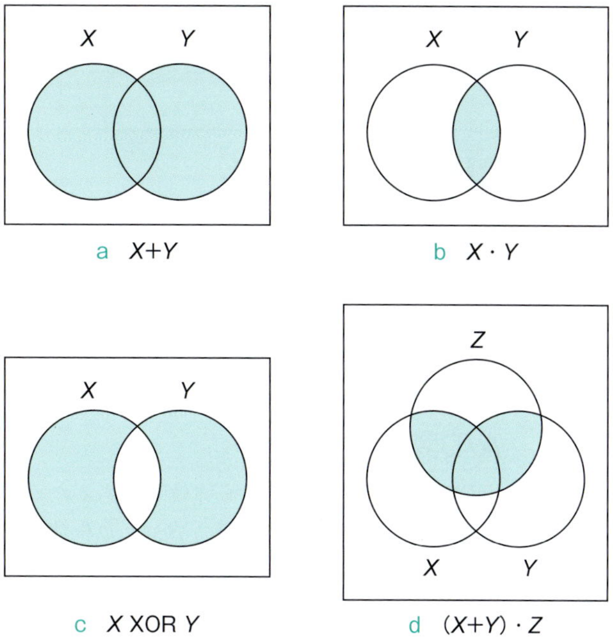

One point Advice

●論理演算の問題の代表的な解法は①論理式の変形，②真理値表を作る，③ベン図で考える，の3通りである。毎年のように出題されているので，十分に練習しておこう。
●排他的論理和（*X XOR Y*）は，表1の真理値表と図2cのベン図の両方で定義をおさえておこう。

4 アナログ信号のデジタル化

Check point

- ☑ A/D変換 ⇒ 標本化(サンプリング)と量子化
- ☑ 標本化 ⇒ 標本化周波数
- ☑ 量子化 ⇒ 量子化ビット数

A/D変換

- 生体信号は時間も大きさも連続量であるため，コンピュータで処理するためには信号を計測する時間のデジタル化(**標本化**)と信号の大きさのデジタル化(**量子化**)を行わなければならない。これをアナログ・デジタル変換，略してA/D変換とよんでいる。

標本化(サンプリング)

- デジタルコンピュータは連続計測ができないため，一定の短い時間間隔ごとに信号を測定する。これを標本化(サンプリング)という。
- サンプリングの周波数は，信号に含まれる最大周波数の2倍以上でなくてはならない。例えば，心電図に含まれる最大周波数が125 Hzであれば，サンプリング周波数は250 Hz以上でなくてはならない。これを**サンプリング定理**(シャノンの標本化定理)という。

補足

- サンプリング間隔はサンプリング周波数の逆数になる。例えば，サンプリング周波数が200 Hzなら，サンプリング間隔は1/200 sec＝1000/200 msec＝5 msecになる。
- サンプリング周波数が信号の最大周波数の2倍未満だと，**折り返し雑音**(エアリアス)とよばれる本来なかった偽の信号が現れることがある。

量子化

●生体信号の大きさ，例えば心電図の電圧は連続量であるため，コンピュータで処理をするにはデジタル量に変換する必要がある。これを量子化とよぶ。

●1つのデータを表すのに使うビット数を**量子化ビット数**とよぶ。例えば，大きさが0～1 Vの信号を10ビットで表すと，$2^{10} = 1024$なので1/1024 V = 1000/1024 mV ≒ 1 mVの精度で信号を表すことができる。

図1　生体信号の標本化と量子化

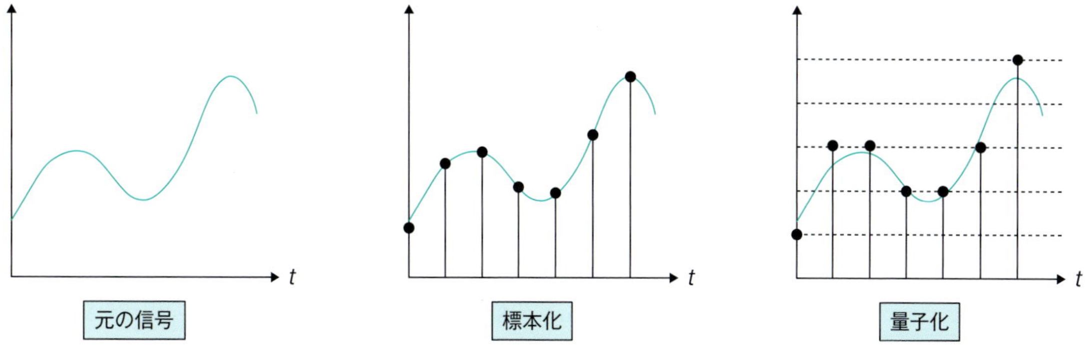

ナイキスト周波数

●ある周波数でサンプリングしたとき，再現可能な信号の最大周波数はサンプリング周波数の半分である。これを**ナイキスト周波数**とよんでいる。

●例えば，100 Hzでサンプリングしたとき，50 Hzの信号までなら再現できる。この場合，サンプリング周波数は100 Hz，ナイキスト周波数は50 Hzということになる。

One point Advice

●例えば，信号に含まれる最大周波数が100 Hzのとき，サンプリング周波数は最低でもその2倍の200 Hz以上でなくてはいけない。

●2の8乗（2^8＝256）と2の10乗（2^{10}＝1,024）は，量子化ビット数の計算だけでなく，データ量や転送速度の計算でもよく出てくるので暗記しておこう。

5 信号の変調方式

Check point

- AM ⇒ 振幅変調(amplitude modulation)
- FM ⇒ 周波数変調(frequency modulation)
- PM ⇒ 位相変調(phase modulation)
- PAM ⇒ パルス振幅変調(pulse amplitude modulation)
- PCM ⇒ パルス符号変調(pulse code modulation)
- PWM ⇒ パルス幅変調(pulse width modulation)

変調

●データを遠方へ伝送する際は，データの特性や通信路の物理的な性質に応じて，データを適切な形式の信号に変換する必要がある。この操作を**変調**とよび，大きくアナログ信号の変調とデジタル信号の変調に分けることができる。

搬送波

●データを伝送する際の基本波形で，サイン波やパルス波が代表的な波形である。

●伝えたい波形より高い周波数の波(搬送波)を用い，搬送波を変形させることで(変調)，データを伝える。

AMとFM

●アナログデータを電波で伝送する際の変調方法。

●**AM**は amplitude modulation(振幅変調)の略で，搬送波の振幅を変化させることでデータを伝える。

●**FM**は frequency modulation(周波数変調)の略で，搬送波の周波数を変化させることでデータを伝える。

●**PM**は phase modulation(位相変調)の略で，搬送波の位相を変化させることでデータを伝える。

PCM(パルス符号変調)

●pulse code modulationの略。音声，心電図，脳波などの生体信号は，通常時間的にも信号自体も連続である。これらの処理をコンピュータで行うには，データを記録する時刻のデジタル化(標本化)と信号の大きさのデジタル化(量子化)が必要である。この操作をA/D変換とよび，得られた結果をパルスの列で表わす変調方式を**PCM**とよんでいる。

補足

●本文に記載したもののほかに，
- パルス幅変調(PWM)
- パルス位置変調(PPM)
- パルス密度変調(PDM)

などが，目的に応じて使い分けられている。

PAM（パルス振幅変調）

●pulse amplitude modulationの略。元の波形の大きさを，パルスの振幅でそのままなぞる。AM（振幅変調）は，搬送波の振幅で元の信号をなぞったが，そのパルス波版と考えるとよい。

図1 振幅変調と周波数変調

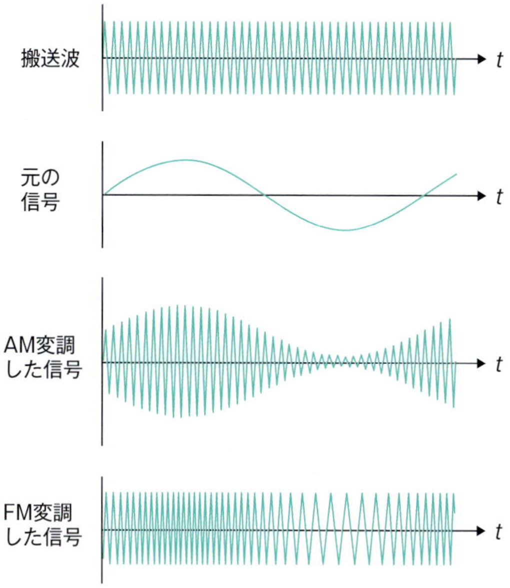

One point Advice

●元の信号がアナログ信号の場合は，アナログ波で表わすのか（AMやFM），それともパルス波で表すのか（PCMやPAM）をまず区別しよう。

6 画像・音声・動画のファイル形式

Check point

- ☑ 静止画像 ⇒ BMP（圧縮なし），JPEG（主に写真向き），GIF（イラスト向き），PNG（汎用）
- ☑ 音声 ⇒ WAV，MP3，AAC
- ☑ 動画 ⇒ MPEG，MOV，AVI
- ☑ 圧縮 ⇒ データを変換しファイルサイズを小さくすること

画像の表し方

●画像は縦横等間隔の点の集まりとして表す。この点のことを**ピクセル**または**ドット**とよんでいる。画像の大きさは，縦横のピクセル数で表し，これを解像度とよぶ。

●各点はカラーの場合，赤（red），緑（green），青（blue）の3色で表現することが多い（RGBカラー）。各色に１バイト（＝8ビット）を割り当てると全部で24ビットになるため，約1678万色を表すことができる。これをトゥルーカラーまたはフルカラーという。

●1点に3バイトを使うと1枚の画像ファイルの大きさが膨大になるため，通常は「圧縮」を行う。圧縮した画像を元の画像に完全に戻せる場合を可逆，戻せない場合を非可逆とよぶ。

JPEG

●トゥルーカラーを扱うことができる。

●圧縮を行うが，元の画像に完全に戻すことはできない（不可逆）。

●写真の保存に向いており，デジタルカメラのファイル保存形式として使われている。

GIF

●最大8ビットを使って256色まで表すことができる。可逆圧縮を行う。

●イラストやアイコン，ボタンなどの保存に向いている。

●パラパラ漫画のような動画を作ることもできる（animation-GIF）。

PNG

●比較的新しい規格で，トゥルーカラーを扱えるほか，256色を表すこともできる。

●可逆圧縮を行うことができる。

WAV

●Windows用の代表的な音声のファイル形式。

●通常は非圧縮なので音質は原音のとおりだが，ファイルサイズは大きくなる。

MP3，AAC

●音声の代表的なファイル形式で，非可逆の圧縮方式。

●圧縮率が高いので，デジタル音楽プレーヤなどで広く用いられている。

動画のフォーマット

●AVI：Microsoft社が開発したWindows用の動画形式。

●MOV：Apple社が開発した動画形式でQuickTime Playerで再生可能。

MPEG

●動画と音声の符号化の規格制定を行った団体（moving picture experts group）の略称。MPEGが制定したコーデックは，「mpeg～」や「mp～」とよばれる。

拡張子

●ファイルの名前の最後に3～4文字からなる拡張子を付加することで，ファイル形式を明示する場合が多い。例えば，JPEG形式のファイルであればファイルの最後は「.jpg」または「.jpeg」のようになる。

●以下にマルチメディア以外の代表的な拡張子を示す。

- txt：テキスト形式（文字だけのファイル）
- html，htm：ホームページのファイル
- com，exe：実行可能なプログラム
- pdf：文書配布のためのpdf形式のファイル（pdfはportable document formatの略称）

●このほかにも，アプリケーションごとに独自のファイル形式とそれに対応する拡張子が使われている。例としては，Microsoft社の表計算ソフトウェアExcelのファイル形式「xlsx」がある。

補足

モニタの解像度

●モニタの解像度（pixels）の代表的な名称：
VGA（640×480），
SVGA（800×600），
XGA（1024×768），
SXGA（1280×1024）

動画フォーマット，コーデックと動画プレーヤ

●動画は音声と映像という2つの異なるメディアを保存しなくてはいけない。その格納形式が動画フォーマットである。一方，映像は元のデータを通常は圧縮したうえ，符号化しなければならない。この符号化と復号を行うプログラムをコーデック（codec）とよんでいる。

●動画を再生するためには，再生したい動画フォーマットをサポートする動画プレーヤとコーデックの双方が必要である。

One point Advice

●静止画像のファイル形式は医療画像の保存と関連して重要性が高いため，近年よく出題されている。

7 ネットワークのプロトコールとネットワーク機器

Check point

- プロトコール ⇒ データをやり取りするための約束事
- OSI参照モデル ⇒ ネットワークのしくみを表現するための階層構造のモデル
- 物理アドレス ⇒ LAN内の通信のためのネットワークカード固有の番号
- IPアドレス ⇒ インターネット通信のために，PCやサーバに割り当てられる番号

LAN

●世の中には病院のネットワーク，大学のネットワーク，企業のネットワークのようにさまざまなネットワークがある。通常，これらは**LAN**（local area network）とよばれる。

●ネットワーク同士をつないで，世界中でデータのやり取りをするしくみがインターネットである。各ネットワークの入り口にあるルータを介して，データの送受信が行われる。

NICと物理アドレス

●NIC（network interface card）はコンピュータをネットワークに接続するための回路。識別のために世界で唯一の**物理アドレス**（MAC address）をもっている。

●イーサネットを使ったLANでは物理アドレスをもとにデータの送受信が行われる。

●送受信のデータの単位は**フレーム**とよばれる。

IP（internet protocol）とTCP（transmission control protocol）

●インターネットでは**IPアドレス**と**ポート番号**をもとにデータの送受信が行われる。物理アドレスが個人名とすれば，IPアドレスは詳しい住所番号，ポート番号は部屋番号に相当する。

●送受信のデータの単位は**パケット**とよばれる。

●TCPは，IPを使って信頼性の高い通信を行うためのしくみ。合わせてTCP/IPともよばれ，インターネットを介した情報交換の代表的な方法になっている。

補足

html
●hypertext markup languageの略で，ウェブページを記述するためのプログラミング言語のこと。

アクセスポイント
●無線LANの中継を行う機器のこと。

SSID
●無線LAN固有の識別名のこと。

補足

UDP
●動画の転送のように，通信の信頼性よりも速度のほうが優先される場合，TCPでなくUDPというプロトコールが用いられる。

http

- hypertext transfer protocolの略。ウェブサーバとウェブブラウザの間でコンテンツをやり取りするための規格。

ftp

- file transfer protocolの略。インターネットでファイルの送受信を行うための規格。

無線LAN

- 2 GHz帯，または5 GHz帯の電波を使用する。
- IEEE により規格が定められている(IEEE 802.11)。
- セキュリティを確保するために，一般にデータの暗号化や接続可能なコンピュータの制限などが行われる。

ファイアウォール

- ネットワークの内部のコンピュータを守るために，インターネットやほかのネットワークとの境界に設置するコンピュータまたはそのためのソフトウェア。

ルータ

- ネットワークの入口に設置して，外部(インターネットや別のネットワーク)との通信を中継する機器。各ネットワークから送り出されたデータは，送り先のIPアドレスをもとに複数のルータが中継を行うことにより，目的のネットワークまで送付される。

One point Advice

- インターネットではパケット，LANのなかではフレームが転送の単位。宛先はインターネットでは IPアドレス，LANでは物理アドレスで識別する。

ハブ

- ネットワークのなかで，データの中継・分配をする集線装置。

モデム(modem)

- 変調復調装置(modulator-demodulator)。
- アナログ信号をデジタル信号に変換または逆変換をする。

伝送路

- ネットワークの伝送路に使われるケーブルまたはしくみとしては，同軸ケーブル，ツイストペアケーブル(LANケーブル)，光ファイバケーブル，無線などがある。

8 コンピュータ・セキュリティ

Check point

- ☑ コンピュータウイルス ⇒ 不正に他人のコンピュータに侵入し，悪意のある活動を行うプログラム
- ☑ スパイウェア ⇒ 不正に他人のコンピュータに侵入し，所有者の個人情報を収集・送付するプログラム
- ☑ 暗号化 ⇒ インターネットで安全なデータの送受信を行うのに必須
- ☑ 共通鍵方式と公開鍵方式 ⇒ 暗号化の代表的なしくみ

コンピュータウイルス

- 不正に他人のコンピュータに入り込んで(感染するという)，悪意のある活動を行うプログラム。
- 電子メールの添付ファイル，USBメモリ，ウェブサイトを閲覧した際など，さまざまなルートでコンピュータに侵入する。
- 不正にコンピュータウイルスが入り込んでいないかを調べ，ウイルスの場合は隔離することを，検疫とよんでいる。
- コンピュータウイルスの侵入を防ぐには，感染経路などウイルスの性質についての知識を得て普段の使用法に注意するとともに，常時コンピュータウイルス対策ソフトを稼働させることが必須である。

トロイの木馬

- 上記の感染経路から侵入し，コンピュータユーザが実行することにより悪意のある活動を開始するプログラム。厳密にはコンピュータウイルスではないが，同様の被害をもたらす。

スパイウェア

- 感染したコンピュータ内のさまざまな情報を収集し，特定の相手に送信するプログラム。

キーロガー

- 悪質なスパイウェアの1つで，キーボードへの入力を監視し記録，場合によっては特定の相手に入力された情報を送信するプログラム。クレジットカードの情報などを盗まれると金銭的な被害に直結する。

悪意のあるボット

- 他人のコンピュータを遠隔操作により悪用することを目的とするプログラム。一般に所有者に気付かれないように活動し，宣伝メールの送付，別のコンピュータへの攻撃などを行う。

フィッシング

- 偽メールなどによって被害者を本物そっくりの金融機関などの偽サイトへ誘導し，アカウントやクレジットカード番号などを詐取する詐欺。

暗号化

- インターネットで安全な通信を実現するには，送受信するデータを暗号化する必要がある。
- 代表的な暗号化のしくみとして，共通鍵方式と公開鍵方式がある。
- **共通鍵方式**では，暗号化ならびに解読のための鍵を，データをやり取りする両者があらかじめ知っておく必要がある。そのため，最初に安全に鍵を交換する必要があるが，高速な暗号処理が可能である。
- **公開鍵方式**では，鍵を交換することなく安全な暗号化が可能だが，暗号処理に時間がかかる。

公開鍵方式

- 共通鍵方式では高速な暗号化処理が可能だが，通信相手にあらかじめ鍵を渡しておく必要がある。そこで，暗号化と復号（暗号化した情報を元に戻すこと）に別の鍵を使うことによりこの困難を解決したのが公開鍵方式である。
- 代表的な方式に，大きな数の素因数分解の困難さを利用するRSA方式がある。

SSL（secure sockets layer）

- インターネットでデータを暗号化して安全に送受信するための規格。
- 最初に公開鍵方式で共通鍵を交換し，以後は共通鍵を用いて暗号化された通信を行う。
- ウェブショッピングなどで安全にクレジットカード番号を送付するために利用されている。
- SSLを公式化したオープンな規格をTLS（transport layer security）という。

One point Advice

- セキュリティの問題は，今後出題が増えることが予想される。
- コンピュータウイルスと暗号化について基礎的な知識をおさえておこう。

9 病院情報システム

Check point

- ☑ 病院情報システムの構成 ⇒ オーダリングシステムと電子カルテを中心に，さまざまなサブシステムからなる
- ☑ HL7 ⇒ 異なるシステム間で患者情報を交換するための規格
- ☑ DICOM ⇒ 医用画像を保存，交換するための規格
- ☑ レセコン ⇒ 主に医事会計を行うコンピュータのこと

補足

バッチ処理とトランザクション

●バッチ処理とは複数の一括した連続処理のこと。トランザクションは，大きく見れば1つの処理で，バッチ処理のなかでも分割実行ができない一連の処理のこと。

HIS（hospital information system）

●病院情報システムのこと。オーダリングシステムと電子カルテを中心として，図1のようなさまざまな部門システムから構成される。

HL7（health level seven）

●医療情報を交換するための代表的な標準規格。
●病院情報システム間や部門システム間では，HL7に基づいたデータ書式により患者情報の交換が行われることが多い。

オーダリングシステム

●検査，投薬，食事など患者に対するさまざまな指示（オーダ）を病院内で伝達するためのシステム。
●オーダの必要が生じた時点と場所で直ちにオーダを入力することを**発生源入力**といい，迅速な処理とミスを軽減するためのHISの重要な要件である。

電子カルテ

●文字どおり，カルテをコンピュータ上で扱えるようにしたシステム。
●EMR（electronic medical record）ともよばれる。

ICD-10

●世界保健機関（WHO）が作成した，病気や傷害の分類。
●医療に関する統計調査や電子カルテでは，ICD-10に準拠した病気の分類が利用されることが多い。

図1　病院情報システムの典型的な構成例

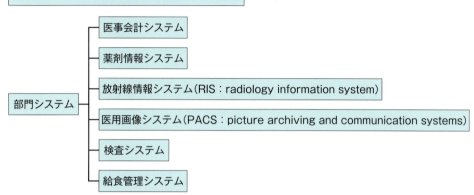

- オーダリングシステム
- 電子カルテ(EMR：electronic medical record)
- 部門システム
  - 医事会計システム
  - 薬剤情報システム
  - 放射線情報システム(RIS：radiology information system)
  - 医用画像システム(PACS：picture archiving and communication systems)
  - 検査システム
  - 給食管理システム

PACSとDICOM

- **PACS**はpicture archiving and communication systemsの略称で，病院内で医用画像をデータベースに保存し，必要に応じて閲覧するためのシステム。
- **DICOM**はdigital imaging and communication in medicineの略称で，医用画像ならびにコンピュータ間で画像情報をやり取りするための規格。
- PACSに接続され，DICOM規格に基づいて画像情報のやり取りができる医用画像診断装置は**モダリティ**とよばれる。

補足

モダリティとモダリティコード

- モダリティ：医用画像機器のこと
- モダリティコード：DICOMで定めた，アルファベット2字の機器の略称。代表的なコードに以下のものがある。
  - CR：コンピュータX線撮影装置
  - CT：コンピュータ断層撮影装置
  - DX：X線透視装置(DR)
  - ES：内視鏡
  - MR：磁気共鳴断層撮影装置(MRI)
  - US：超音波検査装置

レセコン

- レセプトコンピュータの略語で，医事会計システムを搭載したコンピュータのこと。

リレーショナル・データベース(関係データベース)

- リレーション(関係)とよばれる複数の表から構成されるデータベース。
- 柔軟な構造を反映して高度な検索やデータ抽出が可能。
- 病院のみならず，大きな組織で広く使用されている。

SQL

- 関係データベース管理のためのプログラム言語。例えば，「75歳以上，男性，肺炎」のように条件を指定すると該当する患者を検索してくれる。

One point Advice

- 病院情報システムは，さまざまなサブシステムからなる複合システムである。
- サブシステム間で患者情報を交換するために，HL7やDICOMなどの規格が存在する。

7

生体計測

1 生体計測の基礎

Check point

- ☑ 単位 ⇒ 単位間の関係式(表1)
- ☑ トランスデューサ ⇒ 名称・変換様式・原理(表2)
- ☑ 入力インピーダンス ⇒ 値が高い理由
- ☑ オペアンプ ⇒ 差動／同相と雑音との関係

単位

●物理学においてあらゆる単位は7つの基本単位と，これらから作られる組立単位によって表される。このように定められた単位の体系を国際単位系(略称：SI)という。なお，ここでは国際単位系に関する詳細は省き，問題を解くうえで有用となると思われる単位間の関係を示すに留める。

●主要な単位間の関係式を表1に示す。これら関係式は，自然法則として成り立つ等式と，ある物理量(およびその単位)を既知の物理量によって新たに定義づける定義式の2種類に区分される。個々の関係式の意味を詳細に述べる紙幅はないが，単位間の関係だけを問題とする限りにおいて，個々の法則や定義式の深い理解までは要求されない。これらの関係式を単位も含めて覚えておけば問題には対処できる。

用語アラカルト

＊1 **ニュートンの運動の第2法則**
質量mの物体に力Fが働くとき物体は加速度運動し，その加速度aは

$$a=\frac{F}{m}$$

で与えられる，という力と加速度の因果関係を表す法則。

表1 単位間の関係式

関係式	物理学的意味	単位の読み方		出題頻度
$f_{[Hz]}=\frac{1}{T_{[s]}}$	周期Tの運動の周波数	s Hz	秒 ヘルツ	
$F_{[N]}=m_{[kg]}\cdot a_{[m/s^2]}$	ニュートンの運動の第2法則＊1	m N	メートル ニュートン	◎
$P_{[Pa]}=\frac{F_{[N]}}{S_{[m^2]}}$	面積Sの平面に力Fが作用したときの圧力	Pa	パスカル	◎
$W_{[J]}=F_{[N]}\cdot x_{[m]}$	物体を力Fで距離xだけ移動させたときの力学的仕事	J	ジュール	◎
$P_{[W]}=\frac{W_{[J]}}{t_{[s]}}$	仕事Wをするのに時間tを要したときの力学的仕事率	W	ワット	◎
$C_{[F]}=\frac{Q_{[C]}}{V_{[V]}}$	極板間に電圧Vをかけたとき$\pm Q$の電荷を蓄えるコンデンサの静電容量	C V F	クーロン ボルト ファラッド	◎
$I_{[A]}=\frac{Q_{[C]}}{t_{[s]}}$	導線の断面を電気量Qの電荷が通過するのに時間tを要したときの電流	A	アンペア	◎
$W_{[J]}=Q_{[C]}\cdot V_{[V]}$	電気量Qの電荷を電位差Vだけ移動させたときの電気的仕事	－	－	○
$P_{[W]}=V_{[V]}\cdot I_{[A]}$	電位差Vの2点間を電流Iが流れているときの電気的仕事率	－	－	○

(次頁に続く)

用語アラカルト

＊2　オームの法則
導体に電圧Vをかけたとき，導体に流れる電流Iは電圧Vに比例する，という法則。その比例定数を$1/R$と表せば

$$I=\frac{1}{R}V$$

を得る。Rは「電流の流れにくさ」を表し電気抵抗とよばれる。

＊3　ファラデーの電磁誘導の法則
磁界の中に置かれた閉回路には，その回路に鎖交する磁束ϕの時間的変化率$\frac{d\phi}{dt}$に比例する逆起電力Vが生じる，という法則。

（前頁からの続き）

$V_{[V]}=R_{[\Omega]}\cdot I_{[A]}$	オームの法則＊2	Ω	オーム	○
$G_{[S]}=\frac{1}{R_{[\Omega]}}$	抵抗値Rの抵抗のコンダクタンス	S	ジーメンス	
$V_{[V]}=-\frac{d\phi}{dt}[Wb/s]$	ファラデーの電磁誘導の法則＊3	Wb	ウェーバ	
$B_{[T]}=\frac{\phi_{[Wb]}}{S_{[m^2]}}$	面積Sの平面を磁束ϕが貫いているときの磁束密度	T	テスラ	○
$L_{[H]}=-\frac{V_{[V]}}{\frac{dI}{dt}[A/s]}$	時間的変化率$\frac{dI}{dt}$の電流により$-V$の誘導起電力を生じるコイルの自己インダクタンス	H	ヘンリー	○
$D_{[Gy]}=\frac{E_{[J]}}{m_{[kg]}}$	質量mの物体が放射線のエネルギーEを吸収したときの吸収線量	Gy	グレイ	○

トランスデューサ

●生体計測では圧力，磁場，光といったさまざまな物理量を最終的には電気信号に変換して計測する。こうした変換を担うものを**トランスデューサ**という。**表2**に代表的なトランスデューサを示す。

表2　トランスデューサ

トランスデューサ	変換様式			原理
ひずみゲージ（ストレインゲージ）	圧力	→	抵抗	ピエゾ抵抗効果
圧電素子	圧力	→	起電力	圧電効果
CdS（フォトセル）	光	→	抵抗	光導電効果
フォトダイオード フォトトランジスタ	光	→	電流	光起電力効果
PZT（焦電素子）	赤外線（熱）	→	起電力	焦電効果
サーミスタ	温度	→	抵抗	抵抗温度効果
熱電対	温度差	→	起電力	ゼーベック効果
磁気抵抗素子	磁場	→	抵抗	磁気抵抗効果
ホール素子	磁場	→	起電力	ホール効果
SQUID	磁場	→	電流	ジョセフソン効果
ISFET	分子	→	起電力	吸着

PZT：チタン酸ジルコン酸鉛〔Pb(Zr, Ti)〕
SQUID：超伝導量子干渉素子(superconducting quantum interference device)
ISFET：半導体イオンセンサ(ion sensitive field effect transistor)

銀－塩化銀電極

●心電図，筋電図，脳波計測といった生体電気計測では体表に電極を貼りつけ，体表の電位を測定する（これを「電位を誘導する」という）。こうした電極としては**銀－塩化銀電極**（**Ag/AgCl電極**）が標準的である。

●銀－塩化銀電極は**銀の表面に塩化銀がコーティングされた構造**をもち，そ

の電極電位[*4]が低い点で優れている。

- 電極の装着は，電極表面に電解質ペースト（主成分NaCl）を塗布し，これを皮膚に貼り付ける形で行う。この，電極－電解質－皮膚という電流路は図1に示す回路によって等価的に表現される。この回路がもつインピーダンスを**電極接触インピーダンス**という。
- 電極接触インピーダンスは周波数が高くなるほど小さくなる。これは容量性リアクタンスの特性による。
- 電極接触インピーダンスは接触面積が広くなるほど小さくなる。これは抵抗および容量性リアクタンスの特性による。

用語アラカルト

＊4　電極電位
一般に金属電極を体表面や電解質ペーストに接触させると，その界面に起電力が生じる。こうした起電力の大きさを電極の静止電位という。また，電極に電流を流すと静止電位が変化する。この変化分を分極電位という。銀－塩化銀電極は静止電位および分極電位の低い点で優れた電極である。

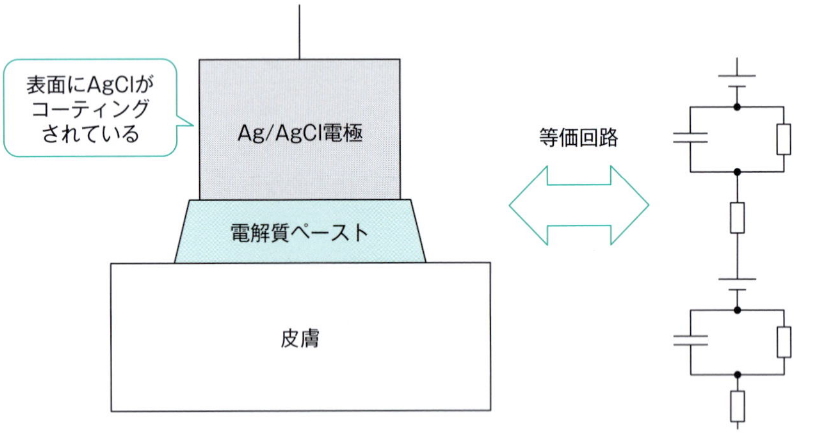

図1　電極接触インピーダンス

入力インピーダンス

- 入力端子をもつ回路について，その端子間の合成インピーダンスを**入力インピーダンス**という。これに対して，入力される信号源の回路が信号源電圧に対して直列にもつインピーダンスを**信号源インピーダンス**という。
- 心電計など，生体電気計測に用いられる計測器の入力インピーダンスはきわめて大きい。これはプリアンプとして初段におかれる差動増幅器の入力インピーダンスがきわめて大きいことによる。
- 生体計測においてきわめて大きな入力インピーダンスをもつ増幅器を用いる理由は，**信号源インピーダンス**（その大部分は**電極接触インピーダンス**である）**による電圧降下を低減し，入力される電圧をできるだけ大きくする**ためである。
- その理屈は以下のとおりである。図2に示すように，信号源電圧（例えば心電図Ⅱ誘導の電圧）をV_sとし，信号源インピーダンスZ_sとして電極接触インピーダンスのみを考え，2カ所の皮膚・電極がそれぞれ$Z_s/2$ずつをもつとする。このとき，入力インピーダンスZ_iをもつ差動増幅器の入力端子間abに生じる電圧V_iは

$$V_i = \frac{Z_i}{Z_i + Z_s} \cdot V_S = \frac{1}{1 + \frac{Z_s}{Z_i}} \cdot V_S$$

で与えられる。従って入力インピーダンスが信号源インピーダンスよりも十分大きい($Z_s \ll Z_i$)ならば，入力電圧V_iは信号源電圧V_sとほぼ等しくなり，信号源インピーダンスによる電圧降下の影響は無視できるようになる。

図2　入力インピーダンス

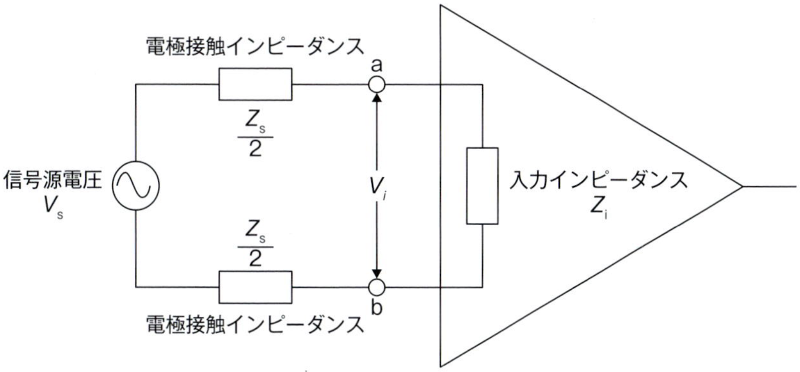

オペアンプ

●心電図，筋電図，脳波計測といった生体電気計測では2点間の微弱な電位差を誘導し増幅する。こうした増幅に用いられるのが差動増幅回路であるが，その増幅特性はオペアンプの性能によって規定される。

●2点から誘導された電位をV_+およびV_-とすると，これらの信号は両者に共通の成分V_cとそれ以外の成分V_{d+}およびV_{d-}から構成される。

$$V_+ = V_{d+} + V_c$$
$$V_- = V_{d-} + V_c$$

V_cを同相成分(common mode)，V_{d+}およびV_{d-}を差動成分(differential mode)という。通常，信号に同相成分として重畳してくるのは**ハム雑音**(商用交流電源に由来する周波数50 Hzまたは60 Hzの正弦波電圧)である。

●差動増幅とは2つの入力の差($V_+ - V_-$)を増幅することである。従って，理屈では増幅後の信号に同相成分は含まれないはずである。しかしながら，現実のオペアンプでは回路内部の不均衡により同相成分を完全に除去することはできず，ある程度抑制できるにすぎない。その結果，出力V_{out}は次の形をとる。

$$V_{out} = A_d(V_{d+} - V_{d-}) + A_c V_c$$

ここで，$A_d(>1)$を**差動増幅度**，$A_c(<1)$を**同相増幅度**といい，両者の比によって**CMRR**[*5]が定義される。

用語アラカルト

＊5　CMRR
A_dが大きく，A_cが小さいほどオペアンプとしては優れている。そこで両者の比をデシベル単位で表したものを**CMRR**(**同相除去比**または**同相弁別比**)とよび，オペアンプの性能を表す指標として用いる。
CMRR[dB]
$= 20 \log_{10} \frac{A_d}{A_c}$
$= 20 \log_{10} A_d - 20 \log_{10} A_c$
$= G_d - G_c$
ここで，G_d，G_cはそれぞれA_d，A_cをデシベル単位で表したもので，G_d (>0) を**差動利得**，G_c (<0)を**同相利得**という。

図3　差動増幅回路は差動成分を増幅し同相成分を抑制する

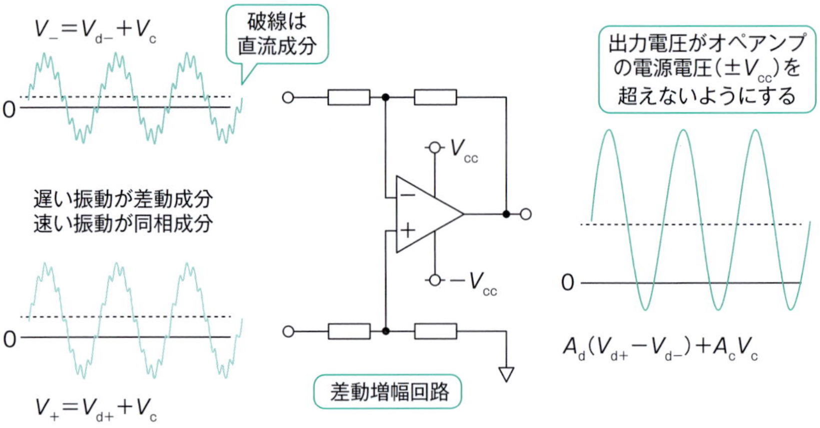

●生体計測で問題となるのは，**差動成分にオフセット電圧が含まれる**場合および**同相成分が2入力間で異なる**場合である。オフセット電圧とは，差動成分に含まれる直流成分のことで，**図3**に破線で示すように2入力間で直流成分が異なる（これは**電極接触インピーダンスの不均衡**に起因する）ときに発生する。オフセット電圧が大きすぎると，出力の変動範囲が測定可能範囲（オペアンプの電源電圧）を超えてしまい，超えた部分がカットされてしまうため出力が歪んでしまう。また，同相成分が2入力間で異なる（これもしばしば**電極接触インピーダンスの不均衡**に起因する）と，その差が差動成分として増幅されるため，同相成分が増幅される結果となってしまう。このようなことがないよう配慮しなければならない。

One point Advice

●計測論の基礎は本来，多岐にわたるが，第2種ME技術実力検定試験では本項目に示したような生体電気計測のいくつかの基礎的事項に限定して繰り返し出題されている。

2 生体電気計測

Check point

- 心電図波形 ⇒ 波形の各部分が心臓のどのような状態を表しているか
- 誘導法 ⇒ 標準12誘導の誘導部位および誘導法相互の関係
- 心電計 ⇒ 基本仕様（表3）
- 心電図モニタ・ホルター心電図 ⇒ 標準12誘導心電図との相違点
- 心電図テレメータ ⇒ 周波数帯，チャネル，ゾーン，電波受信不良の原因
- 雑音 ⇒ 基線の動揺，およびハム雑音の原因
- 脳波 ⇒ α波，β波，θ波，δ波が表す精神状態および周波数帯（表5）
- 脳波計 ⇒ 基本仕様（表6）
- 筋電図 ⇒ 針筋電図，表面筋電図，誘発筋電図の区別

刺激伝導系

- 心臓の拍動は心筋の活動電位によって駆動されている。心房や心室の筋（固有心筋という）に活動電位を発生させる元となる電気刺激は，**刺激伝導系**とよばれる特殊な心筋系によって生成され伝達される（図1）。
- 刺激伝導系は**洞結節**（洞房結節ともいう）に始まる。洞房結節は一定の周期で自発的に電気刺激（活動電位）を生成している。
- 洞房結節に発した電気刺激は結節間径路を経て**房室結節**へと至る。この間，経路上にある右心房の心筋が興奮を起こす。一方，左心方向へはバッハマン束へと至る経路を刺激が伝わり，左心房の心筋も興奮する。
- 房室結節を出た電気刺激は**ヒス束**を経て心室中隔の中を左右に分岐して両心室壁全体へと伝わり，両心室の心筋を興奮させる。ヒス束から伝導系末端までの線維を**プルキンエ線維**という。

図1　刺激伝導系

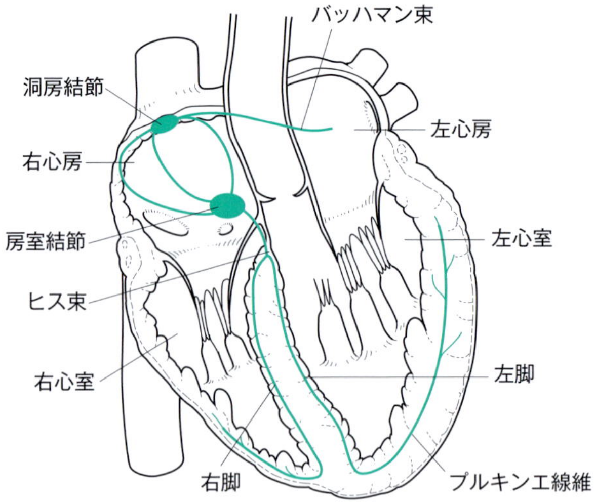

心電計と心電図

- 刺激伝導系を伝わる活動電位，およびそれに刺激されて生じる心筋の活動電位の波形は部位によって異なる(p.214，図7参照)。
- 心臓という局所で生じるこうした電位の変化は，身体全体の電位分布に変化を引き起こす。逆にいえば，身体の電位分布は心臓の活動電位を全体として反映しているはずである。従って，とりわけ非侵襲的に測定可能な身体表面(体表)の電位を測定することで，心臓で生じている活動電位についての情報を得ることができると考えられる。
- このような体表電位測定のための機器を**心電計**といい，測定で得られる電位波形を**心電図**という。心電図とは心臓が全体として作り出す電位の経時的変化を体表でみているものといえる。

誘導法

- 身体表面の電位測定は，電位の基準点*1に接続されたマイナス電極端子と，被測定部位に接続されたプラス電極端子との間の電位差測定という形で行われる。この測定のことを誘導とよび，電極を取り付ける箇所を誘導部位という。
- 誘導部位を1対(プラス側を1つ，マイナス側を1つ)選ぶことで，1つの誘導法が定まる。これまでにいくつかの誘導法が考案され確立されてきた。

①**標準四肢誘導(双極肢誘導)**

- 誘導部位として，左手(L)，右手(R)，左足(F)のうちの2つを用いる誘導法である。図2に示すようにⅠ～Ⅲの3つの誘導法がある。

用語アラカルト

＊1　電位の基準点
電位とは電気的な位置あるいは「高さ」を表す概念である。「高さ」とは常に「～からの高さ」のことであるから，電位に絶対的な基準点というものは存在せず，そのつど適宜設定される。

図2　標準四肢誘導（双極肢誘導）

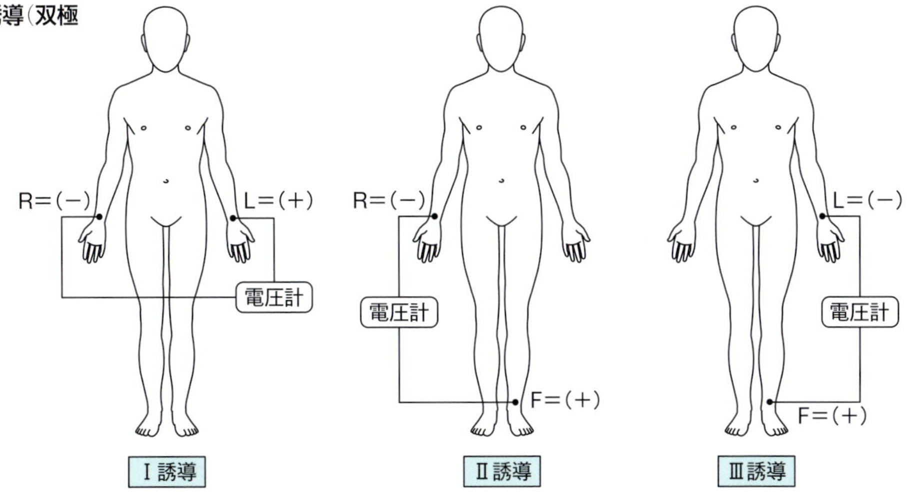

②単極胸部誘導

- プラス側の誘導部位として胸部の6部位（V_1～V_6）のいずれか，マイナス側の誘導部位として**ウィルソンの中心電極**[*2]（図3）を用いる誘導法である（図4）。

用語アラカルト

＊2　ウィルソンの中心電極
図3に示すように，左手，右手，左足それぞれの電極からのリード線を等しい抵抗Rを介して1点で結合すると，抵抗Rが5 kΩ以上ならばこの結合点の電位は心周期を通じてほぼ一定に保たれることが知られている。この結合点をウィルソンの中心電極という。

図3　ウィルソンの中心電極

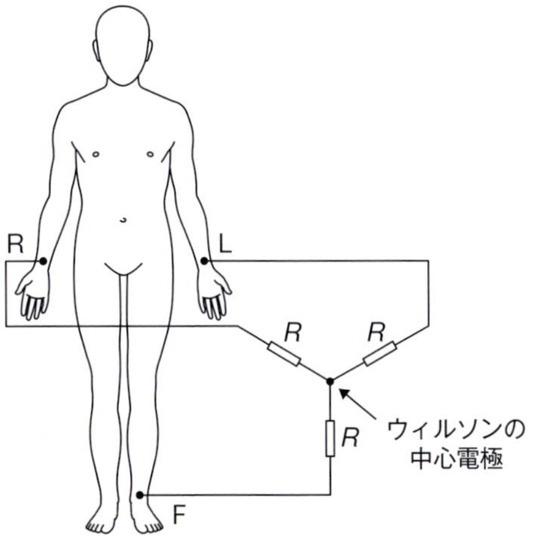

図4　単極胸部誘導

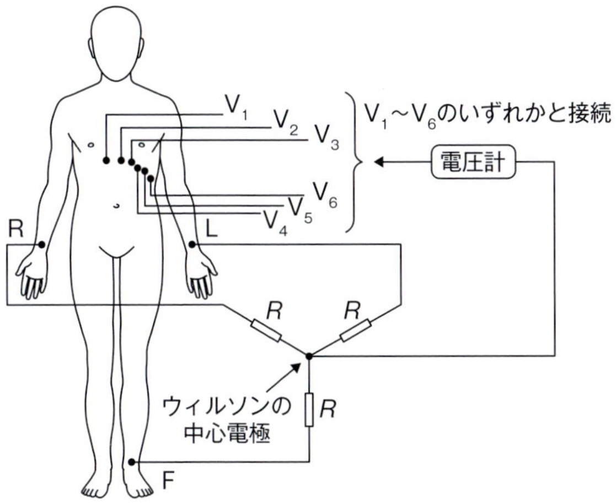

③**単極肢誘導**

- プラス側の誘導部位として左手，右手，左足のいずれか，マイナス側の誘導部位として**ゴールドバーガーの中心電極**[*3]を用いる誘導法である（**図5**）。

図5　単極肢誘導

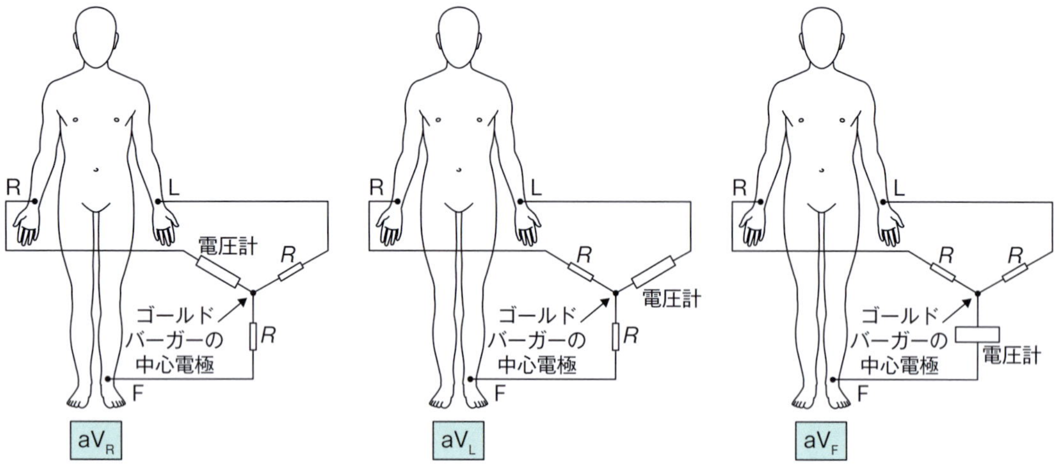

用語アラカルト

＊3　ゴールドバーガーの中心電極
ウィルソンの中心電極において，3本のリード線のうち，どの1つをはずしても，結合点の電位はほぼ一定に保たれる。この結合点をゴールドバーガーの中心電極という。

標準12誘導

- 先に述べた標準四肢誘導（3誘導），単極胸部誘導（6誘導），単極肢誘導（3誘導）は，通常の心電図検査で採用されている誘導法であり，標準12誘導とよばれる（**表1**）。
- これら12個の誘導はすべてが互いに独立なわけではなく，標準四肢誘導および単極肢誘導のなかで次の関係式が成り立つ。

$$\mathrm{III} = \mathrm{II} - \mathrm{I}$$

$$aV_R = -\frac{\mathrm{I} + \mathrm{II}}{2}$$

$$aV_L = \mathrm{I} - \frac{\mathrm{II}}{2}$$

$$aV_F = \mathrm{II} - \frac{\mathrm{I}}{2}$$

- したがって，標準12誘導を得るにはV_1～V_6のすべてとⅠ～Ⅲ誘導のうちの2つ，全部で8誘導が測定されれば十分である。実際，現在の**デジタル式心電計ではこれら8誘導を測定**し，残り4誘導は計算により求めている。

表1　標準12誘導

	名称	誘導部位	
		プラス極	マイナス極
標準四肢誘導（双極肢誘導）	Ⅰ誘導	左手(L)	右手(R)
	Ⅱ誘導	左足(F)	右手(R)
	Ⅲ誘導	左足(F)	左手(L)
単極胸部誘導	V_1	第4肋間胸骨右縁	ウィルソンの中心電極
	V_2	第4肋間胸骨左縁	
	V_3	V_2とV_4の中間	
	V_4	第5肋間鎖骨中線上	
	V_5	第5肋間前腋窩線上	
	V_6	第5肋間中腋窩線上	
単極肢誘導	aV_R	右手(R)	左手と左足の中間端子
	aV_L	左手(L)	右手と左足の中間端子
	aV_F	左足(F)	左手と右手の中間端子

心電図波形の読み方

- 心電図波形は誘導ごとに異なり，標準12誘導の心電図検査では12個の異なった波形が得られる。そのなかでⅡ誘導の波形は電位の変化が顕著でわかりやすく，しばしば心電図波形の説明に用いられる。図6にⅡ誘導の正常な心電図波形を示す。
- 波形のなかで電位変化のない平坦な部分の電位レベルを**基線**という。これは心筋の静止状態を表している。
- 基線のレベルから最初に現れる小さな陽性の（基線より上側に振れる）電位変化を**P波**という。P波は心房筋の脱分極（興奮）を表している。
- P波の後に現れる極めて小さな陰性の（基線より下側に振れる）電位変化を**Q波**，その直後に現れる大きな陽性の電位変化を**R波**，さらにその直後に現れるきわめて小さな陰性の電位変化を**S波**といい，これらをまとめて**QRS波**（またはQRS群）という。QRS波は心室筋の脱分極（興奮）を表している。
- S波の後に現れるやや大きな陽性の電位変化を**T波**という。T波は心室筋の再分極を表している。
- 心電図波形を構成するこれらの波に対して，波形から読み取れるいくつかの量や特徴が診断上，有用な指標として定義されている（表2）。

表2　Ⅱ誘導心電図を特徴づける指標

名称	定義	生理学的意味
PQ時間	P波の始まり～Q波の始まり	興奮が心房を伝わる時間
QRS時間	QRS波の始まり～終わり	興奮が心室を伝わる時間
QT時間	Q波の始まり～T波の終わり	心室の脱分極から再分極終了までの時間
ST部分	S波～T波	心筋虚血の指標 ・ST部分の低下→心内膜側の虚血 ・ST部分の上昇→心外膜側の虚血

あわせて図6を参照のこと。

図6　心電図波形（Ⅱ誘導）

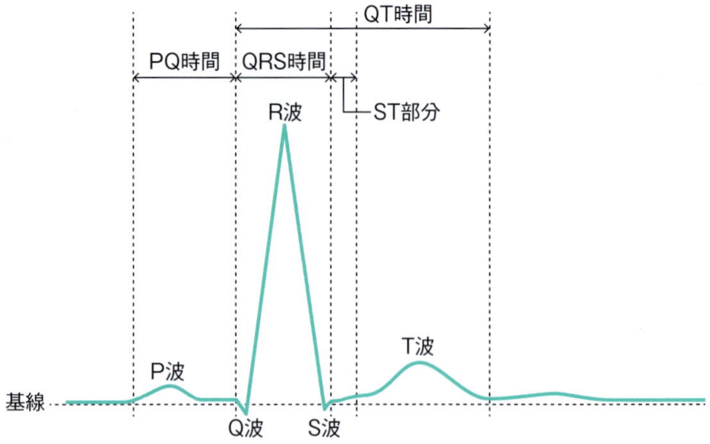

図7　心筋の興奮と各波形との対応

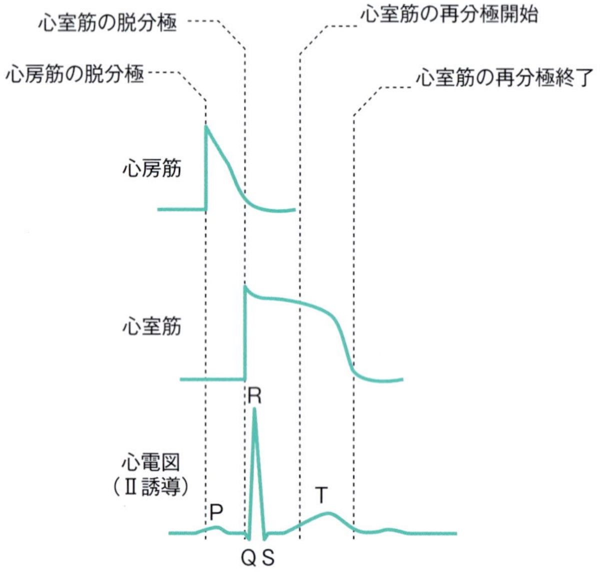

用語アラカルト

＊4　基準電極
生体電気計測ではあらゆる電極の電位は**基準電極**とよばれる特別な電極に対する電位として計測され，基準電極の電位は増幅回路の電位の基準点（信号グラウンド）として用いられる。なお，基準電極は**参照電極**または**中性電極**（ニュートラル）ともよばれる。

＊5　計装アンプ
電圧利得，CMRR，入力インピーダンスなどの点において通常の差動増幅回路より優れた特性をもつ差動増幅形式の回路。生体電気計測のように微弱な差動信号を増幅する場合に用いられる。

心電計の構成

- 心電計の計測対象である体表の電位は，振幅が1 mV程度以下の微弱な信号で，信号に含まれる有意な周波数成分は直流～150 Hz程度である。従って，心電計には微弱な信号を増幅するとともに，必要な周波数帯域の信号だけを出力することが求められる。
- 心電計の構成を図8に示す。標準12誘導では，標準四肢誘導（Ⅰ～Ⅲ），単極胸部誘導（V_1～V_6）を用い，これに加えて増幅回路のグラウンドとして用いられる電位V_Gを右足に取り付けた基準電極[＊4]Gから誘導する。これら10個の電位が誘導セレクタへと入力される。
- これら10本のリード線から，デジタル式心電計では8誘導および基準電位がそれぞれ別個の前置増幅回路に入力される。前置増幅回路としては一般に計装アンプ[＊5]の初段部分が用いられる。図8において前置増幅回路と差動増幅回路を直接つなぐと通常の計装アンプの回路構成となる。

図8　心電計の構成概念図

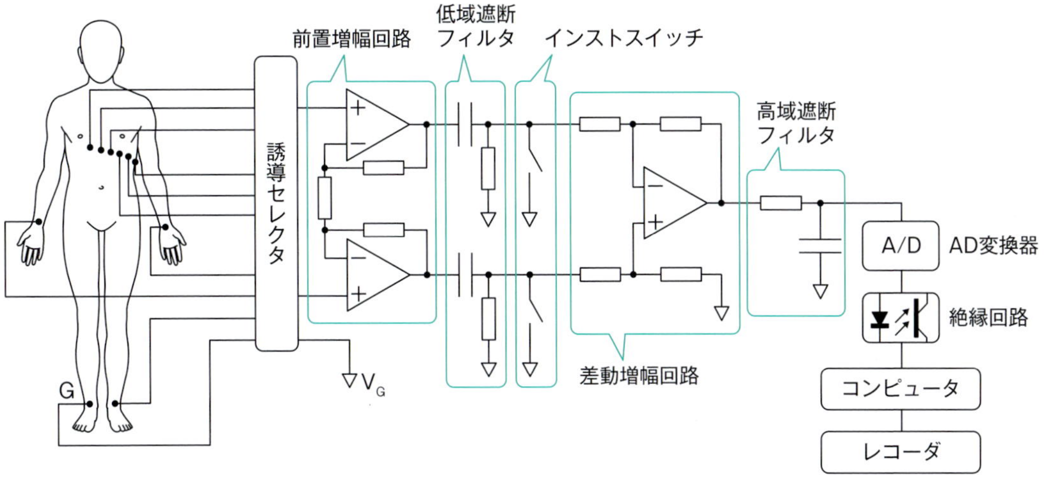

●前置増幅回路は，生体電気計測に求められる高入力インピーダンスを備えている。また，2つのオペアンプからの出力の差はそれらの入力の差を増幅したものとなる。

●前置増幅回路からの出力は**低域遮断フィルタ**（ハイパスフィルタ）に入力される。このフィルタの役割は，次段の差動増幅回路での増幅に先立って，前置増幅回路からの出力に含まれる直流成分を除去することにある（そうしないと差動増幅回路の出力が飽和するおそれがある）。

●**インストスイッチ**は通常は開放（OFF）されており，除細動器などによる大電圧・大電流の入力によって心電図波形が振り切れてしまったとき，放電により波形を即座に回復するために一時的に投入（ON）される。

●低域遮断フィルタからの出力は，差動増幅回路で増幅されたのち，**高域遮断フィルタ**（ローパスフィルタ）へと入力される。これは筋電図信号などの高域周波数成分を除去するためである。デジタル式心電計では，このフィルタはAD変換のためのアンチエイリアシング・フィルタ*6としての役割も併せもつ。

●増幅回路からの出力はAD変換器を経て絶縁回路へ送られる。絶縁回路は人体を商用交流電源と電気的に切り離しながら，同時に信号の授受を行うために必要である。

●絶縁回路から出た信号はコンピュータへ入力される。コンピュータは必要な演算処理などを行ったのち，モニタ上に心電図波形を表示する。記録は電子媒体や紙媒体へ保存される。紙媒体への記録装置としてはサーマルアレイ方式*7のレコーダが主流である。

●なお，図8では省略したが旧来の心電計はハム雑音を除去するための帯域除去フィルタ（ハムフィルタ）を備えており，スイッチのON・OFFによって使用・不使用を切り替えることができる。ただし，ハムフィルタの使用は心電図に含まれる50/60Hzの成分も損なうため，使用の際には波形の観察に注意が必要である。

用語アラカルト

＊6　アンチエイリアシング・フィルタ
高域遮断フィルタを通す前の信号には，AD変換にかけてよい周波数の上限（これはサンプリング定理より定まる）を超える周波数成分が含まれており，そのままAD変換にかけるとエイリアシングを起こしてしまう。これを防ぐ目的で高周波成分をカットするフィルタをアンチエイリアシング・フィルタという。

＊7　サーマルアレイ方式
サーマルヘッドとよばれる発熱抵抗体を加熱し，感熱紙に印字する記録方式。サーマルアレイはサーマルヘッドを一直線上に配列したもの。

心電計の性能に関する仕様

- 心電計の性能に関しては，2006年にJIS T 1202「心電計」が廃止されて以降，国際規格IEC-60601-2-51が認可の基準となっているが，JIS T 1202の内容とは大きく異なっている部分もある。以下に主要な項目のみ紹介する。
- 心電計の周波数特性については高域側，低域側ともに以前の規格から変更されている。変更の要点は，高域側では心電図の周波数成分として従来100 Hzまでを想定していたものを150 Hzにまで広げたこと，低域側では近年のフィルタの性能向上に伴い，周波数応答に基づいた表現が必ずしも適切ではなくなったため，インパルス応答に基づいた表現に改めたことである。詳細を**表3**および**図9**に記した。そのほかの仕様については**表4**を参照のこと。
- 高域遮断周波数については，**表3**によれば40～100 Hzまでの入出力比が70％を下回らなければよいのであるから，高域遮断周波数100 Hzという従来の規格を満たすフィルタは**表3**の基準を満たしているといえる（100 Hzで－3 dB，つまり約－30 ％であるため）。しかし，低域側については従来「遮断周波数0.05 Hz（あるいは時定数3.2秒）」と簡潔に規定し得ていたものが，新規格では難しくなったといえる。

表3 心電計の満たすべき高域周波数特性（IEC-60601-2-51による）

正弦波入力		10 Hz正弦波を基準とした出力の許容範囲
振幅［mV_{pp}］	周波数［Hz］	
1.0	0.67～40	±10 %
1.0	40～100	－30 %～＋10 %
0.25	100～150	－50 %～＋10 %
0.25	150～500	－100 %～＋10 %
三角波入力		**ベース幅200 msの三角波を基準とした出力のベース幅の許容範囲**
振幅1.5 mV_{pp}	ベース幅20 ms 周波数1 Hz以下	－12 %～0 %

図9 心電計の満たすべき低域周波数特性（IEC-60601-2-51より）

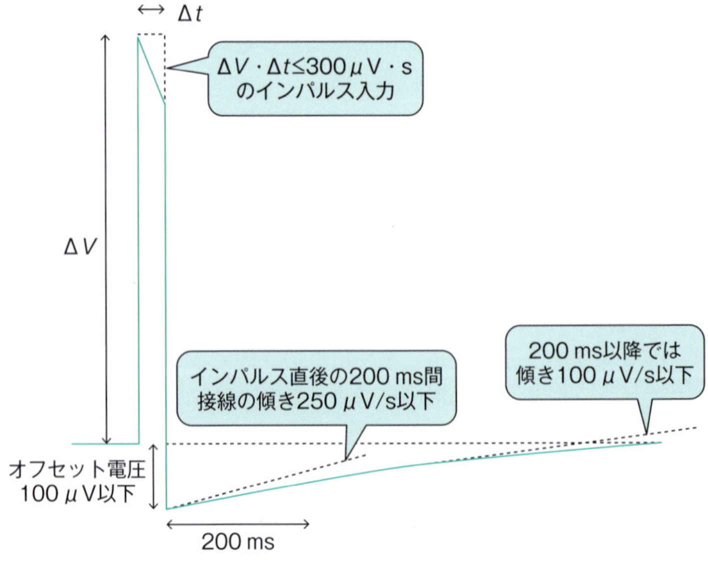

表4　心電計の基本仕様(IEC60601-2-51より)

周波数特性	・高域特性については表3参照 ・低域特性については図9参照
標準紙送り速度	少なくとも25および50 mm/sを備えること
最小検知電圧	20 μV_{pp}以下
入力換算雑音電圧	30 μV_{pp}以下
記録感度	少なくとも5，10および20 mm/mVを備えること(このうち標準感度を10 mm/mVと定義する)
同相信号の抑制	実効値20Vの50または60 Hzの正弦波同相入力に対して出力が標準感度で10 mm_{pp}以下
入力インピーダンス	2.5 MΩ以上
校正電圧	1 mVステップ電圧(立ち上がり時間5 ms以下)

心電図モニタ

- 心電図モニタ(心電図監視装置)は心電図のほか心拍数，呼吸数，血圧といった患者のバイタルサインを長時間にわたり監視するための装置である。
- 心電図検査における標準12誘導とは異なり，心電図モニタの標準的な誘導法では胴体の3カ所に電極を取り付け，3電極のうち1つを基準電極として，残り2つをプラス極とマイナス極として用いる。
- 図10に代表的な誘導法であるCC_5誘導，CM_5誘導，およびNASA誘導を示す。CC_5とCM_5はST変化の検出(心室虚血の検出)に，NASAはP波の検出(不整脈の検出)に適しているとされる。

図10　心電図モニタにおける誘導法

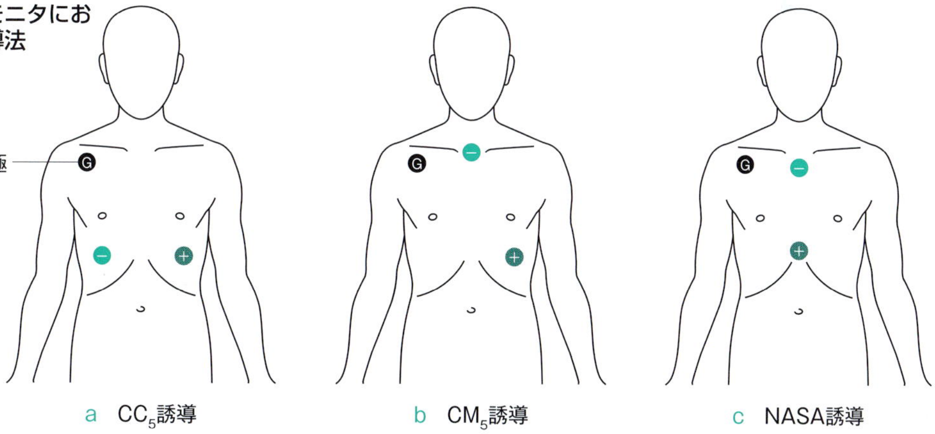

> **用語アラカルト**
>
> **＊8　JIS T 1304**
> これは「心電図監視装置」に関する規格で現在も有効である。廃止となった心電計の性能に関する規格(JIS T 1202)とは別物である。

- 心電図モニタの目的は，診断のためにできるだけ正確な心電図を得るというよりは，むしろ長時間にわたり患者の状態を監視しながら不整脈や心室虚血といった異変を検出することにある。
- 長時間にわたる測定では体動や呼吸による基線の動揺は避けられないものとなるが，こうした動揺をそのつど異変として検出していたのではかえって監視業務に支障をきたす。そこで心電図モニタの低域遮断フィルタの時定数はJIS T 1304[＊8]で0.3s(低域遮断周波数で約0.5 Hz)と標準12誘導心電計に対する制限よりも緩和されており，約0.5 Hz未満のゆっくりとした変動は測定にかからないよう設計されている。

心電図テレメータ

- 心電図モニタによる長時間の監視では，電極がリード線によって監視装置本体とつながっていれば，患者はベッドサイドから離れることができないという点において不便である。こうした制約をもつ有線方式に対し，測定データを電波により送受信する無線方式が開発され導入されてきた。心電図も含め，一般に生体情報を無線により通信する機能を備えた医療機器は**医療用テレメータ**とよばれている。
- テレメータは送信機と受信機から構成される。心電図テレメータの構成を図11に示す。生体情報は変調されて送信機から直接または中継アンテナを介して受信機に送られる。受信機は受け取った電波を復調し元の生体情報を取り出す。変調方式は，以前はアナログ変調方式であったが，近年ではデジタル変調方式が主流である。生体情報は元はアナログ信号であるため，これをAD変換したうえで変調・送信を行う。なお，受信機には電波の波長の4分の1の長さをもつアンテナが付属しており，これをホイップアンテナという。

図11　心電図テレメータ

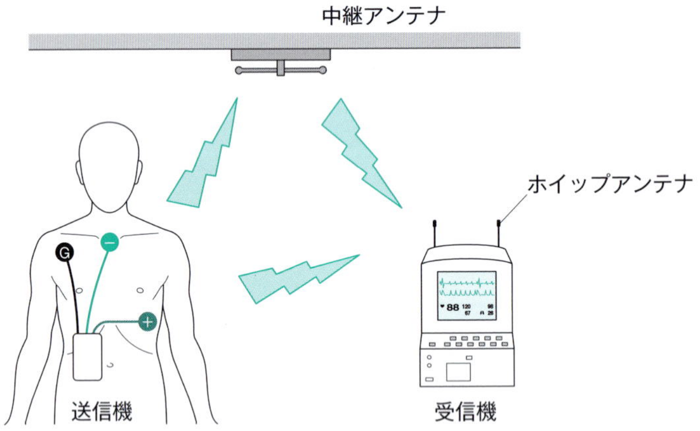

- わが国では電波法のもとで，医療用テレメータは免許を要しない特定小電力無線局として位置付けられ，使用可能な搬送波の周波数帯として**UHF帯**に属する420～450 MHzのなかの**6つの周波数帯**（バンド1～6）が割り当てられている（図12）。
- 各バンドはさらに一定の周波数間隔で等しく分割され，そのそれぞれが1つの通信チャネルとして医療テレメータに割り当てられる。各チャネルは4桁の番号で識別され，**番号の最初の数字はバンドの番号を表す**。この分割方式には周波数間隔を何kHzにするかで表5に示すA～Eの5つの型がある。

図12　医療用テレメータの周波数割り当て

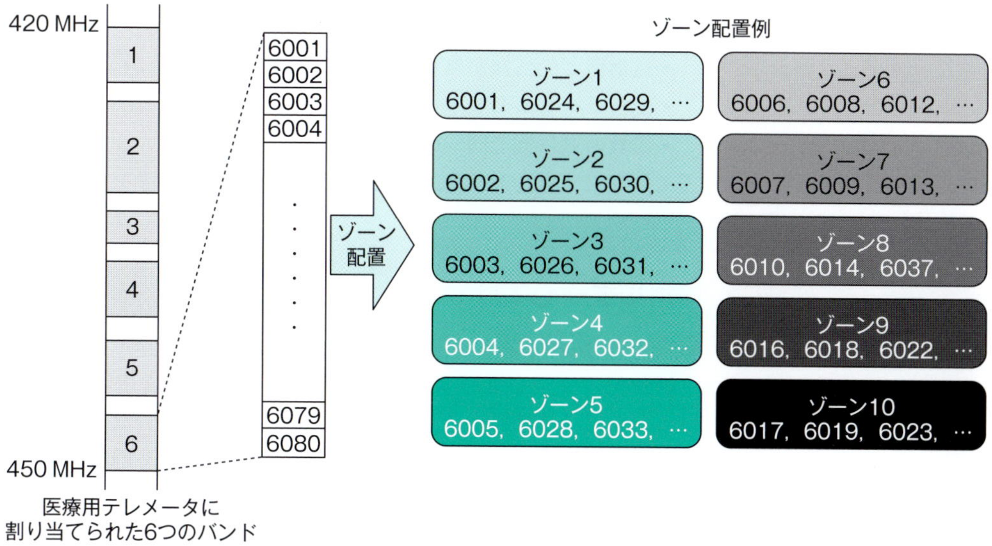

表5　医用テレメータの周波数帯分割方式

型	周波数間隔[kHz]	チャネル数
A	12.5	1
B	25	2
C	50	3以上(狭帯域)
D	100	3以上(広帯域)
E	500	3以上(広帯域)

- 周波数間隔が大きい型ほど広帯域となり，B～Eは単一チャネル内部にさらに2つまたはそれ以上のサブチャネルを設けて多チャネル通信が可能な型として規定されている。これにより，例えば心電図と呼吸数のように複数の信号を同時に送受信できるようになる。しかしながら，現在では通信技術の進歩により，そうしたことがA型の帯域幅でも可能となったため，現在普及しているほとんどの医療用テレメータはA型である。
- ある病院でバンド6をA型として使用する場合を考える。帯域幅（バンド6は約1 MHz）を周波数間隔（A型では12.5 kHz）で割って得られるチャネル数は80，従って番号6001～6080のチャネルが使用可能となる。
- しかし，この80個のチャネルのなかには相互変調により混信を起こしやすい組み合わせが存在するため，これらの組み合わせが近接した場所で使用されることがないよう配慮しなければならない。
- そこで，病院全体を**ゾーン**とよばれる最大で10の区画（ゾーン1～10）に分割し，各ゾーンには互いに混信を起こさないチャネル番号を割り振る。各ゾーンには固有の色が割り当てられ，同一ゾーン内のテレメータを同一色でラベリングすることで混信の危険防止が図られている。
- 医用テレメータに関しては「電波受信不良の原因」を問う問題が頻出している。そこで以下にその原因となる主なものを列挙しておく。
  - 電極がはずれている。

- 電極リードが断線している。
- 送信機の電池が消耗している。
- 送信機と受信機が離れすぎている（中継アンテナがない）。
- 受信チャネルの設定が誤っている。
- 複数の送信機で同一のチャネル番号を使用している。
- 割り当てられたゾーンとは異なるゾーンで送信機を使用している。

ホルター心電計

- ホルター心電計は，日常生活における心電図を記録するために開発された携帯型の小型心電計である。記憶装置として内蔵されている大容量のフラッシュメモリにより長時間（一般には24時間）にわたる連続的な計測・記録が可能であり，データを自動的に解析する機能も内蔵されている。
- ホルター心電計を用いれば，日常生活のなかで心電図がどのように日内変動するか，また特定の行動パターンあるいは動悸や眩暈などの自覚症状と心電図波形とがどのように相関しているか，などを分析することができる。ただ，心電図モニタと同様に正確な診断が目的ではないため，体動による基線の動揺などを抑えるために低周波成分は測定にかからない仕様となっている。
- 誘導法は目的に応じてさまざまであるが，「心電図モニタ」（p.217）で述べたように，不整脈の検出（P波の検出）にはNASA誘導，心筋虚血の検出（ST変化の検出）にはCC_5やCM_5誘導が用いられる（図10参照）。

雑音

- 心電図には本来の信号成分以外に雑音成分（アーチファクト）が含まれている。基線の動揺およびハム雑音は互いに関連しており，1つの現象について原因が複数あり得るため，ややこしい。図13にその関連を示す〔なお，雑音については「生体計測の基礎」図3（p.208）に関する説明もあわせて参照のこと〕。
- 基本的には，基線の動揺は電極接触インピーダンスの不均衡に起因し，ハム雑音の重畳は何らかの形で人体やリード線や心電計本体にハム雑音が誘導されることに起因する。しかし，それだけでなく**電極接触インピーダンスの不均衡とハム雑音が結びつく**場合がある。
- これは電極接触インピーダンスの不均衡が（急激あるいは周期的な変動としてではなく）定常的に存在しているときに起こる。というのも，一方で誘導されるハム雑音を皆無にすることは不可能であり，他方でこうした不均衡により差動増幅回路へ入力される2つのハム雑音成分も不均衡となり，その差が差動成分として増幅されてしまうからである。
- このほか，心電図検査中に体に力が入ると心電図に**筋電図が混入**する場合がある。筋電図の周波数帯は心電図と同じ帯域を含んでいるため，心電図を損なうことなく筋電図のみをすべて除去することは困難である。

図13　心電図に誘導される主な雑音とその原因

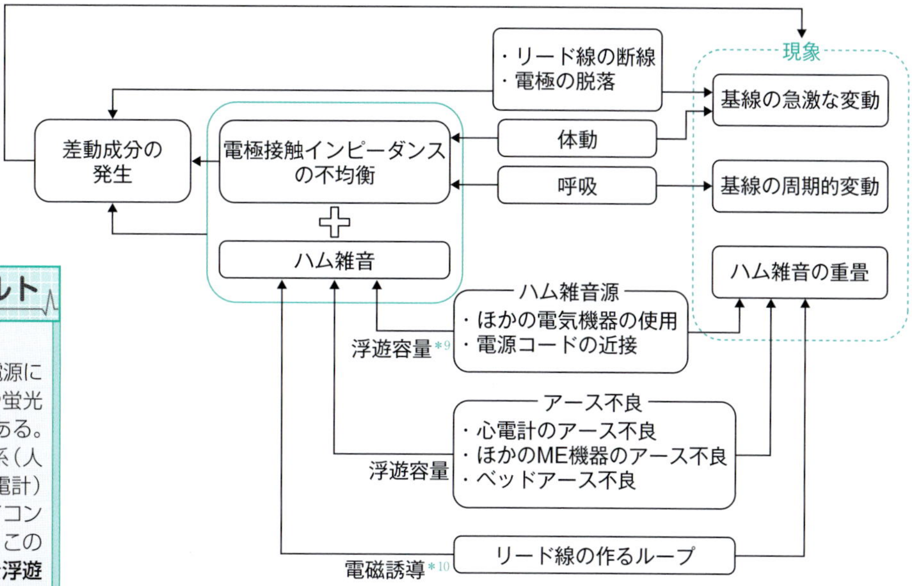

用語アラカルト

＊9　浮遊容量
電源ラインおよび電源に繋がれたME機器や蛍光灯はハム雑音源である。この雑音源と測定系（人体・リード線・心電計）は一対の導体としてコンデンサを形成する。このコンデンサの容量を**浮遊容量**という。この容量性の結合を介して雑音源から測定系へとハム雑音が誘導される。この雑音は，**雑音源を測定系から遠ざける**こと，**雑音源をアースする**ことで低減される。

＊10　電磁誘導
電源ラインや蛍光灯などを流れる商用交流は周りの空間に50/60 Hzで変動する磁界を作っている。他方，人体・複数のリード線・心電計は電気的な閉回路（ループ）を形成している。このループに変動磁界が鎖交すると，ファラデーの電磁誘導の法則によりループに起電力が誘導され，ハム雑音を生じる。この雑音は，**複数のリード線は束ねる**（ループ面積を小さくする）ことで低減される。

脳波

- 脳波は脳神経細胞の活動電位が全体として頭皮表面につくる電位を誘導したものである。心電図と比べて電位変動は数μV～数百μVと極めて小さく，周期性もさほど明瞭ではない。
- 有意な周波数成分は0.5～100 Hz程度であり，周波数帯によって**表6**に示す4種類の波に分類される。

表6　脳波の分類

名称	波形	周波数	状態
δ波	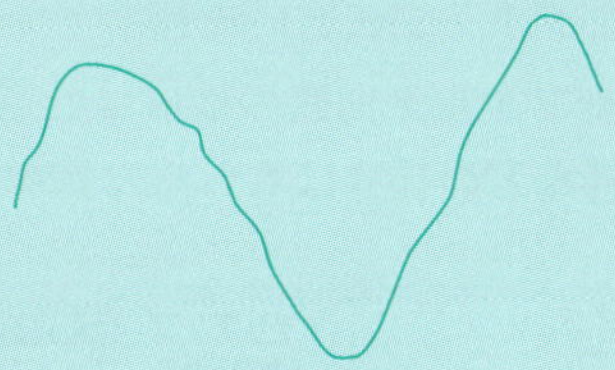	0.5～4 Hz	熟睡
θ波	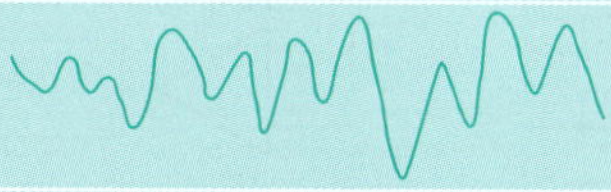	4～8 Hz	入眠
α波	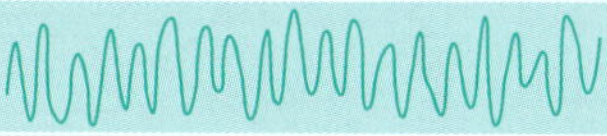	8～13 Hz	閉眼・覚醒・安静
β波	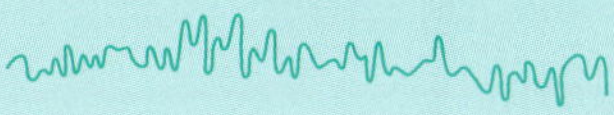	13 Hz～	緊張

用語アラカルト

＊11　10/20電極配置法
国際的に定められた脳波誘導電極の配置法。耳朶および頭皮上の特定の21カ所（ニュートラル電極も合わせると22カ所）に電極を配置する。

脳波の構成誘導法

●誘導法には心電図と同様に単極誘導と双極誘導がある（図14）。電極は10/20電極配置法[＊11]で定められた位置に貼り付ける。単極誘導では電位変動の少ない**耳朶（耳垂）を電位の基準**（不関電極）として用い，頭皮上に当てたもう1つの電極との間で電位差を誘導する。

●双極誘導では3つの電極のうち，1つを前額下部に貼り付け，これをニュートラル電極（増幅回路のグラウンド）として用い，残り2つを頭皮上の2点に当て，電位差を誘導する。電極には通常，皿電極とよばれる銀－塩化銀電極が用いられる。

図14　脳波の誘導法

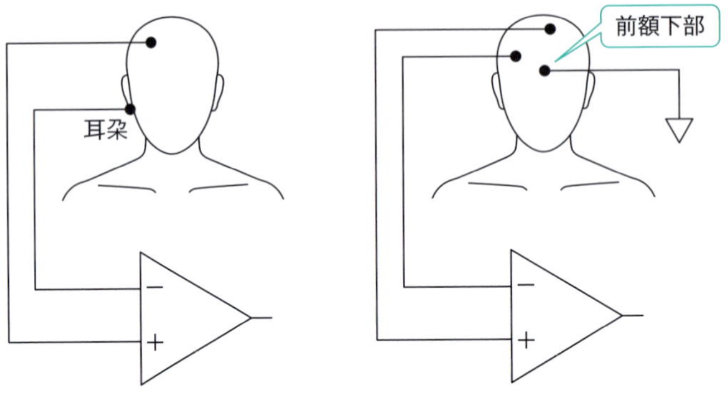

a　単極誘導　　b　双極誘導

脳波計の構成と基本仕様

●アナログ式とデジタル式で異なるが，ここではアナログ式について述べる。10/20電極配置法による12チャネルアナログ式脳波計の場合の構成を図15に示す。電極のリード線はすべて電極接続箱につながれ，そのなかからプリアンプへ入力する12の電極対を構成する（こうした電極対の組み合せパターンをモンタージュという）。

●増幅回路やフィルタ回路の構成は心電計の場合と基本的に同様であるが，周波数特性などの仕様はもちろん異なる。詳細は表7を参照のこと。

図15　12チャネルアナログ式脳波計の構成概念図

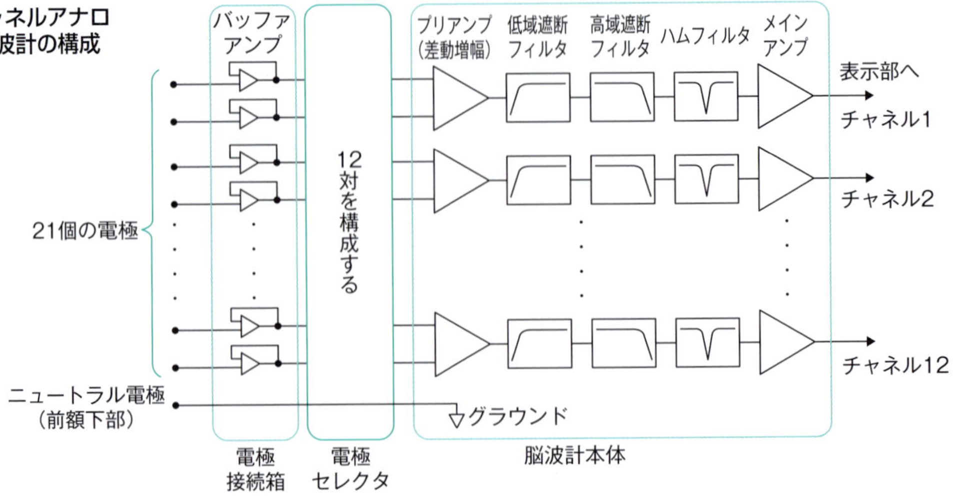

表7　脳波計の基本仕様(JIS T 1203より)

周波数特性	・高域遮断周波数60 Hz ・少なくとも0.1 sおよび0.3 sの時定数を備えること(低域特性)
紙送り速度	30 mm/s(多用途型ではこのほかに1～2 mm/sの範囲内の任意の1つ，並びに15 mm/sおよび60 mm/sの速さに切り替えができること)
最小検知電圧	1～60 Hzにわたって2.5 μV_{pp}以下
記録感度	最大値が0.4 mm/μV以上
CMRR	60 dB以上
入力インピーダンス	5 MΩ以上
校正電圧	多用途形では少なくとも10，20，50，100，200および500 μV，専用形では少なくとも50μVを備えること

筋電図

- 筋電図とは筋が生じる活動電位を体内または体表から誘導した電位の記録である。振幅は数μV～数mVのオーダーで，含まれる周波数成分は数Hz～数十kHzと広範囲に及ぶ。
- 誘導法としては，一対の電極のうち一方を不関電極として電位変動の少ない部位に，他方を筋活動部位に当てる単極誘導法と，3つの電極のうち2つを筋活動部位に当て，この筋活動の影響のない部位に残り1つを当てて電位差を誘導する双極誘導法がある。
- 筋電図は表8に示す3種に区分される。**針筋電図**では針状の電極を筋に刺し入れることで，ひとつの神経筋単位(運動単位)の示す自発的活動を測定する。**表面筋電図**では体表から皿電極やリング電極により電位を拾うことで，多数の筋が全体として示す自発的活動を測定する。
- 針筋電図および表面筋電図が筋の自発的活動を測定するのに対して，**誘発筋電図**では筋に電気刺激を加えその反応を測定する。神経伝導検査(運動神経や知覚神経などの末梢に電気刺激を加え，その支配筋の反応を測定する検査)はこれに含まれる。電気刺激には**定電圧刺激**と**定電流刺激**がある。

表8　筋電図の種別

名称	対象	電極	電気刺激
針筋電図	神経筋単位(MNU)の活動	針電極	加えない
表面筋電図	電極近傍の筋全体の活動	皿電極 リング電極	加えない
誘発筋電図	末梢神経の刺激に対する支配筋の反応	皿電極 リング電極	加える

- 図16に運動神経伝導検査における筋電計の構成を示す。この検査では，運動神経に電気刺激を加え，これに対する応答を神経上の別の地点で拾い，刺激印加から応答までの所要時間を測定する。こうした測定を図16の①，②のような2点について行い，各所要時間の差で2点間の距離を除することにより伝導速度が求められる。
- 電気刺激装置からの刺激は**アイソレータ**を通してから加えられる。アイソ

レータはアースから浮いた状態に置かれている。これにより刺激を刺激電極間に集中的に加えることが可能となる。

●電極で拾われた筋電位は増幅回路やフィルタを通って最終的に表示部へと送られるが，その途上で増幅された信号を**スピーカ**へと入力し，筋電位の変動を音として聞く場合がある。これは音の特徴から筋の状態についての知見が得られ検査に役立つためである。

●感覚神経伝導検査では得られる信号が微弱なため，**加算平均法**＊12による処理を行ったうえでこれを表示させる（運動神経伝導検査では得られる信号が強いため必要ない）。

用語アラカルト

＊12　加算平均法
感覚神経伝導検査で得られる応答信号は微弱なため雑音に埋もれている。そこで，同一の電気刺激に対する応答信号波形の観測をn回行い，n個の波形を刺激印加時点で同期させ足し合わせてからnで割る（**加算平均する**）。もし雑音がランダムな雑音であれば，この加算平均操作により雑音成分のみが抑制され，**S/N比（信号対雑音比）は$\sqrt{n}$倍**に向上する。

図16　筋電計の構成概念図（運動神経伝導検査の場合）

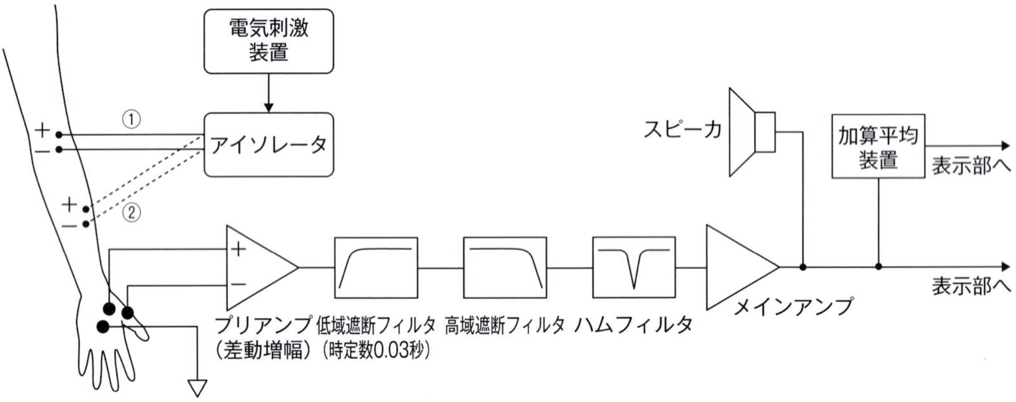

One point Advice

●心電図テレメータに関する出題は多く，また比較的細かい内容まで問われている。
●生体電気計測に伴う雑音に関しては，基線の動揺，ならびにハム雑音の重畳に関してよく出題されている。

【参考文献】
・日本生体医工学会 編：医用工学概論，コロナ社，2007.
・木村雄治 著：医用工学入門，コロナ社，2001.
・日本生体医工学会 監：生体計測学，コロナ社，2009.
・山本尚武，中村隆夫 著：生体電気計測，コロナ社，2011.
・日本臨床工学技士教育施設協議会 監：臨床工学講座 生体計測装置学，医歯薬出版，2010.
・木村　淳，幸原伸夫 著：神経伝導検査と筋電図を学ぶ人のために，医学書院，2003.
・P. W. Macfarlane, A. V. Oosterom, O. Pahlm, P. Klingfield, M.Janse, J.Camm (eds.): Comprehensive Electrocardiology Vol. 1 (2nd), Springer, 2011.
・J. G. Webster (ed) : Medical Instrumentation : application and design (4th), Wiley, 2009.

3 生体の物理・化学現象の計測

1 血圧の計測

Check point

- 血圧とは？ ⇒ その意義
- 血圧を決定する因子 ⇒ それぞれが血圧に関係する影響
- 非観血的血圧測定 ⇒ 各測定法の原理と特徴
- 観血的血圧測定 ⇒ 使用されているトランスデューサ
- 0点校正 ⇒ その必要性と誤差要因
- スワンガンツカテーテル ⇒ 構造および引き抜き圧曲線

血圧の意義

- 動脈内から押し出された血液が**血管を通る際の圧力**を意味する。
- 心臓は収縮により血液を動脈血管内に押し出したり，拡張により全身を循環している血液を心臓に戻すポンプの働きをしている。収縮する際に動脈の側壁が受ける最大の圧力を**最高血圧**（**収縮期血圧**）とし，心臓が拡張する際に動脈の側壁に掛かっている圧力を**最低血圧**（**拡張期血圧**）としている。

表1　日本高血圧学会の基準

分類	収縮期血圧[mmHg]		拡張期血圧[mmHg]
至適血圧	＜120	かつ	＜80
正常血圧	＜130	かつ	＜85
正常高値血圧	130～139	または	85～89
Ⅰ度（軽症）高血圧	140～159	または	90～99
Ⅱ度（中等症）高血圧	160～179	または	100～109
Ⅲ度（重症）高血圧	≧180	または	≧110
収縮期高血圧	≧140	かつ	＜90

（高血圧治療ガイドライン2009より引用）

用語アラカルト

＊1　**末梢血管抵抗**
末梢血管（毛細血管）に血液が流れ込む際に受ける抵抗をいい，この抵抗が増すと血液が流れにくくなるため，血圧が上昇する。

＊2　**心拍出量**
心臓が1回の拍動で，血液を送り出す量のことを1回拍出量といい，1分間に血液を送り出す量のことを心拍出量とよぶ。

血圧を決定する因子

- 血圧を決める主な要因は，**循環血液量**，**末梢血管抵抗**[＊1]，**心拍出量**[＊2]，**血液の粘着度**，**大動脈の弾力**があり，そのなかでもとりわけ末梢血管抵抗，心拍出量により変動する。つまり血圧は，心拍出量が多いほど，また末梢血管抵抗が大きいほど高くなる。この関係は，以下の式により表される。

補足

血液の粘着度

- 脱水などにより血液中の赤血球の割合が増加すると粘稠度が増し，血流が悪くなる。また，心臓は1回の拍動を強くすることで血液の流れをスムーズにしようとするため，血圧が上昇する。

平均血圧＝心拍出量×末梢血管抵抗

ただし，平均血圧は以下の式で求める。

$$平均血圧 = \frac{収縮期血圧 + 2 \times 拡張期血圧}{3}$$

なお，末梢血管抵抗は，毛細血管の直上流の動脈である細動脈壁の緊張度により決定される。

図1　末梢血管抵抗変化による高血圧

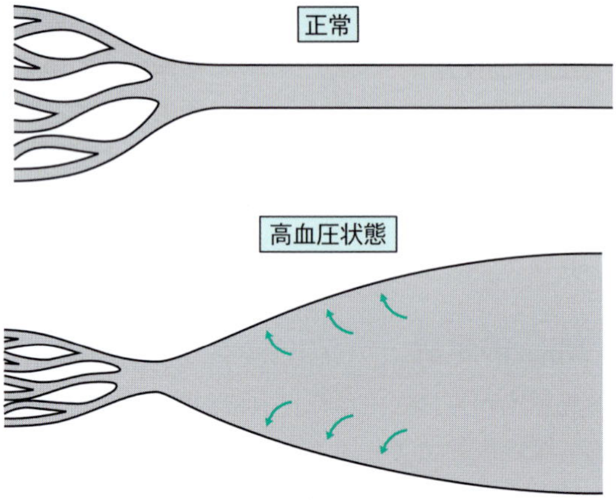

高血圧状態では，末梢血管が細く，硬くなる。

非観血的血圧測定法

- 動脈は筋層があることから弾性に富んだ構造をしている。
- 外部からマンシェットで圧力を加えそのまわりを圧迫することで，動脈の血流を止めることができる。
- 血流を止めた段階から徐々に除圧することにより，圧迫されていた血管で血流が再開される。そのときの圧力を最大血圧とし，血流が圧迫する以前の状態になり，振動の消失または脈音の消失した時点を最低血圧としている。

①**聴診法**

- 別名**コロトコフ音**[*3]（Korotkoff sounds）法は，動脈をマンシェットで締め付け，いったん血液の流れを止め，その後空気を抜いたときに血管内で発生する脈音を聴診器を用いて測定する方法である。
- **聴こえ始めの脈音**を最高血圧，**脈音の消失時**を最低血圧としている。

用語アラカルト

＊3　**コロトコフ音**
ロシアの医師Korotokov（コロトコフ）がこの方法を提唱し，高血圧を評価するガイドラインなどにおいて，血圧測定の標準法として用いられている。

図2　聴診法の測定方法

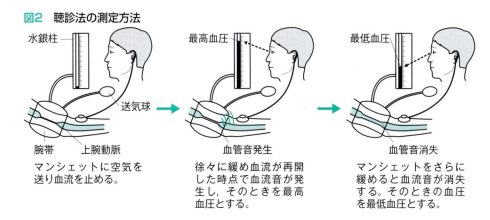

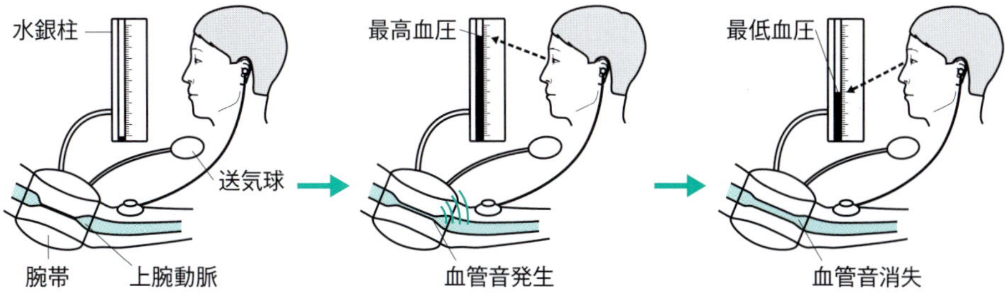

②**オシロメトリック法**

- 聴診法がコロトコフ音を検出するのに対し，**振動**（**oscillation**）を検出する方法で，現在使われている自動血圧計のほとんどがこの方式を利用している。
- カフ自体が圧力センサとして減圧する過程で血管壁に生じる**振動**（**脈波**）を検知して血圧を測定する。
- カフを減圧していくと，ある時点で脈波が急激に大きくなり，その後，脈波は急激に小さくなる。そして，ある時点からあまり変化しなくなる。脈波が急激に大きくなったときのカフの圧力を最高血圧（収縮期血圧），変化がなくなるときの圧力を最低血圧（拡張期血圧）としている。
- オシロメトリック法では**脈波の変化**を検知している。

図3　オシロメトリック法の原理

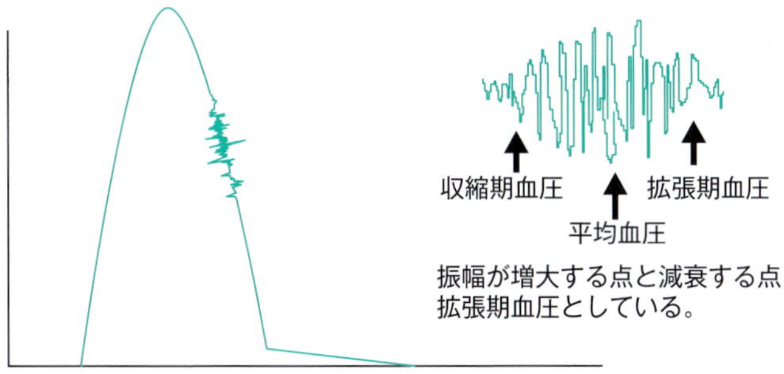

（木村雄治：医用工学入門，コロナ社，2001.より許諾を得て転載）

●非観血式血圧測定で注意すること

①巻き付ける箇所・体格に応じたカフの長さで！

- 大腿用と上腕用および小児用・成人用と用意されており，適切なカフを使用する。

  【例】上腕用カフを大腿に使用した場合，カフ幅が狭いことから，最高・最低血圧ともに上昇して測定される。

②カフの巻き方には遊びを！

- カフを巻く際には，ピッタリと巻かず指が1，2本程度入るぐらいの遊

7 生体計測

びを設ける。

【例】測定部位にピッタリと巻いた場合，最高血圧は変化せず最低血圧が低めに測定される。

③測定する部位の位置は心臓と同じ高さで！

- 測定する際は心臓と測定部位および血圧計を同じ高さで測定する。

【例】測定部位が心臓より高い場合，血液を押し上げなければならないため，圧力が失われ最高・最低血圧ともに低めに測定される。

表2　測定誤差原因と血圧への影響

誤差原因		最高血圧	最低血圧
測定箇所	心臓より高い位置	↘	↘
	心臓より低い位置	↗	↗
カフの巻き方	カフが緩すぎる	↗	↗
	カフがきつすぎる	→	↘
カフの幅	カフ幅が狭すぎる	↗	↗
	カフ幅が広すぎる	↘	↘

●その他の非観血的血圧測定法

①トノメトリ法

- 血管（橈骨動脈）を皮膚上から受圧板で押し，このとき血管が平坦となればその部分の血管内圧と受圧板による外力が等しくなる。
- これを利用し，このときの血管内圧を受圧板に組み込まれた複数の圧力センサで直接検出し，最適な波形が選ばれる。
- 1心拍ごとの圧力波形を得ることができる。

②容積補償法

- 血圧変化により動脈の容積および血管径は変化する。
- これに動脈の内圧と等しい外圧をカフより加え，動脈の脈動を打ち消すような状態を維持すれば，その動脈径は常に一定の状態にある。
- つまり内外圧差がゼロの動脈径を保つように外圧を加えれば，その外圧は動脈内圧を反映していることになる。

表3　非観血的測定法の特徴

血圧測定法の種類	特徴
聴診法	血管内で発生する音(コロトコフ音)の音調の変化を検出する
オシロメトリック法	血管の拍動運動がカフ内に伝わり，カフ内に発生する微小振動を検出する
トノメトリ法	カフ圧迫部位の圧平衡を検出する。連続血圧波形が測定可能
容積補償法	血圧変化に伴う血管内圧(容積変化)と等しい外圧を加え，動脈の内外圧差が等しくなった時の外圧から圧波形を検出する。連続血圧波形が測定可能

観血的血圧測定法

- 血管内にカテーテルなどを挿入して，時々刻々と**変化する血圧を連続的に測定する**ものを観血式血圧といい，医療現場では**Aライン**とよばれている。
- ショック時の低血圧状態でも測定が可能なうえ，連続した血圧波形として観察が可能なことから手術室やICUやCCUなどの重症患者のモニタリングには欠かせない。
- しかし，測定にあたっては多くの機材やテクニックが必要で，また，カテーテルや動脈針の挿入などの**侵襲的な行為**が含まれることから，感染症や合併症，さらには感電事故などを起こさないように注意を要する。

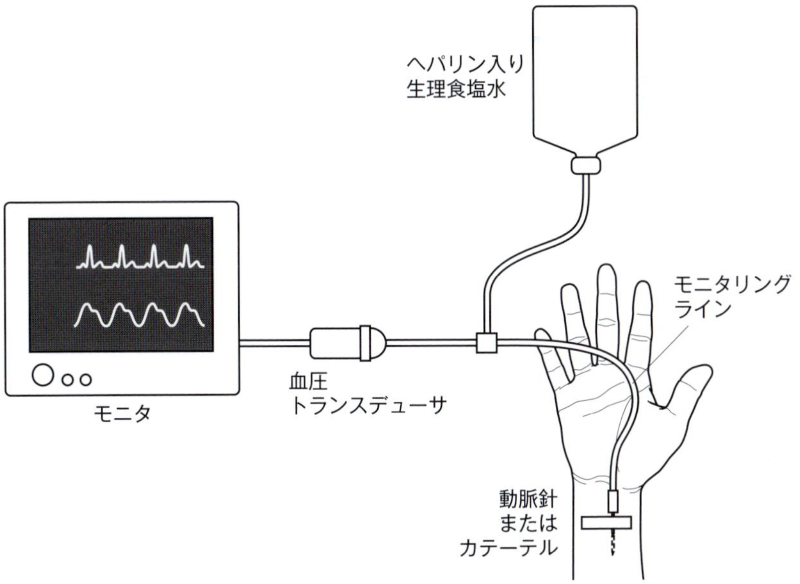

図4　観血的血圧測定法の原理

- 血圧トランスデューサ
  - 観血的な血圧測定では生理的食塩水で満たしたカテーテルを血管内に挿入し，末端に取り付けられた圧センサで圧を測定するものである。
  - 圧の変化に応じて受圧膜を押し内側に取り付けられた**ストレインゲージ**の伸縮によって**抵抗値が変化**し，電圧の変化が発生する。

図5　血圧トランスデューサの外観と構造

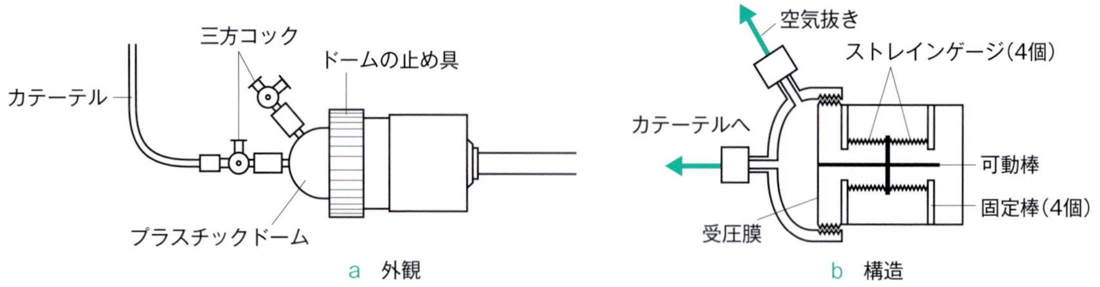

(渡辺 敏 編：ME早わかりQ&A 3.血圧計・心拍出量計・血流計・脈波計・血液ガス分析装置・心臓カテーテル検査，p.46，南江堂，1988.より許諾を得て転載)

●ストレイン(ひずみ)ゲージの原理

- 測定対象物に**ひずみ**が発生すると，ひずみゲージのベースを経由して抵抗体に伝わる。発生したひずみに対応した抵抗変化とひずみの関係は以下のようになる。

$$\varepsilon = \frac{\varDelta L}{L} = \frac{\varDelta R/R}{K}$$

ε：ひずみ量，R：ゲージ抵抗，$\varDelta R$：ひずみによる抵抗変化量，K：ゲージ率，$\varDelta L$：外力による長さの変化分，L：はじめの長さ

ひずみゲージの抵抗変化は微少な値であるため**ホイートストンブリッジ**回路を用いて電圧に変換している。

図6　ホイートストンブリッジ回路血圧トランスデューサの構造

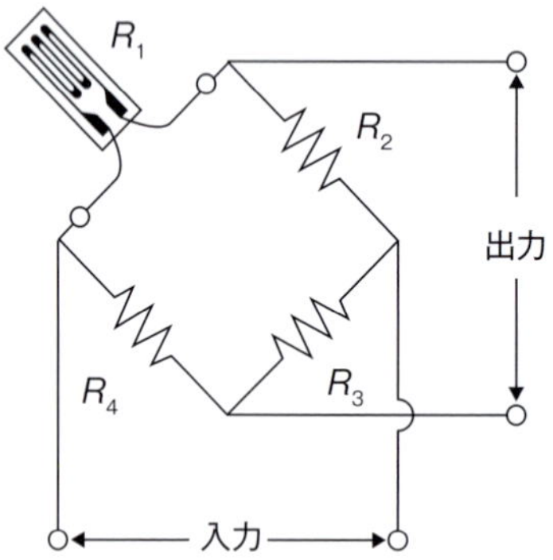

補足

ストレイン(ひずみ)

●材料に引張力(または圧縮力)Pが加わると，これに対する応力σが材料内部に発生する。この応力に比例した引張ひずみ(圧縮ひずみ)が発生し，長さLの材料は，$L+\varDelta L$(または$L-\varDelta L$)に変形する。このときのLと$\varDelta L$の割合をひずみという。

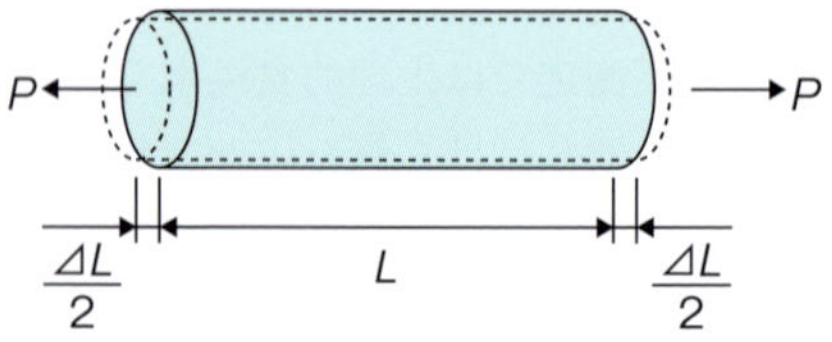

$$\varepsilon = \frac{\varDelta L}{L}$$

ε：ひずみ
L：材料のはじめの長さ
$\varDelta L$：外力Pによる変化分

ブリッジ回路の出力電圧は，以下のようになる。

$$e=\frac{R_1R_3-R_2R_4}{(R_1+R_2)(R_3+R_4)}E$$

e：出力電圧，E：入力電圧，R_1：ひずみゲージの抵抗値，
R_2～R_4：固定の抵抗値

$R_1=R_2=R_3=R_4$とするとストレインゲージにひずみが加わってストレインゲージの抵抗Rが$\boldsymbol{R+\varDelta R}$になる。従って，ひずみによる出力電圧$\varDelta e$（変化分）は，以下の式で表される。

$$\varDelta e=\frac{\varDelta R}{4R+2\varDelta R}E \quad \varDelta R\ll Rの場合,\ \varDelta e=\frac{\varDelta R}{4R}E=\frac{E}{4}K\varepsilon$$

ストレインゲージをひずみ測定器に接続するとホイートストンブリッジ回路が構成され，ブリッジ回路の入力電圧（ブリッジ電源）がひずみ測定器から供給されるため，ひずみ量（ε）をデジタル表示やアナログ出力などで測定することが可能となる。

補足

ストレインゲージ

●金属は外力を加えて伸縮させると，ある範囲でその抵抗値も増減する。ひずみが生じる測定対象物に電気絶縁物を介して接着しておけば，測定対象物の伸縮に比例して金属が伸縮し抵抗値が変化する。ストレインゲージはこの抵抗変化によりひずみを測定している。

●フラッシュデバイスキット（Aラインキット）

- 圧トランスデューサ，圧力モニタリング用チューブセット，輸液セットおよびそのほかの付属品を組み合わせたもので構成される。
- 測定時には，各構成群からサイズや接続機種（監視装置）などに応じて適切なものが選択され，これらを組み合わせて使用する。
- カテーテル先が凝固しないように加圧バッグにより加圧されたヘパリン化生食が少しずつ注入される仕組みになっている。
- トランスデューサの圧感知部には，**ピエゾ抵抗効果**により外から加わる応力で電気抵抗の変わる半導体素子を組み込んだホイートストンブリッジ回路が埋め込まれており，接続チューブ（測定中，生理食塩液充填）を介して伝わる圧力を電気信号に変換している。
- 圧力感知部はゲルによって回路側（生理食塩液で患者に到る）と圧検知側（監視装置に到る）とが絶縁されており，電気的導通はない。

図7　Aラインキットの構造

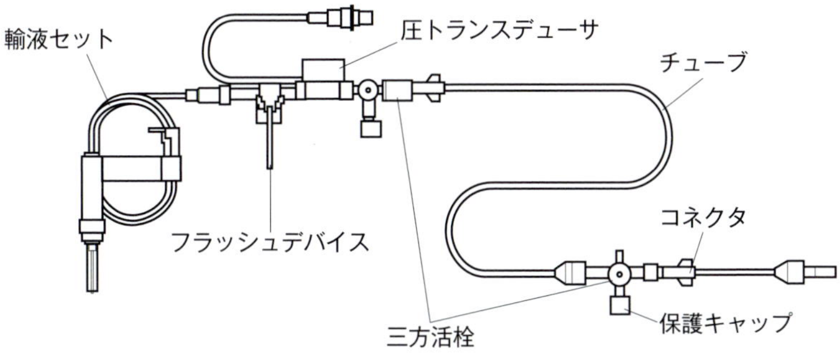

（渡辺 敏 編：ME早わかりQ＆A 3.血圧計・心拍出量計・心流計・脈波計・血液ガス分析装置・心臓カテーテル検査，p.46，南江堂，1988.より許諾を得て転載）

7 生体計測

補足

水銀柱と水柱との単位換算

1 mmHg→ 13.595 mmH_2O

1 mmH_2O→ 0.07356 mmHg

トランスデューサの位置誤差は単位換算することで補正できる。

●0点バランスの必要性とトランスデューサの位置

- ゼロ調整〔圧力トランスデューサを**右心房の位置**(目安：中腋下線)〕に合わせ，付属している三方活栓を延長チューブ側に回転させて大気開放する。
- **大気圧**で圧力トランスデューサの出力電圧が，**0V**になるように，0点バランスを行う。
- 0点バランスを取ることにより，位置変化による圧力の影響を軽減することができる。

図8　血圧トランスデューサの位置

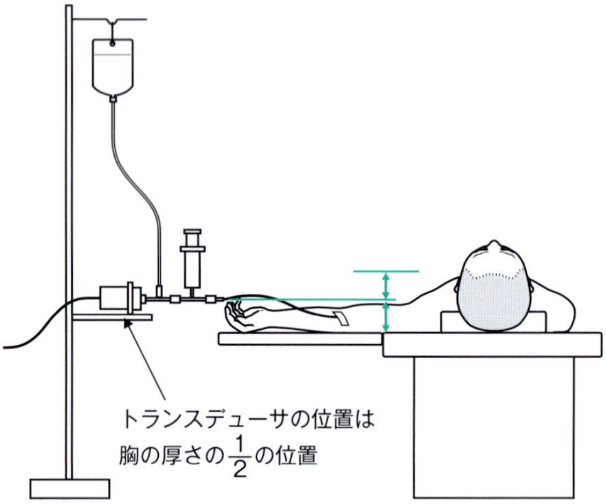

(日本生体医工学会ME技術教育委員会 編：MEの基礎知識と安全管理 改訂第4版，p.160，南江堂，2008. より許諾を得て転載)

●観血的血圧測定法における誤差要因

①トランスデューサの位置がおかしい。

【生じる誤差】右心房の高さからずれると，その差の水柱圧だけ誤差となり，血圧波形が上または下へとシフトする。

②気泡が混入している。

【生じる誤差】気泡が混入すると，トランスジューサに圧力の細かな変化が伝わらず，血圧波形がなまって(振幅が小さくなって)しまう。

③血栓が生じている。

【生じる誤差】動脈針やカテーテル先端に血栓が生じて詰まると，血圧波形がなまってしまう。

④動脈針やカテーテル先端が血管に当たっている。

【生じる誤差】動脈針やカテーテル先端が血管壁に当たり，先端孔が塞がってしまうと血圧波形がなまったり，出なくなる。

図9　誤差原因による測定血圧波形

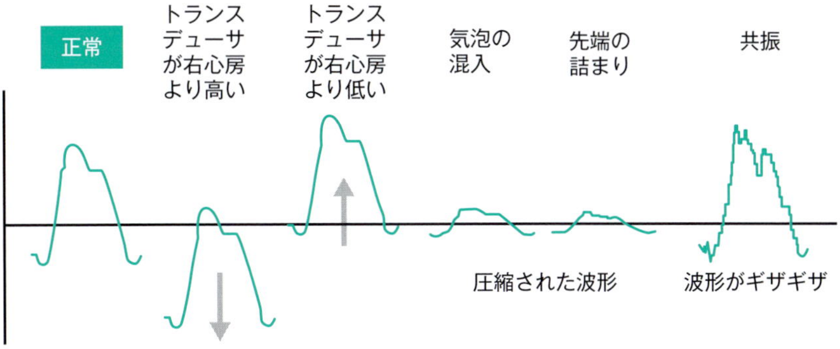

（日本生体医工学会ME技術教育委員会 編：MEの基礎知識と安全管理 改訂第4版，p.162，南江堂，2008. より許諾を得て転載）

●スワンガンツカテーテル

- 循環動態の不安定な患者や肺うっ血のある患者に対して，心内圧や肺動脈圧等の各内圧を測定でき，**サーミスタ**を利用した**熱希釈法**による心拍出量を測定できることから循環動態の把握や心不全のモニタとして有意義である。
- 構造は先端から先端孔，バルーン，温度測定用サーミスタ，注入用（輸液用）側溝となっている。使用目的は①**心拍出量測定**，②**右心室駆出率測定**，③**酸素飽和度測定**，④**心内圧測定**，⑤血液採取，⑥薬液注入である。

図10　スワンガンツカテーテルの構造

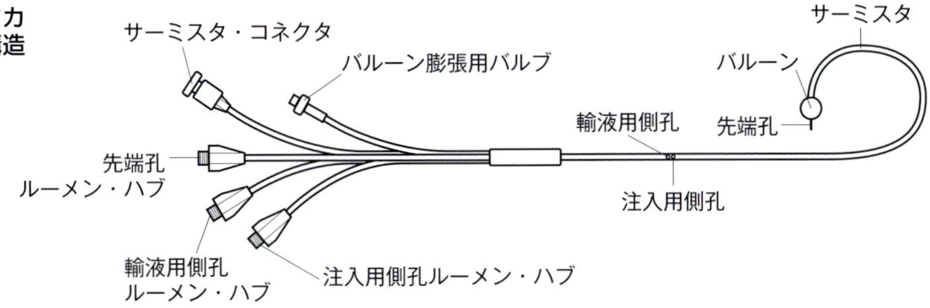

●引き抜き圧曲線

- バルーンを膨らませることによって血流にのせ右房から右室，肺動脈へとカテーテルを進める。
- バルーンを膨らませたまま肺動脈の末端に行きつくとバルーンにより圧が遮断されることから，肺の毛細血管の静水圧を示すことになる。
- このときの圧を肺動脈楔入圧（せつにゅうあつ）といい，**左心房の圧を反映**している。
- 各部位による圧力幅波形を覚えることにより，バルーン先端がどの部位の内圧を測定しているか把握することができる。
- 心内圧測定部位は①肺動脈楔入圧（せつにゅうあつ）（pulmonary capillary wedge pressure：PCWP），②肺動脈圧（pulmonary arterial pressure：PAP），③右室圧（right ventricular pressure：RVP），④右房圧（right atrium pressure：RAP），⑤中心静脈圧（central venous pressure：CVP）を測定する。

7 生体計測

図11　心内圧測定部位

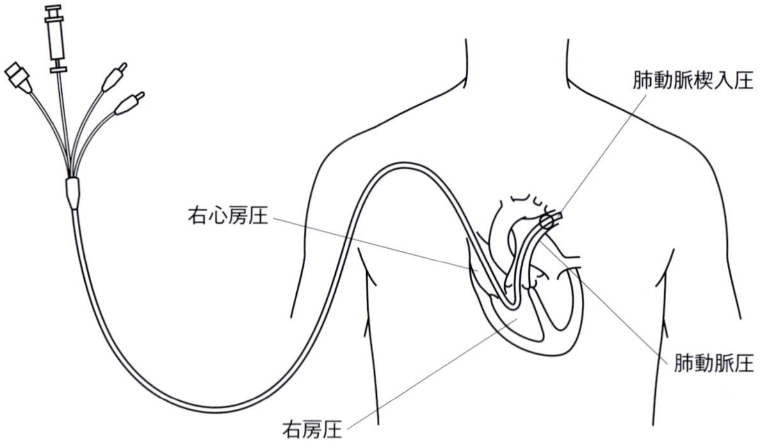

（日本生体医工学会ME技術教育委員会 編：MEの基礎知識と安全管理，改訂第5版，p.162，南江堂，2008.より許諾を得て転載）

図12　引き抜き圧曲線波形

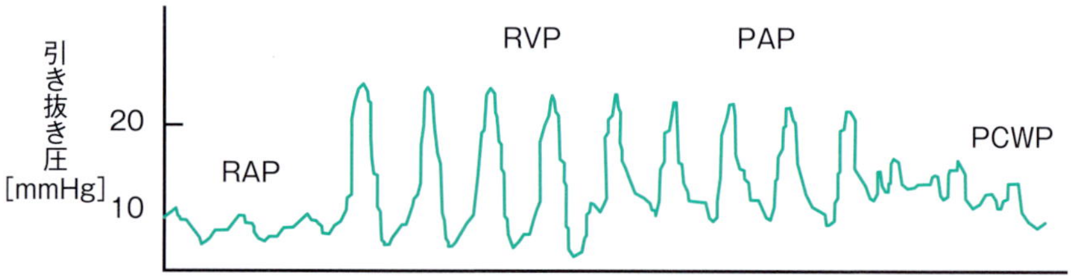

（日本生体医工学会ME技術教育委員会 編：MEの基礎知識と安全管理，改訂第4版，p.162，南江堂，2008.より許諾を得て転載）

One point Advice

- ●血圧を決定する因子を理解すると，どの因子が変動することで血圧がどのように変動するかわかりやすくなる。
- ●非観血的血圧測定法の種類と特徴を覚えよう！
- ●測定する際の誤差要因を理解しよう！

2 血流の計測

Check point

- ☑ 電磁血流計　⇒　ファラデーの法則
- ☑ 超音波血流計　⇒　ドプラ効果

電磁血流計

●電磁流量計の原理は磁場中で導体が動く場合，誘導起電力が生じる**電磁誘導**を利用している。つまり，**ファラデーの法則**である。血液は多くのイオンを含む導電体であることから，磁束密度Bの均一磁場の中で，血管径D，血液が速度vで移動すると，以下の式で表す誘導起電力Eが生じる。

$$E = B \cdot D \cdot v$$

この式から，B，Dの値を一定にして，Eの値を検出することにより，速度vを測定できる。流量Qは次式から求められる。

$$Q = \pi \cdot \frac{D}{2} \cdot 2 \cdot v$$

図13　電磁血流計の原理

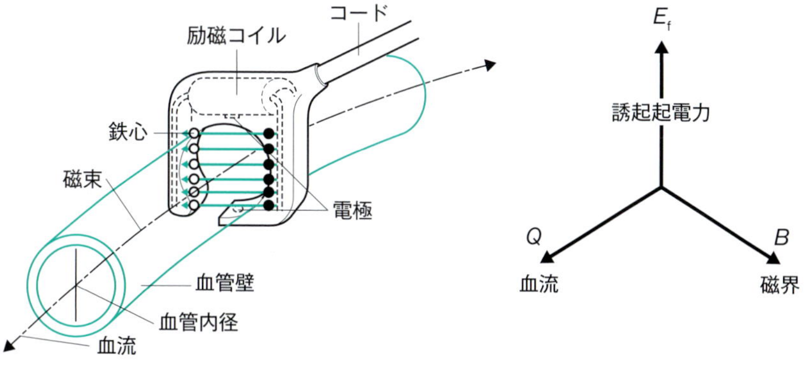

（渡辺 敏 編：ＭＥ早わかりＱ＆Ａ 3.血圧計・心拍出量計・血流計・脈波計・血液ガス分析装置・心臓カテーテル検査，p.131，南江堂，1988.より許諾を得て転載）

補足

ファラデーの法則

●磁場中に導電性流体が一定方向に流れると，管内径×磁束密度×平均流速に比例して電圧が発生する。

超音波血流計

- プローブから照射された超音波は，血管内の赤血球が移動する反射体となり**ドプラ効果**が生じる。
- このとき，プローブから送信された超音波fは，赤血球に反射する前と後に周波数変化を受ける。
- 血球が図14のように速度vで矢印の方向に動くと血球が受ける超音波の周波数はf_1となり，（1）式となる。
- 血球が周波数f_1の超音波を散乱させ，この散乱超音波の一部がQ_2に受信されるが，血球自体は速度vで動いていることから，血球が発するf_1の周波数の超音波はさらにドプラシフトしQ_2に受信されf_2となり，（2）式となる。cは伝搬速度である。

$$f_1 = f \cdot \frac{c - v \cdot \cos\alpha}{c} \quad \cdots(1) \qquad f_2 = f_1 \frac{c}{c + v \cdot \cos\beta} \quad \cdots(2)$$

しかし一般には送信器Q_1と受信器Q_2は同一の振動子で行うため，$\alpha = \beta$となり，Q_1ではじめに発振した周波数f_1とQ_2で受信される周波数f_2の間には（3）式で表される周波数の差$\varDelta f$が生じる。ここから血流vを求めることができる。

$$\varDelta f = \frac{2f \cdot \cos\alpha}{c} \cdot v \quad \cdots(3)$$

図14　ドプラ血流計の原理

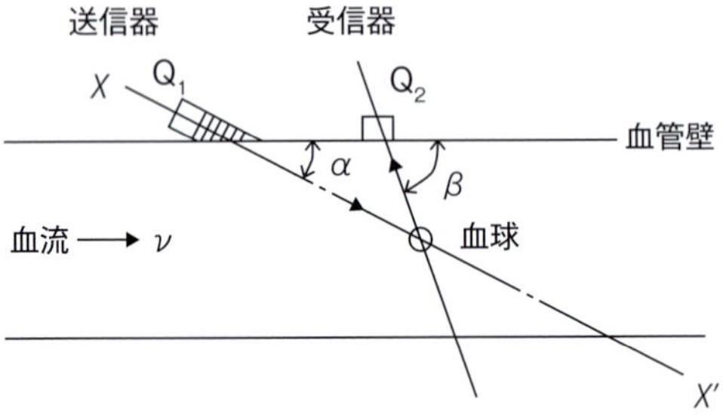

（渡辺 敏 編：ＭＥ早わかりＱ＆Ａ 3.血圧計・心拍出量計・血流計・脈波計・血液ガス分析装置・心臓カテーテル検査，p.148，南江堂，1988.より許諾を得て転載）

補足

ドプラ効果

- 観測者と音源が互いに近づいたり遠ざかったりするときに音の高さが変わることをいう。

One point Advice

- ドプラ効果を理解するとよりわかりやすくなる。

3 呼吸の測定

Check point

- 気体の状態 ⇒ 方程式
- 流量計の種類 ⇒ 原理を理解
- スパイロメトリ ⇒ 肺気量分画

気体の状態

●気体は，温度，圧力，含まれる分子の量が変化すると，体積が変化する特徴がある。気体の状態の変化において，温度が一定の場合，圧力が一定の場合，体積が一定の場合に**理想気体として状態方程式**が成り立つ。

●**ボイルの法則**[*4]

- 温度が一定のとき，一定質量の気体の**体積Vは圧力Pに反比例**する。

●**シャルルの法則**[*5]

- 圧力が一定のとき，気体の**体積Vと絶対温度Tは比例**する。

●**ボイル・シャルルの法則**

- 図15のように状態①をP_1，V_1，T_1，中間状態②をP_2，V'，T_1，状態③をP_2，V_2，T_2とすると状態①と中間状態の間で

ボイルの法則$P_1V_1 = P_2V'$

が成立し，中間状態②と状態③の間で，

シャルルの法則 $\dfrac{V'}{T_1} = \dfrac{V_2}{T_2}$

の関係が成り立つ。

- 両式からV'を消去すると，

ボイル・シャルルの法則 $\dfrac{P_1V_1}{T_1} = \dfrac{P_2V_2}{T_2}$

が成り立つ。

- また，理想気体において1 molの気体は，気体の種類に関係なく，標準状態でほぼ22.4 Lの体積を占め，1 molについて$PV = RT$となる。物質量nでは体積がn倍になることから

$PV = nRT$
n：モル数，R：気体定数，T：絶対温度

となる。

用語アラカルト

＊4 **ボイルの法則**
ボイルの法則は1662年に発見されたが，1676年Mariotte（マリオット）が詳しく検証した。温度が一定なとき，ガスの圧と容積の積は一定となる。

＊5 **シャルルの法則**
1787年にCharles（シャルル）により発見され，これをGay-Lussac（ゲイリュサック）が検証し1802年に完成させた。そのため，ゲイリュサックの法則ともよばれる。

補足

絶対零度における気体

●シャルルの法則によると絶対零度で体積V=0になるが，気体は低温になると液体，固体に状態変化するので0[K]の気体は存在しない。

●ボイル・シャルルの法則は圧力が高すぎず，温度が低すぎない範囲ですべての気体に適応できるが，成り立つには気体の種類によって異なる。液化しにくいH_2，O_2，N_2かなり広い範囲で成り立つが，CO_2は最も適応が狭い。Heが最も適応範囲が広い。

図15　ボイル・シャルルの法則

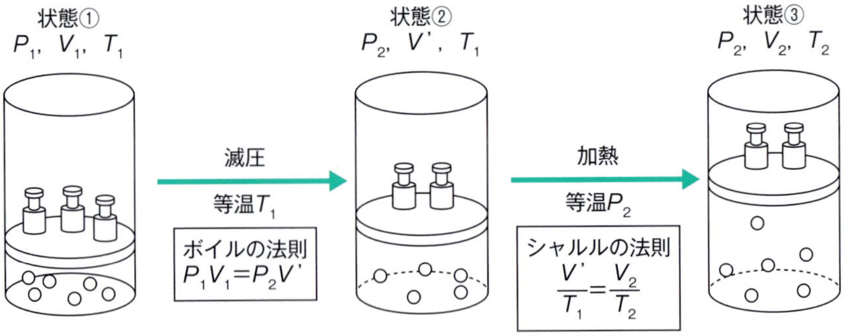

- しかし，実在の気体では厳密にはこの関係式は成り立たない。ボイル・シャルルの法則が成り立つ気体を理想気体といい，実在の気体では，高温，低圧の状態が理想気体に近い状態である。

● ボイル・シャルルの式からわかるように，気体の体積は温度，圧力，気体の分子量によって変わることから，呼吸管理における気体の状態はこの3つの要素を含んだ以下のような4文字で示される。

STPD，ATPD，ATPS，BTPS

最初の2文字は温度を示し，3文字目Pは大気圧（760 mmHg）を示し，最後の4文字目は乾燥状態（dry）か，飽和水蒸気状態（saturated with water vapor）かを示す。

- ST（standard temperature）：0 ℃
- AT（ambient temperature）：室温
- BT（body temperature）：37 ℃

補足

STPSは存在する？

● 0 ℃の気体は水分を含むことができないため，STPSという状態は存在しない。

表4　気体状態の表現方法

	温度	気圧	水蒸気圧	測定項目
ATPS	室温	そのときの気圧	飽和	
BTPS	体温（37 ℃）	そのときの気圧	飽和	VC等の肺気量
STPD	標準温度（0 ℃）	標準気圧（760 mmHg）	乾燥	V_{O_2}, V_{CO_2}

● ATPS（ambient temperature and pressure and saturation）：**室温**での容積や呼出されるガス量などの表現に使う。

【例】気量型のスパイロメータによる測定

● BTPS（body temperature and pressure and saturation）：**体内**での容積や呼出されるガス量などの表現に使う。

【例】肺気量分画（全肺気量，肺活量，機能的残気量など）など多くの肺機能測定

● STPD（standard temperature and pressure and dry）：**標準状態**（0 ℃および1気圧）でガスが乾燥状態における測定時の表現に使う。

【例】酸素消費率，二酸化炭素産生率や拡散能などの表現

● また，測定時の温度，その温度における水蒸気飽和状態より，以下の式にて相互の変換が可能である。

$$V_{BTPS} = V_{ATPS} \cdot \frac{310}{(273+t)} \cdot \frac{(P_B - P_{H_2O})}{P_B - 47}$$

$$V_{STPD} = V_{ATPS} \cdot \frac{273}{(273+t)} \cdot \frac{(P_B - P_{H_2O})}{760}$$

t：測定時温度[℃]，PB：測定時の大気圧[mmHg]，
P_{H_2O}：測定時の水蒸気圧[mmHg]

流量計

●差圧式流量計

- 管路に挿入した**絞りの前後の圧力差**が，絞りを通過すると流量の2乗に比例する原理を利用したものである。
- 気体の測定に最も数多く使用されている流量計である。
- 絞り機構を利用しており，**精度がよい**。

図16　差圧流量計の構造例

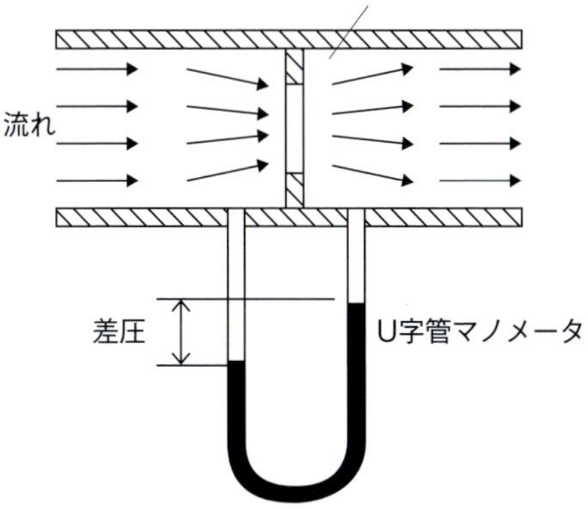

(佐鳥聡夫：流量のお話　第2回差圧式流量計，MSTODAY，2001．より改変引用)

●熱式流量計

- 熱線式は，流路中に一定温度に加熱した細い白金線やタングステン線を配置しそこに気流が熱線を通過することで冷却され温度が変化する。この失った熱量を測定することで流量を求めている。
- 気流が通ることによって奪われる熱量HはKingの式で表される。

$$H = kI(T - Ta)\left(1 + \frac{\sqrt{2\pi pdcpU}}{k}\right)$$

k：熱伝導率，I：熱線の長さ，T：熱線の温度，Ta：気体の温度，
d：直径，p：気体密度，cp：定圧比熱，U：気流速度

- 気流が奪う熱量(H)は熱線と気体の温度差($T - Ta$)に比例する。低流量から交流量まで測定することができるが，付着物や過剰な水分が付着すると感度が低下する。

肺気量測定

●スパイロメトリ

- 呼気量と吸気量を測定し，肺の容積や，空気を出し入れする換気機能のレベルを調べる装置を指し，**呼吸機能を全般的に把握**するうえでわかりやすい生理検査である。
- 測定できる項目は**1回換気量**，**肺活量**，**努力性肺活量**，**1秒量**＊6，**1秒率**＊7である。
- ベネディクト・ロウス型スパイロメータは，円筒水槽中に上下に移動するベルとよばれる円筒を浮かべ，そのベルの内部に呼気と吸気を入れてその動きを記録する。
- 最近では気速を電子的に積分して気量とする電子スパイロメータが頻用されている。
- スパイロメトリの測定値は，体内におけるガスの状態であることから**BTPSで表現する**ことが原則であるため，補正が必要であり，測定器によっては自動で補正する。
- 電子スパイロメータの構造は気流計測部と本体部からなる。
- 気流計測部は検査時に被検者の呼吸を検出するトランスデューサであり，マウスピースを介して気流をフローヘッドに導き気流量を測る。
- 本体部分は測定された気流量から肺活量や1秒量などの各種パラメータを演算する機能と，表示・記録する機能をもつ。

用語アラカルト

＊6　1秒量
1秒間に肺活量のうちどのくらいを吐き出すことができるかをリットル(L)で表した値。

＊7　1秒率
呼息を努力して吐き出したときに呼出される努力肺活量のうち最初の1秒間に吐き出された量の割合である。

補足

残気量
●残気量は肺の中に残存する気量であり，直接的にスパイロメトリでは測定できない。体プレスチモグラフやヘリウム希釈法で測定する。

図17　スパイログラム

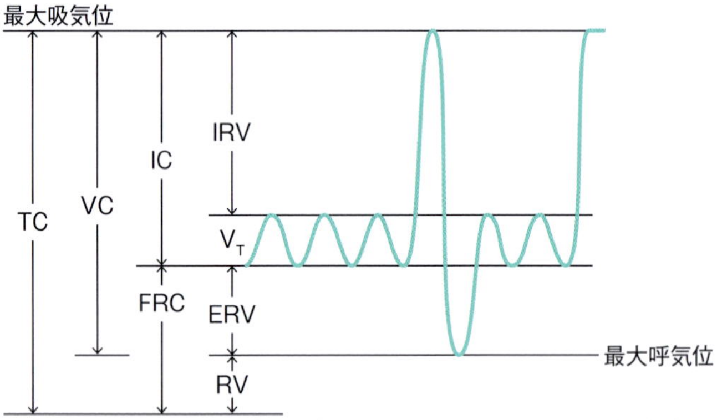

TV(tidal volume：1回換気量)，IRV(inspiratory reserve volume：予備吸気量)，ERV(expiratory reseave volume：予備呼気量)，RV(residual volume：残気量)，IC(inspiratory capacity：最大吸気量)，FRC(functional residual capacity：機能的残気量)＝ERV+RV

VC(肺活量)＝IRV+TV+ERV
TLC(全肺気量)＝IRV+TV+ERV+RV(＝VC+RV)

●**ニューモタコグラフ**

- 差圧方式は，細い管を束ねたセンサーに気流を通過させて層流化し，センサーの入口(P_1)と出口(P_2)の**圧較差**(P_1-P_2)を測定することによって求める。

$$V=\frac{(P_1-P_2)}{R}$$

V：流速[L/min]
R：内腔の気流抵抗

- 熱線方式は管内に張った白金熱線が気流によって冷やされ，**電気抵抗が変化**することから求める。
- これら2法は，周波数応答性がよく流速の急激な変化にも対応できるが，ヘリウムなどを用いるガス密度を変えた検査には適さない。
- 呼吸流量計の出力を時間で**積分**すれば気量(V)が得られ，逆に気量を微分することによって呼吸流速が得られる。

機能的残気量測定

●機能的残気量(FRC)は**ガス希釈法**または**体プレスチモグラフィ**により測定する。

●**ガス希釈法**

①窒素洗い出し法

- 被検者はFRCまで呼出した後，100％O_2を含有するスパイロメータから吸息し，呼出した窒素濃度が0になったら終了する。
- 呼出した窒素の採取量は，最初のFRCの81％に相当する。

図18　窒素洗い出し曲線

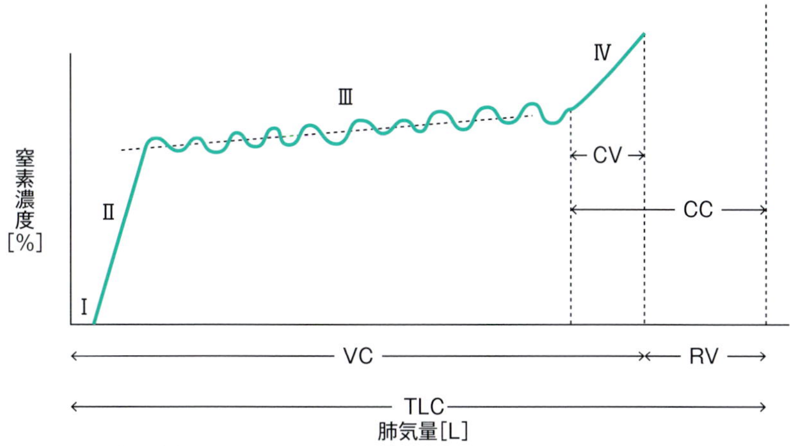

CV：クロージングボリューム　CC：クロージングキャパシティー
第Ⅰ相は，死腔内の純酸素が呼出される。
第Ⅱ相は，死腔気と肺胞気が混合してN_2濃度が急激に上昇する。
第Ⅲ相は，N_2とO_2が混和された肺胞気の比較的平坦な曲線となる。
第Ⅳ相は，急峻な立ち上がりとなり，肺尖部〜肺中部の肺胞ガスが呼出される。末梢気道の閉塞を反映しており第Ⅲ相から第Ⅳ相への変曲点からRVまでの気量をクロージングボリューム(CV)という。

(3学会合同呼吸療法認定委員会 編：第14回3学会合同呼吸療法認定士講習会テキスト，p.58，2009.より許諾を得て転載)

②ヘリウム平衡法

- 被検者はFRCまで呼出し，ヘリウムおよびO_2の既知量を含有している閉鎖系回路につながる。
- ヘリウム濃度は吸入および呼出における濃度が同じになるまで測定されるが，これはヘリウム希釈により肺内のガスが平衡化していることを示す。
- いずれの方法も上気道に連絡する肺気量のみを測定するためFRCを過小評価することがあり，気流量の制限が著しい患者においては，捕捉ガスのうちかなりの量は換気量がきわめて少ないか，まったく換気しないことがある。

図19　ヘリウム平衡法によるFRC測定

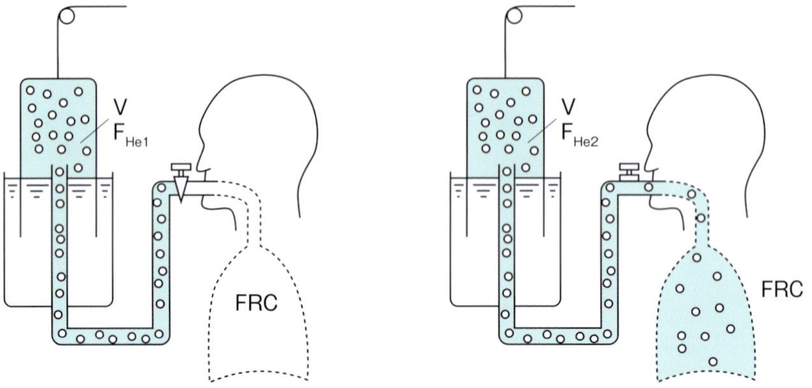

V：スパイロメータの容積
F_{He1}：最初の閉鎖回路内He濃度
F_{He2}：平衡後のHe濃度

（3学会合同呼吸療法認定委員会 編：第14回3学会合同呼吸療法認定士講習会テキスト，p.82，2009.より許諾を得て転載）

●体プレスチモグラフィ

- ボイルの法則を利用して胸郭内にある圧縮性のガス量を測定するものであり，**ガス希釈法よりも正確**である。
- 被検者は気密性のボックス内に座り，その間にFRCからの閉鎖回路のマウスピースに向かって吸入する。
- 胸壁が広がると，閉鎖されたボックス内の圧力が上昇する。吸気前のボックスの容量とボックス内の圧力を吸気努力の前後に把握しておくことにより，ボックスの容量の変化の算出が可能となり，これが**肺気量の変化と一致**する。

図20　体プレスチモグラフィによるFRC測定

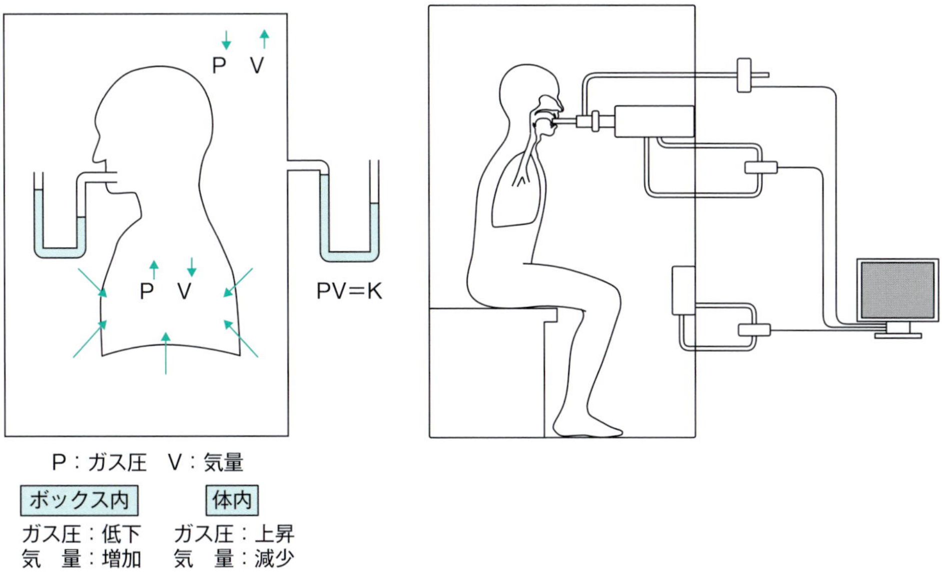

（3学会合同呼吸療法認定委員会 編：第14回3学会合同呼吸療法認定士講習会テキスト，p.83，2009.より許諾を得て転載）

One point Advice

●気体の状態と方程式を理解しよう。
●流量計の仕組みと原理を理解しよう。
●スパイロメトリで測定する肺気量分画の組み合わせを覚えよう。

4 ガス分析

Check point

- ☑ 肺胞でのガス交換　⇒　圧較差
- ☑ 血液ガス測定　⇒　測定項目の意義
- ☑ 血液ガス測定電極　⇒　電極の原理
- ☑ 経皮的血液ガス測定

肺胞でのガス交換

- 大気中の酸素の含有率は**約21 %**，二酸化炭素は**0.04 %**であるから大気圧760 mmHgとすれば，酸素分圧（PO_2）は**158 mmHg**，二酸化炭素分圧（PCO_2）は**0.3 mmHg**となる。
- 吸気は気道内で37 ℃に温められ，水蒸気で飽和されて（**47 mmHg**）肺胞に至る。
- 吸気は肺胞内の機能的残気量と混合して，その結果PO_2は増加し，PCO_2は減少する。
- 肺胞内のPO_2（100 mmHg）は，右心室から肺に送り出される混合静脈血中のPO_2（40 mmHg）に比べ高く，逆に肺胞内の炭酸ガス分圧（PCO_2）40 mmHgは，混合静脈血の47 mmHgより低い。
- この**ガス分圧差**によって，酸素は肺胞から血液中に**拡散**し，逆に炭酸ガスは血液中から肺胞内に拡散する。
- このガス交換によってできた肺胞内ガスの一部は呼息によって体外に排出される。その結果，肺胞気のPO_2は100 mmHg，PCO_2は40 mmHgと**ほぼ一定**に保たれることになる。

図21　ガス交換の仕組み

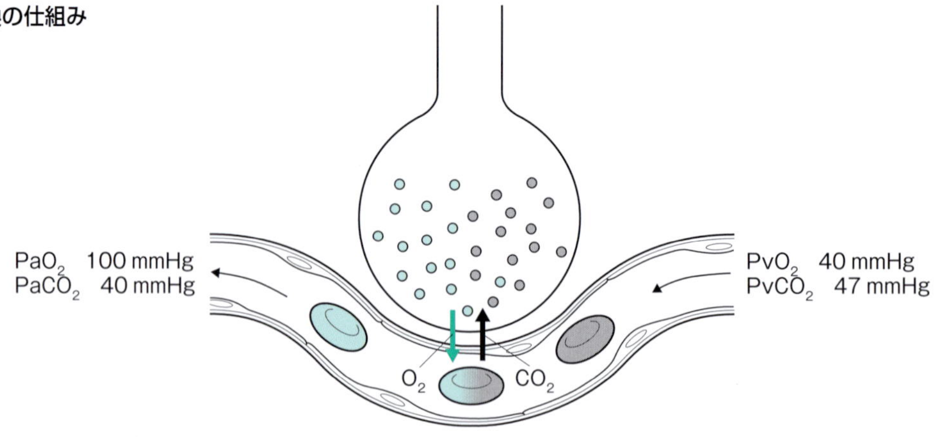

血液ガス測定

●血液ガスとは，血液中に含まれるガスのことを意味し，測定するガスの種類は，主に**酸素分圧**（**PO_2**），**二酸化炭素分圧**（**PCO_2**）がある。そのほか**pH**，**重炭酸イオン濃度**，**酸素飽和度**，**Base Excess**（**BE**）が測定できる。

●呼吸・循環系では$PaCO_2$，PaO_2が，また酸塩基平衡ではpH，$PaCO_2$，HCO_3^-，BEが指標となる。

●通常は，動脈血で測定するが，小児は静脈血で測定する場合がある。

表5　動脈血液ガスの正常値

PaO_2	80～100 mmHg
$PaCO_2$	35～45 mmHg
pH	7.35～7.45
HCO_3^-	22～26 mEq/L
BE	0±2 mEq/L

●換気の指標

①**PaO_2：動脈血酸素分圧**

- 血液酸素化能の指標であり，60 mmHg以下で**呼吸不全**とされる。
- 肺胞換気量および吸入酸素濃度（F_IO_2）によって変動する。

②**$PaCO_2$：動脈血二酸化炭素分圧**

- 肺胞換気量の指標であり，45 mmHg以上であれば肺胞換気量が不十分である。
- 低値であれば過換気状態。

③**$A\text{-}aDO_2$：肺胞気-動脈血酸素分圧較差**

- 肺胞気と動脈血の酸素分圧の差を意味し，生理的に**5～15 mmHgの差**が生じる。
- 肺胞の異常により正常なガス交換ができていない場合，$A\text{-}aDO_2$は開大する。

●酸・塩基平衡の指標

- 血液のpH調節は主に**肺**と**腎臓**で行われ，腎臓が主な産生部位である**HCO_3^-濃度**と呼吸機能で調節される**CO_2の分圧**によってpHは決まる。
- 血液pHでの炭酸－重炭酸イオン緩衝系は，平衡失調の発生を予防するため，以下のように働く。

$$CO_2+H_2O \Leftrightarrow H^++HCO_3^-$$

①**pH**

- pH7.35以下ならば**アシドーシス**，pH7.45以上ならば**アルカローシス**という。
- 次に何が原因で酸・塩基平衡が動いているかをみるため，$PaCO_2$およびHCO_3^-に着目する。
- $PaCO_2$の上昇・下降に伴うものであれば呼吸性，HCO_3^-の上昇・下降に伴うものであれば代謝性である。

②$PaCO_2$：動脈血二酸化炭素分圧

- 換気ができていなければ血中のCO_2は蓄積する。

$PaCO_2$上昇→H^+が上昇し呼吸性アシドーシスへ $PaCO_2$低下→H^+が低下し呼吸性アルカローシスへ

③HCO_3^-

- 腎臓による酸塩基平衡の調節因子である。

高値→H^+が低下し代謝性アルカローシス 低値→H^+が上昇し代謝性アシドーシス

④BE

- 正の場合は塩基過剰，負の場合は塩基欠乏を意味し，代謝性異常の指標となる。

−2未満→代謝性アシドーシスもしくは呼吸性アルカローシスの腎性代償 −2～＋2→代謝性の異常はなし ＋2以上→代謝性アルカローシスもしくは呼吸性アシドーシスの腎性代償

補足

比較電極

- pHを測定するためには，pHの影響をまったく受けない別の電極と組み合わせる必要があり，この電極を比較電極という。比較電極はpHの差による起電力が発生しないように工夫した電極である。

測定電極

pH電極

- **pHガラス電極**と**比較電極**の2本の電極を用い，この2つの電極の間に生じた**電圧**(**電位差**)を測定することで，ある溶液のpHを測定する。
- ガラス電極はガラスの薄膜の内側・外側にpHの異なる溶液があると，薄膜部分にpHの差に比例した起電力が生じ，比較電極との電位差を測定することによりpHを求めている。

図22　pHガラス電極の構造

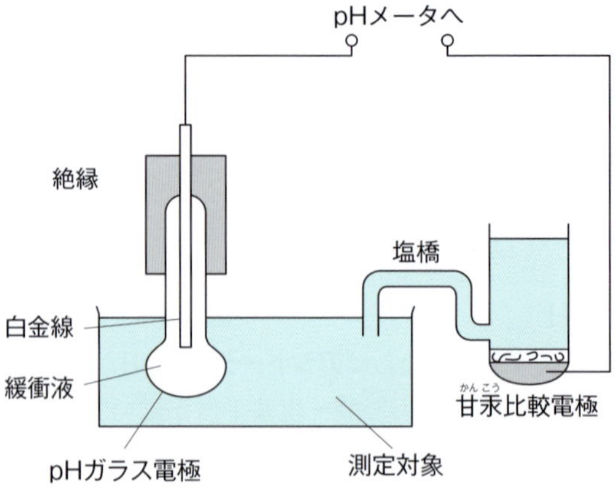

(渡辺 敏 編：ME早わかりQ＆A 3.血圧計・心拍出量計・血流計・脈波計・血液ガス分析装置・心臓カテーテル検査，p.180，南江堂，1988.より許諾を得て転載)

●PO_2電極

- 2つの電極に直流電圧をかけ，これを電解質が含まれる溶液中に浸すと，電気分解が起こり，電極間に電流が流れる。
- このとき溶液中に酸素が存在すると，**酸素は電気分解を助長**し，流れる電流を増加させる効果がある。したがって，逆に電流を測定することにより，酸素の量がわかる。
- この電流を測定することからアンペロメトリック法といわれている。

用語アラカルト

＊8 クラーク
Clark(クラーク)は電極と血液サンプルをプラスチック膜で隔てることにより，酸素分子だけを拡散させることに成功した。

図23 クラーク＊8電極の構造

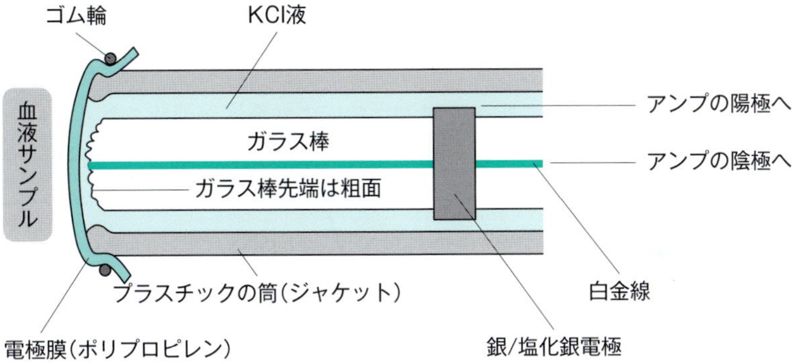

(渡辺 敏 編：ME早わかりQ&A 3.血圧計・心拍出量計・血流計・脈波計・血液ガス分析装置・心臓カテーテル検査，p.177，南江堂，1988.より許諾を得て転載)

●PCO_2電極

- PCO_2電極は**pH電極（ガラス電極）に工夫**を加えてCO_2のみを測定できるようにしたものである。
- Severinghaus(セバリングハウス)が実用的なものに改良したため，セバリングハウス電極ともよばれている。
- ガラス電極と比較電極は重曹液に浸されていて，この重曹液は膜を隔てて検体に接しており，CO_2が**膜（テフロン）**を透過して重曹水のpHを変えて，ガラス電極に電位が発生することから，比較電極との電位差を測定することによりPCO_2を求めている。
- この電圧を測定することからポテンショメトリック法といわれている。
- テフロン膜を通過するのは荷電されていない分子(CO_2，O_2，N_2)だけで，荷電されている分子は通過しない。

図24 セバリングハウス電極の構造

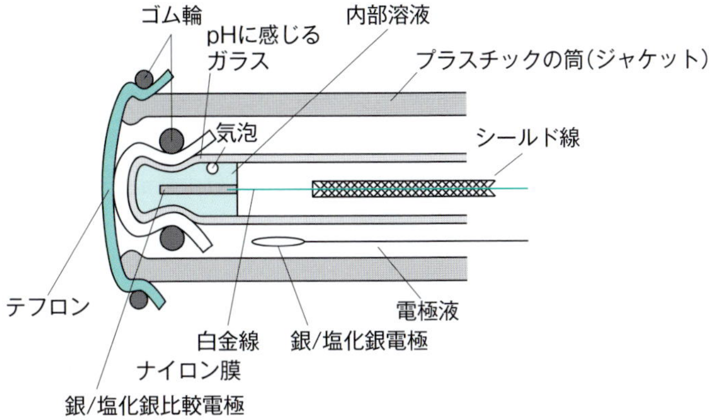

(渡辺 敏 編：ME早わかりQ&A 3.血圧計・心拍出量計・血流計・脈波計・血液ガス分析装置・心臓カテーテル検査，p.178，南江堂，1988.より許諾を得て転載)

経皮血液ガス測定

- 経皮血液ガス測定とは皮膚に装着したセンサを通し，皮膚に拡散する血液ガスを検知し測定するものである。
- 皮膚を加温すると毛細血管は，血管拡張，血流上昇，酸素乖離曲線の右方移動が起こりガス拡散に対する**皮膚透過性**が高まる。
- その度合いは，血液の酸素含量が一定と仮定した場合，1℃上昇するごとに血中PaO_2は**約6％**上昇する。
- 血液が37℃から電極の温度（通常，42～43℃まで上昇する）まで加熱されると，そのPaO_2は，図25に示されるように，約100 mmHgから145 mmHgまで上昇する。
- しかし，皮膚を透過してくる酸素は，その間に，血管からの透過や組織細胞への酸素供給により酸素が消費されるため，結果的には，健常者の場合（PaO_2=100 mmHgと仮定した場合），**約10％程度低い値**が測定される。

図25　皮膚加温時のPaO_2変動

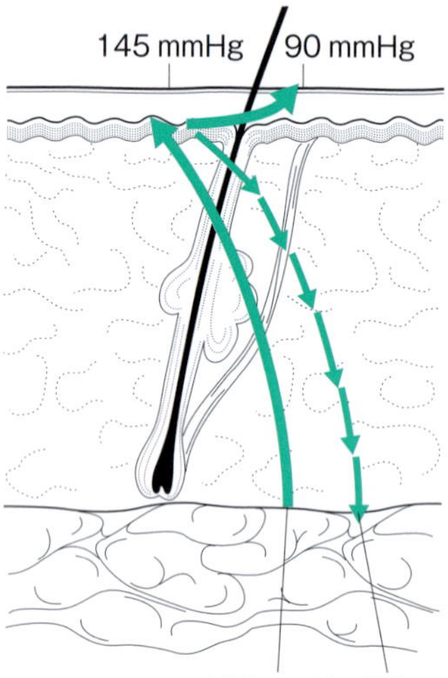

（資料提供：Radiometer Medical ApSより許諾を得て改変引用）

- 測定電極
  - 経皮酸素分圧（$tcpO_2$）測定電極は陰極に白金電極，陽極に銀電極を用いて，これを酸素透過性のポリプロピレン膜で覆った**クラーク電極**を用いている。
  - 経皮酸素分圧測定には皮膚の加温（43～44℃）が必要であることから，加熱機構が組み込まれており，**サーミスタ**を利用し電気的にフィードバック制御により加熱されて，**皮膚温を一定**に保つようにできている。
  - 経皮炭酸ガス分圧（$tcpCO_2$）測定電極の原理も同じで，電極は**セバリングハウス電極**が用いられている。

図26　経皮酸素分圧測定電極の構造

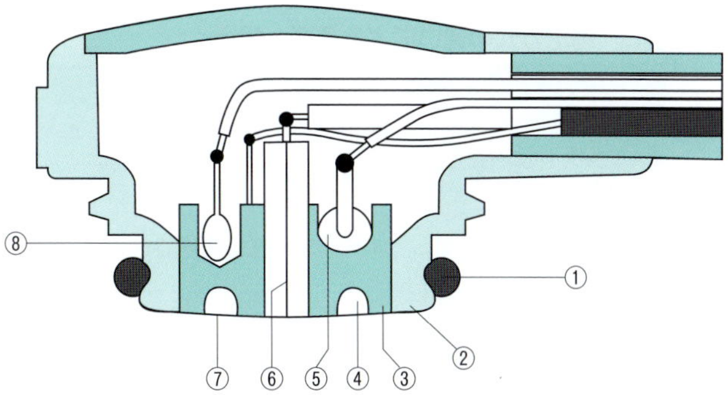

①ゴム輪，②ポリプロピレン膜，③銀陽極，④電解溶室，⑤加熱エレメント
⑥白金陰極，⑦電解液，⑧サーミスタ

（渡辺 敏 編：ＭＥ早わかりＱ＆Ａ ３.血圧計・心拍出量計・血流計・脈波計・血液ガス分析装置・心臓カテーテル検査，p.192，南江堂，1988.より許諾を得て転載）

呼気ガス測定

- **呼気中の二酸化炭素**の測定するカプノグラフィは，呼吸循環機能に障害が起きた際に敏感に変化する傾向にあることから，集中治療時や手術時および道の確保が適切になされているかなどを評価する指標として利用されている。
- 原理と測定方法
  - 二酸化炭素は**波長4.3 μm**の赤外線を吸収する。そのため，呼気ガス中の二酸化炭素に約4.3 μmの赤外線を照射しその際の赤外線吸収量を測定すれば，二酸化炭素濃度を推測することができる。
  - 測定法は呼気のサンプリング方式の違いから，**メインストリーム方式**と**サイドストリーム方式**の2つがある。

①**メインストリーム方式**

- 呼吸回路内に組み込まれる方式であり気管挿管やラリンジアルマスクでの気道確保が行われている際に使用できる。

②**サイドストリーム方式**

- 必ずしも気道確保を必要とせず，マスクや鼻カニューレでの酸素投与であっても，内腔1.5 mmほどのサンプリングチューブを介して呼気ガスを採取し，$PetCO_2$を測定できる。

図27　カプノメータ測定方式

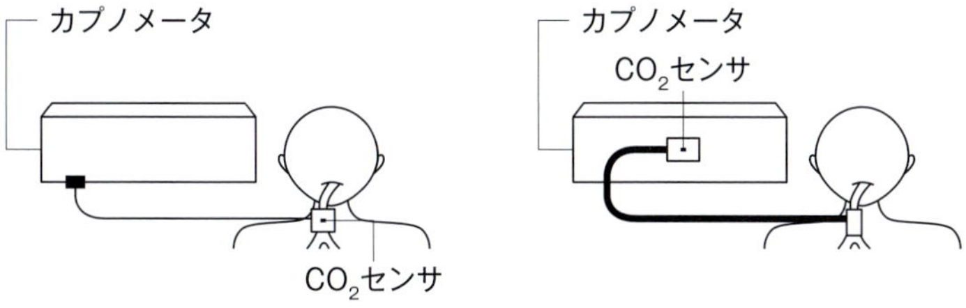

a　メインストリーム方式　　b　サイドストリーム方式

7 生体計測

表6　測定方式の違いによる長所・短所

	長所	短所
メインストリーム方式	$PetCO_2$の測定が速やかである	死腔が増加する
	低流量麻酔に適している	気道確保を必要とする
サイドストリーム方式	すべての患者に使用できる	水摘によるサンプリングチューブの閉塞の可能性がある
	ガス吸引部に荷重が加わらない	呼出開始より測定の応答時間が若干遅れる

●肺胞に呼出されたCO_2は呼気により体外に排泄されることから呼気／吸気のCO_2は**図28**のように変化する。呼気のはじめは口元に死腔のガスが呼出されるため，CO_2は0付近であり（1～2），その後急激に呼気中のCO_2が増加し（2～3），さらに呼気が進むと緩やかに上昇（3～4：肺胞プラトー）する。

●吸気が開始すると口元のCO_2の濃度は急激に0付近に戻る（4～5）。

●呼気ガスの一番濃度の高い値を$PetCO_2$（呼気終末時CO_2分圧）とする。

図28　カプノメータの波形と肺胞状態

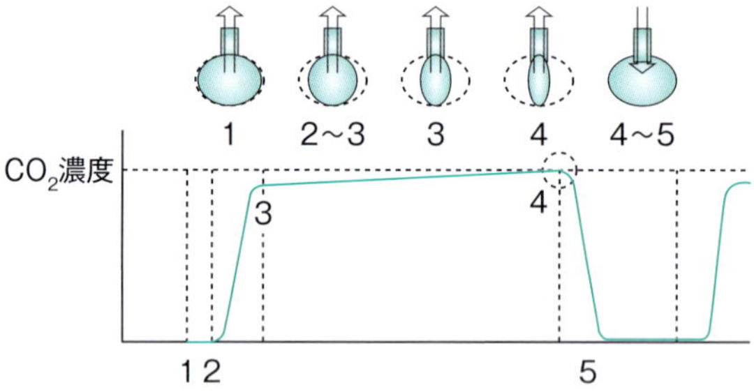

One point Advice

●空気の構成比率と大気圧とそれぞれの気体の分圧を理解しよう！
●血液ガス測定項目の意義を理解すると，身体のガス交換状態がよりわかりやすくなる。
●血液ガス測定に使用されている電極の原理を覚えよう！
●カプノメータの赤外線波長と測定法による違いを理解しよう！

5 体温の計測

Check point

- ☑ 体温とは ⇒ 測定部位による違い
- ☑ 測定方法 ⇒ 特徴と温度センサの原理

体温とは

- **体温**は器官や部位によって温度差があり，特に消化管や腹部臓器などは**新陳代謝**が激しく，熱を盛んに産生するにもかかわらず放熱されないため，高温を示す。
- これらは **深部体温**（**中枢温**）とよばれ，体腔温（食道内，直腸内，膀胱内，鼓膜温度）や肺動脈内血液温が含まれる。
- これに対して，筋肉や皮膚の温度は熱の産生量が少なく放熱が起こりやすいため低くなる。これを**表在体温**（**末梢温度**）とよぶ。
- 血液の循環経路から考えると，心臓から出たばかりの大動脈の出口の血液の温度（血温），体内温度の指標になると考えられるが，日常的にこの血温を測定することは不可能であり，近い部位を測定することにより指標としている。
- **舌下温測定**
  - 体内中心部に近い体温を計測できる。**基礎体温の測定**に有効であるが，衛生面という観点から，感染性などで抵抗感がある。
- **腋窩温測定**
  - 鎖骨下動脈とつながる腋窩動脈が脇の下表面近くを通っているため，より体内温度に近い体温を測定することが可能であり，体温の測定部位としては広く受け入れられている。
  - 発汗が多い場合は，冷やされ測定数値がぶれやすい。
- **直腸温測定**
  - 肛門に挿入して体温測定することから，外気の影響を受けにくく，何よりも**正確な体温の測定**が可能であり，集中治療時や手術時に測定する。
  - 腸内細菌の活動性の影響を受けるため，若干高値となる。
- **鼓膜温測定**
  - 鼓膜から放射されている**赤外線の量**を測定する。
  - 静止が難しい**乳幼児や小児科**で利用されている。
  - 測定誤差が生じやすく正確性に欠ける。

図29　赤外線法を利用した鼓膜温度測定器

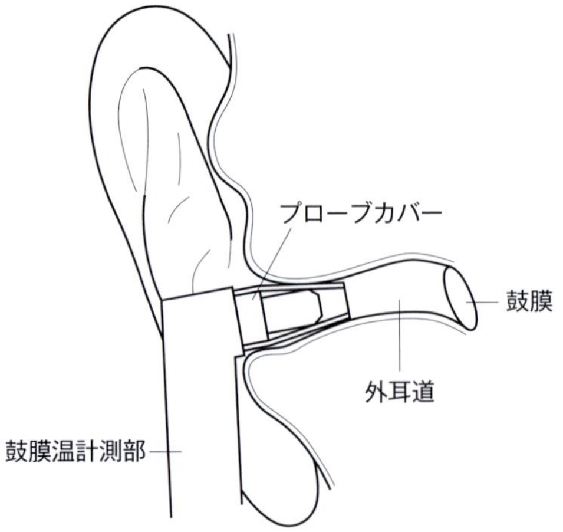

各種温度計

● 赤外線温度計

- 体表面からは常に**赤外線エネルギー**が放射されており，その波長は2.5〜15 μmの範囲にあり**10 μm**あたりでピークとなる。
- 赤外線は絶対零度以上のすべての物体から放射されており，赤外線の放射エネルギーと物体の表面温度とには，**ステファン・ボルツマンの法則**[*9]が成り立ち，赤外線の放射エネルギーから物体の表面温度を求めることができる。
- **ステファン・ボルツマンの法則**

$$W = \sigma T^4$$

W：エネルギー，T：温度，σ：ステファン・ボルツマン定数

- 赤外線センサには，熱型センサのサーモパイル，サーミスタボロメータ，ゴレイセルがあり，また光量子センサには，光導電型，光起電力型がある。

用語アラカルト

＊9　ステファン・ボルツマンの法則
1879年にStefan（ステファン）によってこの法則が実証され，1884年にBoltzmann（ボルツマン）によって理論体系化された。

図30　体温付近の放射エネルギー

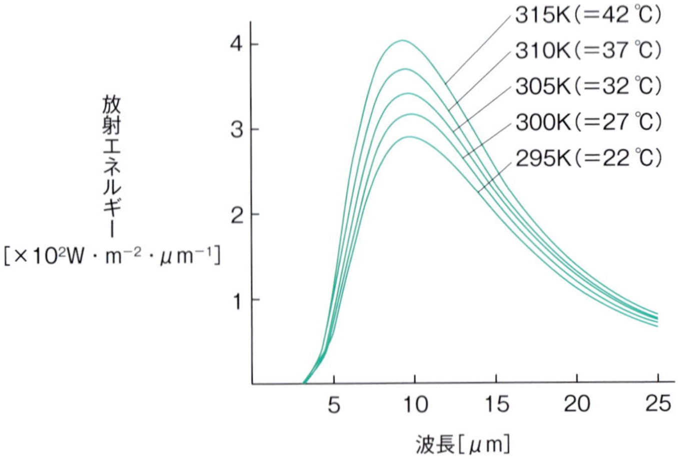

（山越憲一，戸川達男 共著：生体用センサと計測装置，p.154，コロナ社，2000．より許諾を得て転載）

- 赤外線温度計の特徴は赤外線放射を温度測定に利用するため，測温抵抗体や熱電対と比べ応答速度が速く，非接触で測定可能である。

●サーミスタ温度計

- サーミスタとは，温度を感知してその**電気抵抗が変化**するセラミック半導体である。
- 温度上昇とともに抵抗値が減少するサーミスタを**NTCサーミスタ**といい，逆に抵抗値が増大するサーミスタを**PTCサーミスタ**という。
- 一般的に使用されているサーミスタはNTCサーミスタである。
- NTCサーミスタの材料は，マンガン(Mn)，コバルト(Co)，ニッケル(Ni)などで，これらの酸化物を焼成し熱処理を加えて製造する。
- 小型で安価であり，応答性が良いので広く用いられている。
- PTCサーミスタはチタン酸バリウムを主成分とし，微量の希土類元素を添加して，導電性をもたせたチタン酸バリウム系酸化物半導体の一種である。

図31　**NTCサーミスタ**

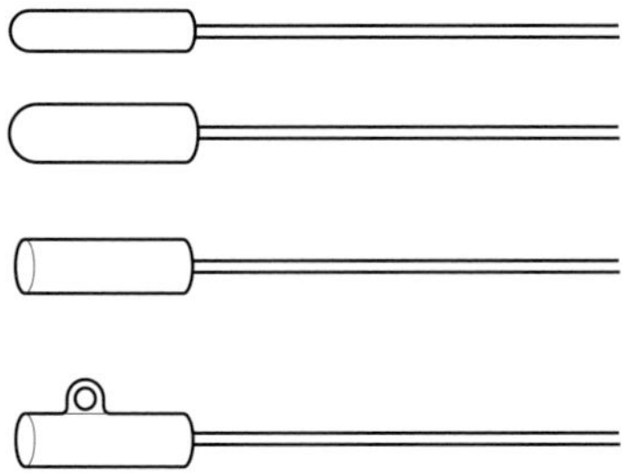

●サーミスタの特徴は，比較的**応答が速く**(1秒以下)，また**感度も高い**。

●医療で使用される32〜42.0℃の範囲では，その測定誤差は**±0.1℃**(婦人用電子体温計では**±0.05**)以下であり，機械的強度および耐久性にも優れている。

●電子体温計にはサーミスタが主流として使用されている。また，小型化したサーミスタを組み込んだ細長いプローブが直腸温，食道温，鼓膜温，膀胱温などを測定するのにも使用されている。

●熱電対

- 2種類の金属(A，B)を接触させると電子の移動が起こって，接触部に電位差が生じる。片方の接点の温度(T_1)を上げると不均衡が生じて電流が流れ，温度T_1とT_2による**起電力の差が熱起電力**となる。
- この現象を**ゼーベック効果**とよび，熱起電力の大きさは2つの金属の種類と両接点の温度によって決まる。
- 2つの金属の種類と熱起電力の大きさおよび片側の接点の温度(T_2)がわかっていれば，もう片方の接点の温度(T_1)を知ることができる。

7 生体計測

図32　熱電対の基本回路

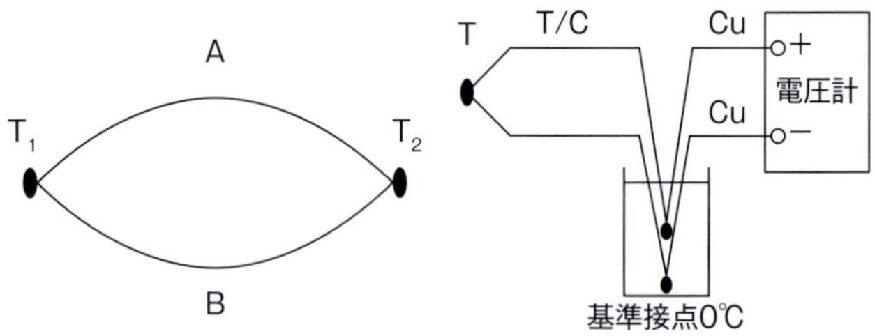

表7　熱電対の主な金属組み合わせ

型	＋金属	－金属	測温範囲[℃]
B	PtRh30％	PtRh6％	0～1800
R	PtRh13％	Pt	－10～1680
K	クロメル (Cr：10％　Ni：90％)	アルメル (Al，Mg，Si，rNi)	－250～1350
E	クロメル	コンスタンタン (Cu：55％，Ni：45％)	－250～950
J	Iron	コンスタンタン	－200～1150
T	Cu	コンスタンタン	－250～380

• 熱電対の特徴は，構造がシンプルなため耐久性に優れ，比較的安価であり低温から超高温まで広範囲の温度測定ができる。また細径の製造ができることから，小物体，狭小空間の温度測定が可能である。

One point Advice

●各測定部位における違い，特徴を理解しよう！
●温度測定に使用されているセンサの種類と原理を覚えよう！

4 画像診断法

1 超音波画像

Check point

☑ 医用超音波の周波数域	⇒	2〜20 MHz
☑ 音響特性インピーダンス	⇒	組織の密度(ρ)×組織の音速(c)
☑ 圧電効果(ピエゾ効果)	⇒	PZT(ジルコン酸チタン酸鉛) PVDF(ポリフッ化ビニリデン)
☑ パルス反射法	⇒	「超音波の反射」の利用による生体内の形態の画像化と動態，機能の検査
☑ パルスドプラ法	⇒	非侵襲的に血行動態や血流速度，生体内動向を表示

医用超音波の基礎知識

- 超音波とはヒトの可聴域を超えた音波のことである。ヒトの正常可聴域は約16 Hz〜20 kHzであり，一般的に20 kHzを超える周波数をもつ音波を超音波という。
- 超音波は縦波(疎密波)であるので，空気中では伝播しづらく，液体や固体中では比較的伝播しやすい。生体組織によって伝搬速度は異なり，35 ℃の生体軟部組織での超音波の伝搬速度は1520 m/sとなる。
- 周波数は周期の逆数で表され，媒体(媒質)が「1秒間に何回振動するか？」を意味し，単位はHz(ヘルツ)が用いられる。
- 超音波診断で用いる周波数域は約2〜20 MHz程度であり，周波数が高いほど距離分解能は高いが，減衰は逆に大きくなる。
- 波長は超音波が伝搬する媒体の音速により決定され，長さで表される。周波数は同じであっても音速の異なる媒体により，波長は変化するので，媒体の音速が同じであれば周波数の高い音波は波長が短く，周波数の低い音波は波長が長くなる。
- 超音波の波長 λ [m] は，同じ伝搬物質内では周波数 f [s^{-1}] に逆比例し，音速の伝搬速度をc [m/s]とすると，

$$\lambda = \frac{c}{f}$$

の関係が成立する。

超音波の特性

- 振動子の中心軸に沿った強いビームの部分を主極(main lobe)といい，これが超音波の指向性を表す。主極から方位がずれて斜めに出るビームを副極(side lobe)といい，主極の音圧の1/10から1/20である。

- 超音波は，音源から近い部分では平面波となり，この領域を近距離音場といい，この領域以降の球面波となる領域を遠距離音場という。近距離音場と遠距離音場の境界は振動子の直径と周波数に比例する。
- 生体内の組織は超音波に対して各々固有の音響的な抵抗値を有しており，これを音響特性インピーダンスという。
- 音響特性インピーダンス(Z)は，次式で表される。

$$Z[\mathrm{kg/(m^2 \cdot s)}] = \rho \times c$$

ρ：組織の密度[$\mathrm{kg/m^3}$]，c：組織の音速[m/s]

- 超音波は音響特性インピーダンスの異なる媒質境界面で反射する。このとき，媒質間で固有音響インピーダンス値差が大きいほど境界面における反射が強い。
- 超音波ビームは，音速の異なる媒質間の境界に斜めに入射した場合には，スネルの法則に従って屈折することが知られている。また，臨界角を超えて入射した場合は反射する。
- 超音波は減衰することが知られている。人体に照射された超音波は生体内(媒質内)への進行に伴い，音圧が徐々に減少する。つまり，超音波の伝搬に伴う音波の振幅低下が起こる。これを減衰という。超音波の減衰という現象は，以下に示す，①吸収減衰，②反射減衰，③散乱減衰，④屈折減衰，⑤回析減衰といったものが知られている。

①吸収減衰

- 超音波は，生体内組織などに吸収後，「⇒ 減衰 ⇒ 熱エネルギーへ変換」という経路をたどる。この吸収による減衰のことを吸収減衰という。

②散乱減衰

- 超音波がさまざまな方向に散乱して減衰する現象のことで，レイリー散乱のように，波長よりもきわめて小さな物体に衝突した際に起こる散乱もある。

③周波数依存減衰

- 周波数成分に依存して減衰する現象のことである。
- 高周波数成分：進行距離の伸長に伴い減衰が増大する。
- ワイドバンドパルス波(広周波数帯域)：進行距離の伸長に伴い高周波成分から減衰して，その結果，中心周波数も低下していく。

図1　超音波の特性

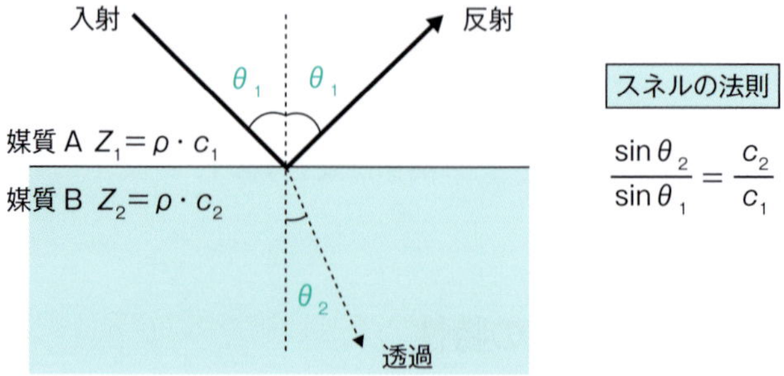

画像診断の基礎知識

●連続波とパルス波

- 連続波　：超音波の連続的な発信方法。
- パルス波：超音波の断続的な発信方法。超音波の発・受信時間の計測が可能なため，反射源の位置や深さの特定のための情報を得るのに役立つ。

●パルス反射法

- 音波パルスを用いてCRTなどに画像を表示させる方法。生体内に音波パルスを照射し，生体内の音響的に不連続あるいは不均質な部分のエコーを検出するのに役立つ。
- 超音波診断装置の画像モードのうちBモード表示においては2次元マッピング画像を構築しているが，これは超音波の反射特性を利用して，反射の強弱を輝度変換したものである。
- 血流の流れを画像化するドプラ法として，パルスドプラ法，カラードプラ法がある。両法ともに同じ原理に基づくもので，パルス反射法を用いて，任意に指定した距離や範囲の血流を高速フーリエ変換（FFT）し，カラー表示した画像である。

画像のモード

①**Aモード表示**

- 振幅（ampritude）の略である。反射強度（振幅）を縦軸に，時間（深さ）を横軸にして表示する。

②**Bモード表示**

- 輝度（brightness）の略である。Aモードをベースにして作られた2次元画像である。Aモードの振幅を輝度変調して表示される。

③**Mモード表示**

- 動き（motion）の略である。反射強度の輝度変調により求められる。生体内への入射深度を縦軸に，時間を横軸にして表示する。
- 心筋や心臓の弁など動きのある部位を観察する際に用いられ，時系列で観察できるのが特徴である。

ドプラ法

- 超音波診断では，人体に影響の少ない超音波を使い，またドプラ効果を利用したドプラ法を用いていることから，非侵襲的に血流速度や血行動態あるいは生体内動向を検査することができる。
- ドプラ効果とは，よく救急車のサイレンで説明されることが多いが，「音波，光波，電波など」の波の発生源（音源・光源など）と観測者との相対的な速度変化に伴って，波の周波数が異なって観測される現象のことをいう。
- 波の発生源が観測者に近づく場合には波の振動が縮んで狭くなって周波数が高くなるため音が高くなる。逆に遠ざかる場合は振動が伸びて幅が広くなり周波数は低くなるので音が低くなる〔「波動（音波，光）」（p.84）参照〕。

音源が観測者に近付く　⇒　波の振動が狭くなる（周波数が高くなる）　⇒　サイレンの音が高くなる
音源が観測者に遠ざかる　⇒　波の振動が広くなる（周波数が低くなる）　⇒　サイレンの音が低くなる

■パルスドプラ法（PWD：pulsed wave doppler）

- 送受信は同じ超音波振動子で行い，一方向に間欠的に送信・受信をする。
- パルス波の送信間隔をパルス繰り返し周波数（PRF：pulse repetition frequency）とよぶ。
- 最大測定深度はPRFが大きくなるほど，小さくなる。
- 目的とする部位にサンプルゲートを設け，そのサンプリング位置からのドプラシフトを取り出して解析・波形表示する。
- 検出可能なドプラシフト周波数はPRFの半分の周波数で，これをナイキスト周波数（最大偏移周波数）という。
- 距離分解能を有するが，高速な動きを捉えることができない。
- 測定限界を超えるとエイリアシングが発生する。

■連続波ドプラ法（CWD：continuous wave doppler）

- 送受信は別々の超音波振動子で行い，連続的な超音波ビームを使用する。
- 超音波ビーム上から反射された信号のドプラシフトを解析・波形表示する。
- ドプラシフト解析はFFTを用い，リアルタイムで血流波形を表示できる。
- 距離分解能はないが，非常に高速な動きを捉えることができる。

■カラードプラ法（CDI：color doppler imaging）

- 原理はパルスドプラ法と同様である。
- ドプラ効果で生じるドプラシフトを平均流速で表示する。
- 生体内血行動態に色を付けBモード画像上に重ね合わせながらリアルタイムで表示する。

■パワードプラ法（PDI：power doppler imaging）

- カラードプラと同様に生体内血行動態に色を付け，Bモード画像上に重ね合わせながらリアルタイムで表示する。
- ドプラ効果で生じるドプラシフトを信号強度で表示する。
- 低速血流や超音波ビームとの角度が大きい部位を感度よく表示できる。

超音波診断装置

- 超音波検査装置は，以下の部分から成り立っている。
  - **プローブ（探触子）**：超音波を発生させ，その超音波を送信し，さらに送信した超音波（エコー）を受信するための部分。超音波診断装置の性能や画質は，このプローブ自体の特性性能や周波数帯域が影響する。プローブの先端（生体に接する面）部分から下は，音響レンズ，マッチング層，振動子(素子)，ダンパーという構造である。

- **データ処理部**：画像化するために，受信した信号やデータを処理し，構築する部分。
- **ディスプレイ部**：データ処理部で構築された画像データを表示するための部分。
- **外部機器との接続部**

振動子(素子)

●振動子(素子)は，超音波を送信したり受信したりする部分である。

●電圧をかけると振動子が振動して超音波を発生する。逆に振動すると電圧を発生することから，いわゆる変換機(トランスデューサ)ともいえる。

●振動子は，圧電効果(ピエゾ効果)のある素材〔主にPZT(ジルコン酸チタン酸鉛)〕で作られており，そのため圧電素子ともよばれている。

●ほかにも圧電効果のあるPVDF(ポリフッ化ビニリデン)なども用いられている。

●超音波診断装置では3.5～20 MHzの超音波音源が使用され，乳腺，甲状腺などの体表近くの対象物には7.5～15 MHzを用い，腹部では3.5～5.0 MHz，心臓では2.0～3.5 MHz，頭部では2.5 MHzを用いる。

バッキング(ダンパー)

●超音波の後方への伝搬を抑制する働きがあり，振動子の背面に配置されている。また，パルス幅を短くするのにも一役買っている。

音響整合層

●超音波を効率よく送受信する目的で多層的に配置されており，$\lambda/4$層ともよばれている。これにより，振動子と生体間の音響インピーダンスの差を少なくすることが可能となる。

音響レンズ

●通常，凸型の形状で，生体内音速よりも遅い(1000 m/s程度)シリコーンゴムのような素材が使用されている。

●凸型の形状を利用した屈折を駆使して超音波ビームを集束することができ，その結果，分解能を向上させることが可能となる。

●凸型の形状のため，超音波検査時に生体表面との摩擦を減らすことができるという利点もある。

One point Advice

●超音波ドプラ法は最も出題されているので，測定原理，測定法ともに完全に理解する必要がある。また，超音波の生体内特性およびドプラ効果についても十分に理解する。

プローブの種類

●一般的に，以下の種類が用いられている。

- リニア型
- コンベックス型
- セクタ型
- 特殊プローブ：穿刺や体腔などで使用

2 X線画像

Check point

- X線の吸収 ⇒ 光電効果とコンプトン散乱により発生
- X線吸収係数 ⇒ 物質の種類，密度，入射X線エネルギーによって決定
- X線管 ⇒ 制動放射による連続X線と光電効果による特性X線を発生
- 画像再構成 ⇒ 全方向からのX線透過画像を解析し，物体の断面画像を構成
- 画質 ⇒ 空間分解能と濃度分解能で決定

X線CTの原理

●X線は電磁波の一種で，波長が1 pm〜10 nmと非常に短いため，物質に入射すると吸収されながら物質内を通過するという特性がある。

●X線の吸収により，光電効果*1とコンプトン散乱*2という現象が起こることが知られている。

- 光電効果：X線エネルギーが低い場合に起こる。
- コンプトン散乱：X線エネルギーが高い場合に起こる。また，原子番号が小さい原子から発生するX線ほどX線エネルギーが高くなり，コンプトン散乱が起こる傾向にある。

●物質の種類，密度，入射X線エネルギーによって決まるX線吸収係数は，物質の原子番号が大きいほど，また密度が高いほど高くなる。

●物質透過後のX線エネルギーの変化は，次式で示されるように，入射X線エネルギー，物質のX線吸収係数，通過距離により決まる。

$$I = I_0 e^{-\mu x}$$

I：物質透過後のX線エネルギー，I_0：入射X線エネルギー，
μ：物質のX線吸収係数(減弱係数)，x：通過距離

- CT値はX線吸収係数に対応した値で，水のX線吸収係数を基準とし，物質のX線吸収係数を次の式で相対的に表したものである。

$$\text{CT値} = \frac{1000 \times (\text{物質のX線吸収係数} - \text{水のX線吸収係数})}{\text{水のX線吸収係数}}$$

水のCT値は0 HU(Hounsfield Unit)となり，空気のX線吸収係数は0なので，空気のCT値は−1000 HUとなる。

- X線CTの長所と短所を表1に示す。

用語アラカルト

＊1　**光電効果**
X線が原子の軌道電子に衝突することにより，X線のすべてのエネルギーを電子に与えて消滅し，衝突された電子が軌道外に弾き飛ばされる現象をいう。

＊2　**コンプトン散乱**
X線が原子の軌道電子に衝突することにより，X線の一部のエネルギーを電子に与え，結果としてX線自体はエネルギーが減少するため散乱し，衝突された電子が軌道外に弾き飛ばされる現象をいう。

表1　X線CTの長所・短所

長所	• 非侵襲的に生体内構造を把握できる • 検査時間が短い(1スライス当たり0.5〜0.8秒) • 空間分解能に優れる(1 mm以下のスライス可能) • 骨や石灰化病巣，気体の存在診断に優れる • 造影剤投与により血管情報の取得が可能である
短所	• X線の被ばくがある • 骨や気体によるアーチファクトがあり，脳幹や脊髄の検査に不適である • 被検者の安静，呼吸の停止が不可能な場合検査が難しい • 造影剤による副作用がある

X線CT装置

- X線CTは，X線を照射するX線管とそのX線を受信する多数の検出器を被写体（人体）を中心として対角に配置して，360°，多方向からX線を照射して行う画像検査法である。
- 得られたデータは演算処理して断層像として画像化され，3次元画像も簡単に表示することができる。

X線管

- X線CT装置におけるX線管は，X線を照射する部分で，X線を発生させるための装置である。
- X線管の管電圧は，通常120 kVであるが，目的に応じて80〜140 kVを使用する。

X線検出器

- X線管から被写体（人体）に照射された透過X線を検出する機器のことで，最近の多列検出器CT（multidetector-row CT）では，2列，4列，8列，16列・・・と増加してきた検出器はさらに多列化を増し，現在では320列にまで拡大しているCT装置も出現している。
- X線管検出器の原理は，半導体を用いてX線を可視光線に変換してからCCDカメラで撮影するというものである。
「X線　⇒　光電子に変換　⇒　光電子を増幅　⇒　蛍光体に当て可視光線に変換　⇒　CCDカメラで撮影」

- 現在のX線CT装置の走査方式は，ヘリカルスキャン方式（図2）が採用されている。
- X線管と検出器が被写体（人体）を中心にして対角に配置され，それらが一体となって被写体の周りを回転し，その回転と同時に被写体を乗せたテーブルが回転軸に沿ってゆっくり移動することにより，らせん（ヘリカル）状にスキャンされる，という原理である。

図2　ヘリカルスキャン方式

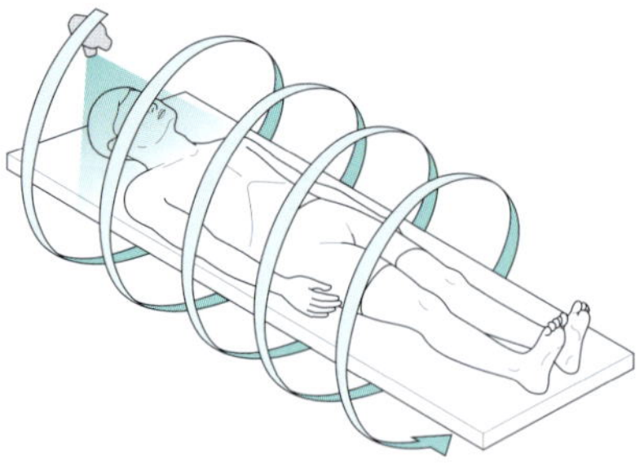

画像再構成

●CTスキャンにより得られた全方向X線透過データは演算処理されて断層像として画像化される。このことを画像再構成という。画像再構成法にはいくつか種類があるが，フィルタ補正逆投影法，重畳積分法，逐次再構成法などが用いられている。

●マルチスライスCTの画像再構成の1つとしてフェルドカンプ（feldkamp）法は有名で，この方法はフィルタ補正逆投影法の1つである。画像再構成手順は，すべての透過画像に対し以下に示すとおりの手順で行う。

①X線検出素子の感度補正
②ノイズ除去フィルタによる処理
③再構成フィルタによる処理
④逆投影（backprojection）

●多列検出器CTの場合，それぞれのX線検出器の検出素子は検出感度にバラツキがあるため，必ず感度補正を行う必要がある。感度補正には，被写体が映っていない部分の透過画像を用いる。

●ヘリカルスキャン方式で得られたX線透過画像は，フィルタによりノイズ除去を行う必要がある。

●X線透過画像はコンボリューションフィルタで重畳積分を行う必要がある。重畳積分は逆投影*3の前に行う。

用語アラカルト

＊3　逆投影
X線撮影を行った方向と逆方向に撮影データを投影すること。

画質

●画像を構成する最小単位として画素という単位が用いられている。平面画像ではピクセル（pixel），立体画像ではボクセル（voxel）という用語を用いる。

●512×512個の細かいピクセル画像を「空間分解能の高い画像」と表現することがあるが，これは画素の細かさを空間分解能で表しているからである。

●空間分解能は0.1〜1 mm程度の撮影スライス厚により規定される値である。

●画質については，「画質＝空間分解能×濃度分解能」で表現されるため，この式からもわかるように濃度分解能も非常に重要なファクターの1つである。濃度分解能はCT値で規定される。CT値とは，空気の約－1000から骨部の約1000までの相対的な値で表現された値のことである。

図3　CT値

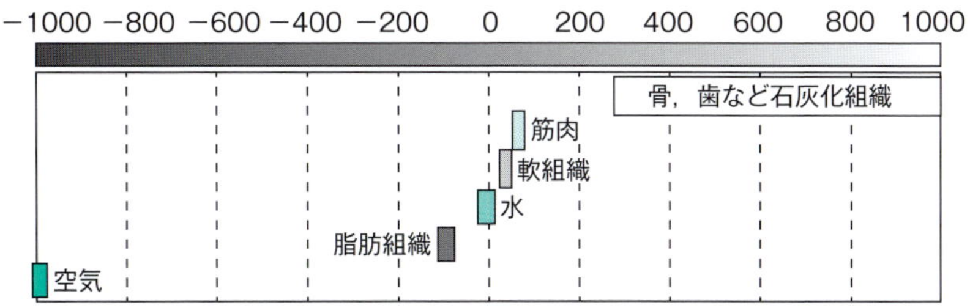

One point Advice

●X線吸収係数，CT値などの原理についての問題が多く出題されている。

3 ラジオアイソトープによる画像

Check point

- ☑ 核医学 ⇒ 放射性同位元素による薬剤の標識
- ☑ アイソトープ検査 ⇒ ブドウ糖代謝等の機能の画像化
- ☑ 検出ガンマ線 ⇒ single photon（単一光子）とpositron（陽電子）
- ☑ 撮像装置 ⇒ SPECT装置とPET装置
- ☑ SPECT装置 ⇒ single photon核種の利用
- ☑ PET装置 ⇒ positron核種の利用

核医学

●核医学

- 医療の現場では一般的にはアイソトープ検査やRI検査とよばれている。
- 微量のガンマ線を出す放射性同位元素（ラジオアイソトープ：RI）で標識された放射性医薬品を体内に投与して，SPECTやPETといった核医学画像検査機器を用いて体外からその微量なガンマ線を測定し，画像化する技術である。

●ラジオアイソトープの特性

①核種の半減期が極めて短い：実際使用する^{99m}Tcは半減期が6時間であるが，原子力発電で使用されている^{238}Uは4億年である。

②生物学的半減期がある：^{99m}Tc-MIBIは，静注後48時間で80 %が体外に尿となって排泄される。

③被ばくが少ない：撮影部位や手法にもよるが，一般的にPET検査での被ばく線量はCT検査での被ばく線量よりも低い。

●使用ガンマ線の種類

①single photon（単一光子）：原子から多方向に放出される。

②positron（陽電子）：一対のガンマ線が180°方向に放出される。体内動態の解析に用いられる。

●撮影法

- ガンマ線放出薬剤による臓器への集積度の違いを利用した画像撮影法。ガンマ線放出薬剤を体内に投与し，その集積の度合いをガンマ線検出用カメラ（ガンマカメラ）で撮像する。ガンマカメラは身体の周りを回転しながら撮像するので，断層撮影法（ECT：emission computed tomography）といわれている。

●single photon核種を利用した撮像装置はSPECT（single photon emission CT）装置であり，positron核種を利用した撮像装置はPET（positron emission CT）装置である。SPECTとPETの特徴を**表2**に示す。

表2　SPECTとPETの特徴

	核種	半減期	エネルギー [keV]	空間分解能
SPECT	^{99m}Tc	6.02h	141	4 mm
	^{123}I	13.0h	159	
	^{111}In	2.83d	175,245	
	^{133}Xe	5.25d	81	
PET	^{11}C	20.38m	511	8 mm
	^{13}N	9.96m		
	^{15}O	122s		
	^{18}F	109.8m		

SPECT

●SPECT（単一光子放射断層撮影法）検査に用いる放射性核種（**表2**）は，PETに用いるものと比べ，半減期が長く，エネルギーの低いガンマ線を放出する。

●放射性医薬品は，製薬会社から供給を受けるか，あるいは供給キットで容易に合成することができる。

●緊急時の検査にも対応可能である。

●SPECT装置の検出部は，ガンマ線入射面に鉛のコリメータが付けてある。コリメータには，平板のNaI（Tl）シンチレータ結晶が接続され，さらにその後に光電子増倍管が接続されている。

●SPECT検査は，脳血管障害や心臓病，癌などの早期発見に有効な核医学検査法である。

●体内に投与した放射性医薬品の分布状況，速度や集積度を画像化することで，脳や心臓における血流の状態や機能状態を知ることができる（**表3**）。

One point Advice

●SPECT，PETの測定原理とシンチグラム（ガンマカメラの構成）に関する出題数が増加しているので，十分に理解することが必要である。

表3　脳機能測定におけるSPECTとPETの放射性医薬品

測定目的	SPECT用放射性医薬品	PET用放射性医薬品
脳血液量	^{99m}Tc-DTPA-HSA	^{15}O-CO ^{11}C-Albumen
脳血流量	^{133}Xe ^{111}In-IMP ^{99m}Tc-HM-PAO ^{99m}Tc-ECD	^{15}O-CO_2 ^{15}O-H_2O
酸素消費量		^{15}O-O_2+^{15}O-CO_2 ^{15}O-O_2+^{15}O-H_2O
ブドウ糖消費量		^{18}F-FDG
アミノ酸代謝量		^{11}C-Met ^{18}F-FPhe

PET

- PET（陽電子放射断層撮像法）検査は，ガンマ線を測定し，画像化する核医学検査法の1つである。
- PET検査で用いる放射性医薬品には，陽電子（positron）を放出する放射性同位元素（**表3**）を用いているが，極めて短い半減期であるため，病院施設などに併設されたサイクロトロンで作成されることが多かったが，最近では全国に供給拠点が整備され，短時間で供給を受けることが可能になってきている。
- 放出された陽電子は近くの電子と結合して消滅する。そのときに511keVのガンマ線が2個生じる。2個のガンマ線はその場所から互いに反対方向へ飛び散るが，この1対の対向ガンマ線を人体周囲にリング状に並べた検出器であるシンチレータで同時に計数することで，放射線源が存在する方向がわかる仕組みである。
- シンチレータで検出されたガンマ線は，以下のように最終的に電子信号として計測される。
  「ガンマ線　⇒　光に変換　⇒　光電子増倍管により増幅　⇒　その光量に対応した電子信号」
- PET装置は，同時に計数したデータを画像再構成法によりデータ処理して，画像化する。PET画像は，放射線源の体内集積度を3次元的に再構成して表示したものである。
- 陽電子放射性医薬品は，検査の目的に応じて変えられるが，人体が必要とし，かつ人体に受け入れやすい水やブドウ糖，アミノ酸などに標識した放射性医薬品（生体構成元素の同位体）が使用されている。放射性医薬品を体内にごく微量投与して，そこから放出されるガンマ線をPET装置により測定して画像表示する。
- 陽電子放射性医薬品を用いたPET検査では，体内の局所放射能の変化のみならず，脳や心臓などの臓器機能の評価も可能である（**表3**）。また癌の早期発見などにも役立つ。
- PET－CTとは，PETとCTの画像を同時に撮影することができる機器で，

PET装置とCT装置が1つに合体した画像機器のことである。PET単体の検査に比べ，次のような利点が挙げられる。

①機能画像と形態画像の融合画像が得られ，形態・機能の両面から病変の観察ができるため有用性がきわめて高い。

②CTを使った吸収補正により，検査時間の短縮が可能となり，患者への負担が軽減できる。

③MIP画像と連動することで，さまざまな角度の断面画像や目的に合わせた画像表示が容易にできる。

4 磁気共鳴画像

Check point

- ☑ 核磁気共鳴現象 ⇒ 静磁場中のプロトンにラーモア周波数と同じRFパルスを照射すると磁場とプロトンとの間に共鳴が起こる現象
- ☑ MRIシステム ⇒ 静磁場，傾斜磁場，RFパルス
- ☑ T1緩和(縦緩和) ⇒ スピンがZ軸方向(静磁場方向)に戻ること
- ☑ T2緩和(横緩和) ⇒ スピンの位相にばらつきが生じること
- ☑ MRIの信号強度 ⇒ T1強調画像・T2強調画像・プロトン密度強調画像
  それぞれの強調によりコントラストのついた画像を獲得可能
- ☑ パルスシークエンス ⇒ スピンエコー(SE)法・グラディエントエコー(GRE)法・エコープラナー(EPI：echo planar imaging)法

MRIの原理

●MRI(magnetic resonance imaging)

- NMR(nuclear magnetic resonance：核磁気共鳴)を利用した画像検査法。
- ヒトの体内成分は，ほとんどが「水(H_2O)」である。MRIは，この水のなかの水素原子中の原子核(プロトン)を用いている。
- 生体内の組織の3次元プロトン密度の分布状態や各プロトンの存在状態について緩和現象を利用して画像化する技術である。

●核磁気共鳴現象

- プロトンはスピンをもっている。
- 均一な静磁場中では，プロトンはある一定方向(静磁場方向：Z軸方向)にスピンの向きが揃うことが知られている。

- プロトンは静磁場中で**歳差運動**という回転運動を行う。この円運動の回転周波数を**ラーモア周波数ω**といい，以下の式で表すことができる。

$\omega=\gamma \cdot B$ （γ：原子核固有の比例定数，B：磁場強度）

●RFパルス（励起パルス）
- プロトンのラーモア周波数（42.58 MHz）はFMラジオなどの周波数と等しく，**ラジオ波周波数（RF）パルス**とよばれている。
- 静磁場中のプロトンにRFパルスを照射すると静磁場方向を向いていたスピンがX軸方向に一斉に倒れる（横磁化）。RFパルスの照射を止めるとスピンはもとの状態に戻り（緩和），電磁波を発生する。このときの信号（MR信号）を捉えて画像化するのがMRIという画像検査法である。

●T1緩和(縦緩和)
- スピンがZ軸方向（静磁場方向）に戻ることをいう。
- 電磁波強度が0.63まで増大する時間を**T1値**という。

●T2緩和(横緩和)
- スピンの位相にばらつきが生じることをいう。
- 電磁波強度が0.37まで減少する時間を**T2値**という。

●撮像
- MRIは，MR信号を測定して，そのデータを演算処理（フーリエ変換）して画像化するので，X線の投影画像をそのまま観察するX線撮影のように単純ではない。従って，MRIでは撮影とはいわず**撮像**という。
- RFパルス（通常90°パルス）とRFパルスの間隔を**繰り返し時間（TR）**という。
- MR信号を測定するまでの時間を**エコー時間（TE）**という。

MRI装置

●MRIシステムとして，基本的に必要なものは，静磁場，傾斜磁場，RFパルスである。
- 静磁場：プロトンのスピンの向きを静磁場方向に向けるために，強くて均一な静磁場状態を作り出す必要がある。この役目を担うのがMRI装置のガントリー部分である。
- 傾斜磁場：MR信号に位置情報を与えるために必要なもの。
- RFパルス：静磁場中のプロトンに繰り返し照射してMR信号を得るために必要なもの。

①静磁場コイル
- 核磁気共鳴を起こすのに必要な静磁場磁石のことであり，永久磁石，常電導磁石，超電導磁石が用いられている。
- 磁場の強さから，以下のように分類される。

  超高磁場：3.0～4.0 T
  高磁場　：1.0～3.0 T
  中磁場　：0.3～1.0 T
  低磁場　：0.2 T以下
- 1 T（テスラ）は10000 G（ガウス）に相当する。

7 生体計測

②傾斜磁場コイル

- X，Y，Z軸にそれぞれ1個必要である。MR信号に位置情報を与えるために用いられる。

③RFコイル

- RFパルスの照射とMR信号の検出用として用いられる。

表4　MRI装置の長所・短所

長所	・X線を使用しないので，被ばくの心配が全くない ・コントラストの鮮明な画像が得られ，正確な解析が可能 ・人体のあらゆる部分を任意の角度から断面像として撮像でき，横断像のみならず，矢状断像や冠状断像も得られる ・脳内部，脊髄，胸部，腹部，骨盤部，骨・関節・軟部組織，大血管などのさまざまな部位の画像が容易に得られる
短所	・測定時の所要時間が長い ・骨や石灰化した部分の詳細画像は解像度があまりよくない ・空間分解能が低い ・撮像時にかなりの騒音がある

パルスシークエンス

●スピンエコー(SE)法

- 現在，最も使用されているパルスシークエンスの1つで，90°パルスと反転パルスである180°パルスを用いるものがある。

●グラディエントエコー(GRE)法

- SE法の180°パルスの代わりに傾斜磁場を反転させて行う。傾斜磁場の反転を行うことから，180°反転パルスを用いるSE法よりは撮像時間が高速である。

●エコープラナー(EPI：echo planar imaging)法

- 超高速撮像法である。
- SE法やGRE法に比べてS/N比(信号対雑音比)は低下する。

●T1強調画像とT2強調画像

①T1強調画像

- T1を強調し，T2を強調しない撮像法であり，T1の短い組織と長い組織の信号強度に差をつけるように撮像したもの。
- 各組織のT1値の違いをコントラストの大きい画像として表示できる。
- 解剖学的構造の把握に適している。

②T2強調画像

- T2を強調し，T1を強調しない撮像法であり，T2の短い組織と長い組織の信号強度に差をつけるように撮像したもの。
- 各組織のT2値の違いをコントラストの大きい画像として表示できる。

③TR，TEの長さとT1強調画像とT2強調画像の関係(表5)

- T1強調画像とT2強調画像の繰り返し時間(TR)とエコー時間(TE)との関係は，T1が長いとT2も長く，T1が短いとT2も短いことから，T1強調画像とT2強調画像を撮像する場合にはTRとTEを組み合わせて撮像している。

表5 TR，TEの長さと画像の関係

画像	TR	TE
T1強調	短い(200～400 ms)	短い(10～20 ms)
T2強調	長い(1800～3000 ms)	長い(80～120 ms)
プロトン密度強調	長い	短い

One point Advice

●MRIの原理，構造，画像の特徴は出題頻度が高いので，十分に理解すること。

●プロトン密度強調画像

- 各組織中の水素原子(スピン)の密度の差をコントラストの大きい画像として表示できる。

5 内視鏡

Check point

- ☑ 内視鏡 ⇒ 口，鼻，肛門，尿道など身体の開口部から挿入するタイプと体表に小さな穴を開けて挿入するタイプの2種類
- ☑ 内視鏡システムの構成 ⇒ ビデオスコープ・光源装置・ビデオプロセッサー・画像表示／記録装置
- ☑ 内視鏡手術 ⇒ 内視鏡的処置術と内視鏡外科手術
- ☑ 内視鏡的処置術 ⇒ 生検・細胞診と処置具を使った治療法
- ☑ 内視鏡外科手術 ⇒ 気腹装置，トロッカー，鉗子および電気メスなどの機器を使用

内視鏡とは

●内視鏡はここ数年で目覚ましい発展を遂げている。

●元来，内視鏡は胃カメラから始まった。その後ファイバースコープ付胃カメラが登場し，さらに電荷結合素子(CCD)ビデオカメラを内視鏡に組み込んだビデオスコープ(電子スコープ)が開発され，超音波の発信振動子をつけた超音波内視鏡へと発展して，現在では，ハイビジョン内視鏡システムにより情報量が格段に増え，微細な病変の観察も可能になってきている。

●内視鏡のタイプは，以下の2種類に大別される。

①口，鼻，肛門，尿道など身体の開口部から挿入するタイプ：内科的分野で使用

②体表に小さな穴を開けて挿入するタイプ：外科的分野で使用

内科的内視鏡システム

● 内視鏡システムは，以下の機器から構成される。

①ビデオスコープ

- 挿入部の先端部に撮像素子（CCD）を搭載した形状で，操作部，挿入部，接続部の3つの部分から成り立っている。

②光源装置

- スコープの先端部に，キセノンランプによる自然光に近い光をスコープ内のグラスファイバーバンドルを通じて送る構造で，ビデオプロセッサと連動して自動調光を行う。
- 水や空気を送るためのポンプ内蔵型のものもある。

③ビデオプロセッサ

- スコープ先端部に搭載された撮像素子（CCD）で捉えた電気信号を映像信号に変換することにより，液晶モニタに映し出す役割を担う。
- 最近では，色彩強調，狭帯域光観察などの各種画像処理に対応可能な装置もある。

④画像記録装置

- 内視鏡にて捉えた動画あるいは静止画など，いわゆる内視鏡画像の記録や編集あるいは管理に至る一連の作業を行う装置である。

● スコープの種類は，以下のものが挙げられる。

①上部消化管用スコープ

- 挿入部の長さは1030 mm。食道から胃，十二指腸までを診るために用いる。

②十二指腸用スコープ

- 挿入部の長さは1240 mm。側視型で，先端部は対物レンズや照明レンズが側面に配置されている。
- 膵胆管造影のためのERCP（endoscopic retrograde cholangio-pancreatography：内視鏡的逆行性胆道膵管造影）や総胆管結石（胆石）の除去を目的としたEST（endoscopic sphincterotomy：内視鏡的乳頭括約筋切開術）などの手技にも対応している。

③大腸用スコープ

- 挿入部の長さは標準で1330 mm，長尺タイプが1680 mm。上部消化管用スコープより長く，長さが1500 mmに達する成人大腸に対応している。

④超音波スコープ

- スコープの先端部に超音波探触子（プローブ）を装備したスコープ。超音波により臓器内の深い位置の病変部を発見するのに効力を発揮する。

● 内視鏡的処置術

- 口，鼻，尿道，肛門など身体の開口部から内視鏡を挿入して，病変部まで進め，病変の切除などを行う処置法であり，以下に挙げる手技がある。

①生検・細胞診

- 内視鏡にて，病変と思われる部分の組織を採取し，顕微鏡で病理学的に調べる検査方法。生検鉗子や細胞診ブラシが使用される。
- 生検鉗子として，以下のものが使用されている。
  - 標準型鉗子
  - 針付き鉗子：粘膜表面での滑りを防止する針の付いたもの。

- 片開き型鉗子：食道で使用する。
- 鰐口型鉗子：硬い粘膜に用いる。

②処置具を用いた治療法

- 食道静脈瘤結紮術
- 食道静脈瘤硬化療法
- ポリペクトミー
- ホットバイオプシー
- EMR（endoscopic mucosal resection：内視鏡的粘膜切除術）
- ESD（endoscopic submucosal dissection：内視鏡的粘膜下層剥離術）
- ERCP（endoscopic retrograde cholangiopancreatography：内視鏡的逆行性胆道膵管造影術）
- EST（endoscopic sphincterotomy：内視鏡的乳頭括約筋切開術）
- EBD（endoscopic biliary drainage：内視鏡的胆道ドレナージ）

内視鏡外科手術

●従来の開腹・開胸手術とは違い，腹部や胸部の数カ所に小穴を開けるだけで行う手術法である。小穴を通して腹腔鏡や胸腔鏡で体腔内を観察しながら，鉗子や電気メスを用いて施術する。

●開腹・開胸を行わないため，侵襲を大幅に低減でき，患者のQOL（quality of life：生活の質）を大きく向上させることが可能となった。

●内視鏡外科手術に使われる機器は，内科的内視鏡システムのビデオスコープ，光源装置，ビデオプロセッサについては同様の構成であるが，次に挙げる構成機器が異なっている。

①気腹装置：手術空間を確保するために腹腔内を膨らませるための装置。腹腔内に気腹針やトロッカーを通して炭酸ガスを送り込む。炭酸ガスが腹腔内に充満することで膨らませることが可能となる。

②トロッカー：体外と体腔内との連絡路の役割を担う。体腔内に内視鏡や鉗子などを挿入する際に役立つ。

③鉗子：把持鉗子（物の把持用），剥離鉗子（組織の剥離用），鋏型鉗子（鋏の機能をもつ）などがある。

④電気メス：モノポーラ電気メスとバイポーラ電気メスの2種類がある。電気メスは，高周波電流をエネルギー源としている。

⑤超音波凝固切開装置：凝固（止血）しながら組織を切り離すのに役立つ。先端部分が組織に接触すると超音波の振動により摩擦熱が発生し，凝固（止血）させることができる。

●内視鏡外科手術の適用例

- 腹腔鏡下胆嚢摘出術（laparoscopic cholecystectomy）
- 腹腔鏡補助下幽門側胃切除術（LADG：laparoscopic assisted distal gastrectomy）
- 腹腔鏡補助下結腸切除術（laparoscopic assisted colectomy）　など

【参考文献】
・中澤靖夫 編：改訂版 診療放射線技師 画像診断機器ガイド，メジカルビュー社，2009.
・木村雄治 著：画像診断装置学入門，コロナ社，2007.
・楠岡英雄・西村恒彦 監：核医学イメージング，コロナ社，2001.

5 検体検査

1 化学検査装置

Check point

- 測定 ⇒ コンティニュアスフロー方式とディスクリート方式
- 吸光光度分析法 ⇒ Lambert-Beerの法則
- 炎光分光光度法 ⇒ 炎光スペクトル
- 電解質分析法 ⇒ イオン選択性電極
- 血液ガス分析法 ⇒ ガラス電極

化学検査の概要

- 検査検体：血液，尿など
- 計測：電解質，タンパク質，糖質，脂質，酵素などの生体成分の含有濃度
- 測定方式：コンティニュアスフロー方式とディスクリート方式
- 装置構成：検体分注秤量部，反応機構部，検知測定部および制御・データ処理部

測定原理

吸光光度分析法

- 原理
  - 物質に光を照射すると，ある特定な波長の光が物質に吸収される。
  - 吸収される光の波長は物質によって選択的である。
  - 吸収の強さは含有される物質の量に比例する。
- Lambert-Beerの法則
  - 強度I_0の単色光が試料に吸収されて，透過光の強度がIに減少する。
  - 入射光強度と透過光強度の比($\frac{I}{I_0}$)を透過率，パーセント表示を透過パーセント(%T)という。
  - 透過率の逆対数($\log\frac{I_0}{I}$)を吸光度(E)とよび，試料を入れたセルを光が通過する長さd[cm]および試料の濃度C[mol]との間には次の関係式が成り立つ。

$$E = \log\frac{I_0}{I} = \in C \cdot d$$

ε は$C = 1$ mol，$d = 10$ mmのときの値でモル吸光係数といい，この式は吸光光度法で物質を定量分析するときの基本である。

●測光部光源
- 紫外領域：重水素放電管のD_2ランプ
- 可視光領域：タングステンランプ
- D_2ランプとタングステンランプの切り替えは340 nm付近で行う。
- 光源から放射された連続光は，プリズムや回折格子の分光器で必要な波長に選択される。

炎光分光光度法

●原理
- 炎色反応：金属や金属塩類を炎の中に入れると金属特有の波長の光を発する。

●方法
- 試料を炎の中に導き，励起された元素が発する特有の波長の光を測定し，発光量から元素の含有量を求める。

●構成
- 炎光部：噴霧バーナがあり，毛細管で試料を吸い上げ霧状にして炎の中に導く。
  燃料ガス：アセチレン，水素，プロパン，都市ガス
  助燃ガス：圧縮空気，酸素などが目的に応じて使い分けられている。
- 分光部：発光した光から分析対象金属特有の波長光を選び出し検出器で検出する。
- 指示記録部：得られた発光強度を濃度に換算して指示・記録する。

●炎光スペクトル
- 分析対象成分のスペクトルとバックグラウンド[*1]のスペクトルが観測される。
- 炎光光度法：アルカリ金属，アルカリ土類金属などの励起されやすい元素に有利。ナトリウム，カリウムおよびカルシウムの分析に多用されている。

用語アラカルト

＊1　バックグラウンド
使用する燃料ガス，助燃ガスの組み合わせ，溶媒に起因。300 nmを中心とするOH基，900 nm付近のH_2O，400 nm付近のCHによる帯スペクトルなどである。

電解質分析法

●イオン選択性電極（ion selective electrode：ISE）
- 試料の取り扱いに起因する測定値の相違から以下の2つに分類される。
  ①非希釈法：試料を希釈せず，直接イオン電極と接触する状態で試料中のイオン濃度を測定する方法。
  ②希釈法：試料を希釈し，希釈された試料にイオン電極を接触させる状態で試料中のイオン濃度を測定する方法。
- 使用されているイオン電極は以下の2つに分類される。
  ①フロータイプ：試料が流れる流路に電極を設置し，測定を行う。
  ②デイップタイプ：測定セルに試料を入れ，試料中に電極を浸透させ測定を行う。

●イオン電極の原理
- イオン電極：溶液中の特定イオンの活量に応答し，電位を発生する（図1）。
- イオン電極と比較電極を血清などの被検試料に接触させると，イオン電

極と比較電極との間に，測定対象イオン濃度に対応して電位差が発生する。

- 電位差を計測し，試料中の測定対象イオンの濃度を求める。

●ネルンストの式

- イオン電極が発生する起電力E[V]はネルンストの式によって表される。

$$E = E^0 + \frac{RT}{zF} \ln \frac{a_{Ox}}{a_{Red}}$$

E^0：系の基準電位，z：電荷(移動電子数)，F：ファラデー定数，
R：気体定数，T：絶対温度，a_{Ox}，a_{Red}：測定対象イオンの活量

- 校正(キャリブレーション)は，水溶液成分からなる低濃度と高濃度の校正液を用い，それぞれの標準液における電位差を計測し，ネルンストの式を用いてスロープ値(ネルンストファクタ)を計算し，行う。このスロープ値は，測定対象イオン淡度が1桁(10倍)異なったときのイオン電極が発生する起電力差になり，温度が25°Cの場合，スロープ値は1価イオンでは59.16 mV，2価イオンでは29.58 mVとなる。

●半導体イオン電極(ISFET：ion sensitive FET)

- MOS型FETのゲート絶縁膜にイオン選択感応膜を一体化する。
- ゲート絶縁膜に血液が接すると血液中のイオン濃度に伴って発生する界面電位が変化する。
- 界面電位の変化に伴いソース(S)－ドレイン(D)電流が変化する。

図1　イオン選択性電極

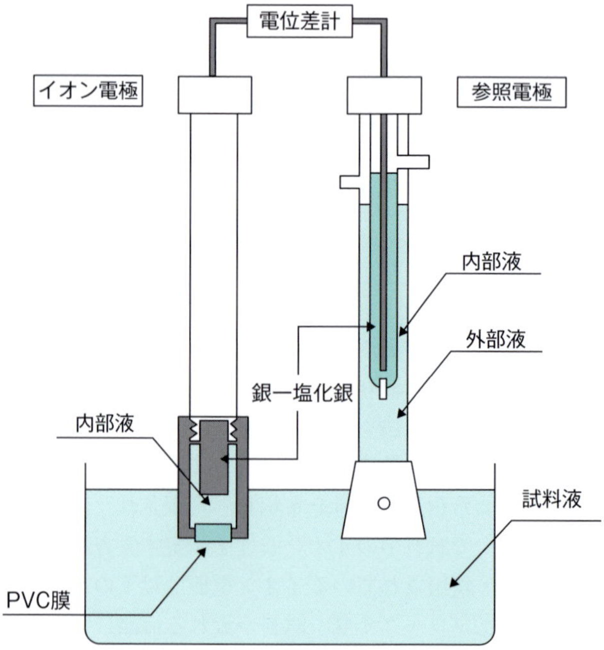

ガス分析法

●基本的指標(表１)

①pH

②動脈血二酸化炭素分圧：$PaCO_2$

③動脈血酸素分圧：PaO_2

④血漿重炭酸イオン濃度：HCO_3^-およびBase Excess(BE)

●測定法

- 動脈血ガス分析で実際に測定されるのは，pH，$PaCO_2$，PaO_2であり，これらの値から計算によって，HCO_3^-，BE，SaO_2などが求められる。

●pH

- pHガラス電極により検体のH^+イオン濃度の変化を電圧として測定し，pHで表示したものである。

●$PaCO_2$電極

- pHガラス電極の表面をCO_2分子を透過するテフロン膜で覆い，電極との膜の間に重炭酸塩を入れ，検体をこの膜に接触させると，検体中のCO_2と膜の内側の重炭酸塩基中のCO_2とが平衡してpHの変化が生じる。この変化を電圧としてとらえて$PaCO_2$を求める。

●PaO_2の測定

- ポーラログラフの原理に基づく酸素電極(Clark電極)が用いられ，O_2分子が電気還元されて生じる電流を測定しPaO_2を求める。

●HCO_3^-・BE

- pHと$PaCO_2$の測定値からHenderson-Hasselbachの式によりHCO_3^-が，Siggaard-Andersonの式によりBEが各々計算される。

表1　血液ガス分析

	pH	$PaCO_2$	PaO_2
原理	ポテンショメトリック法	ポテンショメトリック法	アンペロメトリック法
種別	ガラス電極	セバリングハウス型電極	クラーク電極
陽極	pHガラス電極	pHガラス電極	Ag-AgCl
陰極	Ag-AgCl(参照電極)	Ag-AgCl	Pt
膜	ガラス薄膜	テフロン膜 (CO_2ガス透過)	ポリプロピレン膜 (酸素透過)

One point Advice

●血液ガス分析に関する出題が多いため，pH，$PaCO_2$，PaO_2の測定原理と測定電気量を理解しておく。
●吸光度分析，イオン選択性電極の測定原理を理解しておく。

2 血液検査装置

Check point

- ☑ 血液算定検査 ⇒ 各種血液細胞の個数算定
- ☑ 血球計数方法 ⇒ 電気抵抗検出方式・光散乱検出方式
- ☑ 粒度分布解析 ⇒ 検出パルスによるヒストグラム表示
- ☑ ヘモグロビン濃度測定 ⇒ シアンヘモグロビンの光学特性利用
- ☑ 白血球分類法 ⇒ パターン認識法とフロー方式による粒度分布法，インピーダンス法，光散乱方式法

自動血球計数装置

●血液算定検査

- 単位体積当たりの静脈血中の赤血球（RBC），白血球（WBC），ヘマトクリット値（Ht値），ヘモグロビン濃度（HGB），血小板数（PLT）を計測する。
- これらの測定値から2次的に赤血球恒数（MCM，MCH，MCHC）などを計算する。

●血球計数方法

- 静脈血中の単位体積当たりの各種血液細胞の個数を算定する。
- 細胞を弁別する方法（図2）には電気抵抗検出方式と光散乱検出方式がある。

●電気抵抗検出方式

- 測定細胞の性質が電気的に絶縁体であるとして，その抵抗を計測する。
- 測定細胞を2室から構成されるチャンバ内で電解質溶液中に浮遊させる。
- 2室間に直流電圧を印加し，50～100 mmのアパーチャ（小穴）を通じて室間を移動させると電気抵抗の変化が発生する。
- 電気抵抗の変化は，測定細胞がアパーチャを通過するたびにパルスとして検出できる。

●光散乱検出方式

- 収束光を測定細胞に照射し，細胞表面からの散乱光をある一定角度から観測し，その散乱パルスから細胞の大きさと数を測定する。
- 基本的構成である光源は，白血球分類機能への転用や光の均一性，光学設計などからレーザ光が多く用いられている。

●粒度分布解析

- 電気抵抗検出方式や光散乱検出方式によって測定細胞がパルスとして検出されるので，その大きさから細胞の大きさを推定する方法である。
- 横軸に検出パルスの大きさをとり，縦軸にその出現頻度をとると，測定検体に含まれる白血球，赤血球，血小板のヒストグラムを得ることができる。

ヘモグロビン濃度測定

●ヘモグロビン

- 赤血球中に含まれる酸素，二酸化炭素運搬能力を有するタンパク質である。
- 血液中の単位体積当たりの濃度の測定は，貧血や造血能の診察上，非常に有用である。

●測定原理

- 血液を数百倍に希釈し，赤血球膜を溶血剤で破壊し，ヘモグロビンを溶出させる。
- シアンヘモグロビンなどの安定化ヘモグロビンに化学的に変換する。
- 安定化ヘモグロビンはある波長540±5 nmで特異的な吸光度特性を有するので，その波長の光を透過させ，透過強度を測定すれば，その濃度を定量できる。

図2　血球計数方法

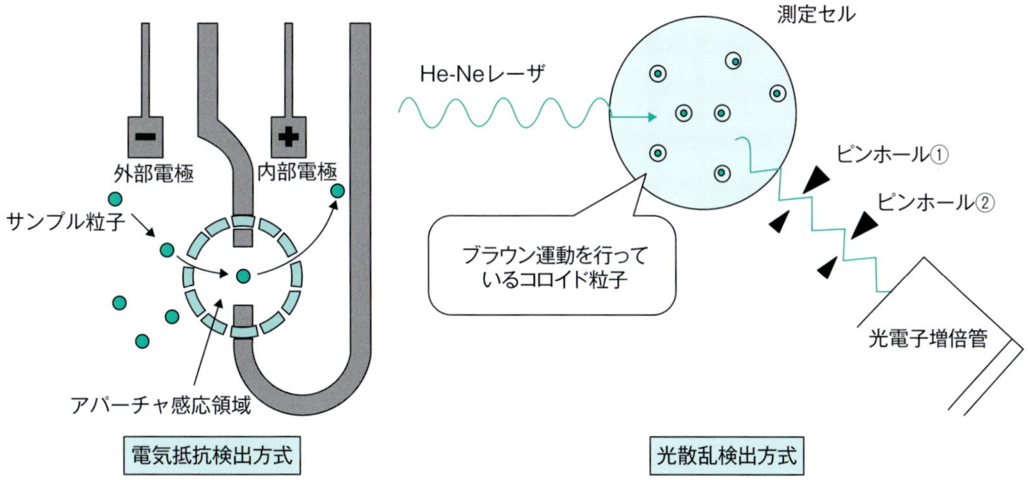

自動白血球分類装置

●自動白血球分類装置

- 白血球をさらに好中球，好酸球，好塩基球，単球およびリンパ球の5種類に分類し，それらの絶対値や白血球全体に占める相対比率を算出する機能を有する。

●装置の分類機能

- パターン認識法，フロー方式の2つの方法に分けることができる。

●パターン認識法

- 塗抹染色標本から顕微鏡を通して得られる観察画像をコンピュータが認識し，記憶しているパターンと照合し，種類別に分類する。

●フロー方式

- 測定原理ごとに，粒度分布法，インピーダンス法，光散乱方式法に分類される。

7　生体計測

①粒度分布法

- 白血球の核の大きさがその白血球の種類に依存している。
- 核の大きさを測定することにより白血球を分類することが可能となる。

②インピーダンス法

- 直流電流に交流電流を重畳し，細胞の直流電気抵抗以外に細胞の内部情報を反映している交流抵抗(リアクタンス，キャパシタンス)を測定する。
- 直流抵抗と交流抵抗成分をそれぞれ横軸と縦軸にとり細胞ごとの成分をプロットすると，スキャットグラムあるいはサイトグラムとよばれる分布を得る。
- 分布内に各白血球の種類に相当した再現性に優れたクラスタが得られる。

③光散乱方式法

- 細胞からの散乱光の検出が用いられており，光学情報の組み合わせにより細胞内部の顆粒や核などの情報を得ることができ，再現性や精度に優れた血球の分類が可能となる。
- 散乱光と散乱光：白血球染色
- 散乱光と蛍光：白血球を蛍光染色
- 散乱光と偏光：側方散乱光や蛍光偏光を計測

One point Advice

●血球計数法などの問題は，ここ数年間において出題されていないが，血球数，ヘモグロビン値に関する出題はあるので，測定原理については理解しておいたほうがよい。

8

生体物性・材料工学

1 生体の電気的特性

Check point

- ☑ 生体組織の電気的モデル ⇒ 抵抗とコンデンサの並列回路
- ☑ 生体組織の導電率 ⇒ 血液＞筋・肝＞脂肪・骨
- ☑ 周波数依存性 ⇒ 周波数とともに導電率が増加し，誘電率が減少する

生体組織の電気的モデル

- 生体組織は細胞膜，細胞内液，細胞外液の3要素でモデル化され，それぞれの要素を**抵抗**と**コンデンサ**の並列回路とみなすことで，組織インピーダンスを表すことができる（図1a）。
- 組織インピーダンスの特性は周波数によって異なり，次のように簡略化できる。

低周波領域

- コンデンサのリアクタンスは低周波で非常に大きいため電流は流れないものとみなされる。
- 細胞膜は脂質を主成分とする絶縁体であり，インピーダンスが非常に大きい。よって，電流は細胞内を流れず，等価回路は細胞外液の抵抗成分のみで近似できる（図1b）。

中間周波領域

- 細胞膜のインピーダンスが減少し，細胞内にも電流が流れる。
- 細胞膜は電気容量が大きなコンデンサで近似できる。
- 細胞内液および細胞外液は導電率が大きく抵抗が小さいため，抵抗成分で近似できる（図1c）。

高周波領域

- 細胞膜のインピーダンスが非常に小さくなり，細胞内液と細胞外液の並列回路で近似できる（図1d）。

図1　組織インピーダンスの等価回路

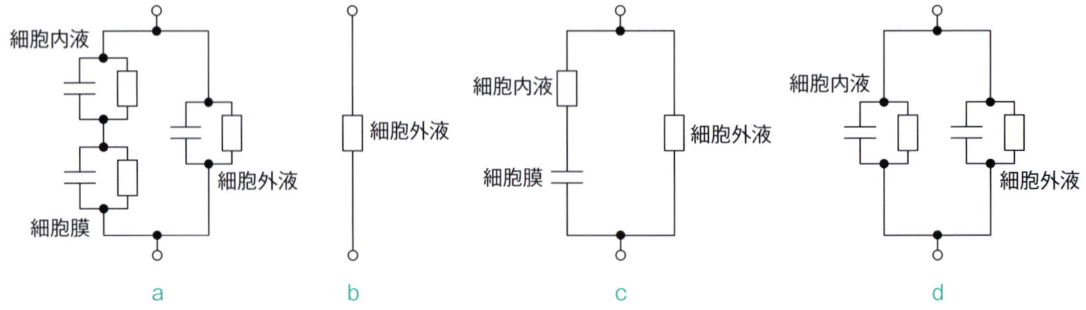

用語アラカルト

＊1　**導電率**
電気伝導率のこと。抵抗を流れる電流は導電的性質を示す電流と考えられる。導電率の逆数は抵抗率。

＊2　**誘電率**
誘電分極のしやすさを表す物性値。誘電分極のしやすい物質はコンデンサとしての電気容量が大きくなる。コンデンサを流れる電流は誘電的性質を示す電流と考えられる。通常，真空の誘電率との比である比誘電率で表される。比誘電率の単位はない（無次元数）。

生体組織の導電率＊1

- 組織・臓器の導電率：**血液＞筋・肝＞脂肪・骨**
- 含水率が高いほど導電率が大きい。
- 血液の導電率：血漿＞全血（ヘマトクリット値が高いほど導電率が小さい）
- 細胞の導電率：**細胞外液≒細胞内液＞細胞膜**

生体組織の周波数依存性

- 生体の電気的特性は周波数によって異なる（図2）⇒**周波数依存性**
- **導電率　：高周波＞低周波（周波数の増加とともに増加）**
- **誘電率**＊2：**低周波＞高周波（周波数の増加とともに減少）**
- 特定の周波数帯域において，導電率および誘電率が急激に変化する現象がみられ，これを**周波数分散**という（表1）。

図2　生体組織の導電率および比誘電率

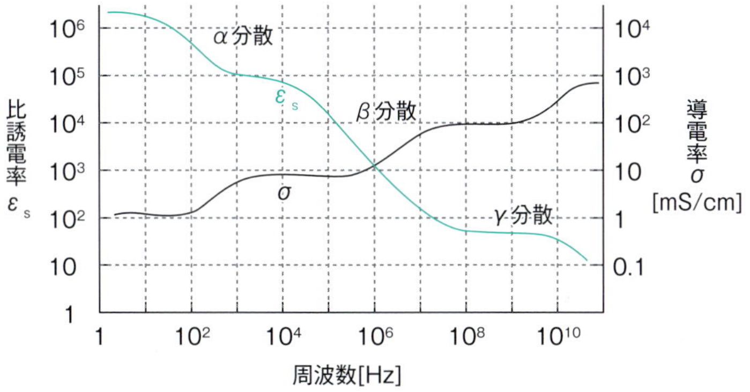

（日本生体医工学会ME技術教育委員会 監：MEの基礎知識と安全管理　第5版，p.42，南江堂，2008.より引用）

表1　周波数分散

分散	周波数帯	分散が生じる原因
α分散	数10 Hz付近	細胞膜周辺における**イオン**の動態
β分散	数 MHz付近	不均質な**組織の構造**（細胞膜の電気容量と細胞内液抵抗）
γ分散	20 GHz付近	**水分子**の誘電分散

One point Advice

- 組織インピーダンスは異方性を示すことも知られている。

8　生体物性・材料工学

2 生体の機械的特性

Check point

- 生体組織の粘弾性 ⇒ ヤング率，ポアソン比
- 血流の特性 ⇒ 全血は非ニュートン流体，レイノルズ数は大動脈で大きくなる
- 血液の粘性率 ⇒ ヘマトクリット値，ずり速度によって変化

生体組織の粘弾性

●生体組織は粘性[*1]と弾性[*2]が合わさった粘弾性という力学特性を示す。等方な弾性体ではひずみが応力に比例し〔フックの法則，「材料力学」(p.79)〕，ヤング率やポアソン比など物質固有の定数を示す。

●一方，粘弾性体では応力[*3]とひずみ[*4]の関係に非線形性が存在するうえに，応力を負荷していく場合と除去していく場合とで応答性が異なる。

●**ヤング率**

- 伸び弾性率。円柱状の物体の長軸方向に力を加えたとき，長軸方向にかかる応力を長軸方向に生じるひずみで割った値。
- 単位はPaまたはN/m^2。
- 単位ひずみを起こすのに必要な応力を示し，ヤング率が大きいほど変形しにくく，ヤング率が小さいほど変形しやすいことを意味する。

●**ポアソン比**

- 縦横のひずみの比。円柱状の物体の長軸方向に力を加えたとき，断面の直径方向に生じるひずみを長軸方向に生じるひずみで割った値。
- 単位はない(無次元数)。
- 生体軟部組織のポアソン比は0.5になる。

用語アラカルト

＊1 粘性
流体内で流れの異なる部分の接点で摩擦が生じ，互いに速度を一様化しようとする性質。

＊2 弾性
ばねのように与えた力(応力)に応じて変形(ひずみ)を生じ，力を除けば元に戻ろうとする性質。

＊3 応力
物体の単位断面積あたりにかかる力。単位はPaまたはN/m^2。

＊4 ひずみ
物体の長さの変化率。単位はない(無次元数)。

図1 ヤング率とポアソン比

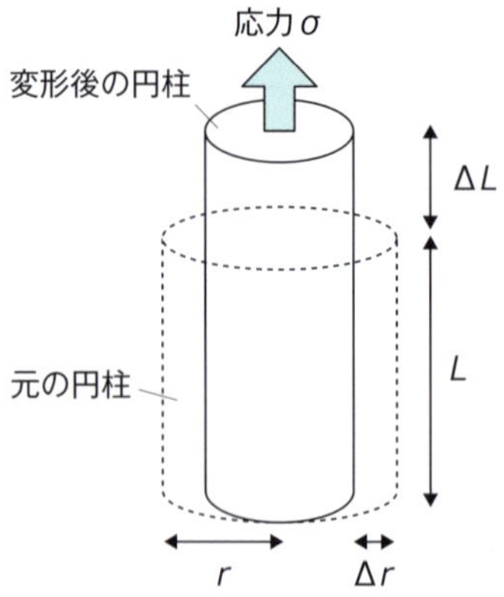

$$\text{ヤング率}E=\frac{\sigma}{\Delta L \div L}$$

$$\text{ポアソン比}\nu=\frac{\Delta r \div r}{\Delta L \div L}$$

σ：応力(かかる力÷断面積)
L：元の長さ，ΔL：伸びた分の長さ
r：元の半径，Δr：縮んだ分の半径

生体組織のヤング率

- 組織・臓器のヤング率：**骨＞腱＞動脈＞筋肉**
- 軟組織より硬組織のほうがヤング率が大きい。
- 筋組織や血管壁は異方性を示す。
  - 筋組織のヤング率：直行方向＞走行方向(走行方向に変形しやすい)
  - 血管壁のヤング率：円周方向＞長軸方向(長軸方向に変形しやすい)

血流の特性

- **全血は非ニュートン流体**，血漿はほぼニュートン流体*5である。
- 血流の**レイノルズ数***6は，血管径および流速に比例し，粘性率に反比例する。
  →レイノルズ数は太い動脈で大きく，細い静脈で小さい。
  →粘性率が増加するとレイノルズ数は減少する。

血液の粘性率*7

- 血液は非線形な粘性を示す→非ニュートン流体である。
- ヘマトクリット値が増加→血球の相互作用が増加→粘性率増加
- 流速(ずり速度*8)が増加→血球の相互作用が減少→粘性率減少
- 血管径が細くなる→ヘマトクリット値が減少→粘性率減少
  - ただし，毛細血管では粘性率が増加する。
- 体温が低くなる→粘性率増加

用語アラカルト

＊5 ニュートン流体
ずり応力とずり速度が比例する流体。粘性率が一定である。水はニュートン流体。粘性率が一定でない流体は非ニュートン流体。

＊6 レイノルズ数

$$Re=\frac{\rho \cdot L \cdot V}{\mu}$$

(ρ：流体密度，L：管径，v：流速，μ：粘性率)
流れの状態を表す無次元数で，流体の粘性力に対する慣性力の比を表す。およそ2000を境界に小さければ層流，大きければ乱流になる。

＊7 粘性率
流体の流れにくさを表す物性値。単位はPa・SまたはP(ポアズ)。

＊8 ずり速度
せん断速度ともいう。流体内のある部分に対する別の部分の相対的な速度。流体内の場所によって速度に差がある場合，ずり速度に応じてずり応力(せん断応力)が働く。

補足

血漿の粘性率：1.5 mPa・s
全血(静止)の粘性率：50 mPa・s

One point Advice

- 生体組織において各式の要素がどうなるかイメージしてみよう。
- 機械工学の知識〔「3 機械工学」(p.74〜88)〕と関連づけて生体を理解しよう。

3 生体の光特性

Check point

- ☑ 光は波動性をもつ ⇒ 反射，屈折，回折，干渉，ドプラ効果を示す
- ☑ 光の波長 ⇒ 赤外線＞可視光線＞紫外線＞X線＞γ線
- ☑ 生体の光吸収 ⇒ ヘモグロビン，メラニン：可視光線，水：遠赤外線

光の性質

●光は電磁波（電場と磁場の振動が伝搬）の一種であり，横波である。

●電磁波はその波長により分類される（図1）。

図1　電磁波の波長と分類

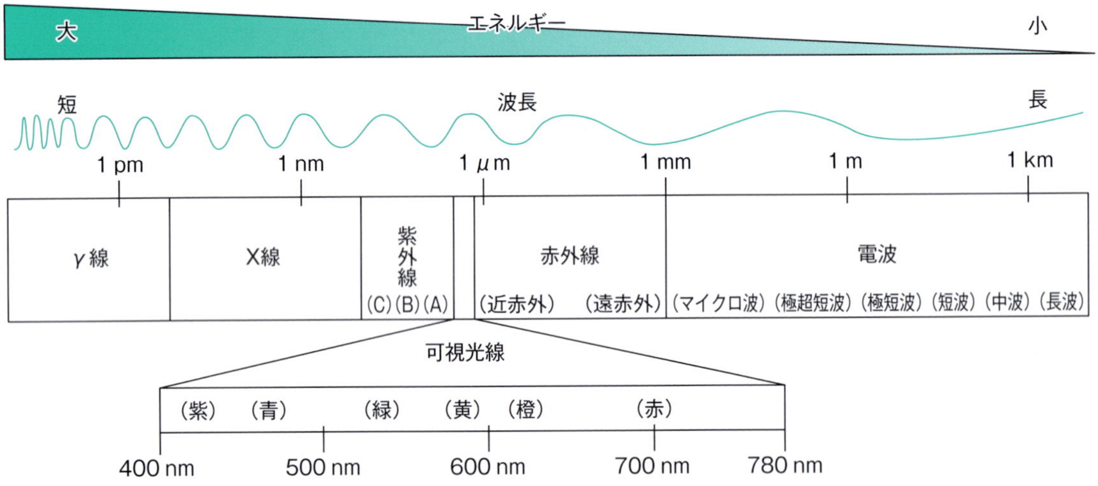

補足

●レーザ光は自然界に存在しない人工的な光であるが，波動としての性質は自然光と同様に示す。

●可視光線の波長は400～780 nmである。

●赤外線は波長780～1400 nmの近赤外線と1400 nm以上の遠赤外線に分類される。

●紫外線は波長315～400 nmのUV-A，280～315 nmのUV-B，100～280 nmのUV-Cに分類される。

●光は粒子（光量子）であると同時に波動としての性質をもち，反射，屈折，回折，干渉，ドプラ効果を示す。

●波長が短い光ほど光量子エネルギーが大きい。

●光の速度は波長に関係なく一定であるが，媒質によって伝搬速度が異なる。

●光は屈折率が異なる媒質の界面で反射する。

●波長が短い（周波数が高い）光ほど屈折率が大きい。

●波長が長い（周波数が低い）光ほど回折しやすい。

●赤，緑，青を光の3原色といい，これらの混色で多様な色の光が表現できる。

生体の光吸収特性

- 生体に入射した光は吸収や散乱により減衰する。組織の光吸収特性はその組成に依存する。
- 近赤外線は生体成分による吸収が少なく生体組織をよく透過するため，この領域を生体の光学的窓という。
- 血液中の**ヘモグロビン**は可視光領域の光，特に600 nmより短い波長の光をよく吸収する。一方で，波長660 nm付近（赤色光）や940 nm付近（赤外光）の光に対する吸収は酸素濃度に依存して変化する。これは酸素化ヘモグロビン（HbO_2）が赤外光をよく吸収するのに対し，還元ヘモグロビン（Hb）が赤色光をよく吸収することによる。
  ⇒パルスオキシメータ*1の原理
- 皮膚や毛に含まれる色素**メラニン**は紫外線〜可視光領域の広範にわたって光を吸収し，光に対する防御作用を果たしている。
- 生体の主成分である**水**は遠赤外線をよく吸収する。
- 組織・臓器のX線吸収係数：**骨＞脳＞水＞脂肪**

用語アラカルト

＊1 パルスオキシメータ
動脈血酸素飽和度（SpO_2）をリアルタイムに測定する装置。ダイオードから発光される赤色光（波長660 nm付近）と赤外光（波長940 nm付近）の吸光度の比から酸素飽和度を求める。

図2　生体成分の吸収スペクトル

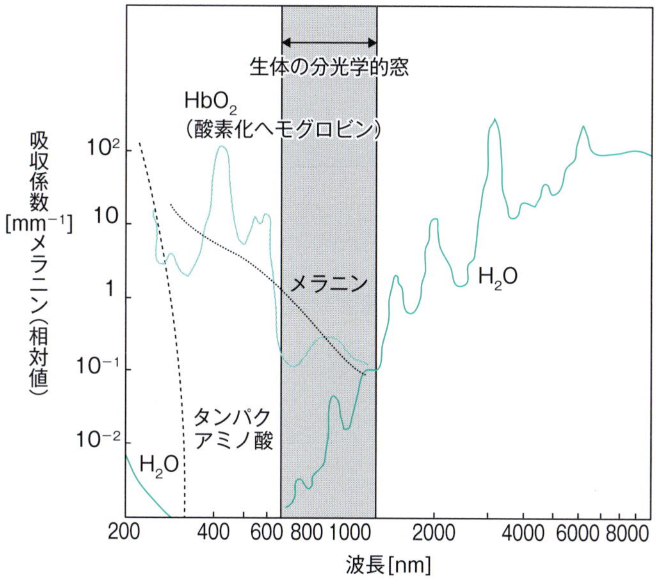

（小原　實 ほか著：レーザ応用光学，p.189，共立出版，1998.より改変引用）

補足

- タンパク質は構成する芳香族アミノ酸によって波長280 nm付近に，DNAは波長260 nm付近に吸収極大を示す。

紫外線の生体作用

- 紫外線の波長：**UV-A＞UV-B＞UV-C**
- UV-Aは最も地表に届き，最も皮膚深部に到達する。皮膚への照射により短期的なメラニンの沈着を生じる。
- UV-Bは一部が地表まで届く。皮膚への照射により長期的なメラニンの沈着および炎症（火傷）による紅斑を生じる。
- 波長が短いUV-Cはより光量子エネルギーが大きいが，ほとんど地表には届かない。
- タンパク質やDNAは紫外線領域に吸収極大をもつ。

8
生体物性・材料工学

吸光度と透過率

●入射光 I_0に対する透過光 Iの割合を**透過率T**（transmittance）といい，次式で示される。

$$透過率T = \frac{I}{I_0} \times 100[\%]$$

図3　透過のイメージ

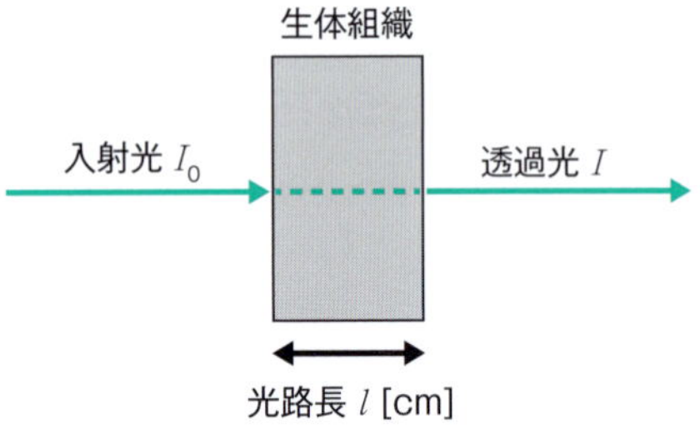

●これに対し，透過光に対する入射光の比率を対数で示したものを**吸光度A**（absorbance）と定義し，

$$吸光度A = \log \frac{I_0}{I}$$

と表される。このとき，吸光度Aは光路長l[cm]に比例する（Lambertの法則）。また，吸光度Aは溶液の濃度c[mol/L]に比例する（Beerの法則）。これらをあわせて**Lambert-Beerの法則**といい，

$$吸光度\ A = \epsilon \cdot c \cdot l$$

ϵ：モル吸光係数，c：濃度，l：光路長

と表される。

●吸光度Aと透過率Tの関係は，I_0を100[%]として，

$$吸光度A = \log \frac{I_0}{I} = \log \frac{100}{T} = \log 100 - \log T = 2 - \log T$$

と表される。

図4　透過率と吸光度の関係

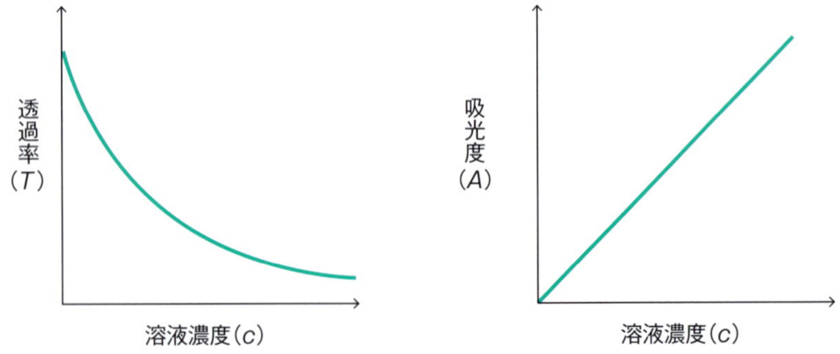

One point Advice

●波長の長短と関連付けて光の性質を覚えよう。
●波長領域ごとに吸収される生体成分を整理して覚えよう。

4 生体の音波・超音波特性

Check point

- ☑ 伝搬速度 ⇒ 骨＞軟部組織＞肺
- ☑ 固有音響インピーダンス ⇒ 骨＞軟部組織＞肺
- ☑ 減衰定数 ⇒ 骨・肺＞軟部組織＞血液

用語アラカルト

＊1 **固有音響インピーダンス**
組織に固有の抵抗値で,「組織の密度×組織の音速」で表される。媒質を一定の速度で振動させるのに必要な音圧にあたる。

＊2 **減衰定数**
吸収係数ともよばれる。音波が一定の距離を伝搬する間に減少する音圧レベルを表す。なお減衰定数は周波数によって異なる。

＊3 **キャビテーション**
超音波の疎密波によって局所的に低圧になり，溶液中の気体が膨張して気泡が発生する空洞化現象。この気泡が消滅する際に衝撃を発する。

補足

- 超音波検査時にプローブに塗る超音波ゼリーは生体に近い固有音響インピーダンスをもつため，プローブと生体との間を音波が伝わりやすくする。

One point Advice

- 伝搬速度や固有音響インピーダンスの組織による違いは最大のもの，最小のものに注目して覚えよう。

音波・超音波の性質

- 音波は縦波(疎密波)である。
- ヒトの可聴帯域は20 Hz～20 kHz程度であり，これより高い周波数の音波を超音波という。
- 周波数が高いほど指向性が高い。

音波・超音波の伝搬速度

骨≫筋・血液・腎・肝＞水＞脂肪＞肺＞空気

- 硬いものほど速く伝わる。⇒固体＞液体＞気体
- 骨：3500 m/s，血液：1500 m/s，肺：650 m/s，空気：340 m/s

固有音響インピーダンス＊1

骨≫筋・肝・腎・血液＞水＞脂肪≫肺・空気

- 骨の音響インピーダンスは軟部組織のおよそ5倍である。
- 超音波は音響インピーダンスが異なる組織の界面で反射する。
  ⇒超音波診断装置の原理

減衰定数＊2

骨・肺・空気≫筋＞腎・肝＞脂肪＞血液≫水

- 超音波は生体内の伝搬距離に対して指数関数的に減衰する。
- 超音波の周波数が高いほど減衰が大きくなる。

超音波の安全性

- 強い超音波(10 W/cm^2)はキャビテーション＊3を引き起こし，生体組織に障害をもたらす。

5 生体の熱的特性

Check point

- ☑ 人体の熱産生量　⇒　100 W程度
- ☑ 熱伝導率　⇒　水＞筋肉＞脂肪
- ☑ 熱の放散　⇒　放射60 %，蒸発25 %，伝導と対流15 %

熱の産生

- 人体の熱産生量は**100 W**程度。
- 熱産生部位は，安静時で肝臓，骨格筋，脳が各20 %。
  - 運動時には骨格筋による産熱が増す。

熱の伝搬

- **熱伝導**
  - 温度勾配(温度差)に従って，熱は高温側から低温側へ移動する。
  - 熱伝導により体内から体表へ熱が移動する。
  - 単位時間あたりの熱の伝導量は，温度勾配と熱伝導率に比例する。
- **熱輸送**
  - 生体内の熱は主に**血液循環**により移動する。

熱伝導率

- 物質固有の熱の伝わりやすさのこと。
- 金属が高く，空気が低い。⇒金属＞水＞空気
- 組織の熱伝導率：**水＞筋肉＞脂肪**
  - 水分が多いほど熱伝導率が高い。

熱の放散

- **放射(輻射)**：**60 %**
  - 体表から遠赤外線(ピーク波長10 μm程度)として熱が放散する。
- **蒸発(蒸散)**：**25 %**
  - 発汗や不感蒸泄で水分が蒸発する際に気化熱として熱が放散する。
  - 運動時には発汗による熱放散が増す。
- **伝導と対流**：**15 %**
  - 体表から伝導する熱で暖められた空気が上昇し，冷たい空気と連続的に入れ替わる対流が生じる。これにより，熱放散が増す。
  - 衣服は対流を妨げ熱放散が減少する。

補足

人体の発熱量

- 1日の代謝量を2000 kcalとすると，2000×4.184=8368 [kJ/day] 1秒当たりの熱量は，96.85 J/s=96.85 W となる。
- 体重あたりの放熱量は，乳児のほうが成人よりも多い。

金属の熱伝導率

- 銀＞銅＞金＞アルミニウム＞亜鉛＞鉄
- 熱伝導率が高い物体に触れると移動する熱量が多いので冷たく感じる。

One point Advice

- 運動時に発熱量が増加すると，発熱量に比例して発汗による熱放散が増加するが，放射と伝導・対流による熱放散は一定のままである。

6 生体の放射線特性

Check point

- 放射線の種類 ⇒ 粒子線：α線，β線，中性子線
  電磁波：X線，γ線
- 放射線の単位 ⇒ ベクレル（Bq），シーベルト（Sv），グレイ（Gy），レントゲン（R）
- 放射線の生体作用 ⇒ 放射線加重係数，組織加重係数

補足

原子番号と質量数
- 原子番号＝陽子数
- 質量数＝陽子数＋中性子数

放射線の種類と性質

直接電離放射線

●荷電粒子。物質に直接作用する。

①**α線**
- 粒子線（ヘリウム原子核，＋電荷）
- α崩壊により陽子2個，中性子2個（ヘリウム原子核）が放出され，質量数が4，原子番号が2減少する。
- 電離作用が大きい。

②**β線**
- 粒子線（電子あるいは陽電子）
- β崩壊により高速の電子（β^-崩壊）あるいは陽電子（β^+崩壊）が放出される。
- β^-崩壊で原子番号が1増加し，β^+崩壊で原子番号が1減少する。
- 質量数は変化しない。

【例】セシウム137（^{137}Cs）はβ^-崩壊によりバリウム137（^{137}Ba）になる。

③**電子線**
- 粒子線（電子，－電荷）

④**陽子線**
- 粒子線（陽子＝水素イオン，＋電荷）

⑤**重粒子線**
- 粒子線（炭素・ネオン・アルゴンなど）

補足

電離作用の強さ
- α線＞β線＞γ線

放射線の透過力
- 透過力は，**中性子線＞γ線＞β線＞α線**の順で，遮へいするにはα線は紙，β線はアルミ板やプラスチック板，γ線は厚い鉛板や鉄板が必要となる。

間接電離放射線

●非荷電粒子。二次的に発生した荷電粒子が物質に作用する。

①**中性子線**
- 粒子線（中性子）
- 電荷をもたず透過力が強いが，多量の水で遮蔽できる。

②**X線**
- 電磁波（紫外線より短い波長，波長：10 pm～10 nm程度）

③**γ線**
- 電磁波（X線より短い波長）

放射線の単位

表1　放射線の単位

単位	ベクレル(Bq)〔SI単位〕	シーベルト(Sv)〔SI単位〕	グレイ(Gy)〔SI単位〕	レントゲン(R)
用途	放射能の強さ：1秒間に崩壊する放射線核種の個数	等価線量あるいは実効線量：生体への影響を考慮した吸収線量	吸収線量：組織1 kg当たりに吸収されたエネルギー量(J)	照射線量：X線やγ線の照射で生じた空気の電離量
他単位	キュリー(Ci)	レム(rem)	ラド(rad)	C/kg〔SI単位〕
単位変換	1 Ci =3.7×10^{10} Bq	1 Sv=1J/kg 1 Sv=100 rem	1 Gy=1 J/kg 1 Gy=100 rad	1 R =2.58×10^{-4} C/kg

放射線の生体作用

- 生体に放射線が照射されると，放射線の電離作用により原子のイオン化や自由電子・ラジカルの生成が引き起こされ，生体分子に障害をもたらす。
- 生体に対する作用の大きさは放射線の種類やエネルギーによって異なる。
  - α線，重粒子線が高く，X線，γ線，β線が低い。

  ⇒**放射線加重係数**（**表2**）：それぞれの放射線が生体に与える障害の大きさを表す係数。
- 生体組織によって放射線感受性が異なる。

  ⇒**組織加重係数**（**表3**）：それぞれの組織・臓器が放射線から受ける影響の大きさを表す係数。
- 陽子線，重粒子線は生体内での飛程が長く，生体深部の治療に用いられる。
- 自然状態での被ばく量は約2 mSv/年である。

表2　放射線加重係数(ICRP Publ.103)

放射線の種類	放射線加重係数W_R
光子	1
電子およびミュー粒子	1
中性子	
En＜1 MeV	$2.5+18.2e^{-[\ln(En)]^2/6}$
1 MeV≦En≦50 MeV	$5.0+17.0e^{-[\ln(2En)]^2/6}$
En＞50 MeV	$2.5+3.25e^{-[\ln(0.04En)]^2/6}$
陽子と荷電パイ中間子	2
アルファ粒子，核分裂片，重イオン	20

表3　組織加重係数（ICRP Publ.103）

組織・臓器	組織加重係数W_T
骨髄（赤色）	0.12
結腸	0.12
肺	0.12
胃	0.12
乳房	0.12
生殖腺	0.08
膀胱	0.04
食道	0.04
肝臓	0.04
甲状腺	0.04
骨表面	0.01
脳	0.01
唾液腺	0.01
皮膚	0.01
残りの組織・臓器※	0.12

※男女各13臓器・組織の平均線量に対して0.12を与える

One point Advice

●国際放射線防護委員会2007年勧告（ICRP Publ.103）では組織加重係数が1990年勧告（ICRP Publ.60）から見直され，乳房では0.05から0.12と大きくなり，生殖腺では0.20から0.08へと小さくなった。

7 生体における輸送現象

Check point

- 生体内の浸透圧 ⇒ 約300 mOsm/L≒0.9 %食塩水≒5 %ブドウ糖液
- 浸透圧の単位 ⇒ mOsm/Lと%の換算

浸透圧

- 分子やイオンなどの粒子が半透性の膜を透過して拡散する現象を浸透といい，浸透を受ける側の溶液に加わる圧力を浸透圧という。生体内では，半透膜*1を透過できない粒子の濃度差が原因で，溶媒である水分子が移動しようとする圧力により浸透圧が生じる。
- 生体内の浸透圧：**約300 mOsm/L≒0.9 %食塩水≒5 %ブドウ糖液**

用語アラカルト

＊1 半透膜
溶液中の分子やイオンなどの粒子のうち，一部の粒子に限って通す性質を半透性といい，半透性を示す膜を半透膜という。細胞膜は半透性に近い性質をもつ。

浸透圧の単位

- 浸透圧の単位mOsm/Lは溶液に溶けている分子やイオンのモル濃度の和を表す。
- 単位の換算：mOsm/L⇔%

$$x \text{ mOsm/L} \Leftrightarrow \frac{x \times \text{分子量}}{10000 \times N} \% \qquad x \% \Leftrightarrow \frac{x \times 10000 \times N}{\text{分子量}} \text{ mOsm/L}$$

（Nは物質1分子が溶解したときに生じる分子やイオンの数。NaClの場合は2，グルコースの場合は1）

- 0.9 %食塩水の浸透圧（NaClの分子量は58.5）

$$0.9 \% \Leftrightarrow \frac{0.9 \times 10000 \times 2}{58.5} = 308 \text{ mOsm/L}$$

- 5 %ブドウ糖液の浸透圧（グルコースの分子量は180）

$$5 \% \Leftrightarrow \frac{5 \times 10000 \times 1}{180} = 278 \text{ mOsm/L}$$

One point Advice

- 生体内では浸透圧が高いほど水が引き寄せられることになる。

8 金属材料

Check point

- ☑ 不動態皮膜 ⇒ ステンレス鋼，コバルトクロム合金，チタン
- ☑ 骨親和性 ⇒ チタン，チタン合金
- ☑ 形状記憶効果 ⇒ ニッケルチタン合金

金属材料の特性

●金属材料は金属結合で構成される多結晶体であり，強度が大きい，展性・延性がある，電気伝導性が高い，熱伝導性が高い，などの長所がある。

●金属材料の短所として，腐食，金属疲労，摩耗に注意が必要である。腐食によって溶出した金属イオンや摩耗によって生じた摩耗粉が生体に毒性を示すことがある。また，腐食や金属疲労は金属材料の破壊の原因となる。

●**耐食性**＊1に優れる金属は長期の生体内埋植に適している。

【例】ステンレス鋼，コバルトクロム合金＊2，チタン合金，白金

●**感作性**＊3がある金属は溶出に注意する。

【例】クロム，コバルト，ニッケル，水銀

主な金属材料

●**ステンレス鋼**

- 医療用にオーステナイト型のCr-Ni系ステンレス鋼が多用される。
- 表面に**不動態酸化物皮膜**を形成し耐食性を示す。また，加工性に優れる。

【例】ボーンプレート，ステント，注射針，縫合針

●**コバルトクロム合金**

- 医療用にCo-Cr-Mo合金のバイタリウムが多用される。
- 表面に**不動態酸化物皮膜**を形成し，優れた耐食性を示す。
- 力学的特性，耐摩耗性にも優れ，長期生体内埋植に適している。

【例】人工関節，ステント，義歯床

●**チタン，チタン合金**

- 表面に**不動態酸化物皮膜**を形成し優れた耐食性を示す。
- 表面にリン酸カルシウム相を形成し，骨結合性，骨伝導＊4性を示す。

【例】ボーンプレート，人工関節，ペースメーカ，補助人工心臓

●**ニッケルチタン合金**

- ニチノールともいう。**形状記憶効果**＊5がある。

【例】ステント，ガイドワイヤー

用語アラカルト

＊1 耐食性
腐食に対する耐性のこと。耐蝕性，耐腐食性ともいう。腐食は環境による化学的・電気化学的な侵食で，材料強度の低下による破断事故の原因となる。また，腐食により溶出した金属イオンが毒性を示すこともある。

＊2 合金
金属に他の金属または非金属を混ぜたものを合金といい，機械的強度向上，軽量化，耐食性向上などの効果がある。

＊3 感作性
化学物質が遅延型アレルギー反応を引き起こす性質のこと。

＊4 骨伝導
骨組織に埋入した材料の表面に沿って骨形成が起こること。

＊5 形状記憶効果
変形させたものが加熱によって元の形状に戻ること。

One point Advice

●材料に金属が使用されている理由を金属の性質から理解しよう。

9 セラミックス材料

Check point

- 生体活性セラミックス　⇒　ハイドロキシアパタイト，リン酸三カルシウム，バイオガラス，結晶化ガラス
- 生体不活性セラミックス　⇒　アルミナ，ジルコニア，カーボン

セラミックス材料の特性

●セラミックスは非金属の無機材料の総称で，陶磁器，ガラスなどを含む。

●組成，構造，製造工程を精密に制御して製造した新しい特性や機能をもつセラミックスをファインセラミックスという。また，生体に用いられるセラミックスを特にバイオセラミックスという。

●セラミックス材料は高温で焼結した多結晶体であり，硬くて脆い，耐食性が高い，電気絶縁性に優れるなどの性質がある。

●生体活性セラミックス（バイオアクティブセラミックス）

- 生体内で吸収・代謝され生体組織と置き換わる材料。骨結合性，骨伝導性を示す。

●生体不活性セラミックス（バイオイナートセラミックス）

- 生体内に長時間埋植しても化学的に変化しない材料。化学的安定性・耐食性が高い。硬い。

主な生体活性（バイオアクティブ）セラミックス

●ハイドロキシアパタイト〔HAp：$Ca_{10}(PO_4)_6(OH)_2$〕

- リン酸カルシウム系材料の代表で，骨結合性に優れる。
- 多孔質*1化により新生骨形成が促進される。

【例】人工骨，人工股関節のコーティング材

●リン酸三カルシウム〔TCP：$Ca_3(PO_4)_2$〕

- 医療用にβ－TCP多孔体が多用される。
- HApよりも生体吸収性に優れる。

【例】人工骨（骨置換材料），骨ペースト

●バイオガラス（Bioglass）

- $Na_2O-CaO-SiO_2-P_2O_5$系のガラス。
- 短期間に骨と結合するが，結合強度はほかのセラミックスに劣る。

【例】人工中耳骨

●結晶化ガラス*2

- 骨結合性に優れ，機械的強度，骨結合強度が高い。

【例】人工骨，人工股関節のコーティング材

用語アラカルト

＊1　多孔質
多数の微小な孔からなる構造。HApは多孔体，緻密体，顆粒状で用いられる。

＊2　結晶化ガラス
ガラス内部に微小な結晶を析出させたガラス。通常ガラスは結晶をもたない非晶質であるが，ガラスを再度熱処理することによって形成される。

主な生体不活性（バイオイナート）セラミックス

●パイロライトカーボン（C）

- 熱分解炭素。同じくカーボンからなるグラファイト（黒鉛）をコーティングし，耐久性，耐摩耗性を向上する。

【例】機械弁

●アルミナ（Al_2O_3）

- 機械的強度，耐摩耗性，耐熱性，耐薬品性に優れる。
- 化学組成はサファイアやルビーと同じ。

【例】人工股関節の骨頭，人工歯根

●ジルコニア（ZrO_2）

- 耐熱性，断熱性に優れる。
- アルミナより破壊靱性*3に優れ，硬度が低い。

【例】人工股関節の骨頭，人工歯根，歯科ブリッジ

用語アラカルト

*3　**破壊靱性**
亀裂によって材料が破壊されようとする力に抵抗する性質のこと。破壊靱性が低いと脆性破壊が起こりやすい。

One point Advice

●セラミックスは硬い材料である。そのため，硬組織修復用に用いられる。

10 高分子材料

Check point

- ☑ 生体吸収性合成高分子 ⇒ ポリ乳酸，ポリグリコール酸
- ☑ 天然高分子 ⇒ キチン，キトサン，コラーゲン，絹，セルロース

補足

高分子材料の合成

●合成高分子は付加重合または縮合重合で合成される。
付加重合高分子：PE，PP，PVC，PMMA，HEMA，PTFE
縮合重合高分子：ナイロン，PET，シリコーン

高分子材料の特性

●高分子材料は**合成高分子**と**天然高分子**に分けられ，合成高分子は単量体(モノマー)を多数反応させて得られる重合体(ポリマー)である。

●軽量で加工性に優れるが，強度は金属やセラミックスに比べ劣る。また，製造過程での原料や添加物が残存する可能性があり，溶出物が生体に毒性を示すことがある。

●熱可塑性樹脂

- 加熱すると軟らかくなり，冷却すると再び硬くなる性質をもつ合成高分子で，加工性に優れる。

【例】PE，PP，PVC，PMMA，PA，PET，PSF，PLA，PGA

●天然高分子は自然界に存在する糖質，タンパク質，核酸などで，主に生物から抽出して得られる。**生体吸収性**[*1]をもつものが多いが，生体が分解酵素をもたない材料や結晶性が高い材料など生体非吸収性のものもある。

用語アラカルト

＊1 生体吸収性
生体内で分解・吸収される性質。

主な合成高分子材料

●**ポリエチレン(PE)**

- 加工性，耐水性，耐薬品性に優れる。
- 密度によって性状が変化し，低密度では軟らかくて透明，高密度では硬くて不透明。
- 超高密度ポリエチレン(UHDPE)は耐摩耗性に優れる。

【例】人工股関節のカップ(UHDPE)

●**ポリプロピレン(PP)**

- 力学的特性，耐熱性に優れる。

【例】人工肺(膜)，シリンジ，留置針，カテーテル

●**ポリ塩化ビニル(PVC)**

- 耐水性，耐薬品性に優れる。
- 可塑剤の量で硬軟が変化し，軟質ポリ塩化ビニルが多用される。

【例】血液回路，輸液バッグ

●**ポリメタクリル酸メチル(PMMA，ポリメチルメタクリレート)**

- アクリル樹脂の主成分。
- 透明度が高く有機ガラスともよばれ，光学系の素材として有用。

• 加工性，機械的強度，耐候性に優れる。

【例】人工歯，歯科用接着剤，眼内レンズ，ハードコンタクトレンズ，骨セメント，血液透析膜

●ポリメタクリル酸ヒドロキシエチル（HEMA，ポリヒドロキシエチルメタクリレート）

• 親水性，柔軟性に優れる。

【例】ソフトコンタクトレンズ，尿道カテーテル

●ポリテトラフルオロエチレン（PTFE，ポリ四フッ化エチレン）

• 商標名テフロン®，ゴアテックス®としても知られる。
• 熱可塑性を示さず，耐熱性，耐水性，耐油性，耐薬品性に優れる。
• 疎水性でタンパク質が吸着しにくく，**血液接触部分**に多用される。
• 延伸加工したePTFEは微細孔をもつ。
• ガンマ線滅菌は不可。

【例】人工血管（ePTFE）

●ポリアミド（PA）

• 主鎖にアミド結合（－CO－NH－）をもつ高分子の総称。**ナイロン**など。
• 引張強度，耐摩耗性，耐久性，耐薬品性に優れる。

【例】縫合糸

●ポリエチレンテレフタレート（PET，ポリエステル）

• 耐熱性，耐薬品性，耐磨耗性，耐久性，化学的安定性に優れる。
• 平織りやメリヤス編みにした繊維が大口径の**人工血管**に用いられる。

【例】人工血管，人工靱帯

●シリコーン（SI）

• 主鎖にシロキサン結合（－Si－O－Si－）をもつ高分子の総称。
• 耐水性，耐熱性，**酸素透過性**に優れる。
• 分子量，架橋*2度合によりオイル状，ゲル状，ゴム状など性状が変わる。

【例】人工肺（膜），コーティング材（オイル），人工乳房（ゲル），カテーテル（ゴム），眼内レンズ（ゴム）

●ポリウレタン（PUR）

• 柔軟性，抗血栓性に優れる。
• 医療用にセグメント化ポリウレタンが多用される。

【例】補助人工心臓のダイヤフラム，カテーテル，大動脈内バルーン

●ポリスルホン（PSF）

• 耐熱性，耐久性，耐薬品性に優れる。
• 細孔中空糸膜の加工性に優れる。
• 疎水性のためポリビニルピロリドンを添加し血液適合性をもたせる。

【例】血液透析膜

●ポリ乳酸（PLA），ポリグリコール酸（PGA）

• 脂肪族ポリエステル。
• **生体吸収性**をもち，生体内で加水分解される。

【例】縫合糸（吸収性），ボーンプレート

補足

テフロン，ゴアテックス

●テフロン®は熱に強く，水や油をはじくため鍋や鉄板のコーティングに，ゴアテックス®は水蒸気を通すが水滴を通さないため雨具や靴などに身近なところで用いられている。

人工血管

●人工血管では，材料表面を粗面として初期血栓形成を誘導し，安定した偽内膜を形成させることにより，血液適合性を付与する方法が有用である。

用語アラカルト

＊2 架橋

高分子の構造で離れた2箇所に橋を架けるように化学結合を形成すること。架橋によって構造が網目状になる。

主な天然高分子材料

●**キチン，キトサン**

- 節足動物の皮膚，軟体動物の殻，菌類の細胞壁などの主成分をなす含窒素ムコ多糖。
- 生体吸収性をもつ。

【例】縫合糸（吸収性），創傷被覆材

●**コラーゲン**

- 結合組織の細胞外マトリックスを構成するタンパク質。
- 変性し立体構造が崩れたものがゼラチン。
- 抗原性の末端をプロテアーゼ処理し除去したアテロコラーゲンが医療用に用いられる。
- 生体吸収性をもつ。

【例】人工皮膚，創傷被覆材

●**絹（シルク）**

- 蚕が作る繊維で主成分はタンパク質のフィブロイン。
- 生体非吸収性。

【例】縫合糸（非吸収性）

●**セルロース**

- 植物細胞の細胞壁を構成する多糖類。
- 補体活性化の原因となる水酸基を酢酸基で置換したセルロースアセテートや，脱アセチル化した再生セルロースが医療用に用いられる（半合成高分子）。
- 生体非吸収性。

【例】血液透析膜，ガーゼ，包帯

One point Advice

●合成高分子と天然高分子を区別して覚えておこう。
●生体吸収性の有無に着目しよう。

11 医用材料の用途まとめ

Check point

- ☑ 膜型人工肺 ⇒ ポリプロピレン，シリコーン
- ☑ 血液透析膜 ⇒ セルロース，ポリスルホン，ポリメチルメタクリレート，エチレンビニルアルコール共重合体
- ☑ 人工血管 ⇒ ポリエチレンテレフタレート，ポリテトラフルオロエチレン

表1　主な医用材料と用途

用途	材料
補助人工心臓	拍動型のダイヤフラム：セグメント化ポリウレタン 遠心・軸流型：チタン合金
人工弁	機械弁：パイロライトカーボン 生体弁：ブタ大動脈弁，ウシ心膜
人工肺(ガス透過膜)	多孔質ポリプロピレン，シリコーン
人工腎臓 (血液透析膜)	再生セルロース，セルローストリアセテート ポリスルホン，ポリエーテルスルホン ポリメチルメタクリレート ポリアクリロニトリル，エチレンビニルアルコール共重合体
人工血管	ポリエチレンテレフタレート ポリテトラフルオロエチレン(ePTFE)，ポリウレタン
ステント	ステンレス鋼，ニッケルチタン合金，コバルトクロム合金
ペースメーカ	本体：チタン合金 電極：白金
人工股関節	カップ：高密度ポリエチレン 骨頭：アルミナ，ジルコニア ステム：チタン合金，ステンレス鋼 コーティング：ハイドロキシアパタイト，結晶化ガラス
人工骨	ハイドロキシアパタイト，リン酸三カルシウム， バイオガラス，結晶化ガラス
骨充填剤	リン酸三カルシウム
人工皮膚，創傷被覆材	コラーゲン，キチン，キトサン
レンズ	ハードコンタクト：ポリメチルメタクリレート ソフトコンタクト：ポリヒドロキシエチルメタクリレート 眼内レンズ：ポリメチルメタクリレート，シリコーン
カテーテル	ポリプロピレン，ポリ塩化ビニル，ポリウレタン， シリコーン，ポリヒドロキシエチルメタクリレート
縫合糸	ポリアミド(ナイロン)，ポリプロピレン，ポリグリコール酸， ポリエチレンテレフタレート(ポリエステル)，絹，キチン

One point Advice

●用途から求められる性質(硬いか軟らかいか，耐食性が必要かなど)を考えて，使われる材料を理解しよう。

9

体外循環
（麻酔を含む）

1 人工心肺総論

Check point

- ☑ 心臓，大血管手術 ⇒ 心停止，無血視野状態
- ☑ 人工心肺 ⇒ 心臓と肺の代行装置，心肺バイパス装置
- ☑ 部分体外循環 ⇒ 自己循環と人工心肺とが共働状態
- ☑ 完全体外循環 ⇒ 全循環を人工心肺で維持

人工心肺とは

●心臓，大血管の手術は患者自身の心臓，肺の機能を停止し無血視野で行われる。その間，心臓と肺の代行装置が人工心肺（artificial heart-lung machine）であり，心肺バイパスともよばれる。

●人工心肺作動直後および手術終了後に自己心拍動を再開し，人工心肺を離脱するまでの自己循環と人工心肺が共働状態の間を部分体外循環（部分バイパス），全循環を人工心肺に委ねた状態を完全体外循環（完全バイパス）とよぶ。

人工心肺システム

①静脈回路
- 静脈血を落差圧で静脈貯血槽へ誘導し貯血する。

②ポンプ回路
- 静脈血をポンプで人工肺に送り込む。

③動脈回路
- 人工肺で酸素加された動脈血を動脈フィルタを介して動脈へ返血する。
- 副回路として④および⑤，付属回路として⑥および⑦がある。

④吸引回路
- 出血を回収濾過して静脈血に戻し，無血視野を確保する。

⑤ベント回路
- 左心系の減圧と無血視野を確保する。

⑥心筋保護液供給回路
- 心臓の動きを止め，心静止を維持する。

⑦限外濾過回路
- 大量の投与薬液（主に心筋保護液など）を体外へ排出する。

図1　人工心肺と自己循環

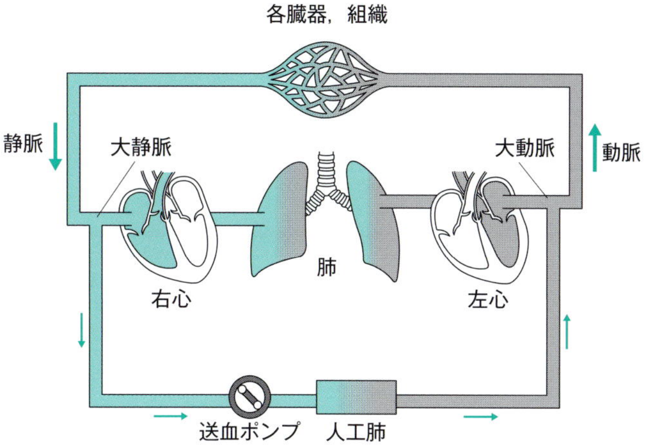

図2　人工心肺システム

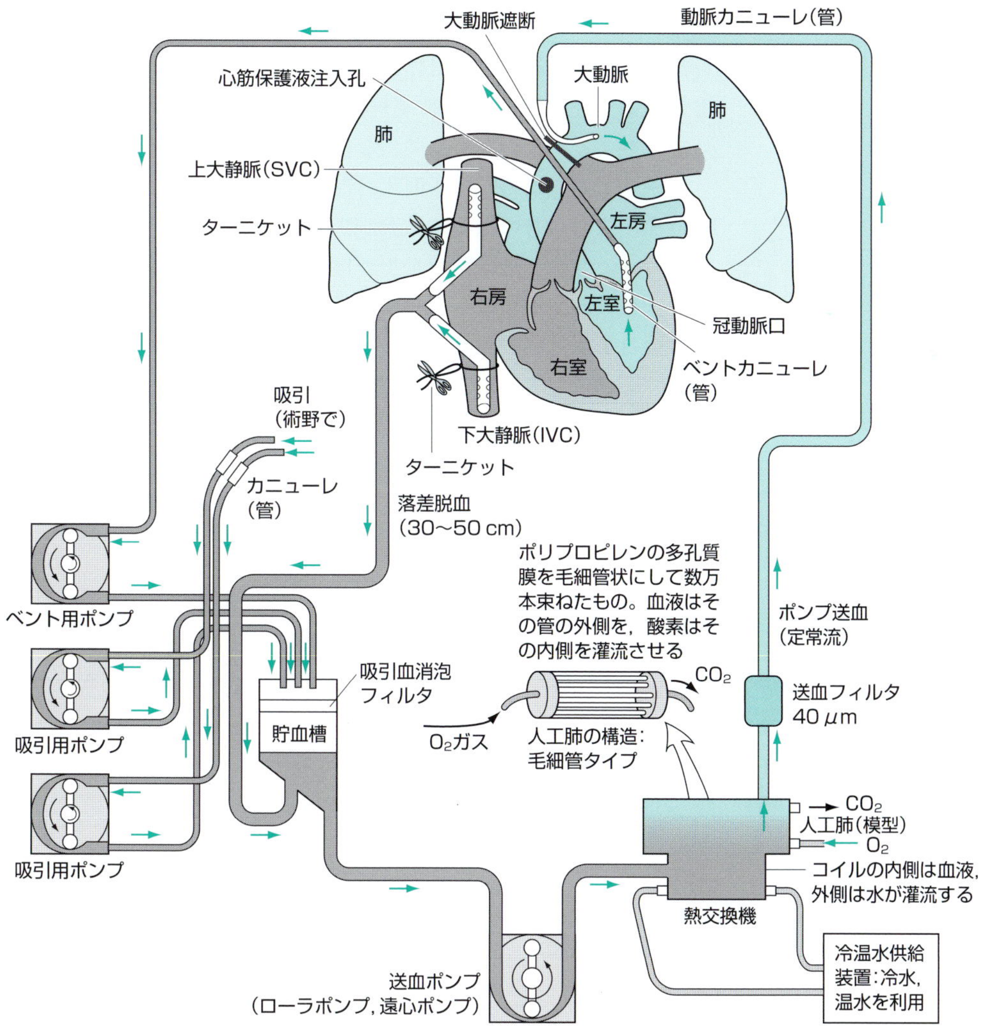

(EN 看護学生版JUN,6(7):18-20,照林社,1997.より改変引用)

図3　心臓手術タイムチャート

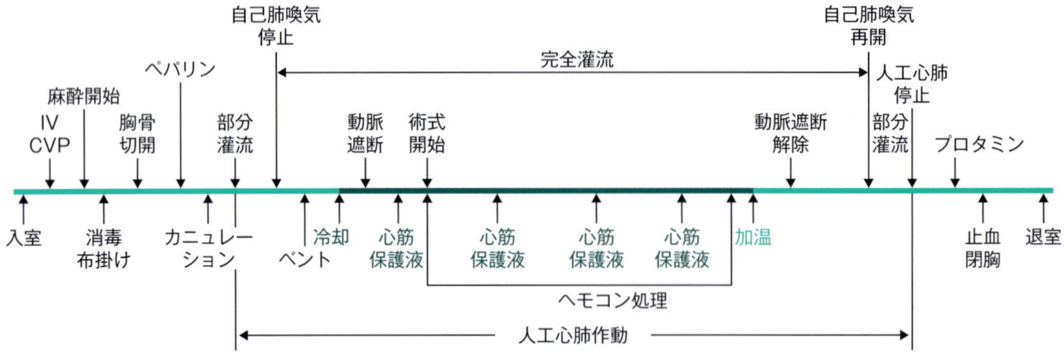

（見目恭一ほか 編：体外循環装置，p.139，医歯薬出版，2012.より改変引用）

人工心肺と生体反応

- 静脈血を体外の人工肺でガス交換し動脈に戻すシステムである。
- 血液は，貯血槽，人工肺，動脈フィルタ，血液回路などの異物と広範囲面で接触する。そのため，強烈な抗凝固が必要となる。その結果，出血のリスクを下げるため低血圧灌流（維持）となる。
- 低血圧でも全身の組織に酸素が供給されるよう，粘稠度を下げる血液希釈を行う。さらに酸素消費量を下げる低体温法にて灌流量を減らすことにより，機械的血液損傷を減らす非生理的灌流法となる。これらの要因で患者は全身炎症反応が惹起される。

脳灌流回路

- 弓部大動脈置換術では脳血流が遮断されるため，脳送血回路で脳灌流が行われる。

One point Advice

- 基本的内容を問うものが出題されている。人工心肺の大枠をよく理解することが求められる。

2 人工心肺装置

1 血液ポンプ

Check point

☑ ローラポンプ：容積型ポンプ
- ローラポンプの長所
  ⇒ 構造が単純，操作性がよい，消耗品が安価，吐出流量はポンプ回転数に比例する
- ローラポンプの短所
  ⇒ 圧閉度調整が必要，遠心ポンプより溶血が多い，出口閉塞するとチューブ破裂するまで圧が上昇
- きつい圧閉度 ⇒ 溶血が増加
- 緩い圧閉度 ⇒ 流量確保が不可

☑ 遠心ポンプ：連続流型ポンプ
- コーン型（粘性型） ⇒ コーン表面の回転と血液粘性用いた渦流送血方式
- 羽根車型 ⇒ 羽根車で血液を強制的に回転させての送血方式
- 遠心ポンプの長所 ⇒ 溶血が少ない，異常高圧が生じない，大量気泡を送り難い
- 遠心ポンプの短所 ⇒ 流量計が必要，消耗品が高価，吸引ポンプに利用不可，操作はやや難，逆流防止用チューブ遮断が必要

血液ポンプ

●血液ポンプには容積型ポンプのローラポンプと連続流型ポンプの遠心ポンプがある。

●近年は遠心ポンプが優位である。

ローラポンプ（roller pump）

●ポンプヘッドに装着した弾性ポンプチューブをローラがしごいて，血液を吸引・駆出させる。陽・陰圧ポンプとして利用可能である。

●圧閉度（オクリュージョン）調整
- ポンプヘッドに装着した弾性チューブをローラが適切にしごくための調整。

図1　ローラポンプのしくみ

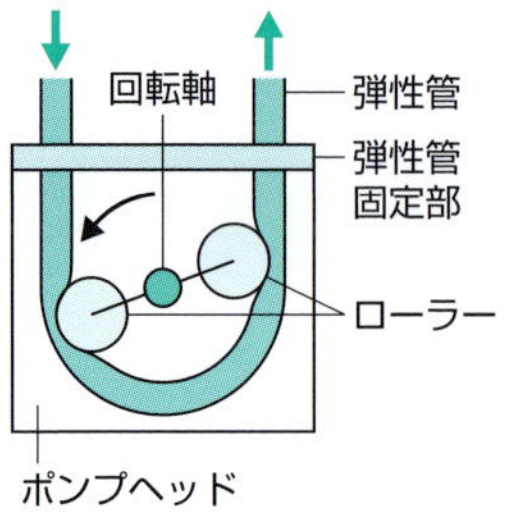

図2　ローラポンプ回転数と吐出流量特性

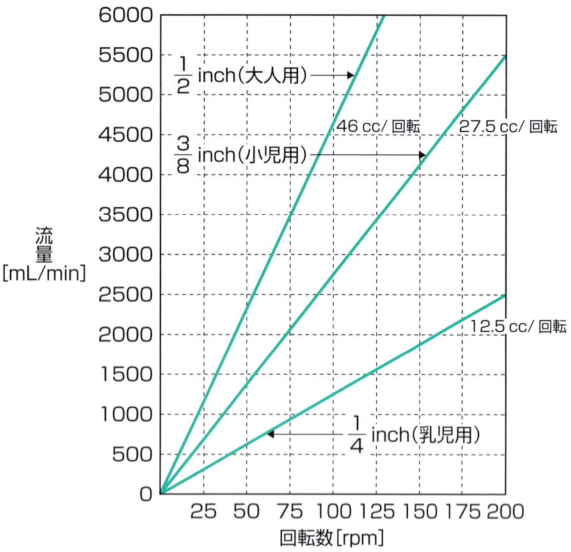

図3　圧閉度調整

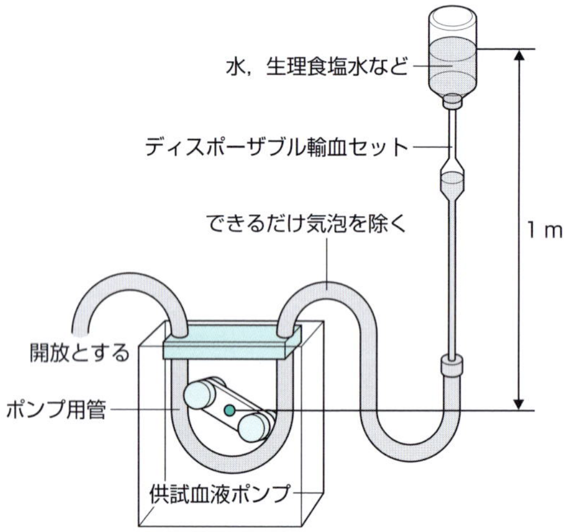

ポンプチューブに標準輸液セットを取り付ける。1 m水柱の圧力をかけたときに約0.3～0.7 mlの逆流があるよう，圧閉度を調節する。

(JIS T1603より引用)

図4　圧閉度と溶血の関係

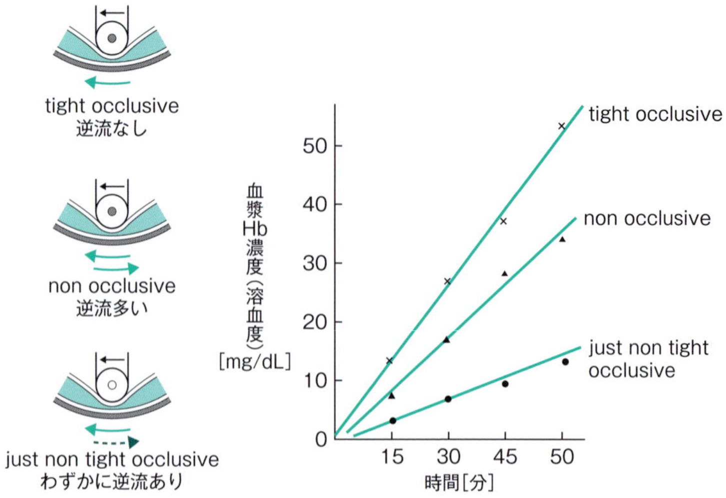

ローラポンプでは圧閉度が溶血に影響を及ぼす。過度な圧閉や不完全な圧閉は溶血を助長する。

(黒岩常泰：日胸外会誌14:1153,1966.より改変引用)

遠心ポンプ（centrifugal pump）

- 遠心力で血液を駆出させる連続流血液ポンプ。
- コーン型，羽根車型がある。

図5　遠心ポンプ構造

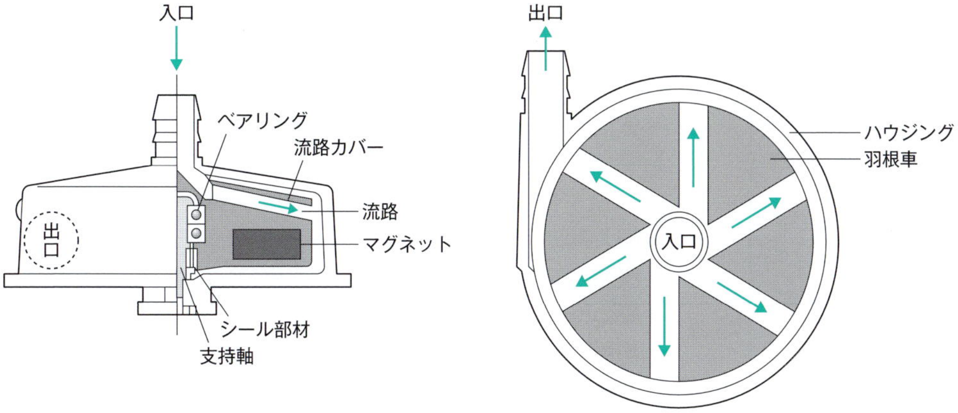

（井野隆史，安達　秀 編：最新体外循環，p.29，金原出版，2003.より改変引用）

図6　遠心ポンプ回転数と流量特性

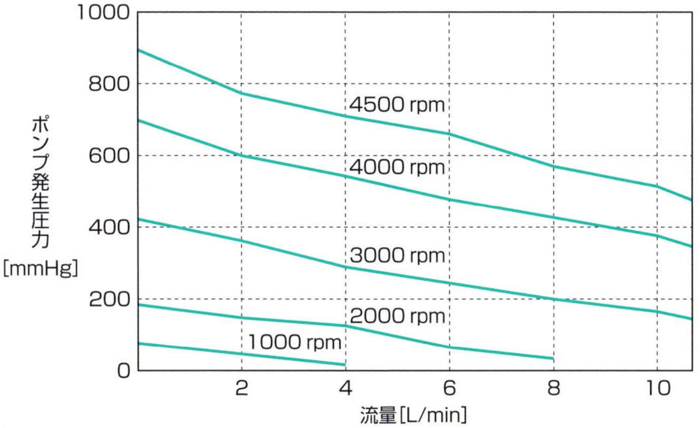

遠心ポンプの流量特性は，回転数，流入圧，駆出圧により規定される。

（井野隆史，安達　秀 編：最新体外循環，p.29，金原出版，2003.より引用）

2 人工肺

Check point

☑ 気泡型人工肺

- ガス交換法 ⇒ 静脈血液と酸素ガスとの直接混合
- 使い捨て型気泡型人工肺 ⇒ シート型，ハードシェル型
- 気泡型人工肺の特徴 ⇒ 高酸素加効率，安価，微小径気泡除去が困難，溶血が多い，タンパク変性あり，長時間の使用が困難

☑ 膜型人工肺

- 膜型人工肺 ⇒ ガス濃度勾配による拡散でのガス交換
- 膜の種類 ⇒ 均質膜，多孔質膜，複合膜
- 均質膜 ⇒ シリコーン膜，膜厚100 μm
- 多孔質膜 ⇒ ポリプロピレン膜，膜厚25 μm，0.1 μm以下の微細孔
- 複合膜 ⇒ 多孔質膜の細孔を均質膜で充填または薄膜で裏打ち，補助循環用
- 多孔質膜細孔からの血液成分漏出防止力 ⇒ 膜疎水性の表面張力
- 多孔質膜の結露 ⇒ ガス側へ移動する水蒸気が温度格差で結露
- 多孔質膜の血漿漏出 ⇒ 長時間使用で膜が親水化し表面張力低下で血漿成分が漏出→人工肺交換が必要

☑ 膜型人工肺の構造

- コイル型 ⇒ 膜を帯袋状にしてコイル状に巻く構造
- 積層型 ⇒ シート状の膜を支持板と交互に積み上げる構造
- 中空糸型 ⇒ ストロー状の多孔質膜を編み両端をボンディング固定する構造
内部灌流の登場により，その後，高酸素加効率，低圧力損失の外部灌流へ進化

人工肺

- 静脈血を酸素加と炭酸ガス排出をするガス交換機器である。
- 気泡型，フィルム型，膜型肺がある。現用は膜型肺である。

図7　気泡型人工肺

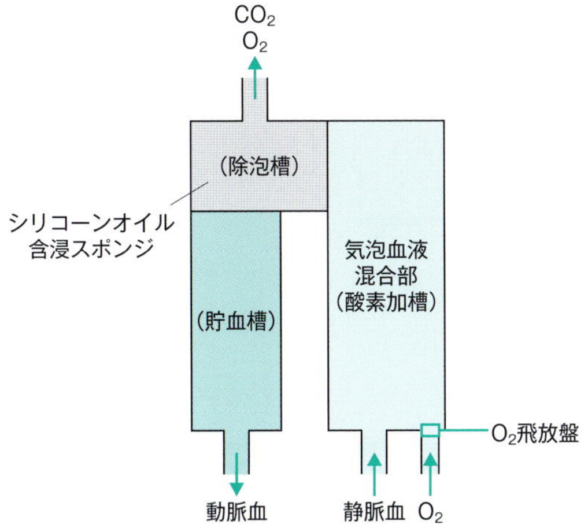

a　気泡型人工肺のしくみ

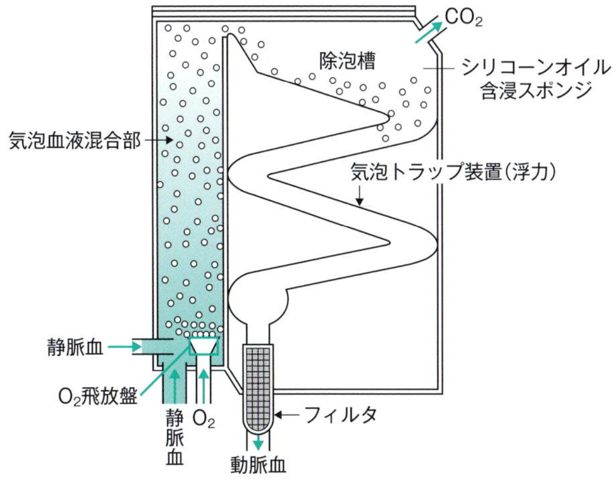

b　シート型肺

（上田裕一 編：最新人工心肺 第四版, p.27,29, 名古屋大学出版会, 2011.より改変引用）

気泡型人工肺

●静脈血を微小気泡化酸素と直接混合して行うガス交換である。

膜型人工肺

●膜を介し，ガス濃度勾配による拡散でのガス交換法。

●均質膜，多孔質膜，複合膜がある。

図8　膜型人工肺膜構造

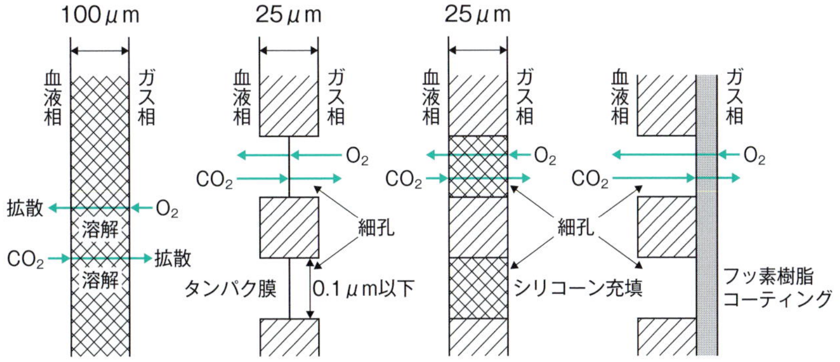

a　均質膜　b　多孔質膜　c　複合膜

（江口昭治，宮本　巍 編：体外循環と補助循環，155-175，日本人工臓学会セミナー，1987.より改変引用）

複合膜

●多孔質膜の細孔をシリコーン膜で埋める，または薄いシリコーン膜で裏当てする方式がある。

●均質膜よりガス透過性がよく，血漿リークせず長期間使用可能であるが，高コストのため，補助循環に利用されている。

膜型人工肺の構造

図9 膜型人工肺の構造

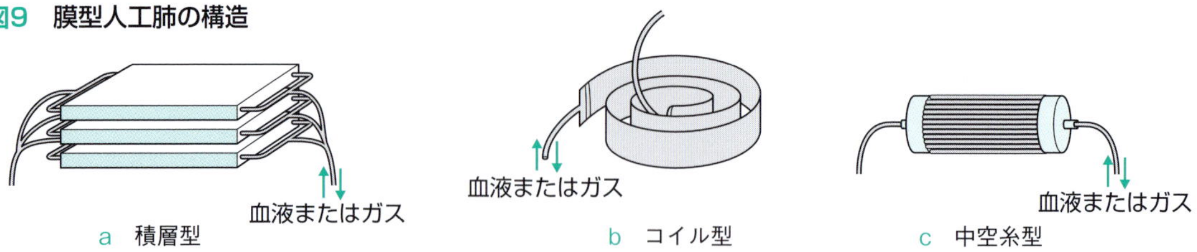

3 貯血槽，熱交換器，動脈フィルタ，血液濃縮器

Check point

☑ 貯血槽

・心血貯血槽	⇒	吸引，ベントポンプ血液を回収して，フィルタを介し静脈貯血槽へ
・静脈貯血槽種別	⇒	開放型，閉鎖型があるが，現用はほとんどが開放型
・静脈貯血槽の役割	⇒	送脱血流量不均衡時に規定流量を維持するための緩衝器 大量補液後も患者側血液量一定に維持するための緩衝器

☑ 熱交換器

・熱交換器	⇒	血液温を変化させての体温調整器
・熱交換器の構造	⇒	ステンレス，アルミ，合成高分子製チューブ束ね方式
・灌流方式	⇒	内部灌流方式（血液：チューブ内，流水：チューブ外）
・設置位置	⇒	人工肺手前（溶存ガス発泡防止）
・設置法	⇒	人工肺と一体化方式

☑ 動脈フィルタ

・役割	⇒	送血回路気泡，異物最終捕捉器
・気泡捕捉法	⇒	遠心血流での分離捕捉
・異物気泡捕捉法	⇒	40 μmスクリーンでの捕捉

☑ 血液濃縮器

・血液濃縮器	⇒	限外濾過法での過剰水分除去器
・使用目的	⇒	心筋保護液を含め大量補液の迅速な排出
・小児使用法	⇒	血液充填液洗浄，人工心肺停止後の急速循環血液濃縮

貯血槽

●心血貯血槽と静脈貯血槽がある。

熱交換器

●血液温を調整して低体温体外循環を行う。

●ステンレス，アルミ，合成高分子製チューブの内側を血液，外側を冷温水を灌流させ，血液温を調整する機器で人工肺と一体で作られている。

●冷温水供給装置と組み合わせて用いられる。

動脈フィルタ

●送血回路の異物，気泡の最終捕捉機器である。

●気泡は遠心力で集めて排出，異物は内蔵40μmフィルタで補足する。

●近年では，人工肺内蔵タイプが登場してきた。

図10　動脈フィルタ

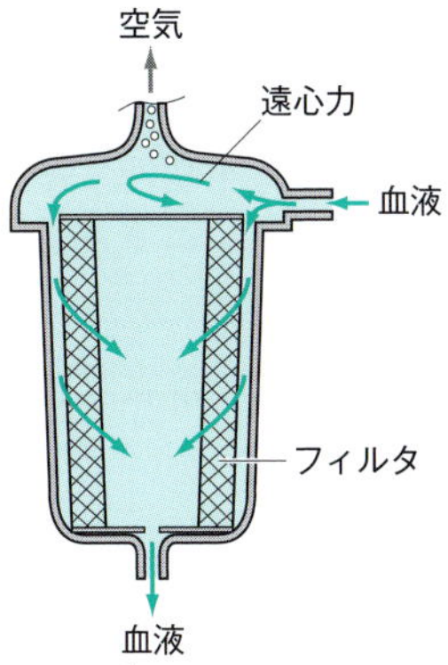

（見目恭一 編：臨床工学技士 イエロー・ノート 臨床編，p.62，メジカルビュー社，2013.より引用）

血液濃縮器

●30分ごとに約１Lの心筋保護液を注入することにより，過度希釈を防止するための体外排液器である。

●血液充填が必須である乳幼児症例でのカリウム値正常化の充填液洗浄，小児症例での体外循環停止直後などに，循環血液と人工心肺残留血とを混合させて急速濃縮処理などに用いる限外濾過器である。

One point Advice

●各パーツ類の基本的な働きを理解する。

3 人工心肺回路と生体との接続

1 人工心肺回路の構成

Check point

- ☑ 脱血回路 ⇒ 静脈(脱血)回路
- ☑ 送血回路 ⇒ ポンプ回路，人工肺(熱交換器内蔵)，動脈(送血)回路
- ☑ 吸引・ベント回路 ⇒ 吸引(サクション)回路，左心ベント回路
- ☑ カニューレ ⇒ 動脈カニューレ，静脈カニューレ，ベントカニューレ

人工心肺回路

●化学的に安定で，透明，耐熱性，柔軟性，弾性に富み，血液性状に影響せず，低コストな塩化ビニール製チューブが利用されている。

脱血回路

●静脈(脱血)回路：静脈血を落差圧で静脈貯血槽へ誘導する。

送血回路

●ポンプ回路：静脈貯血槽血を人工肺に送り込む。

●人工肺(熱交換器内蔵)：酸素と炭酸ガスのガス交換器。

●動脈(送血)回路：動脈フィルタを介して，酸素加血液を動脈に返血する。

吸引・ベント回路

●吸引(サクション)回路：術野出血の回収と無血視野維持のために用いる。

●左心ベント回路：左心を減圧し，心筋の過伸展防止と無血視野維持のために用いる。

カニューレ

●患者血管と体外血液回路との連結管である。

①動脈カニューレ

- 通常症例では，上行大動脈に中枢送血カニューレを挿入する。
- 再手術や解離性大動脈症例では，末梢動脈に穿刺式カニューレを挿入する。

②静脈カニューレ

- 通常落差脱血では，上下大静脈にカニューレを挿入する。
- 陰圧吸引補助脱血や再手術では，末梢静脈に穿刺式カニューレを挿入する。

③ベントカニューレ

- 肺静脈，左房切開創より左心房・左心室にカニューレを挿入する。

図1　送脱血カニューレ挿入状態

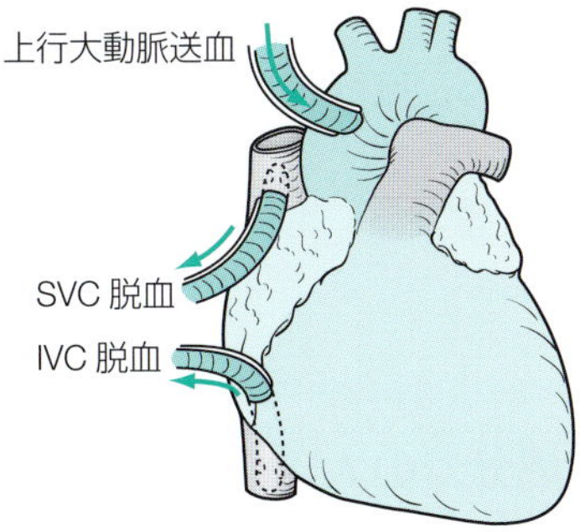

（見目恭一,福永一義 編: 体外循環装置 第1版, p.149, 医歯薬出版, 2012.より引用）

2 抗凝固療法

Check point

☑ ヘパリン投与量
- ・充填液投与量　⇒　輸液：10 mg/250 mL,
　輸血：10 mg/200 mL
- ・全身投与量　⇒　2.5～3 mg/kg

※CVPライン，直接右心房から投与
- ・薬効確認　⇒　ヘパリン投与後ACT測定
- ・ヘパリン投与　⇒　ヘパリンアンチトロンビン結合体を形成
- ・ヘパリンアンチトロンビン結合体
　⇒　凝固カスケードを停止
- ・体外循環中のACT（activated clotting time）値
　⇒　400～600秒で維持（正常値は100～120秒）
- ・ヘパリン半減期　⇒　60分（必要時，追加投与）
- ・プロタミン　⇒　ヘパリン中和剤
　ヘパリンと1：1で結合し抗凝固能を中和

☑ 抗血栓処理
- ・抗血栓処理　⇒　凝固・線溶系活性，血小板活性，血小板凝集など炎症反応抑制
- ・回路類への抗血栓処理法（ヘパリンコーティング）
　⇒　イオン結合法：安価でヘパリン溶出
　共有結合法：高価でヘパリン不溶出

※近年低コストのヘパリン以外のタンパク吸着を抑制する化学成分コーティング法が登場し，利用されている

9 体外循環（麻酔を含む）

抗凝固療法

- 血液が貯血槽人工肺，回路や空気などの異物と接触する体外循環には，抗凝固療法が必須である。
- ヘパリンを人工心肺回路，生体側に投与し，ACT値を適正に維持して体外循環を運転する。

生体適合性成分での人工心肺回路などの表面処理

- 体外循環中の血液は，異物と接触して凝固･線溶系が活性化する。その対策として接触面抗血栓処理法がある。

One point Advice

- 人工心肺では回路充填液と全身それぞれへパリン化を行い，その効果を確認してから運転が開始される。

4 人工心肺とモニタリング

1 患者側モニタリング

Check point

- ☑ 動脈圧
  - ・循環動態の指標で人工心肺前，中，後すべてにわたってモニタする
  - ・人工心肺中は50～80 mmHgで維持
- ☑ 中心動脈圧
  - ・循環血液量の指標
  - ・人工心肺中は0 mmHgで維持
- ☑ 心電図
  - ・心臓の動きのモニタ，心筋保護液で確実な心停止維持を確認
- ☑ 体温
  - ・低体温，復温時のモニタ
- ☑ 左房圧
  - ・人工心肺離脱時のモニタ，前負荷圧
- ☑ ガス分析
  - ・人工肺での適切なO_2，CO_2，pH維持の確認
- ☑ ヘマトクリット
  - ・希釈体外循環時のモニタ
- ☑ 活性凝固時間
  - ・適正な抗凝固維持モニタ
- ☑ 尿量
  - ・人工心肺中の末梢循環状態の指標

動脈圧

- 動脈圧：観血的動脈圧モニタ
- 平均動脈圧：50～80 mmHgで維持
- 動脈圧モニタ部位：橈骨動脈
- 脳分離送血例：浅側頭動脈
- 下半身分離送血例：足背動脈

中心静脈圧

- 循環血液量および体外循環時脱血状態を反映している。
- 人工心肺中は0 mmHgで維持する。
- 高値の場合，脱血不良となる。

心電図

- 心臓の収縮，拡張状態の動き，心筋血流状態を反映している。
- 監視項目は心拍数，不整脈，心静止状態，灌流状態(虚血の有無)である。

体温

- 体温モニタ
  - 低体温併用の体外循環では，体温測定が行われる。
  - 中枢温として鼻咽頭温，食道温，末梢温として膀胱温，直腸温が用いられる。
- 体温モニタ部位：鼻咽頭温，鼓膜温，食道温，膀胱温，直腸温
- 脳温のモニタ　：鼻咽頭温，鼓膜温
- 深部体温モニタ：膀胱温，直腸温

左房圧

- 左心の前負荷圧，左心機能反映の圧力で人工心肺離脱時に利用される。
- 左房圧モニタ：ベントカニューレで左房圧，スワンガンツカテーテルで肺動脈楔入圧を測定する。

スワンガンツカテーテル

- 以下の機能を有している。
  ①カテーテル先端：圧力測定口
  ②カテーテル先端手前
  - バルーン(血液の流れに乗せてカテーテルを進ませる)
  - 温度センサ(熱希釈式心拍出量計用)
  ③カテーテル先端30 cm手前：熱希釈用冷却薬液注入口
- このカテーテルでは，右心系圧，左房圧(肺動脈楔入圧)，心拍出量測定を行うことができる。
- 近年では静脈酸素飽和度，連続心拍出量の測定が可能なカテーテルが登場した。

図1　スワンガンツカテーテルの概形

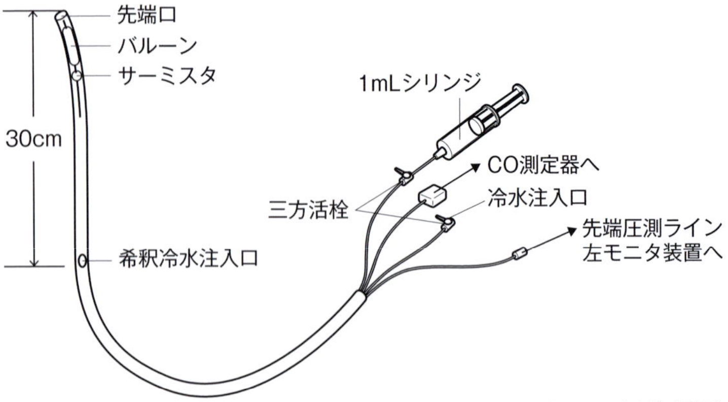

(QUICK GUIDE TO Cardiopulmonary Care Edwards Life Science.より改変引用)

血液ガス分析，ヘマトクリット，活性凝固時間

- 動脈血液の確認：30分ごとにガス分析を行う。
- ガス分圧維持範囲
  - PO_2：200～300 mmHg
  - PCO_2：35～45 mmHg
  - pH：7.35～7.45
- ヘマトクリットの確認は30分ごとに行う。
- 最低ヘマトクリット（Ht）値，Hb
  - Ht値：20 ％以上を維持する。
  - Hb：7 g/dL以上を維持する。
- 活性凝固時間（ACT：active clotting time）を1時間ごとに検査する。
- 体外循環中ACT：400～600秒で維持する。
- ヘパリン半減期：60分ごとACTを確認し，必要時には追加投与する。

尿量

- 目標尿量：最低1 mL/kg/h以上
- 尿量維持法
  - 灌流圧を上昇させる。
  - 利尿剤を投与する。
  - 拍動流灌流にする。
  - 多尿量時はK^+低下傾向がみられる。K^+を適宜投与し対応する。

2 人工心肺装置側モニタリング

Check point

- ☑ 温度
  - ・体温調整を行う際，患者体温，送・脱血液温をモニタする
- ☑ 回路内圧
  - ・安全な血液灌流のために送血回路内圧をモニタする
- ☑ 安全センサ
  - ・トラブルを避けるため，各種監視安全センサを確実に活用する

温度

- 人工心肺側温度モニタ：送・脱血温，冷温水供給水温，心筋保護液温
- 復温時の送脱血温度格差は10℃以内である（溶存ガス発泡防止のため）。
- 冷温水供給装置における温水槽の最高設定温度は42℃以内である（タンパク変性防止のため）。

回路内圧

- 人工心肺圧力モニタ：人工肺入口および出口圧（人工肺目詰まり監視）
- 送血ポンプにおける出口圧の異常高圧がみられた場合には，回路の折れ曲がりや遮断鉗子のはずし忘れ，人工肺・動脈フィルタの凝固，偽腔送血などを疑う。

安全センサ

- 圧センサ：人工肺入口・出口圧，静脈貯血槽内圧（陰圧吸引補助脱血時），心筋保護液注入圧
- 気泡センサ：送血回路，心筋保護液供給回路
- レベルセンサ：静脈貯血槽
- 温度センサ：送血温，脱血温，冷温水供給水温，心筋保護液温
- 無停電装置：停電時バックアップ
- タイマ：各種時間計測

One point Advice

- 人工心肺を動かす際の必要モニタ項目と目標値を理解する。

5 体外循環の病態生理

Check point

- 灌流指数
  - ・患者に適した人工心肺灌流の尺度
  - ・体表面積，体重，静脈酸素飽和度などから算出される
- 人工心肺中の循環動態
  - ・低血圧（ショックレベル）での循環維持を図る
- 血液希釈
  - ・低体温，低血圧での末梢循環維持のために血液希釈が行われる
- 低体温
  - ・灌流量を減らして合併症を減らすため，トラブル対応時の安全域の拡大を図る
- 血液成分の変動
  - ・異物との接触で炎症反応が生じる
- 低体温と酸塩基平衡
  - ・低体温になると溶存炭酸ガスが増大してpHが変化する
- 血液ガス管理法
  - ・適切なガス分圧値を維持するように調整する
- 血液損傷
  - ・異物，強陽圧，陰圧，機械的圧力などで血液損傷が生じる
- 電解質の変動
  - ・K^+，Ca^+は低下傾向となる
- 内分泌系の変動
  - ・低血圧，低体温などで臓器灌流不全により活動が低下する
- 免疫系の変動
  - ・非生理的条件下で免疫能が低下する
- 細胞性免疫
  - ・手術での微生物侵入と人工心肺である異物と接触することにより，白血球，NK細胞が増加する

灌流指数

- 適性灌流量算定法
  - 体表面積，体重，静脈血酸素飽和度（60〜70 %）などから算出する。
- 成人灌流指数：2.0〜2.3 L/min/m^2
- 小児灌流指数：2.4〜2.6 L/min/m^2
- 小児酸素供給増加策：Ht値増，灌流量増

人工心肺中の循環動態

- ローラポンプ，遠心ポンプ：定常流灌流で現在は遠心ポンプが主流
- 定常流灌流
  - 末梢循環不全，一過性臓器障害，浮腫の発生がみられる。
- 灌流血圧：80 mmHg程度の低血圧(50〜80 mmHg)
- 血液希釈を行うと，浸透圧の低下，毛細管での物質交換の低下がみられる。
- 異物との接触により炎症反応や凝固カスケードの動作，血管透過性が亢進し，間質性浮腫を惹起する。
- 人工心肺中は非生理的(抗凝固療法，低血圧，低体温，血液希釈)である。
- 非生理的病態では，異常反応を惹起する。

血液希釈

- 成人希釈限界(常温時)
  - Ht：20 %
  - Hb：7 g/dL
- 長所
  - 末梢循環の改善，使用血液の削減，尿量の維持，溶血の軽減，代謝性アシドーシスの軽減。
- 短所
  - 酸素供給量の減少，膠質浸透圧の低下，血管透過の亢進。

低体温

- 低体温は酸素消費量の減少や酸素乖離曲線の左方偏移を招く。溶存酸素が増加する。
- 低体温法
  - 循環停止時の生体保護，高灌流体外循環での合併症の軽減
- 低体温では，末梢血管抵抗が増加し，血液粘稠度が増加する(希釈法で対応)。
- 低体温体外循環の温度区分(鼻咽頭温)
  - 常温：33〜35 ℃
  - 軽度低体温：32〜35 ℃
  - 中程度低体温：26〜30 ℃
  - 超低体温：20 ℃以下
- 体温と酸素消費量
  - 常温：100 %
  - 30 ℃：50 %
  - 25 ℃：25 %
  - 20 ℃：12 %

血液成分の変動

●赤血球はわずかに減少し，その後上昇する。
●血小板は30〜50 %減少する。
●凝固外因系，凝固内因系，線溶系，補体系は活性化する。
●ブラジキニンは血管透過性の亢進，細動脈の拡張作用がある（肺で不活化）。
●補体は血清中に存在し，生態防御や炎症反応を担うタンパク成分である。

図1　人工心肺中の血液成分の変動

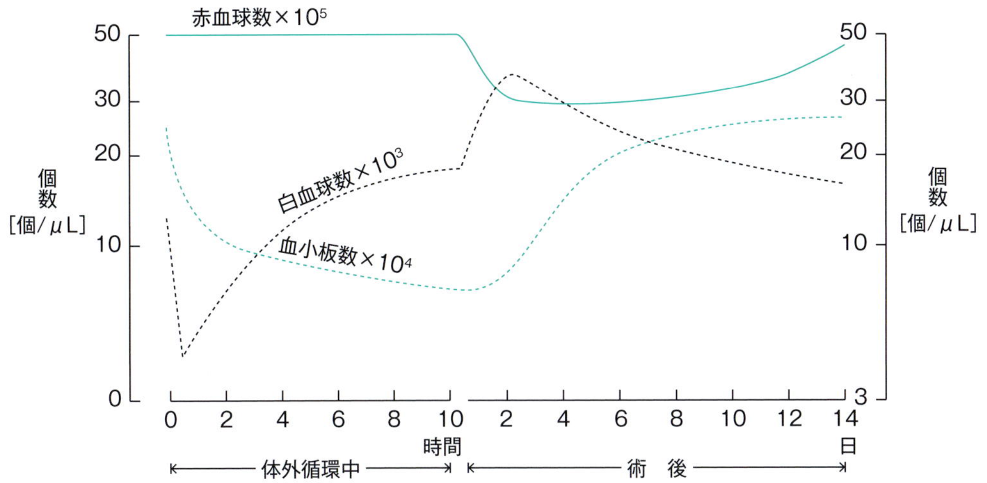

（Galletti PM，1962.より引用）

低体温と酸塩基平衡

●血液のpHは血液中のCO_2（弱酸）とHCO_3^-（弱アルカリ）とのバランスで決まる。
●生体での酸塩基平衡式は

$$H_2O+CO_2 \rightleftarrows H_2CO_3 \rightleftarrows H^++HCO_3^-$$

が成立し，対数をとると，

$$pH = pK+\log\frac{[HCO_3^-]}{[CO_2]}$$

CO_2：動脈血炭酸ガス分圧の$PaCO_2$となる。
pK：平衡定数で6.1
$[CO_2]$：総二酸化炭素量（$=S\times PCO_2$）
S：溶解度

従って，酸塩基平衡は

$$pH \Leftrightarrow \frac{[HCO_3^-]}{PaCO_2}$$

の関係となる。

炭酸脱水酵素

- 組織でのエネルギー代謝から生じる二酸化炭素を，炭酸水素イオンと水素イオンに迅速に変換する酵素のこと。
- 血液や組織を適切な酸塩基平衡に維持する役割を果たしている。

血液ガス管理法

- アルファスタット法：37℃で測定し，pHを7.4に維持する。
- pHスタット法：体温の温度で測定し，PCO_2を40 mmHgに維持する。
- 超低体温時の脳保護
  - 脳血流は炭酸ガス分圧に比例する。
  - 脳血流確保上，pHスタット法が脳血流維持に有利である。

血液損傷

- 血液損傷要因として，非生理的環境への曝露が挙げられる。
- 高圧：送血ポンプを含めた送血回路
- 陰圧：吸引・ベントポンプ回路
- 機械的損傷：ローラポンプでのずり応力
- 異物の接触：回路，人工肺，空気などに接し，溶血や炎症反応が惹起する。
- 溶血（遊離ヘモグロビン）処理法
  - ハプトグロビンと結合させ，腎臓ではなく肝臓で代謝させる。

電解質の変動

- カリウム：低カリウム血症へ
- 低カリウム血症：上室性不整脈，心室性期外収縮を惹起する。
- ナトリウム・カルシウム：低下傾向
- カルシウム：体外循環中は低カルシウムを維持する。
  →心拍動後は適正値に戻す（心筋収縮，止血時の血液凝固に関与）

カスケード反応

- 微小な外部からの信号で，調節物質群が順次連鎖的に活性化して信号が増幅する反応。凝固・線溶系反応を含め，生体の恒常性維持のための反応である。

内分泌系の変動

- 非生理的ストレスはカテコラミンの上昇を招く。
- 人工心肺開始直後低血圧：血液希釈でのカテコラミン濃度低下
- 抗利尿ホルモン（ADH）は上昇する。
- バソプレシンが体内水分代謝の恒常性，末梢血管の調整に働く。
- レニン-アンジオテンシン-アルドステロン系は亢進する。

●アンジオテンシンⅠはアンジオテンシンⅡに変換され，末梢血管を収縮させて血圧を上昇させる。
●血糖値は高血糖となる（低体温でインシュリン分泌が低下するため）。
●副腎皮質ホルモンは上昇する（全身への侵襲によるため）。
●甲状腺ホルモンは低下する。

免疫系の変動

■液性免疫

●免疫グロブリンおよび補体は減少するが，1週間後に回復する。
●サイトカインは液性免疫因子であり，免疫系，炎症系，神経内分泌系，造血系に影響を及ぼす。

■補体

●血液が非生理的環境下で活性化することにより関与する。
●タンパク質が連鎖的に反応する。
●補体の役割はウイルス，細菌など異物への防御作用である。

細胞性免疫

●白血球数：一定値を保持し，術後は1〜数日間急激に増加する。
●Bリンパ球：急激に減少するが，1週間で回復する。
●Tリンパ球：ほとんど変化せず，術後急激に減少するが，1週間で回復する。
●NK細胞：著明に上昇するが，1週間で回復する。

One point Advice

●人工心肺中に非生理的病態におかれる。その際，患者側にどのような影響が出るかを理解する。

6 心筋保護法

Check point

- 心筋保護法 ⇒ 低体温（約28℃）単純大動脈遮断法，化学的心筋保護法へと発展
- 心筋保護液の種類 ⇒ 晶質性保護液，血液併用心筋保護液
- 心筋保護液注入法 ⇒ 順行性注入ルート，逆行性注入ルート

心筋保護法

●心臓は手術の間，大動脈に遮断鉗子が掛けられて冠血流が止まり，虚血状態となる。

低体温単純大動脈遮断法

●かつて行われていた方法。

●約28℃の低体温で維持し，15分の大動脈遮断（虚血）の間に手術を進め，その後遮断を解除し，3分間の冠灌流で酸素を供給する。これを繰り返す。

化学的心筋保護法

●低温化学的心停止法

- 拡張状態で速やかに心停止を誘導維持する方式。
- 約30分ごとに心筋保護液を注入し，連続3時間程度の心停止が可能。
- 大量の心筋保護液は限外濾過器（ヘモコン）で処理される。

心筋保護液の種類

●晶質性保護液

- 4℃程度で使用。

●血液併用心筋保護液

- 10～20℃程度で使用。
- 晶質液＋血液で構成されている。
- 特徴：酸素供給，緩衝能力，膠質浸透圧の増大

心筋保護液注入法

- 順行性注入ルート：大動脈基部，冠動脈入口から注入する。
- 逆行性注入ルート：冠静脈洞から注入する。
- 注入量：初回は20 mL/kg，その後20～30分間隔で10 mL/kg程度とする。
- 注入圧：大動脈基部では80～100 mmHg，冠静脈洞では30 mmHg以下とする。
- 注入温度：晶質液は4 ℃，血液併用心筋保護液は10～20 ℃程度とする。
- 注入モニタ：注入圧，温度，注入量，注入速度をモニタする。
- 保護液注入方式：シングルパス方式，再循環方式がある。

図1 心筋保護液注入ルート，注入法

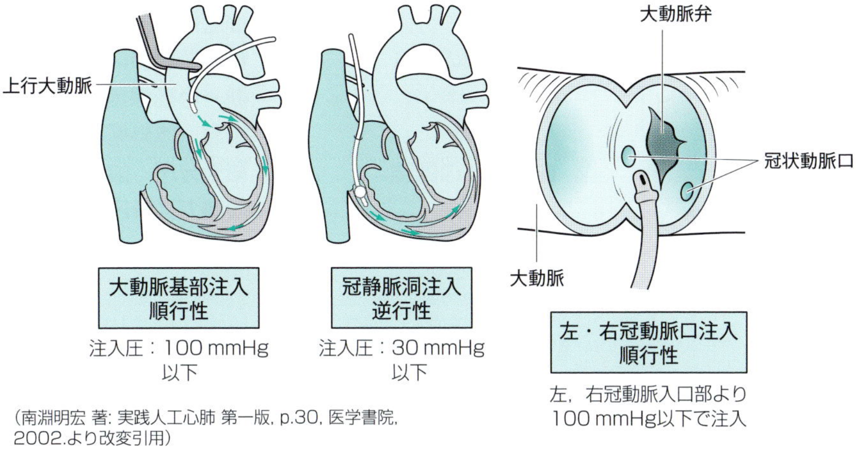

(南淵明宏 著: 実践人工心肺 第一版, p.30, 医学書院, 2002.より改変引用)

(南淵明宏 著: 実践人工心肺 第一版, p.101, 医学書院, 2002.より改変引用)

One point Advice

- 一般的には手術時，大動脈が遮断と同時に心臓は虚血状態となり遮断解除までの間継続する。この間安全に心静止状態で維持するのが心筋保護液である。保護液の種類と供給法を理解する。

7 体外循環の実際

Check point

- ☑ カニューレの挿入部位 ⇒ 送血：大動脈あるいは大腿動脈
  脱血：右心房あるいは上下の大静脈
  ベント：左心室・左心房・肺動脈・大動脈基部
  心筋保護液：冠動脈基部または冠静脈
- ☑ 体外循環の流れ ⇒ 体外循環の開始→完全体外循環→大動脈遮断→心筋保護→大動脈遮断解除→部分体外循環→体外循環離脱
- ☑ 血液ガスの調整 ⇒ 酸素分圧：酸素濃度
  炭酸ガス分圧：ガス流量

体外循環の流れ

①体外循環のプランニング

- 術式により人工心肺回路の構成・カニューレの挿入部位などが決まり，患者に合わせた体外循環の計画を立てる。

②プライミング

- 人工心肺回路を組み立て，充填液により回路内のエア抜きを行い，充填液で満たしていく。
- 充填液には細胞外液補充液(重炭酸リンゲル液)と20%マンニトール注射液などが用いられ，なるべく少ない充填量であるほうが希釈されないので各施設で工夫している。

> **補足**
> **無血充填(無輸血)**
> ●充填液に輸血用血液を使用しないこと。

③ヘパリン投与

- 人工心肺回路またはカニューレ内で凝固が起こらないように，カニューレの挿入前に**ヘパリンを投与**する。
- 術者が直接心臓に注入するか，麻酔科医が静脈点滴ラインからヘパリンを投与する。

④カニューレの挿入

- **ACT(activated clotting time：活性凝固時間)が延長**していることを確認し，全身に血液を送るための送血カニューレを大動脈へ，次に血液を脱血するための脱血カニューレを右心房または上・下大静脈へ挿入する。また，必要に応じて心臓の過伸展を防止するために左房－左室または大動脈，肺動脈へベントカニューレを挿入する。

⑤送血テスト

- 送血カニューレを挿入したら，実際に送血が可能か送血圧の拍動を確認した後，若干量送血して確認する。
- 送血カニューレが大動脈の内腔(真腔)に正しく入っておらず，偽腔に入っていると大動脈解離を起こすので送血テストは重要である。

⑥体外循環開始

- **ACTが400秒を超え**，カニューレが挿入されたところで体外循環を開始する。
- 人工肺へのガスの吹送を開始してから，徐々に送血ポンプを回転させていく。

⑦冷却

- 患者を低体温にする場合には，人工肺に内蔵されている熱交換器に冷温水槽より冷水を送り**血液を冷却**する。

⑧完全体外循環

- 冷却に伴う心室細動・静脈から右心房への血流遮断・大動脈遮断のいずれかで心臓はポンプ機能を失い，人工心肺のみで全身の心肺機能を行うようになる。

⑨大動脈遮断

- 術野の無血視野を確保し，確実に心臓を停止させるために大動脈遮断鉗子を用いて大動脈を遮断する。
- このときにカニューレの先端の向きが大動脈中枢側に向いていると誤ってカニューレを遮断してしまったり，大動脈壁を損傷して大動脈解離を起こすこともあるため，遮断と同時に送血圧が上昇しないか確認することが必要である。

⑩心筋保護液注入

- 大動脈を遮断することにより，冠動脈の血流が途絶える。
- そこで，心筋の動的活動を抑制して**心筋の酸素消費を抑える**働きをする心筋保護液を注入する。
- 注入法は**順行性**と**逆行性**がある。
- 心筋保護液が正しく注入されると心筋の活動は抑制されて心電図は平坦になる。

⑪体外循環の維持

- この段階より患部の手術操作が始まる。すべての循環は人工心肺で担っているため，血圧・尿量・血液ガスなどをみながら，送血量・循環血液量・酸素濃度・酸素流量を調整する。

⑫復温

- 患部の手術操作がおおむね終わると，体温を戻すため冷温水槽から人工肺の熱交換器に温水を流して加温する。
- 酸素消費量が上がるため，酸素流量と酸素濃度の調整を行う。

⑬大動脈遮断解除

- 貯血槽の貯血量を減らし，心臓内を血液で満たして心腔内の空気を除去する。
- その後，大動脈の遮断を解除する。この時点から冠動脈には血流が戻る。

⑭自己心拍再開

- 大動脈の遮断を解除すると心電図は平坦の状態から，心室細動となる。
- 自然に心拍が再開することもあるが，それ以外は心内パドルを用いて除細動をかけ心拍を再開させる。

補足

- 目標とする送血流量は体表面積あるいは体重を指標にあらかじめ計算しておく。
- 体表面から冷やすことを表面冷却というのに対し，血液を冷やして体の中心から冷却することを中心冷却とよぶ。

補足

- 順行性は，大動脈基部あるいは大動脈基部を切開し左右冠動脈の入口部からカニューレで選択的に心筋保護液を注入する。それに対し，逆行性は冠静脈洞から心筋保護液を注入する。

補足

●SvO_2（静脈血酸素飽和度）は心機能の指標の1つとなる。SvO_2は静脈血にどの程度酸素が残されているかの値である。SvO_2が低下する原因は，動脈血が十分酸素加されていない場合（肺や人工肺の問題）と動脈血そのものが十分生体に送られていない（心機能や送血流量の低下），血液の酸素運搬能の低下（過度の希釈），生体の酸素需要の増加（体温の上昇や炎症）が考えられる。
●プロタミンはヘパリン分子と1：1で結合してヘパリンの効果をなくす。ただし，プロタミン自体にも弱い抗凝固作用がある。また，投与によって血圧低下を生じることがあるので，プロタミンの投与はある程度時間をかけて行う。

- 心拍が再開すると部分体外循環に移行するので，**麻酔器での換気も再開**する。

⑮**体外循環離脱**
- 止血・復温・心機能の回復が確認できたら，徐々に送血ポンプの回転を下げ，体外循環を停止させる。

⑯**カニューレの抜去**
- カニューレの抜去時に出血した場合に備え，人工心肺回路と点滴ラインを接続しておき，末梢からも返血できるようにしておく。

⑰**プロタミン投与**
- 出血のコントロールができておりカニューレがすべて抜けていることを確認して，**プロタミンを投与**する。

⑱**回路の廃棄**
- 人工心肺回路内の血液は，ある程度送りラインから戻すが，残血は貯血バッグに溜めて麻酔科から返血する。
- 施設によっては残血をすべて自己血回収装置で洗浄・濃縮し返血する。

完全体外循環と部分体外循環

●**完全体外循環**
- 人工心肺装置の体外循環によって患者の循環が維持されている状態。
- 体外循環中に心室細動になった時点，静脈から右心房への流れを止めた時点，大動脈を遮断した時点で完全体外循環となる。

One point Advice

●輸血には全血輸血・濃厚赤血球・血漿・血小板などがある。輸血充填には濃厚赤血球が使用される。
●完全体外循環と部分体外循環の違いは必ず理解しておく。完全体外循環中は心電図・血圧はほぼフラット，そのため通常SpO_2は数値が出ない。また，完全体外循環中は麻酔器の換気を止め，部分体外循環中は必ず麻酔器で換気をする。

●**部分体外循環**
- 人工心肺装置の体外循環と患者の心機能の両方で患者の循環が維持されている状態。
- 大動脈手術や冠動脈の手術においては部分体外循環で行われることもある。

血液ガスの調整

●体外循環中の血液ガスの調整は，人工肺へ送る酸素濃度と酸素流量を変化させることで行う（**表1**）。
●体温によって酸素消費量は大きく変化するので，体温が変化したら酸素濃度と酸素流量の再調整を行う。

表1　酸素濃度と酸素流量の変化による血液ガスへの影響

	PaO_2	$PaCO_2$
酸素濃度を上げる	↑	→
酸素濃度を下げる	↓	→
酸素流量を増やす	↑	↓
酸素流量を減らす	↓	↑

8 その他の人工心肺

1 乳幼児の人工心肺

Check point

- ☑ 先天性疾患*1 ⇒ チアノーゼ，側副血行路，シャント
- ☑ 限外濾過と血液浄化 ⇒ MUF・DUF

乳幼児の体外循環

●乳幼児の体外循環で特徴的なことは，**心臓の構造や血液の流れ，血管走行が成人とは異なる**ため，患者の病態をしっかり把握することが大切である。

●チアノーゼ*2のある場合，肺血流を増やすためにシャントが存在していることが多い。シャントが存在する場合にはシャント量を見越して人工心肺の送血流量を多めにする。

●動脈管開存症などシャントがある場合，シャントを**閉鎖しないと体循環の低還流，脳の出血性浮腫，肺静脈還流の増加に伴う左心系の過伸展が起こる**。人工心肺を開始するときは，早めにシャントを閉鎖するか，自己圧を温存しながら脱血するなど注意が必要である。

限外濾過

●乳幼児では，人工心肺の充填量をできる限り少なくするが，それでも過度の希釈となるので，体外循環中または体外循環後の限外濾過が必須である。

●限外濾過法にはDUF*3（dilutional ultrafiltration）やMUF*4（modified ultrafiltration）などがある。

用語アラカルト

＊1 先天性疾患
心房中隔欠損症（atrial septal defect：ASD），心室中隔欠損症（ventricular septal defect：VSD），ファロー四徴症（tetralogy of Fallot：TOF），大血管転位，単心房，単心室など生まれながらの心臓や大きな血管の構造の異常である。

＊2 チアノーゼ
動脈血の酸素濃度が低下して手足や唇などが紫色になること，つまり組織が酸欠状態になっている。

＊3 DUF
体外循環中に心筋保護液や術野から入った余剰水分を除去するだけでなく，補液しながら限外濾過を繰り返し，輸血のカリウムや体外循環中に発生する各種炎症性物質を濾過し血液を清浄化する。

＊4 MUF
体外循環後に限外濾過によって余剰水分を除去しつつ，回路内残血を返血する。これにより，各種炎症性物質の除去と血液濃縮による血行動態の改善や心筋浮腫の軽減がある。挿入している送脱血カニューレや別に挿入したダブルルーメンカテーテルを用いて行う。

2 胸部大動脈手術の人工心肺

Check point

- ☑ 脳保護 ⇒ 低体温と脳循環の確保
- ☑ 分離体外循環 ⇒ 手術部位を避けて循環を分離する

脳保護

- **脳は虚血による影響を最も受けやすい臓器**である。
- 弓部大動脈の手術では，脳血流を維持するために脳分離体外循環を行う。

低体温

- 組織の温度が下がると酸素消費が低下するので，**循環が不十分になる組織を保護したい場合には温度を下げる**。
- 人工心肺側は血液温をモニタし，患者の深部体温としては直腸温・膀胱温・咽頭温・鼓膜温などがモニタされる。
- 温度によって超低体温から軽度低体温まであり，保護したい臓器や循環停止時間により使い分けられる。特に脳の虚血には慎重になるので**許容時間を知っておく**（図1）。

図1　体温と脳虚血の許容時間

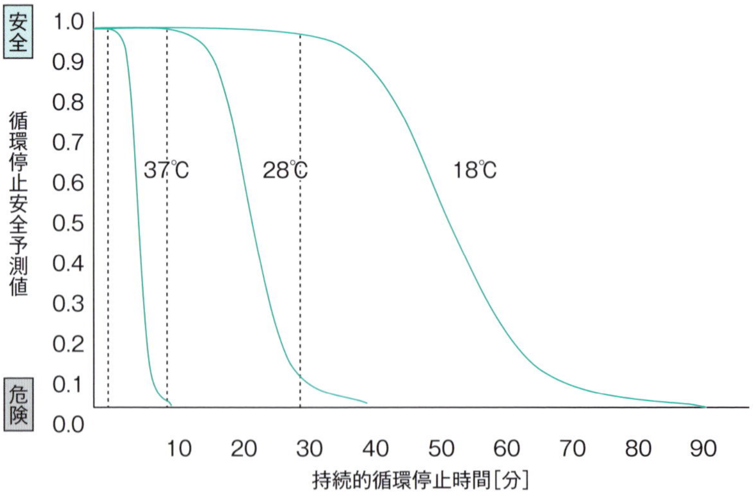

（John W. Kirklin, Brian G. Barratt-Boyes.：CARDIAC SURGERY SECOND EDITION VOL. 1：74, Churchill Livingstone New York, Tokyo, 1993. より一部改変引用）

胸部大動脈手術の体外循環法

● **脳分離体外循環**：弓部大動脈置換手術において体送血と脳送血を分離して行う方法である。脳の送血方法には，動脈から送血する順行性（図2）と，静脈から送血する逆行性脳送血（図3）がある。

図2　順行性脳分離体外循環法

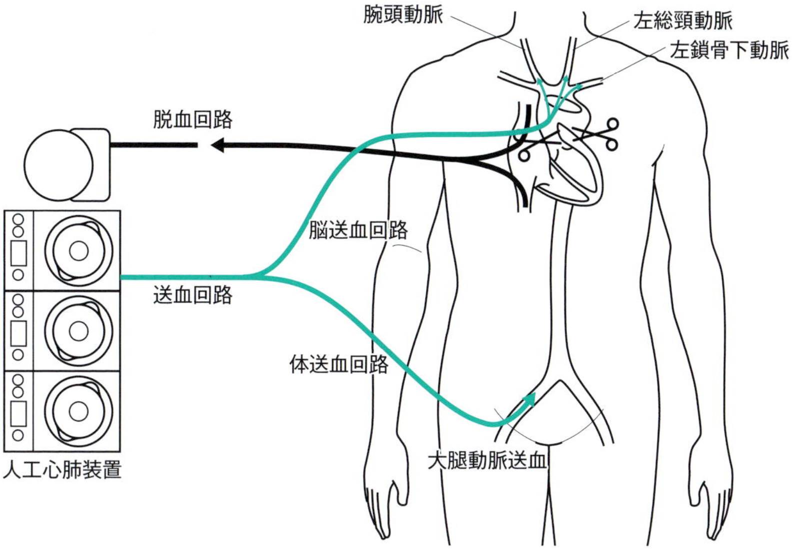

（安達秀雄 ほか 著：人工心肺ハンドブック，中外医学社，2004.より一部改変引用）

図3　逆行性脳分離体外循環

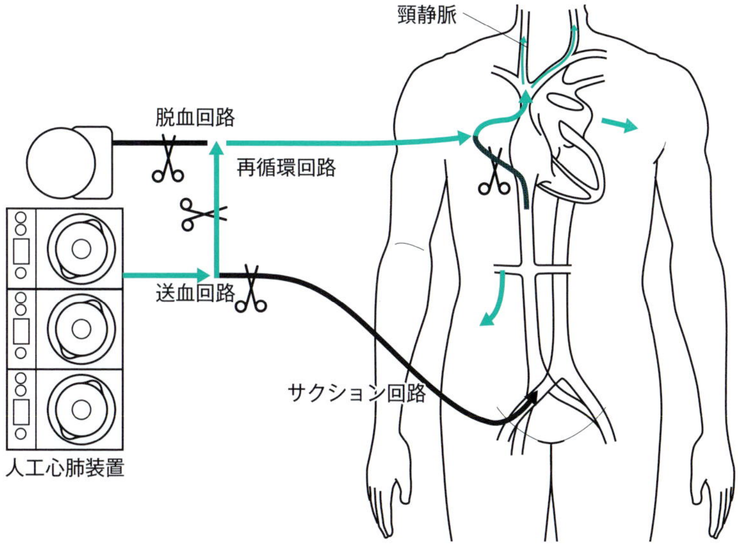

（安達秀雄 ほか 著：人工心肺ハンドブック，中外医学社，2004.より一部改変引用）

● **F-Fバイパス**：下行大動脈手術において心拍動を維持したまま，上半身は生体の心肺機能，下半身は人工心肺によって補助する方法。

● **左心バイパス**：下行大動脈手術において左心房から動脈血を脱血して下半身に送血する方法。人工肺を使用しなくても補助が可能。

● **超低体温循環停止法**：大動脈の患部を遮断できない手術において，患者の心臓および体外循環も止め，完全に循環を停止させた状態で手術を行う方法である。脳を保護するため体外循環によって患者を超低体温にしてから行う。

3 OPCAB

Check point

- ☑ OPCAB ⇒ 心拍動下で行う冠動脈バイパス手術
- ☑ 出血の回収 ⇒ 自己血回収装置
- ☑ 補助循環 ⇒ IABP・ミニサーキット

OPCAB(off pump CABG)

- CABG(coronary artery bypass graft：冠動脈バイパス術)では手術器械の改良や手術手技の向上により**人工心肺を使用しない**OPCABが多くなっている。
- 重症例では術前にIABP(intra-aortic balloon pumping：大動脈バルーンパンピング)を挿入して補助しながら行う場合がある。

自己血回収装置

- 人工心肺を使用していない症例や人工心肺を離脱症例の出血を貯血槽に回収し，生理食塩水にて洗浄しボールを回転させて遠心力で濃縮する。
- 洗浄するためヘパリンや溶血した血球成分(遊離ヘモグロビン)などが取り除かれるが，一緒に血漿成分も洗い流されてしまう。

ミニサーキット

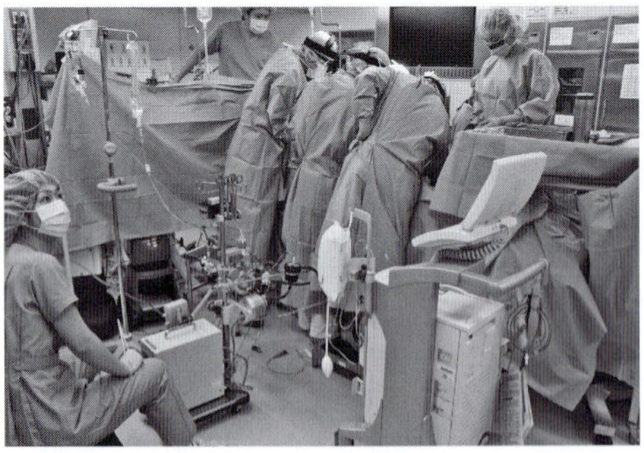

図4 ミニサーキットによる補助循環

- 手術中に重度不整脈の発生や，心機能が著しく低下する症例ではIABPでの補助には限界がある。このような場合には，直ちに体外循環による補助が必要になるが，人工心肺はセットアップに時間を要すため，ミニサーキットとよばれる小型の人工心肺を用いる施設もある(図4)。
- ミニサーキットはPCPS(percutaneous cardiopulmonary support：経皮的心肺補助装置)に似た閉鎖回路の補助循環システムで，数分間で準備できる。基本的にサクションやベントの機能がなく，**体外循環だけに特化した小型の人工心肺**である。

9 人工心肺の安全管理とトラブルシミュレーション

Check point

- ☑ 安全なシステムの構築 ⇒ フールプルーフ・フェイルセーフ
- ☑ トラブル対策 ⇒ 対策法と予防策

安全なシステムの構築

●**フールプルーフ**：ミスを起こしにくいシステム。

【例】ポンプの逆回転スイッチが簡単には操作できないようになっている。

●**フェイルセーフ**：ミスが起こっても事故にならないシステム。

【例】貯血レベルが低下して空気が送られそうになると送血ポンプが自動停止する。

●**フォールトトランス**：重要な部分が壊れたときのバックアップシステム。

【例】送血ポンプはハンドクランクを取り付けると手動で回転できる。

体外循環中のトラブル

●装置の故障・停止

- 体外循環が維持されなくなれば致命的である。そのため日ごろから装置にはすぐに代替できるようなバックアップが必要である。

●回路内凝固

- 回路内でできた血栓を患者に送れば冠動脈の閉塞や臓器壊死をまねくおそれもあるため，送血フィルタは必須である。
- 送血フィルタや人工肺の目詰まりにより，送血ができなくなれば致命的である。
- 凝固した場合は速やかに交換が必要であり，交換に必要な物品を常備しておくことも大切である。

●ガス交換能の低下

- 人工心肺では酸素の吹送のルートのトラブルが多い。
- 長時間の体外循環や人工肺の目詰まりなどで人工肺のガス交換能が低下した場合は，人工肺の交換が必要である。

●回路の接続はずれ

- 体外循環回路の接続部がはずれた場合には大量失血になるばかりでなく，復旧まで体外循環を停止させなければならない。
- 対処時に回路を汚染したり，空気を混入させてしまう危険もある。
- 高圧になる部分は接続部を補強し，高圧時にはポンプが制御されるような安全装置を用いる。

●空気の送り込み

- 貯血槽が空になり，空気を送る事故は人工心肺の典型的なトラブルである。

補足

●体外循環中の凝固は，送血圧の上昇で気付くことが多いため，圧力のモニタは重要である。送血圧は送血ポンプの出口（人工肺の入り口）で常時モニタする必要があるが，それ以外にも動脈フィルタ入口圧や出口圧も測定できるようにしておくと，問題箇所が人工肺なのか送血フィルタなのかその先なのかを特定できる。

• 体外循環回路だけでなく，ベントポンプの逆回転やベントポンプのチューブの掛け違いによる空気の誤送，心筋保護回路，脳分離回路からの空気の誤送にも注意する。

安全対策

● 人工心肺のトラブルは致死的トラブルとなるため，安全装置は完備させておかなければならない。

● 日本体外循環技術医学会からは「人工心肺における安全装置の設置基準」が勧告として出されている。ただし，安全装置では回避できないトラブルもある。チェックリストなどを活用し，トラブルを防止する一方，万が一トラブルが発生しても重大な事故に至る前に適切に対処できるよう，トラブルシューティングを行っておく。

One point Advice

● 体外循環で何をモニタするべきか必ず理解しよう。

日本体外循環技術医学会勧告

人工心肺における安全装置設置基準（第五版）

2015年8月29日

1.静脈血酸素飽和度（SvO_2）をモニターすることを必須とする。
　1-1.動脈血連続ガスモニターを推奨する。
2.レベルセンサー（アラーム付き）を貯血槽に設置することを必須とする。
　2-1.レベルセンサーによる送血ポンプの制御を強く推奨する。
3.気泡検出器（アラーム付き）を送血回路に設置することを強く推奨する。
　3-1.気泡検出による送血ポンプの制御も強く推奨する。
4.送血圧力計は送血ポンプと人工肺の間に設置し常時モニターすることを必須とする。
　4-1.高圧時のアラーム機能を強く推奨する。
　4-2.ローラーポンプ送血では高圧時の制御を強く推奨する。
　4-3.遠心ポンプも高圧時の制御を推奨する。
　4-4.送血圧とは別に送血フィルターの入口圧の常時モニターも推奨する。
　4-5.送血フィルター入口圧は切り替えもしくは追加的にモニターできることを必須とする。
　4-6.送血フィルターと送血カニューレの間の圧を追加的にモニターできることを推奨する。
5.遠心ポンプ送血では流量計の取り付けを必須とする。
　5-1.低流量アラームの設定を推奨する。
6.遠心ポンプでは逆流防止策（逆流防止弁あるいは逆流アラーム）を推奨する。
7.送血フィルターもしくはエアトラップの送血回路へ取り付けを必須とする。
　7-1.送血フィルターの取り付けを強く推奨する。
8.ポンプベントではベント回路への逆流防止弁の取り付けを強く推奨する。
9.送血フィルター，人工肺の気泡抜き回路には逆流防止弁の取り付けを推奨する。

10.心筋保護液の注入圧力のモニターを必須とする。
10-1.高圧時の注入ポンプの制御を推奨する。
11.心筋保護液回路への気泡検出器の取り付けを強く推奨する。
11-1.気泡検出器による注入ポンプの制御を推奨する。
12.送血ポンプの手動装置の常備を必須とする。
12-1.送血ポンプではバッテリーの内蔵を必須とする。
12-2.ポンプシステム全体のバッテリー内蔵を強く推奨する。
12-3.ポンプシステムの予備の電源コードの常備を推奨する。
12-4.予備のポンプの常備を推奨する。
13. 予備のセンサーの常備を推奨する。

注意
●必須：安全を確保する上で遵守しなければならない。
●強く推奨：安全上，可能な限り遵守すべきである。
●推奨：理想的には遵守したほうが良い。

【参考文献】
・安達秀雄 ほか 著：人工心肺ハンドブック，中外医学社，2004.
・許 俊鋭 ほか 監：心臓手術の実際 Part2，秀潤社，2013.
・林 輝行 著：体外循環技術（人工心肺）：人工臓器38巻3号，p173-176，2009.
・見目恭一 ほか 編：臨床工学講座 生体機能代行装置学 体外循環装置，医歯薬出版，2012.
・安達秀雄 ほか 著：人工心肺トラブルシューティング，中外医学社，2006.
・渡辺 敏 ほか 編：ME機器保守管理マニュアル，南江堂，2011.
・安達秀雄 著：大動脈疾患の診断と手術 第2版，メディカル・サイエンス・インターナショナル，2006.
・井野隆史 ほか 編：最新体外循環 第2版，金原出版，2003.

10 補助循環と人工臓器

1 IABP(intra-aortic balloon pumping)

Check point

- IABP ⇒ 大動脈内バルーンパンピング
- 適応疾患 ⇒ 心筋梗塞など冠状動脈狭窄病変
開心術後やPCI後の低心拍出量症候群
- 補助効果 ⇒ 循環補助効果(圧補助)
- IABPバルーン容量 ⇒ 30〜40 mL
- バルーン留置部位 ⇒ 胸部下行大動脈(左鎖骨下動脈分岐部より2 cm程度下)
- バルーン拡張のタイミング ⇒ 心室拡張期
心電図でT波後半
動脈圧で切痕部直後
- バルーン拡張の効果 ⇒ 拡張期圧の上昇
冠状動脈血流量の増加
心筋酸素供給量の増加
- バルーン収縮のタイミング ⇒ 心室収縮期直前
心電図でR波直前
動脈圧で収縮期直前
- バルーン収縮の効果 ⇒ 心臓の後負荷軽減
心仕事量の軽減
心筋酸素消費量の軽減
- トリガ信号 ⇒ 心電図R波や動脈圧波形，バルーン先端圧
- バルーン駆動ガス ⇒ ヘリウムガス
- IABP施行時の管理方法 ⇒ ACT：150〜200秒程度

治療概要

●**胸部下行大動脈内**に**30〜40 mLのバルーン付きカテーテル**を挿入[*1]し，そのバルーンを心周期に同期して膨張・収縮させることによって**血液循環の補助**(圧補助)を行う。

用語アラカルト

*1 **カテーテル挿入**
緊急時にはX線透視を使用せず(ブラインド下)にカテーテルを挿入・留置し，後でX線写真によって位置を確認する。

適応疾患

●心筋梗塞による急性ポンプ失調(心原性ショック)
●心筋梗塞による心室中隔穿孔
●人工心肺からの離脱困難症例

用語アラカルト

＊2 PCI
percutaneous coronary intervention の略。冠状動脈の狭窄病変に対して，バルーンやステント，アテレクトミーなどにより狭窄を解除する治療法の総称。

＊3 シースイントロデューサ
カテーテルを血管内に挿入する際のアクセスポート（入路）として用いられる。

- 開心術後やPCI＊2後の低心拍出量症候群
- 不安定狭心症および難治性不整脈

バルーンカテーテルの挿入方法

- 内科的挿入法として，シースイントロデューサ＊3をセルジンガー法にて大腿動脈に挿入し，バルーンカテーテルを挿入する方法が用いられている。
- 外科的挿入法として，大腿動脈に人工血管を外科的に逢着しバルーンカテーテルを挿入する方法が用いられている。留置側の下肢血行を妨げることがないので長期留置時に用いられる。

バルーン

- バルーンの材質はポリウレタン製が使用される。
- 身長や体表面積に応じて30～40 mLのバルーンを使用する。
- バルーンは7 Fr（2.3 mm）程度にラッピングされて収納されている。
- バルーン先端に圧トランスデューサを内蔵したバルーンカテーテルが市販されている。

バルーン留置部位

- バルーン先端が左鎖骨下動脈分岐部より2 cm程度下の胸部下行大動脈に留置する。
- バルーン末端が腹腔動脈にかからないようにバルーン容量を選択する。

バルーン拡張のタイミングと効果

- バルーン拡張のタイミングは，**心電図のT波後半**もしくは大動脈圧の切痕部（Dicrotic Notch）直後である。
- 効果
  - 拡張期圧の上昇 ―― 冠状動脈血流量の増加

    ＝

    心筋への酸素供給量の増加

バルーン収縮のタイミングと効果

- バルーン収縮のタイミングは，**心電図のR波直前**もしくは大動脈圧の収縮期直前である。
- 効果
  - 収縮期直前圧の低下
  - 収縮期圧の低下

  ―― 心臓後負荷の軽減

  ＝

  心仕事量の軽減

  ＝

  心筋の酸素消費量の軽減

駆動装置

- バルーン駆動には分子量が小さく，軽くて応答性のよい**ヘリウムガス**が用いられる。
- バルーン駆動の**トリガ信号**には，**心電図のR波や動脈圧，バルーン先端圧が用いられる**。
- 電気メス使用時など，きれいな心電図信号が得られない場合には動脈圧をトリガ信号として使用する。
- 心房細動やペースメーカ使用患者では，専用のトリガモードを用いる。

禁忌疾患

- 大動脈弁閉鎖不全症
- 腹部もしくは胸部大動脈瘤
- 動脈壁硬化（石灰化）や蛇行を伴う動脈疾患（閉塞性動脈硬化症）

管理

- 患者のベッドサイドで施行することが可能である。
- バルーン付きカテーテルはX線非透視下で挿入可能である。
- 留置後はヘパリンの持続投与により，**ACTを150～200秒**で管理する。

補足

冠状動脈の血流

- 冠状動脈を流れる血流量は，心臓収縮期よりも心臓拡張期のほうが多い。

留意事項

- 心臓の血液拍出能の**15～20％を補助**することができる。
- 心停止下（Vf，PEA）では循環補助作用を期待することはできない。

図1　心周期とIABPの効果

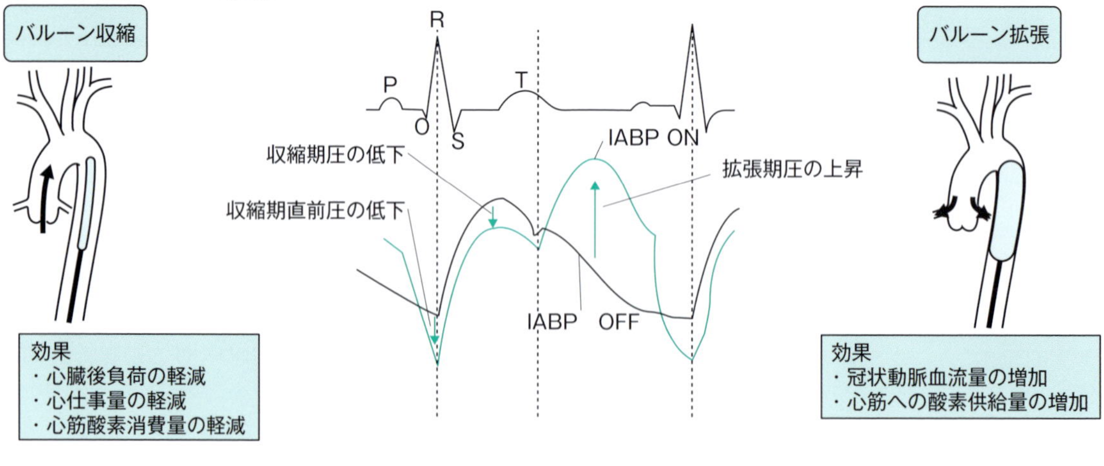

One point Advice

●IABPは循環を補助する装置である。バルーンの拡張・収縮による補助効果とトリガ信号，駆動装置を整理しよう。

2 PCPS(percutaneous cardio-pulmonary support)，V-A ECMO (Veno-Arterial ExtraCorporeal Membrane Oxygenation)

Check point

☑ PCPS	⇒	経皮的心肺補助
☑ 適応疾患	⇒	心筋梗塞による急性ポンプ失調 肺塞栓症や治療抵抗性の急性呼吸不全
☑ 補助効果	⇒	循環補助効果 呼吸補助効果
☑ V-A bypass	⇒	静脈(脱血)→遠心ポンプ→膜型人工肺→動脈(送血)
☑ 送血カニューレ	⇒	大腿動脈より挿入(逆方向性送血)
☑ 脱血カニューレ	⇒	大腿静脈より挿入(先端は右心房に達する)
☑ 酸素加装置	⇒	膜型人工肺
☑ 送血ポンプ	⇒	遠心ポンプ
☑ 回路	⇒	ヘパリンコーティング回路 閉鎖型回路
☑ PCPS施行時の管理方法	⇒	ACT：200秒程度

治療概要

●静脈より脱血した血液を膜型人工肺で酸素加し，遠心ポンプを用いて動脈に送血することによって血液循環の補助を行うとともに，呼吸機能の補助効果も期待できる。

適応疾患

●心筋梗塞による急性ポンプ失調(心原性ショック)
●心停止，重症心原性ショックの対する心肺蘇生
●開心術後やPCI後の低心拍出量症候群
●肺塞栓症や治療抵抗性の急性呼吸不全

補足

Fr

- Fr(フレンチ)はカテーテルの太さ(外径)に用いられる単位で，3 Fr＝1 mmである。

送血カニューレ

- 身長や体表面積に応じて，太さ14〜20 Fr，長さ15 cmの送血カニューレが用いられる。
- 大腿動脈から心臓の方向に送血カニューレを挿入する。
- 送血は正常血流に対して逆方向性送血となる。

脱血カニューレ

- 身長や体表面積に応じて，太さ18〜24 Fr，長さ50 cmの脱血カニューレが用いられる。
- 大腿静脈から挿入するとカニューレ先端は右心房に達する。

装置

- 送血ポンプとして**遠心ポンプ**が用いられる。
- 酸素加装置として**膜型人工心肺**が用いられる。
- **閉鎖型回路***4が用いられる。
- ヘパリンコーティング*5回路が用いられる。

用語アラカルト

＊4 閉鎖型回路
回路内の血液が大気と触れることがない回路であり，出血した血液の回収・再利用はできない。通常の開心術では，開放型回路が用いられる。

＊5 ヘパリンコーティング
血液接触面に血液抗凝固剤であるヘパリンをコーティングした回路や人工肺が用いられる。ヘパリンコーティングを施した回路や部材を使用してもACTが200秒程度となるようにヘパリンの持続投与が必要である。

禁忌疾患

- カニュレーションが困難な大動脈硬化性病変
- 中等度以上の大動脈弁閉鎖不全症
- 大腿静脈閉塞

管理

- **全身麻酔を必要としない。**
- **患者のベッドサイドで施行することが可能である。**
- ヘパリンの持続投与により**ACTを200秒**程度で管理する。
- 数時間おきに回路内の血液凝固を確認する。
- 人工肺の酸素加能を維持するため数時間おきに吹送ガスをフラッシュする。

留意事項

- 心臓の**血液拍出能の60〜80 %程度**を補助することができる(部分体外循環*6)。
- 送血量が増加すると，逆方向性送血のため心臓の後負荷が増大する。
- 自己心から拍出される血液の酸素加は自己肺で行われるため，自己肺の機能が低下すると低酸素の血液が脳へと送られる(境界)。

用語アラカルト

＊6 部分体外循環
右心房に還流した血液を脱血するときに，一部の血液が肺循環へと流入する状態を部分体外循環といい，すべての血液を脱血する状態を完全体外循環という。PCPSでは完全体外循環はできない。

図2　PCPSシステム

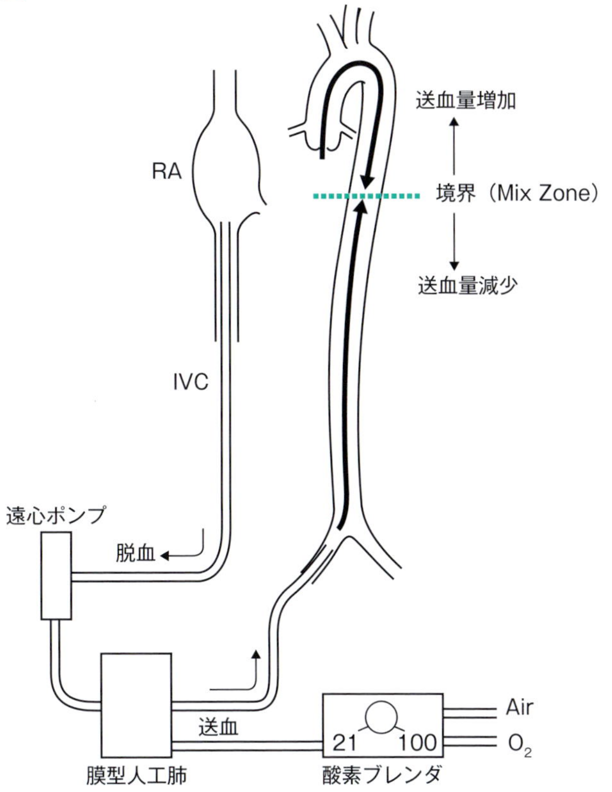

One point Advice

●PCPSは循環と呼吸機能を補助する装置である。駆動装置の構成と管理方法について整理しよう。

3 V-V ECMO(Veno-Veno extra-corporeal membrane oxygenation)

Check point

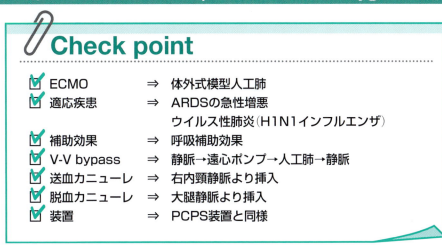

- ☑ ECMO ⇒ 体外式模型人工肺
- ☑ 適応疾患 ⇒ ARDSの急性増悪
  ウイルス性肺炎（H1N1インフルエンザ）
- ☑ 補助効果 ⇒ 呼吸補助効果
- ☑ V-V bypass ⇒ 静脈→遠心ポンプ→人工肺→静脈
- ☑ 送血カニューレ ⇒ 右内頸静脈より挿入
- ☑ 脱血カニューレ ⇒ 大腿静脈より挿入
- ☑ 装置 ⇒ PCPS装置と同様

用語アラカルト

＊7 ARDS
肺感染症や誤嚥性肺炎，ショックや敗血症に続発する急性の呼吸不全で，人工呼吸器による呼吸管理を必要とする。

治療概要

●下大静脈より脱血した血液を膜型人工肺で酸素加し，遠心ポンプを用いて上大静脈に送血し，肺に流入する前に酸素加して呼吸機能の補助を行う。

適応疾患

●ARDS[＊7](acute respiratory distress syndrome：急性呼吸窮迫症候群)の急性増悪
- ウイルス性肺炎(H1N1インフルエンザ感染症)の急性増悪
- 人工呼吸器による呼吸管理に抵抗する重症呼吸不全

送血カニューレ

●身長や体表面積に応じて，太さ14～20 Fr，長さ15 cmの送血カニューレが用いられる。
●右内頸静脈から挿入するとカニューレ先端は右心房近傍の上大静脈に達する。

脱血カニューレ

●身長や体表面積に応じて，太さ18～24 Fr，長さ50 cmの脱血カニューレが用いられる。
●大腿静脈から挿入するとカニューレ先端は右心房近傍の下大静脈に達する。

禁忌疾患

●血液循環の補助効果は期待できないため，心不全がある症例には適応できない。

装置・管理

●PCPSシステムと同様である。

留意事項

●送血量が増加すると，右心房に送血された血液が再脱血され回路内再循環を起こす。

図3　V-V ECMO

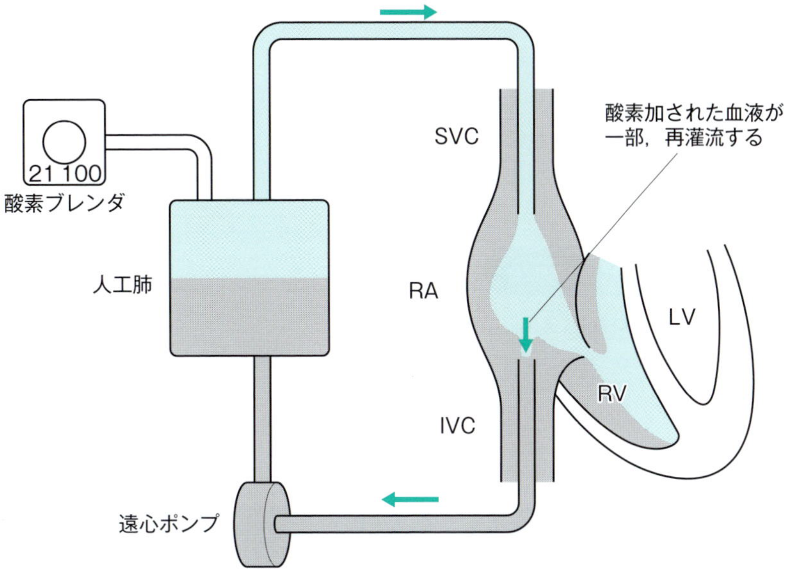

One point Advice

●ECMOは呼吸機能を補助する装置である。駆動装置の構成はPCPSと同様で，送血部位が異なる。PCPSとECMOを比較しながら整理しよう。

4 人工血管

Check point

- ☑ 適応疾患 ⇒ 中心血管系（大動脈瘤）の置換手術
  非中心血管系（閉塞性動脈硬化症）の迂回手術
  血液透析のブラッドアクセス作成時
- ☑ 人工血管の線維材料 ⇒ ポリエステル
  ポリエチレンテレフタレート（PET）
  ポリテトラフルオロエチレン（PTFE）

治療概要

●大動脈や動脈の置換手術や迂回路作成手術，血液透析のブラッドアクセス作成時に用いられる。

人工血管

- 材料としてポリエチレンテレフタレート（PET）やポリテトラフルオロエチレン（PTFE）が用いられる。
- 人工血管の織り方にはウーブン織りとニット編みがある。
- 漏血防止剤としてウシ由来のゼラチンでコーティングしているものもある。

One point Advice

- 人工血管は材料と適応について整理しよう。

5 人工弁

Check point

- 適応疾患 ⇒ 大動脈弁の狭窄症や閉鎖不全症
僧帽弁の狭窄症や閉鎖不全症
- 機械式人工弁材料 ⇒ パイロリティックカーボンコーティング
- 生体人工弁材料 ⇒ ブタ大動脈弁やウシの心嚢膜

治療概要

- 機能不全に陥った僧帽弁や大動脈弁を，機械式人工弁や生体由来の人工弁によって置換する。

適応疾患

- 僧帽弁狭窄症や僧帽弁閉鎖不全症
- 大動脈弁狭窄症や大動脈弁閉鎖不全症

機械式人工弁

- グラファイトを基質としてパイロリティックカーボンによってコーティングされている。
- 中心流を確保するため2葉弁が用いられる。
- 埋め込み後はワルファリン[*8]による抗凝固療法を必要とする。

用語アラカルト

＊8 ワルファリン
経口投与による抗凝固薬である。催奇形性があるため妊婦に投与することはできない。また長期間の服用によって，出血などのリスクが高まる。

生体人工弁

- ブタ大動脈弁やウシの心嚢膜を形成した人工弁が使用される。
- 生体由来のため，グルタルアルデヒドによる組織固定と非抗原化処理が行われる。
- 長期留置による石灰化を予防するため，アルファアミノオレイン酸による処理が行われる。
- 埋め込み後3カ月間はワルファリンによる抗凝固療法が必要であるが，その後は低用量アスピリンの服用が推奨される。

One point Advice

- 人工弁は機械弁と生体弁について，材料や埋め込み後の管理法について整理しよう。

6 VAS(ventricle assist system)

Check point

☑ VAS	⇒	補助人工心臓
☑ 適応疾患	⇒	心臓移植適応基準に準じた末期的重症心不全 拡張型心筋症
☑ 補助効果	⇒	循環補助効果
☑ 送血部位	⇒	上行大動脈
☑ 脱血部位	⇒	左心室心尖部(左心房)
☑ 送血ポンプ	⇒	遠心ポンプ，軸流ポンプ，拍動型ポンプ
☑ VAS施行時の管理方法	⇒	ACT：200秒程度

治療概要

- 機能不全に陥った心臓を長期間にわたり補助する目的で使用される。
  - 心臓移植手術までの待機時に循環補助が必要な場合(BTT：bridge to transplantation)
  - 自己心の回復を期待して長期間の循環補助が必要な場合(BTR：bridge to recovery)
  - 心臓移植手術の適応がなく補助人工心臓を恒久的に使用する場合(DT：destination therapy)

適応疾患

- 心臓移植適応基準に準じた末期的重症心不全
- 拡張型心筋症や拡張相肥大型心筋症
- 虚血性心疾患や弁膜症による治療抵抗性の重症心不全

装置

- 送脱血管が皮膚を貫通し駆動部が体外にある体外式と，駆動部は体内に埋め込まれていてコントローラと接続するコードのみが皮膚を貫通している部分埋め込み式がある。
- 遠心ポンプと軸流ポンプでは連続流となり血圧に拍動がない。
- 拍動型ポンプではポンプの出入り口に一方向弁が設置されている。
- 左心室心尖部より脱血し，血液ポンプで上行大動脈に送血する。

管理

- ワルファリンやアスピリンを用いた抗凝固療法が行われる。

留意事項

- 心臓の**血液拍出能のほぼ100 %を補助**することができる。

One point Advice

- VASはIABPやPCPSとは異なり長期間にわたり循環を補助する装置である。治療概要や装置について整理しよう。

10

血液浄化療法（消毒・滅菌を含む）

1 血液透析の原理と構成

Check point

- 原理 ⇒ 拡散，濾過，吸着
- 構成 ⇒ ダイアライザ
- ダイアライザの性能指標 ⇒ クリアランス（CL），ふるい係数（SC），濾過係数（Lp），限外濾過率（UFRP）
- 透析膜 ⇒ 合成高分子膜とセルロース系膜
- 治療モード ⇒ 血液透析（HD）と血液透析濾過（HDF）

血液透析の原理

- 小分子物質は主に**拡散**（diffusion）で除去される。
- 大分子物質は主に**濾過**（filtration）で除去される。
- タンパク質を**吸着**（adsorption）により除去する透析膜もある。
- 拡散効率は分子量の増加に伴い低下する。一方，濾過は大分子物質の除去性能が拡散よりも高い。

補足

膜吸着

- 透析膜によるタンパク質吸着は以前から知られており，特にPMMA膜のβ_2-ミクログロブリン吸着は有名である。

血液透析の構成

- ダイアライザ[*1]内部には中空糸がおよそ1〜2万本束ねられている。
- 現在のダイアライザではほとんどが中空糸とよばれるストロー状糸が束ねられている。
- 中空糸内部を血液が流れ，外部を透析液が流れることで拡散・濾過により尿毒素を除去する。
- 血液の流れと透析液の流れを逆にする（**向流**）ことで尿毒素除去性能が高くなる。
- 血液透析はダイアライザと，透析液を供給かつ透析状態をモニタする透析装置で構成される。

用語アラカルト

＊1 ダイアライザ

ダイアライザ内を流れる透析液は不均一であることが1980年代後半に指摘された。近年では各メーカーが透析液の流れが均一になるよう改良を行っている。溶質除去を向上させる方法の1つである。

図1 ダイアライザ内部の流れ

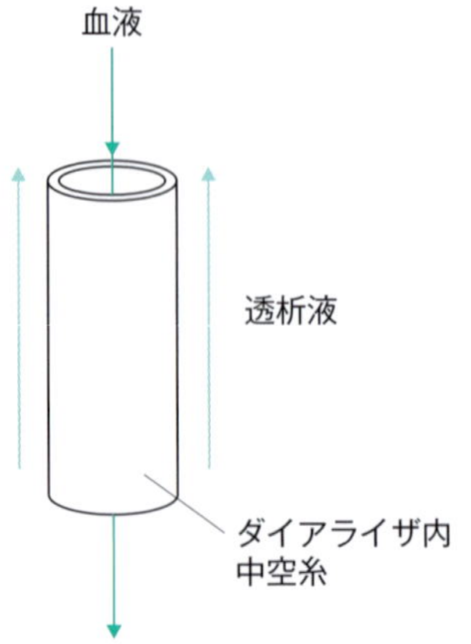

ダイアライザの性能指標

- ダイアライザ前後の採血をもとに算出される**クリアランス**[＊2]（CL）はダイアライザの性能指標の1つである。ダイアライザに流入する血流量のうち対象溶質濃度が0，残りの血流量の濃度は不変である血流量を示し，単位は血流量と等しくmL/minであり，次式にて計算される。

$$CL\,[\mathrm{mL/min}] = \frac{C_{Bi} \times Q_{Bi} - C_{Bo} \times Q_{Bo}}{C_{Bi}}$$

C：濃度，Q：流量，B：血液側，i：入口側，o：出口側

- 小分子物質クリアランスは全血で評価するのに対し，大分子では血漿クリアランスを用いる。血漿クリアランスでの評価は，上式のQ_Bを

$$Q_P = \left(1 - \frac{Ht}{100}\right) \times Q_B$$

Q_P：血漿流量，Ht：ヘマトクリット

に置き換えることで算出される。

- ふるい係数（SC）は濾過による溶質の膜透過効率を表すパラメータであり，1に近いほど限外濾過によりその溶質が透過しやすく，0に近いほど膜を透過しにくいことを示す。
- 膜の透水性を表す性能指標として濾過係数（Lp）と限外濾過率（UFRP）がある。両者ともに濾過器に使用されている濾過膜の透水性を表す指標であり，Lpは単位膜面積，単位膜間圧力差，単位時間当たりに濾過される濾液の量を示しているのに対し，UFRPは単位膜面積を換算に入れない濾過係数である。

$$Lp\left[\frac{\mathrm{mL}}{\mathrm{m^2 \cdot hr \cdot mmHg}}\right] = \frac{V_F}{T_F \cdot TMP \cdot A}$$

$$UERP\left[\frac{\mathrm{mL}}{\mathrm{hr \cdot mmHg}}\right] = \frac{V_F}{T_F \cdot TMP} = Lp \cdot A$$

V_F：濾液量，T_F：濾過時間，TMP：膜間圧力差，A：有効膜面積

用語アラカルト

＊2 クリアランス
ダイアライザの性能を調べるために用いられる。クリアランスの最大値は血流量である。大分子物質クリアランスは透析初期に著しくクリアランスが低下する膜がある。これは，透析膜面上にタンパクが堆積あるいは透析膜の孔を小さくする，あるいは塞ぐからである。これをファウリングという。

図2　クリアランスの概念

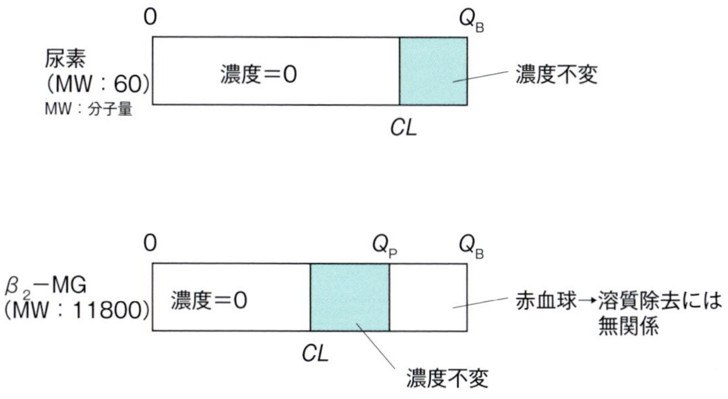

透析膜

- ダイアライザの膜材質はセルロース系と合成高分子に分けられる。
- 日本では透析アミロイドーシスの前駆タンパクである**$β_2$-ミクログロブリン**[*3]のクリアランスとアルブミンふるい係数によって分類されている。
- セルロース系透析膜材質の例としてCTA（セルローストリアセテート）がある。
- 合成高分子系膜にPS（ポリスルフォン），PES（ポリエーテルスルフォン），PEPA（ポリエステル系ポリマーアロイ），PMMA（ポリメチルメタクリレート），EVAL（エチレンビニルアルコール共重合体），PAN（ポリアクリロニトリル共重合体）などがある。
- 近年の製膜技術向上により，通常の血液透析においてもダイアライザ内部で濾過が生じることで大分子の溶質除去性能が向上した。

治療モード

- 血液透析は主として拡散により尿毒素を除去している。
- 分子量の大きな物質は濾過により除去される。
- 拡散と濾過を組み合わせることで小分子から大分子まで除去可能な治療が血液透析濾過（HDF：hemodiafiltration）である。
- HDFには滅菌透析液バッグを用いたoff-line HDFと，透析装置からの透析液を補液として用いるon-line HDF[*4]に分けられる。
- HDFでは，以下の関係が成り立つ。

補液速度＝限外濾過速度

- 限外濾過速度を増加させると大分子の除去効率が高くなる。
- off-line HDFでは補充液に使用される透析液の量に限りがあるため，溶質除去効率が高い後希釈（Vチャンバー側に補液する方法）が主として選択される。
- on-line HDFでは，補液ポンプを使用して**透析液を血液に注入**し，これが限外濾過量と等しくなる。透析液を使用しているため大量補液が可能な前希釈（Aチャンバー側に補液する方法）が選択される。
- HDFにはダイアライザではなく，**ヘモダイアフィルタ**が使用される。

用語アラカルト

＊3 $β_2$-ミクログロブリン
1985年に透析アミロイドーシスの前駆タンパクとして同定された。現在ではこの$β_2$-ミクログロブリンがダイアライザの性能指標の1つとなっている。

＊4 on-line HDF
2010年に認可された治療法で溶質除去特性は血液透析よりも高い。清浄化された透析液を補液として使用するため透析液の清浄化は必須項目である。

図3　off-line HDF

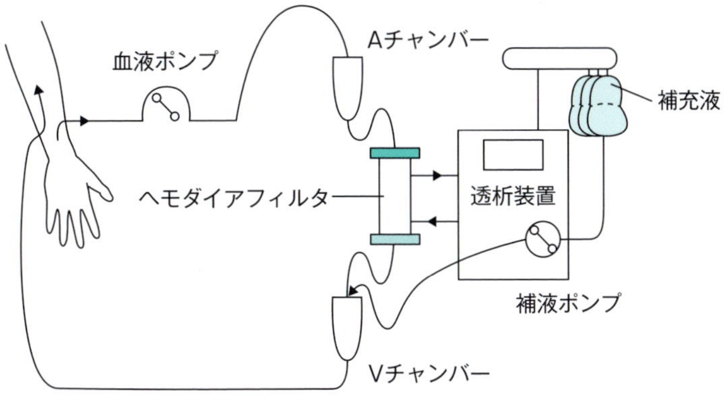

図4　on-line HDF

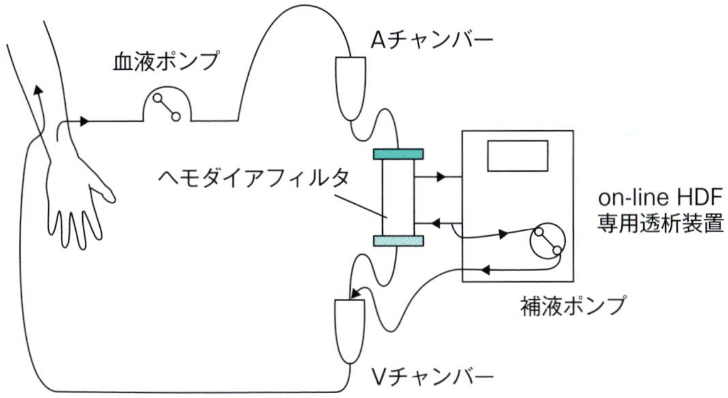

One point Advice

- 血液透析の原理を英語で覚えると，理解度が増す。HDFはHDとHFの組み合わせなので，拡散と濾過が同時に行われていることが理解できる。

2 透析技術

Check point

- 血液透析用透析液 ⇒ 透析膜を介した拡散を利用して不要物質を除去
- 腹膜透析用透析液 ⇒ 除水目的に浸透圧の高いグルコースを多量に含む。一方血液透析用透析液に含まれているカリウムが含まれていない。透析効率は血液透析のほうが高いが，腹膜透析では緩やかに透析される
- 抗凝固剤 ⇒ 維持透析・消化管など出血傾向の高い患者・手術後の患者など抗凝固剤の特性を理解した使用方法が求められる
- バスキュラーアクセス ⇒ 穿刺しやすいよう動脈と静脈を吻合し静脈を動脈化する

用語アラカルト

＊1 ETRF
エンドトキシン捕捉フィルタ（endotoxin retentive filter）の略であり，透析装置に設置することで最終的にエンドトキシン，細菌を含まない清浄化された透析液を作製する。

透析液

- 血液と透析液の**濃度差**を利用して血中尿毒素を除去する。
- 透析患者から不要な物質を除去し，不足している物質を補給する役割を担う。
- 血液透析用の透析液と腹膜透析用の透析液では組成が異なる。
- 透析液は透析膜を介して血液と接触するため清浄化された透析液を作製する必要がある。
- 清浄化透析液作製にETRF[＊1]（エンドトキシン捕捉フィルタ）が使用される。

表1　主な透析液組成

濃度 [mEq/L]							濃度 [mg/dL]
Na^+	K^+	Ca^{2+}	Mg^{2+}	Cl^-	CH_3COO^-	HCO_3^-	ブドウ糖
132～140	2～2.5	2.5～3.0	1～1.5	104～114	8 2（クエン酸）	25～30	100～150

用語アラカルト

＊2　**半減期**
薬物濃度が半分になるまでの時間。半減期が短いということは，薬が速く代謝・排泄され，長ければ長時間，身体の中に留まることを意味する。

抗凝固剤

- **非分画ヘパリン**：最も汎用されている抗凝固薬であり，分子量5000～30000，半減期＊2は約1時間。副作用として凝固時間延長による出血助長，脂質異常などがある。
- **低分子ヘパリン**：平均分子量5000に限定されたヘパリン。半減期は2～3時間であり脂質に対する影響も少ない。
- **ナファモスタットメシル酸塩**：分子量540，半減期は約8分。手術前後および出血性症例に対して使用される。
- **アルガトロバン水和物**：半減期30～50分。ヘパリンが使用できない，あるいはヘパリンの効果が期待できない特別な症例に用いる。

バスキュラーアクセス

- 週に3回の治療を可能にするために，動脈と静脈をつなぎ，動脈血化した静脈に反復穿刺を行う方法が確立された。
- 皮膚の下で動脈と静脈を直接つなぐ内シャント，動脈と静脈にそれぞれチューブを入れ，コネクターでつなぐ外シャント，人工血管を移植するグラフト（血管移植）がある。
- 内シャントの手術方法として側端吻合，側々吻合がある。
- バスキュラーアクセスのトラブルには狭窄・閉塞，感染がある。

図1　側端吻合と側々吻合

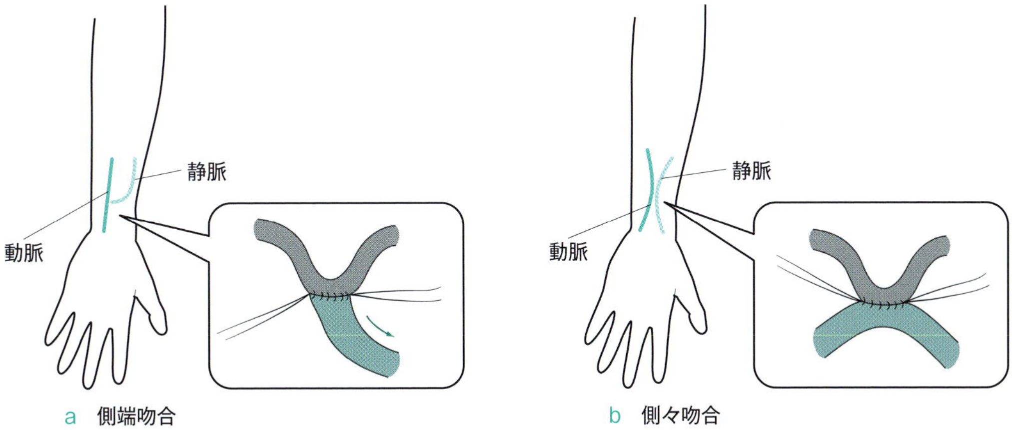

（吹き出し内の図は前波輝彦 監：穿刺技術向上に役立つ 透析スタッフのためのバスキュラーアクセスガイドブック，メジカルビュー社，2014．より引用）

One point Advice

- 血液透析用の透析液と腹膜透析用の透析液の組成は異なる。腹膜透析に使用される透析液にはカリウムが入っていない。従って，食事制限は血液透析ほど厳しくない。一方で透析効率の低さ・腹膜炎などの合併症のため，わが国では圧倒的に血液透析が選択される。

3 周辺機器

Check point

- ☑ 透析用水 ⇒ 水道水からさまざまな処置を経て作製される
- ☑ 透析液 ⇒ RO水と透析原液を希釈して作製される
- ☑ 透析液配管 ⇒ 細菌の温床となりやすい
- ☑ 清浄化透析液 ⇒ 適正な薬剤洗浄とETRFを使用する
- ☑ 透析装置 ⇒ 漏血は透析液戻り口，血液回路内気泡は静脈側回路にて検知

水処理装置

- 透析用水は水道水から作製される。
- プレフィルタは比較的目の粗い膜で，配管内の異物（サビなど）の除去を行っている。
- 軟水化装置は水道水中のCa^{2+}やMg^{2+}をNa^{+}に置き換える。
- 活性炭装置は塩素を除去するが，細菌が繁殖しやすくなる。
- RO（reverse osmosis）膜に圧力を加え，清浄化されたRO水を作製し，透析用水となる。

図1　水処理装置とCDDS

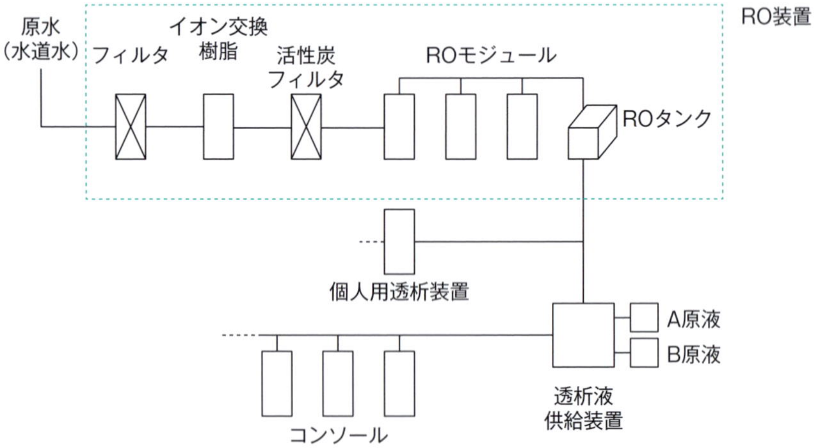

透析液供給装置

- RO装置から得られたRO水と透析液原液（A原液，B原液）を希釈し透析液を作製する。
- わが国の透析液供給装置は**セントラル装置**とよばれ，これにより，10～40台の透析用装置に透析液を供給する。これを**CDDS**（central dialysis fluid delivery system）といい，わが国独自の装置である。
- CDDSは同じ組成の透析液をベッドサイドの透析装置（コンソール）に供給する。

●個別の患者でカルシウム濃度などを変更する場合，個人用透析装置を用いる。
●図2aに透析用粉末が入った容器内にRO水を供給し，溶解後，透析液供給装置に送られ透析液が作製される。
●図2bに示すように，透析液供給装置では電気伝導度により透析液濃度を監視している。

図2　透析液供給

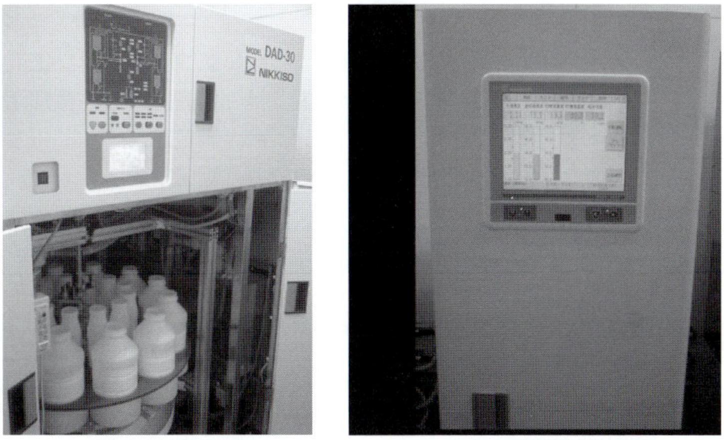

a　透析用粉末溶解装置　　b　多人数用透析液供給装置

透析用装置

●透析用装置は透析の状態（除水量・除水速度・（動）静脈圧，血液流量，透析液温度など）をモニタする。
●透析用装置は透析液をダイアライザへの送液とダイアライザを介しての排液を制御している。
●ダイアライザの膜破損など，**漏血**は透析液排液側で検知する。
●透析回路から気泡が誤って患者へ入らないよう，患者返血側で**気泡検知**を行っている。

One point Advice

●透析液はもともと水道水から作られる。地域差はあるが，水道水中のエンドトキシン値が高いことを覚えておこう。透析に用いる水質を保つには，施設（機器）に合った洗浄剤の選択，ETRFの設置などが必要になる。

4 安全管理

1 水質管理

Check point

- 透析液水質管理 ⇒ エンドトキシン(ET)，細菌数測定
- エンドトキシン(ET) ⇒ 構造，LPS，生理活性
- ET分析 ⇒ 測定法
- 細菌数測定 ⇒ 細菌検査法

補足

透析液水質管理

●国際的にみると，透析液水質管理は細菌数測定で管理する方法が一般的である。

透析液水質管理

●逆浸透水や透析液中にはグラム陰性菌由来の**エンドトキシン**(ET)，グラム陽性菌由来の**ペプチドグリカン**，真菌由来の**β－D－グルカン**などが混入する可能性がある。

→水性菌の大半は**グラム陰性菌**であり，透析液水質モニターとして**ET濃度測定**が最適。

エンドトキシン(ET)

●グラム陰性菌の細胞壁外膜に存在する**リポ多糖体**(lipopolysaccharide：LPS)の総称。

→外因性パイロジェンとして重要視されている代表的な発熱物質。

●疎水性の**リピドA**と親水性の**糖鎖**で構成(図1)。

図1　エンドトキシン(ET)の構造

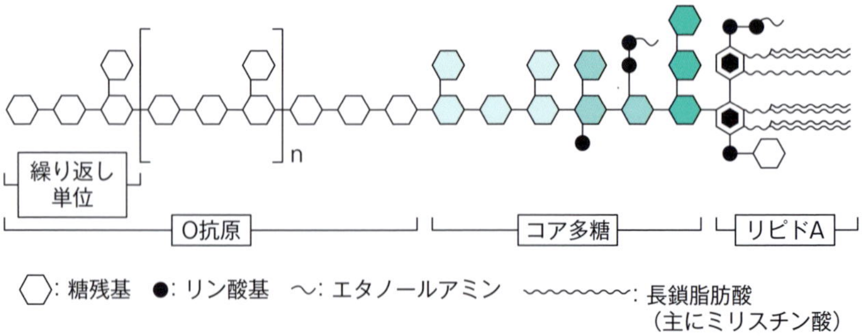

(竹澤 真吾 編：透析液エンドトキシンがよくわかる本，p19，東京医学社，1995.より引用)

ETの生理活性

●ETの生理活性は**リピドA**部分が担っており，多糖部分は強い生理活性は示さないが，各菌種の生存に深くかかわっている。表1にETの生理活性を示す。

表1　ETの生体に及ぼす影響(生理活性)

生体レベル	細胞・分子レベル
毒性ショック(ETショック)	マクロファージ活性化
発熱性	抗腫瘍性
免疫賦活作用	プラスミノーゲン活性化
血液凝固	顆粒球の機能変化
白血球，血小板減少	アラキドン酸代謝の活性化
アジュバント活性	遺伝子発現の誘導
血管内凝固	各種サイトカインの産生
非特異的感染防御	補体活性化

ET分析

- ET測定はきわめて高感度であり，短時間で結果が得られる。
  →日本では，水質管理手段として広く使われている。
- ET測定法として，そのほとんどは**リムルス試験**＊1を採用している。
- ETは，生菌，死菌の双方から検出される。
- 現在0.001 EU/mL＊2（検出限界）のETを正確に検出できるのは日本のメーカーのみ。
- 血液透析に使用される水処理装置の定期点検項目としてET濃度分析は必須である。

用語アラカルト

＊1　リムルス試験
カブトガニの血球抽出液(limulus amebocyte lysate：LAL)から調整されたリムルス試薬(LAL試薬)がETの存在により凝固(ゲル化)する反応を用いた方法。

＊2　EU/mL
エンドトキシンの活性を示す単位。

ET測定法の種類

①ゲル化法
- リムルス試薬と試料を混合し一定時間37℃で加温後，反応試験管を180°倒して，リムルス試薬のゲル化を目視で観察する方法。

②比濁法
- ゲル化による濁度変化が一定の割合に達するまでの時間を測定する比濁時間分析法。

③比色法
- エンドポイント法：一定時間後に反応を止めて吸光度を測定する方法。
- 比色時間分析法：吸光度が一定に達するまでの時間を測定する方法。
- カイネティック合成基質法：吸光度の時間当たりの変化を観察する方法。

細菌数測定

- ET測定は，グラム陰性菌の存在しか把握できない。またETは，生菌・死菌の双方から検出される。
- 血液透析に使用される水処理装置の定期点検項目として**細菌培養検査**は必須である。

補足

細菌数測定
- ETはグラム陰性菌の菌体外膜に多量に存在しており，グラム陽性菌からはほとんど得られない。そのためグラム陽性菌が繁殖している場合には，ET濃度が検出限界以下であっても，細菌培養検査により細菌が検出される。

細菌検査法

①平板培養法

- 寒天培地を用いた細菌検査において最も基本となる方法。
- 寒天培地上に，検体を数 mL塗抹し1～2週間培養させる。
- 細菌の存在有無の検出には有効だが，欠点として測定結果が出るまでに時間がかかる点などが挙げられる。
- 透析液中など低栄養価の水中環境に生息する**従属栄養細菌**[*3]は，高栄養培地では検出しにくく生菌検出は困難である。

②メンブレンフィルタ法（MF法）

- MF法は，大量の検体を測定する場合に適している。一般的に孔径0.2～0.45 μm，直径45 mmのMFが使用される。濾過装置にて一定量の検体を吸引濾過後，濾過回収したMFを平板寒天培地に貼り付け，MF自体を培養する方法である。
- 簡易MF法として，コンタミネーション[*4]の少ないカートリッジ構造のMF法がある。シリンジでの操作が可能で濾過回収後，カートリッジ内に液体培地を注入することで，カートリッジからMFを取りはずすことなく培養できる方法である。

③その他の細菌検査法

- 透析医療において，医学上安全かつ清潔な透析液を提供することはきわめて重要であり，国際的にみても透析液清浄化を推進している。
- 透析液エンドトキシン濃度測定および細菌数測定は，血液浄化業務に携わる医療従事者にとって必須業務である。

用語アラカルト

＊3　従属栄養細菌
有機炭素濃度が数 mg/L以下といった低有機栄養環境下でも生息でき，環境に適応して微量の有機物を利用できる能力を獲得している細菌である。

＊4　コンタミネーション
微生物を培養する際，目的とする細菌以外の雑菌が混入し，汚染することをいう。

補足

細菌培養培地
- 透析液中の従属栄養細菌の培養に適した培地に，Reasoner's No.2-agar（R2A）寒天培地などがあり，国際基準（ISO）でもその使用が推奨されている。

2 機器の保守点検

Check point

- ☑ 水処理装置 ⇒ 日常点検（始業・使用中・終業点検），定期点検
- ☑ 透析液供給装置 ⇒ 日常点検（始業・使用中・終業点検），定期点検
- ☑ ベッドサイドモニタ ⇒ 日常点検（始業・使用前・使用中・終業点検），定期点検

水処理装置

①日常点検（始業・使用中・終業点検）

- 透析装置，透析配管，ポンプの漏洩の確認。
- 原水（水道水）温，遊離塩素・残留塩素濃度，水の硬度測定。
- 軟水化装置の軟水判定，圧力計の確認。
- 活性炭吸着装置の残留塩素・圧力計の確認。
- RO装置の流量，圧力計の確認。
- 洗浄・消毒。

②定期点検

- 各種チューブ・ケーブルの折れ，破損，漏れ，破損状態。
- 原水減圧弁の動作状態，原水ポンプの漏れ・異音，プレフィルタの汚れ。
- RO水水質，流量バランス（RO回収率），ROモジュールの交換，ROポンプの漏れ・異音。
- 軟水化装置の機能（イオン交換樹脂の状態）。
- 活性炭吸着装置の機能（活性炭の状態）。
- エアフィルタの汚れ，詰まり。
- 紫外線殺菌灯の点灯状態。
- 各種圧力計の表示状態。
- **エンドトキシン検査，細菌培養検査**。

透析液供給装置

①日常点検（始業・使用中・終業点検）

- 透析液原液タンク残量，透析装置・周辺の液漏れ。
- 濃度・温度警報設定値の確認。
- ポンプ・バルブなどの異常音・異臭の確認。
- UFフィルタの給水圧・送液圧の確認。

- 透析液温度，透析液濃度，希釈水温度の確認。
- 洗浄・消毒工程，消毒液残量。

②定期点検
- 各種チューブ・ケーブルの折れ，破損，漏れ，破損状態。
- 給水・排水管の接続状態。
- ラインフィルタ，エアフィルタの状態。
- 給水圧力計，給水流量計の作動状態。
- 減圧弁・給水弁・リリーフ弁の作動状態。
- 送液ポンプ，脱気ポンプ，A/B原液ポンプの作動状態。
- 原液，送液，排水用電動弁の作動状態。
- 温度・濃度表示および警報。

ベッドサイドモニタ

①日常点検(始業・使用前・使用中・終業点検)
- 電源，給水・排水ラインの液漏れの確認。
- 透析装置の異音・異臭の確認。
- 透析装置表示部の確認。
- 透析液温度，流量確認。
- 血液回路，プライミングの確認。
- 血液ポンプの確認。
- 抗凝固薬注入ラインおよび薬液・投与量の確認。
- **気泡検知器**，**漏血検知器**，**静脈圧圧力計**，**透析液圧警報**の確認。
- 積算除水量，TMP*5の確認。
- 洗浄・消毒工程の確認。

②定期点検
- 各種チューブ・ケーブルの折れ，破損，漏れ，破損状態。
- 除水ポンプ，血液ポンプ，シリンジポンプの作動状態。
- 各種警報装置の作動状態(**静脈圧**，**透析液圧**，**漏血**，**気泡**，**温度**，**濃度**)。
- 給水圧力計，給水流量計の作動状態。
- 外装・電気系・制御系の作動状態。

用語アラカルト

＊5 TMP
透析膜にかかる膜間圧力差のことをTMP(transmembrane pressure)といい，次式で表される。

$$TMP = \frac{(P_{BI}+P_{BO})}{2} - \frac{(P_{DI}+P_{DO})}{2}$$

P_{BI}：透析器血液入口側圧力[mmHg]
P_{BO}：透析器血液出口側圧力[mmHg]
P_{DI}：透析器透析液入口側圧力[mmHg]
P_{DO}：透析器透析液出口側圧力[mmHg]

One point Advice

●透析装置の故障や異常運転による影響は，重大な事故につながる可能性がある。そのため，透析装置の取り扱い法や日常点検，定期点検などの保守点検はきわめて重要である。

3 透析中に起こりうる事故とその対策

Check point

- ☑ 透析液の異常 ⇒ 原因，濃度異常（高濃度・低濃度），温度異常，透析液汚染
- ☑ 血液回路・ダイアライザの異常 ⇒ 原因，症状
- ☑ 空気混入 ⇒ 原因，症状，対策法

透析液の異常

濃度異常

●原因

- 電磁弁異常，配管異常，混合部異常，濃度計異常，原液の異常，希釈水の異常など。

●症状

- **高濃度透析**：**口渇**，**頭痛**，**意識障害**，**血圧上昇**，**不穏**など。
- **低濃度透析**：**気分不快**，**頭痛**，**悪心・嘔吐**，**筋けいれん**，**意識障害**，**溶血**，**ショック**など。

●対策

- 透析液供給停止，透析液の電解質チェック，バイタルサインのチェック，溶血時はダイアライザの交換など。

温度異常

●原因

- ヒータ，サーミスタの異常，温度表示部の異常，供給水温の異常など。

●症状

- **高温透析**：**発汗**，**熱感**，**溶血**など。
- **低温透析**：**冷感**，**悪寒戦慄**，**意識レベル低下**など。

●対策

- 表示温度の確認，透析液温度測定，透析液温度補正後に速やかに透析開始。

透析液汚染

●原因

- 水処理装置，配管の異常，消毒薬残存，エンドトキシン混入，細菌増殖など。

●症状

- **硬水症候群**（カルシウム，マグネシウムによる灼熱感），**溶血**（クロラミン，次亜塩素酸），**Al骨症**，**脳症**，**発熱**など。

●対策

- 透析液供給停止，汚染部位・原因の特定（水処理装置・RO装置・透析液供給装置のベッドサイドモニタ，カプラなど）。

血液回路・ダイアライザの異常

●原因

- 不良品，過度の圧力負荷など。

●症状

- 膜破損による**漏血**など。

●対策

- 血液回路，ダイアライザの交換。

空気混入

●原因

- 抜針，留置針と回路の接続不良，気泡検知器不良，液面調整不良，返血操作ミスなど。

●症状

- **咳嗽**（がいそう），**胸部不快感**，**呼吸困難**，**血圧低下**，**意識障害**など。

●対策

- **静脈回路遮断**，**左側臥位**の**トレンデレンブルグ体位**（頭を低く，下肢挙上），**酸素吸入**，**高気圧酸素治療**。

One point Advice

●透析中に起こりうる事故では，機器による事故，人為的ミスによる事故など多くの因子が複雑に関係する。万が一，事故が起きたとしても適切に対処することが重要であり，そのために事故の原因，症状，対策法の知識が必要である。また，事故低減化のため，安全教育，前項の機器の保守点検技術もきわめて重要である。

5 持続的血液浄化療法

Check point

- ☑ 持続的血液浄化療法 ⇒ 特徴，分類
- ☑ 持続緩徐式血液濾過膜（器） ⇒ 種類と特徴

持続的血液浄化療法（continuous blood purification therapy：CBP）

●低い透析効率で長時間施行することにより，循環動態の不安定な急性腎不全，慢性腎不全に適応される治療法。治療条件は，血流量80～120 mL/min，治療時間24時間，透析液流量500～3000 mL/時間で施行する。

●持続的血液浄化療法は，**持続的腎代替療法**（continuous renal replacement therapy：**CRRT**）とも表現され，その種類には**持続的血液濾過**（continuous hemofiltration：**CHF**），**持続的血液透析**（continuous hemodialysis：**CHD**），**持続的血液透析濾過**（continuous hemodiafiltration：**CHDF**），**持続的血漿交換**（continuous plasma exchange：**CPE**）がある。

持続的血液浄化療法の分類

持続的血液濾過（CHF）

●物理的原理は**限外濾過**であり，持続的血液浄化法の基本となる治療法。またCHFはCAVH（continuous arteriovenous hemofiltration）とCVVH（continuous venovenous hemofiltration）に分類される。

- **CAVH**：動脈から脱血し，静脈へ返血するCHFでポンプをまったく使用しない。
- **CVVH**：太い静脈から脱血し，静脈へ返血するCHFでポンプを使用する。

持続的血液透析（CHD）

●物理的原理は**拡散**であり，24時間持続緩徐的に血液透析を行う治療法。

持続的血液透析濾過（CHDF）

●物理的原理は**拡散**と**限外濾過**であり，CHDとCHFの長所を利用した集中治療領域で使用されるCBPを代表する治療法。

●**急性呼吸窮迫症候群**（**ARDS**），**急性肝不全**，**多臓器不全**（**MOF**），**敗血症性ショック**，**高サイトカイン血症**などにも施行される。

持続的血漿交換（CPE）

●物理的原理は**精密濾過**であり，膜面積の小さい血漿交換器で持続的に6～12時間行う治療法。

持続緩徐式血液濾過膜(器)の特徴と種類

- 持続緩徐式血液濾過器の特徴：膜面積，血液容量が小さいものが多い。
- 膜素材：ポリメチルメタクリレート膜(**PMMA膜**)，セルローストリアセテート膜(**CTA膜**)，ポリスルホン膜(**PS膜**)など。

One point Advice

- 持続的血液浄化療法の原理，種類，適応疾患などが出題されることが多く，それぞれの治療法の特徴を理解することが望ましい。

6 腹膜透析

Check point

- ☑ 腹膜透析 ⇒ 原理，種類，特徴
- ☑ 腹膜透析液 ⇒ 腹膜透析液組成

原理

●**腹膜透析**（peritoneal dialysis：**PD**）とは，腹腔内に透析液を一定時間貯留し，腹膜を介して物質交換させ排液することにより体液調整を図る治療法。

●透析液の注排液は**腹膜カテーテル**を介し，**落差**を利用して行われる（図1）。

図1　腹膜透析システム

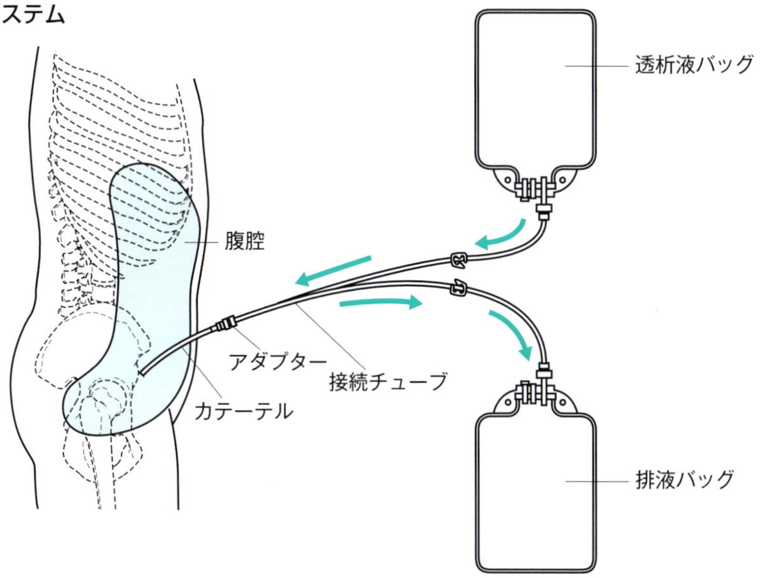

（小野哲章，峰島三千男，堀川宗之ほか 編：臨床工学技士標準テキスト第2版，p.373，金原出版，2012.より改変引用）

種類

●**間欠的腹膜透析**（intermittent peritoneal dialysis：**IPD**）
- 1回30～60分程度の短時間貯液を1日数十回施行する治療法。

●**連続的腹膜透析**（continuous ambulatory peritoneal dialysis：**CAPD**）
- 1回4～8時間の貯留を1日3～4回断続的に施行する治療法。

●CAPDの変法
- **CCPD**（continuous cyclic peritoneal dialysis）：夜間，機械を使用して頻回交換する方法。
- **TPD**（tidal peritoneal dialysis）：透析液を一部腹腔内に残したまま頻回交換する治療法。
- **NPD**（nightly peritoneal dialysis）：夜間，積極的に液置換を行う治療法。

特徴

表1　血液透析と比較した腹膜透析の特徴

長所	短所
中・高分子物質の除去に優れる 循環器系への影響が少ない 不均衡症候群が起こらない バスキュラーアクセスが不要 抗擬固薬が不要 社会復帰が容易	小分子物質の除去に劣る 腹膜炎の発症のおそれがある 被嚢性硬化性腹膜硬化症の発症のおそれがある

腹膜透析液の組成

●腹膜透析液は，1回につき**1〜2 L**使用する。

●組成：ナトリウム，カルシウム，マグネシウム，クロール，乳酸，ブドウ糖。

※血液透析用透析液と異なり，腹膜透析液は**カリウム**を**含有していない**。また**除水のため**の**浸透圧物質**として**高濃度ブドウ糖**や**イコデキストリン**が使用されている。

One point Advice

●腹膜透析に関する出題は，血液透析と比較したものが多い。特に血液透析と腹膜透析の特徴および透析液組成の相違を理解しておくことが望ましい。

7 その他の血液浄化療法

Check point

- ☑ 吸着療法 ⇒ 血液吸着療法，血漿吸着療法
- ☑ 膜分離療法 ⇒ 単純血漿交換療法，二重濾過血漿交換療法

血液吸着療法

●血液を直接灌流し，目的物質を吸着除去する治療法。**血液吸着**（hemo-adsorption：**HA**）または**直接血液灌流**（direct hemoperfusion：**DHP**）ともよばれる。

①**薬物吸着**

- 適応疾患：**薬物中毒**，**肝性昏睡**，**急性腎不全**など。
- 吸着剤：**活性炭**

②**エンドトキシン吸着**

- 適応疾患：**全身性炎症反応症候群**（**SIRS**），**敗血症**，**エンドトキシン血症**など。
- 吸着剤：**ポリミキシンB**
- 吸着カラム：トレミキシン®

③**β_2-ミクログロブリン吸着**

- 適応疾患：**透析アミロイド症**など。
- 吸着剤：**ヘキサデシル基**
- 吸着カラム：リクセル®

補足

薬物吸着剤

●特に分子量100～5000程度の物質などが吸着されやすい。活性炭表面を親水性ポリマーのヒドロキシエチルメタクリレート系ポリマー（poly－HEMA）で被覆している。

血漿吸着療法

●血漿分離器を使用することで，血液から血漿成分を分離した血漿成分のみをカラムに接触させ，原因物質を吸着除去した後，血球成分とともに体内に戻す治療法。

①**LDL吸着**

- 適応疾患：**家族性高コレステロール血症**，**閉塞性動脈硬化症**など。
- 吸着剤：**デキストラン硫酸**

②**ビリルビン吸着**

- 適応疾患：**劇症肝炎**，**術後肝不全**など。
- 吸着剤：**スチレンビニルベンゼン共重合体**

③**免疫吸着**

- 適応疾患：**膠原病・自己免疫疾患**など。
  【例】**全身性エリテマトーデス**（**SLE**），**悪性関節リウマチ**，**重症筋無力症**，**ギラン・バレー症候群**など。
- 吸着剤：**フェニルアラニン**，**トリプトファン**，**デキストラン硫酸**

膜分離療法

●膜分離療法は，血液から血漿を分離後，原因物質を含む血漿を廃棄し，新たに血液製剤を補充したり，選択的に原因物質を除去したりする治療法。

①**単純血漿交換療法**

- 血漿分離器で赤血球，白血球，血小板などの有形成分と病因物質を含む血漿成分を膜で分離する方法。
- 血漿分離器・膜素材：**中空糸型・ポリエチレン**(**PE**)。
- 適応疾患：**薬物中毒**，**劇症肝炎**，**術後肝不全**，**急性肝不全**，**全身性エリテマトーデス**(**SLE**)，**悪性関節リウマチ**，**家族性高コレステロール血症**，**溶血性尿毒症症候群**など。
- 置換補充液：**新鮮凍結血漿**(fresh frozen plasma：**FFP**)，**アルブミン水溶液**
- 置換補充液使用量：1回につき2～3 L

②**二重濾過血漿交換療法**(double filtration plasmapheresis：**DFPP**)

- 血漿分離器で分離された血漿をさらに血漿成分分離器で二重処理を行う治療法。
- 血漿成分分離器・膜素材：**中空糸型**，**エバール膜**(**EVAL**)。
- 適応疾患：**薬物中毒**，**劇症肝炎**，**術後肝不全**，**急性肝不全**，**全身性エリテマトーデス**(**SLE**)，**悪性関節リウマチ**，**家族性高コレステロール血症**，**溶血性尿毒症症候群**など。
- 置換補充液：**アルブミン水溶液**
- 置換補充液使用量：1回につき500 mL

図1　膜型血漿交換療法

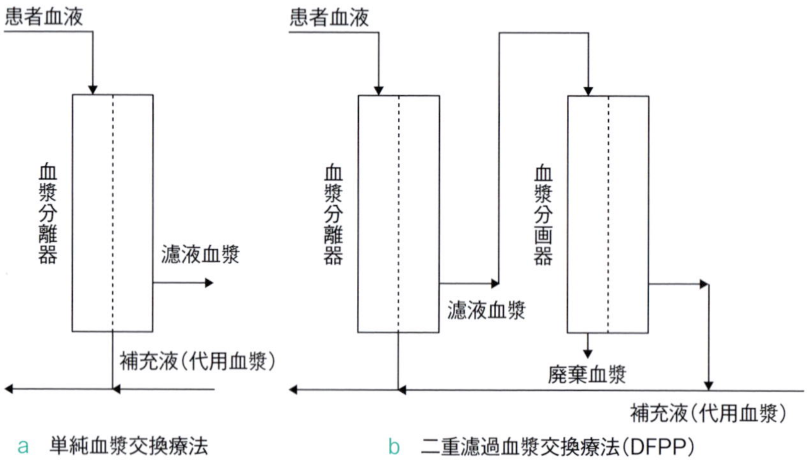

One point Advice

●吸着療法や膜分離療法に関する出題は，各治療法の原理，適応疾患についてのものが多い。各治療法の特徴や相違を理解しておくことが望ましい。

【参考文献】
・竹澤真吾 編：透析液エンドトキシンがよくわかる本，東京医学社，1995.
・小野哲章，峰島三千男，堀川宗之ほか 編：臨床工学技士標準テキスト第2版，金原出版，2012.

11

呼吸療法
（画像診断・酸素療法を含む）

1 呼吸療法

Check point

- ☑ 酸素療法 ⇒ PaO_2：60 Torr以下
- ☑ 在宅酸素療法 ⇒ 酸素濃縮器
- ☑ 吸入療法 ⇒ ネブライザ＊1・MDI・PDI

用語アラカルト

＊1 ネブライザ
薬液や加湿を目的とした吸入療法。粒子径などが効果に重要である。

呼吸療法

- 呼吸療法では酸素療法〔「酸素療法」(p.373) 参照〕，在宅酸素療法，吸入療法〔「吸入療法，吸湿療法(加温・加湿)」(p.376) 参照〕，人工呼吸療法〔「人工呼吸療法の実際」(p.379)，「在宅人工呼吸療法」(p.385) 参照〕，呼吸リハビリテーション(呼吸理学療法，運動療法，食事療法)などがある。
- 呼吸不全の定義は厚生労働省により「動脈血ガスが異常な値を示し，それがために生体が正常な機能を営みえない状態」とされている。
- **室内気吸入時の動脈血酸素分圧(PaO_2)が60 Torr以下となる呼吸器系の機能障害や，それに相当する異常状態を呼吸不全と診断する。**

酸素療法

- 動脈血酸素分圧が低下すると換気の亢進や頻脈になるため，呼吸筋や心筋は酸素を必要とする。

表1 酸素療法が必要な場合

酸素療法の開始基準
1.室内気吸入下でPaO_2<60 Torr・SpO_2<90 %
2.低酸素状態が疑われる場合
3.重症外傷
4.急性心筋梗塞
5.短期的治療・外科的治療

(日本呼吸器学会 肺生理専門委員会 ほか 編：酸素療法ガイドライン，メディカルレビュー社，2017.より引用)

- 酸素療法を行い肺胞気酸素分圧を上げることにより，動脈血酸素分圧を上昇させ組織への酸素供給を行う。また，換気亢進や心拍数増加を改善し，呼吸・心仕事量を改善させる。

在宅酸素療法

●慢性呼吸不全や慢性心不全などの酸素濃度（PaO_2）が，ある一定のレベル以下に低下している患者さんに対し，自宅で酸素供給装置により酸素を吸入する在宅療法である。**欧文表記のhome oxygen therapyの頭文字をとって「HOT（ホット）」とよぶこともある**。

対象となる疾患

●呼吸器疾患においては，閉塞性疾患では肺気腫をはじめとし，拘束性疾患では間質性肺炎，肺線維症，肺結核後遺症など，さらに心疾患や神経疾患などさまざまな疾患が対象となる。

適応基準

●厚生労働省が定めた健康保険適用上の基準は「動脈血酸素分圧（PaO_2）が55 Torr（mmHg）以下の者，およびPaO_2 60 Torr（mmHg）以下で睡眠時または運動負荷時に著しい低酸素血症を来たす者であって，医師が在宅酸素療法を必要であると認めた者」とある。その判定にはパルオキシメータを使用した値よりPaO_2を推測して用いても良いとしている。

●呼吸不全では動脈血酸素分圧（PaO_2）が規定されている。

酸素濃縮器

①酸素吸着式（吸着型）*2（図1）

●シリンダー内に窒素を吸着する機能のある特殊なゼオライト（モレキュラーシーブ）を入れ，加圧と減圧を繰り返すことにより空気中の酸素と窒素を分離する方式（pressure swing adsorption：PSA）。

●酸素90～93 %程度まで濃縮が可能である。

●吐出量は毎分2～7 Lのものが多い。

●水分も一緒に吸着されるため，加湿が必要である。

用語アラカルト

＊2 酸素吸着式（吸着型）

ゼオライトの窒素を吸着するという特性を使って高濃度酸素を作り出す。高濃度酸素を作り出すためゼオライトの窒素吸着を利用している。

図1 酸素濃縮器：吸着式（吸着型）

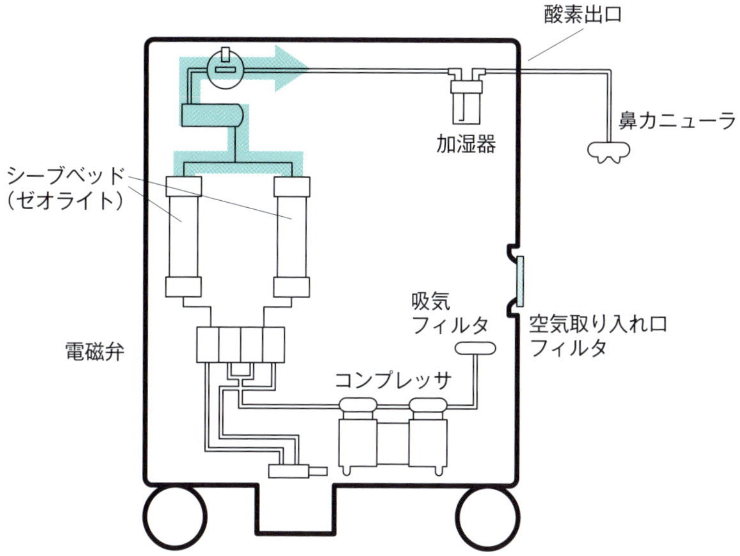

（資料提供：株式会社医器研より許可を得て掲載）

用語アラカルト

＊3 酸素富化膜式
シリコン膜とコンプレッサにより，窒素・酸素を分離する。

②酸素富化膜式＊3（図2）

- **酸素富化膜は，シリコンの薄い膜で空気を通すと拡散・溶解により窒素より酸素が多く透過する。最も速く通過するのは水蒸気であるため，加湿が不要である。**
- コンプレッサ（真空ポンプ）を使用し，圧縮空気により機能する。高濃度の窒素が濾過前に蓄積されるため，排気ファンが必要となる。
- **酸素濃度は28～40 %程度である。**

図2 酸素富化膜式

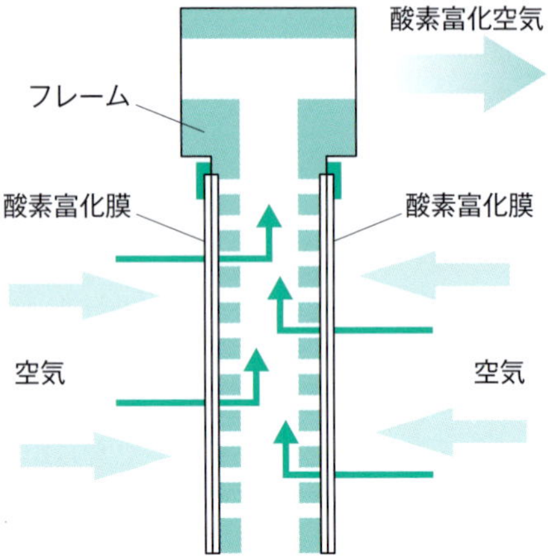

酸素富化膜を使用し酸素と窒素を分離する方式

（資料提供：株式会社ICSTより許可を得て掲載）

用語アラカルト

＊4 液体酸素
－189.1の液体酸素を気化させることで，在宅での連続使用を可能にしている。容器を移し換えることにより携帯もできる。

液体酸素＊4

- 液体酸素を少しずつ気化させることで気体の酸素を供給するシステムである（図3）。
- **液体酸素は－189.1 ℃**という極低温の物質で，体積は気体酸素の約1/800であるため，効率よく大量に運搬，貯蔵するのに適している。
- 酸素は吸入時は気体だが，運搬や貯蔵は液体で行うことが一般的であり，超低温液化ガスを貯蔵するためには**コールドエバポレーター**とよばれる魔法瓶構造をした専用の容器を使用する。減圧することにより，液体を蒸発させる機能をもつ。
- 断熱法は外槽と内槽の中間にパーライトという断熱材を入れて真空にする方法が一般的である。これを「粉末真空断熱」とよんでいる。

図3 液体酸素システム

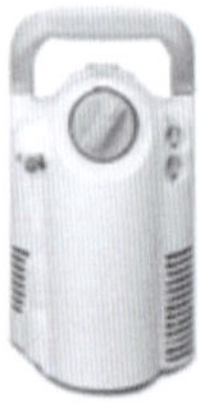

a ヘリオス ポータブル

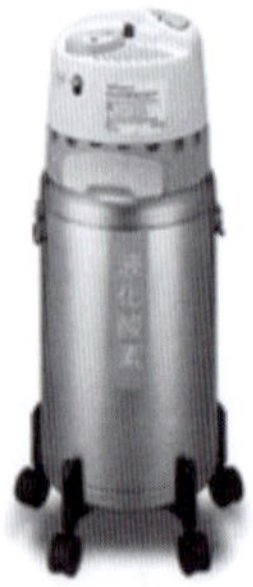

b ヘリオス リザーバー

〔エア・ウォーター株式会社：液体酸素システムHELiOS（ヘリオス）〕（許可を得て掲載）

吸入療法

- 薬液を微粒子化(エアロゾル)し，口や鼻から吸入する治療方法。主に呼吸器や耳鼻咽喉など気管支や鼻の疾患で使用される。
- 薬液は喀痰溶解剤，気管支拡張剤，副腎皮質ホルモン剤，抗生物質などがある。
- 利点としては薬剤が粘膜から直接吸収されるため，
  ①即効性の効果がある。
  ②全身投与に比べ副作用が少ない。
  ③簡便で苦痛を伴わない。
  などが挙げられる。
- 薬剤を霧状にするためには，
  ①ジェット式ネブライザ(図4)
  ②超音波式ネブライザ(図5)
  ③メッシュ式ネブライザ(図6)
  ④加圧定量噴霧式吸入器*5(pressurized metered dose inhaler：pMDI)(図7)
  ⑤ドライパウダー吸入器*6(dry powder inhaler：DPI)(図8)
  などの器具が使われる。
- ネブライザに求められる基本性能は，患者に適切な大きさの微粒子(エアロゾル)を発生させ，薬液を患者に効率よく吸入させることである。
- 重要な因子は薬液の粒子径(部位によって違うが3～10 μm)・噴霧量・薬液の残液量である。

用語アラカルト

＊5 定量噴霧式吸入器
ガスと一緒に噴霧された薬剤を，タイミングを合わせデバイスより吸入する方法である。

＊6 ドライパウダー吸入器
ドライパウダーの入ったデバイスより吸入する方法で，噴霧に合わせて吸入する必要がない。

図4 ジェット式ネブライザ

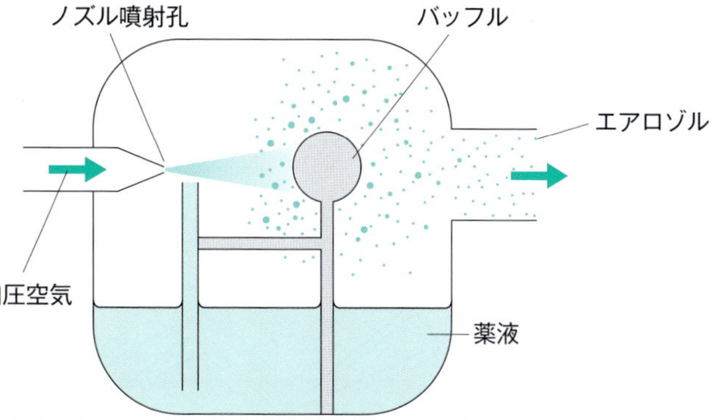

コンプレッサにより発生した圧縮空気が薬液ボトルノズルより吐出され，粒子を発生させる。

図5 超音波式ネブライザ

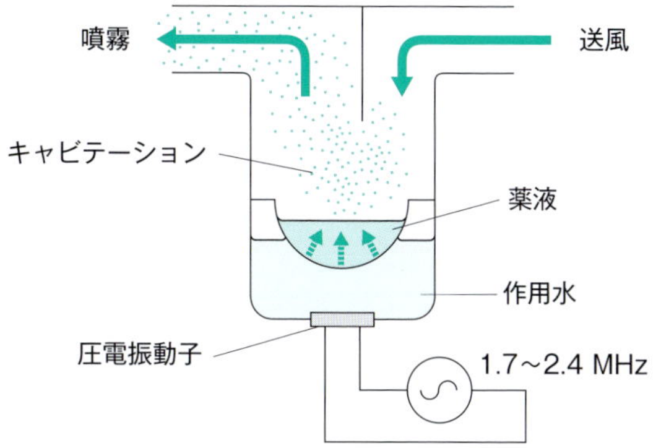

超音波のキャビテーション効果により，エアロゾルを発生させる。

図6　メッシュ式ネブライザ

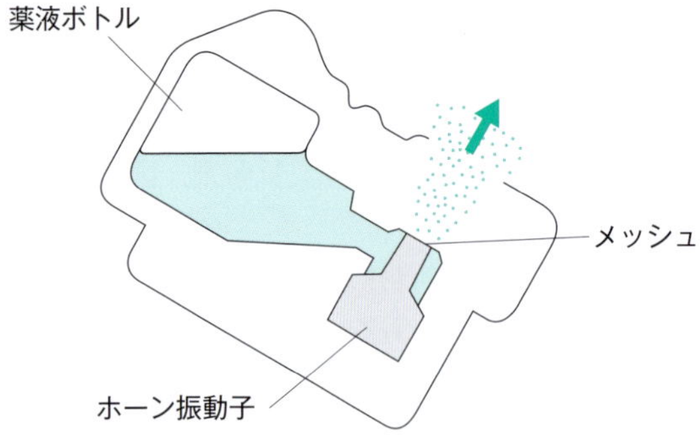

ホーン振動子とメッシュを利用し，エアロゾルを発生させる。

図7　pMDI

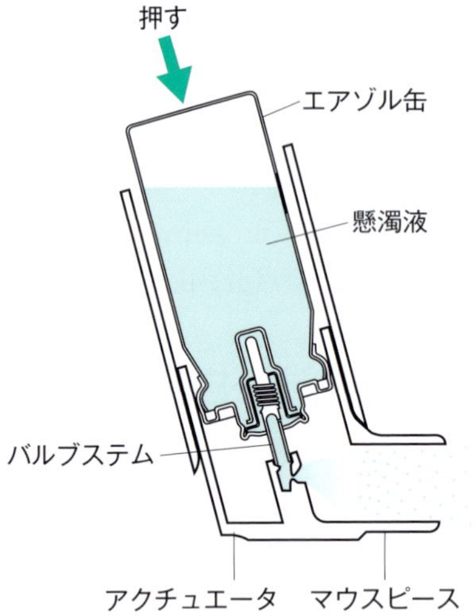

代替フロンガスを使用し，エアロゾルを発生させる。

（資料提供：グラクソスミスクライン株式会社より許可を得て掲載）

図8　DPI（ディスクヘラー）

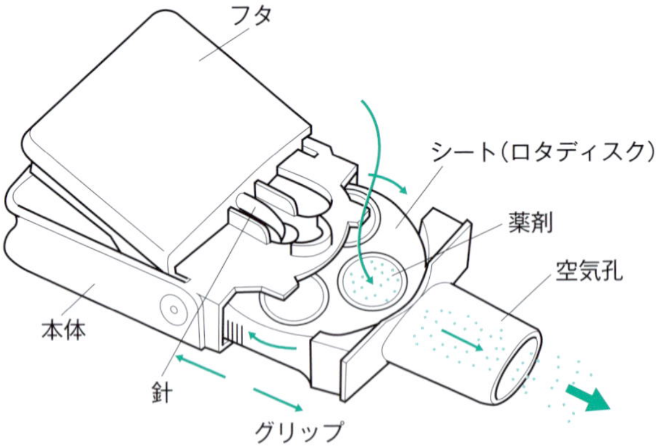

プロペラの回転を利用したり，吸気流量により薬剤の微粉末を噴霧させる。

（資料提供：グラクソスミスクライン株式会社より許可を得て掲載）

One point Advice

●在宅酸素療法の酸素濃縮器（吸着型）ではゼオライトにより窒素を吸着し酸素を供給する。

2 呼吸機能検査

Check point

- スパイロメトリ ⇒ スパイログラム
  - SVC（slow VC）
  - FVC（forced VC）
  - フローボリューム曲線
- 残気量の測定法 ⇒ RV（FRC－ERV）
  - FRC
  - TLC（FRC＋IC）
  - ガス希釈法
  - 閉鎖回路法
  - 開放回路法（N_2洗い出し法）
  - 体プレチスモグラフ

スパイロメトリとは

- スパイログラフィともよばれ，換気を時間の経過とともに計測する方法である。記録をスパイログラム，測定機器をスパイロメータ（図1）という。
- スパイログラムと換気量分布図を図2に示す。
- フローボリューム曲線は流量（flow）と肺気量（volume）を示した曲線である（図3）。
- 残気量＊1（residual volume：RV）はスパイロメータでは測定できず，測定方法は閉鎖回路法，開放回路法（N_2洗い出し法），体プレチスモグラフ（body plethysmograph）により測定する。

用語アラカルト

＊1 **残気量**
安静呼気位から最大息を吐き出したとき，さらに肺内に残っている空気の量。

図1　スパイロメータ

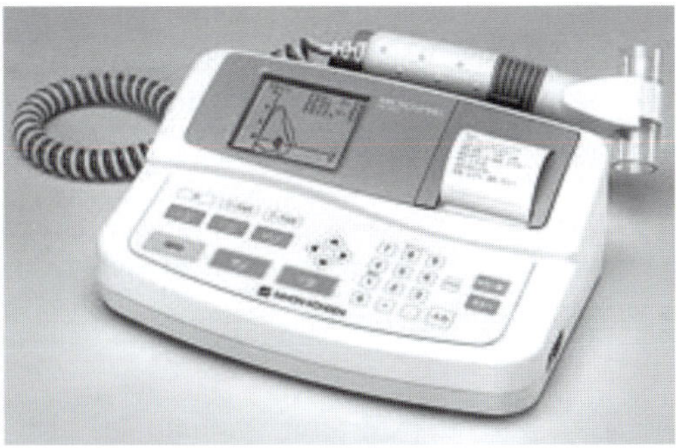

（チェスト株式会社：マイクロスパイロ　HI-201）（許可を得て掲載）

図2　肺気量分画

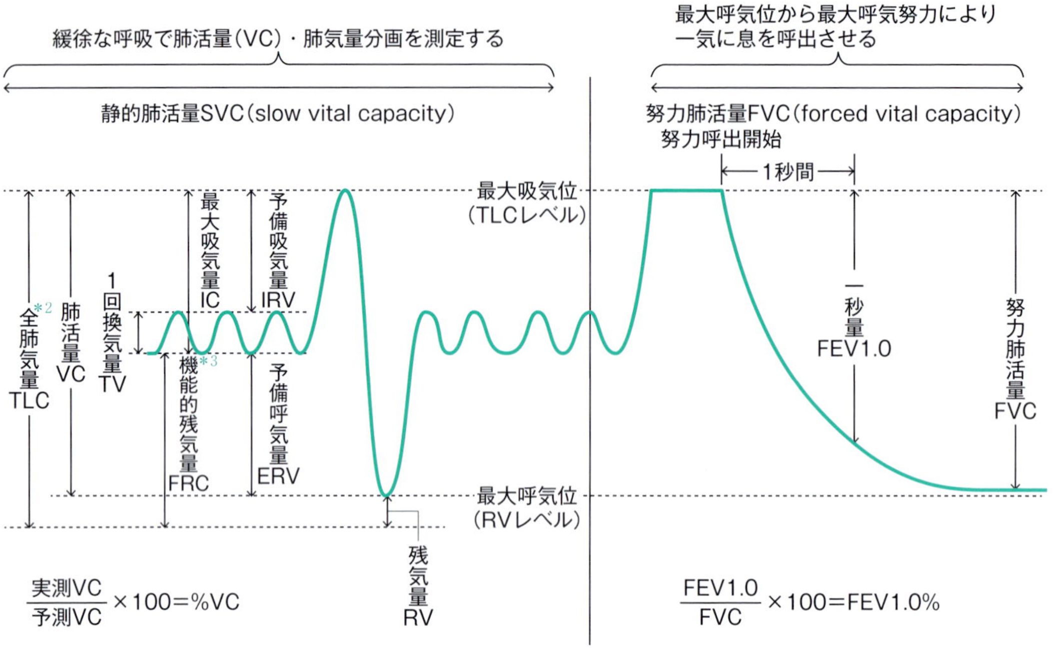

補足

測定値とBTPS（body temperature and pressure, saturated：温度は体温，水蒸気飽和の状態）

● GASの体積は温度と圧力によって変化する。そこで肺気量を表す場合，気体がどのような状態にあるかを明確にする必要がある。肺機能検査では，BTPSで表されるのが原則となっている。

用語アラカルト

＊2　全肺気量
肺活量＋残気量

＊3　機能的残気量
予備呼気量＋残気量

＊4　肺活量
1回換気量＋予備吸気量＋予備呼気量

＊5　予備呼気量
安静時呼息よりさらに努力して呼出できる量

＊6　予備吸気量
安静時吸息より最大努力によりさらに吸入できる空気の容積

＊7　1回換気量
1回の呼吸で肺を出入りする空気の容積

● SVC

- **肺活量**＊4（vital capacity：VC）と肺気量分画の測定に用いられる。
- VCは最大吸気位と最大呼気位の間に相当。VCは性別，年齢，身長で変化する。
- **予備呼気量**＊5（expiratory reserve：ERV）と予備吸気量＊6（inspiratory reserve：IRV）は1回換気量＊7（tidal volume：TV）を超える範囲である。
- 運動など安静換気を超えた範囲で呼吸する際の予備能力である。

● FVC

- **努力肺活量**（forced vital capacity：FVC）：予備呼気量を最大努力呼気で測定したもの。
- **一秒量**（forced expiratory volume 1.0：FEV1.0）：最大努力呼気の呼出開始から最初の1秒間に呼出された肺気量。一秒量の減少は気道の閉塞を意味し閉塞性障害を意味する。
- **一秒率**（forced expiratory volume 1.0%：FEV1.0%）：FEV1.0は量的な指標だがFEV1.0%はVCとの比率で，閉塞性障害の診断の指標となる〔正常・閉塞・拘束・混合疾患については，「呼吸不全の病態生理」，図1（p.387）参照〕。

●フローボリューム曲線(図3)

- **流量(flow)と肺気量(volume)の関係を曲線で示したもの。**
- 横軸がvolume，縦軸がflowでvolumeに対してのflowが描かれる。
- この曲線は肺疾患によって特徴的な曲線を示すので，フローボリューム曲線を描かせることにより病態のパターンを確認することができる。

図3　フローボリューム曲線

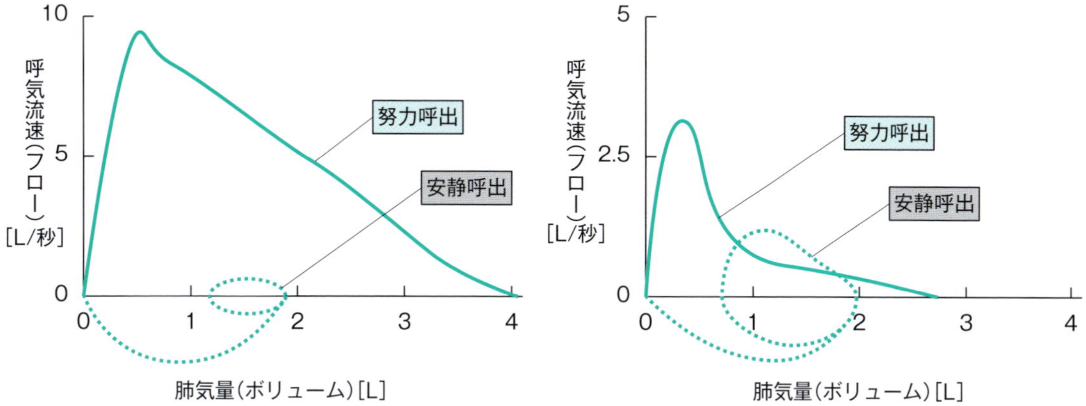

a　正常　　b　COPD

残気量の測定方法

●スパイロメータでは測定できない。

●ガス希釈法や体プレチスモグラフなどによって検査を行う。

①ガス希釈法

- 残気量の計測では，肺で吸収されないガス(ヘリウムなどが多い)が使われる。
- ヘリウムは肺の中の空気によって徐々に薄まり，最終的に一定の濃度になる。このヘリウム濃度から，残気量を算出する。
- 残気量は，息を吐き出す能力が低下した場合に多くなる。肺気腫などでは，残気量の値が高くなる。
- 検査時間は10分程度。

②体プレチスモグラフ

- 全身を密閉された箱(body box)の中に入り，呼吸による体容積変化を計測する方法。
- Boyle(ボイル)の法則に基づき，一定温度の条件下で一定容量のガス容積が圧力に反比例する原理を利用している。

●スパイロメータは換気量を直接測定する気量型と流量を積分する気流型の2つに分けられる。

①気量型

- Benedict-Roth（ベネディクトロス）型
- ベローズ型
- Krogh（クロー）型
- Tissot（チッソ）型
- ローリングシール型

②気流型

- 現在，小型簡易型，電子式などの便利なスパイロメータはほとんどが気流型である。
- flowを感知するセンサには，Fleisch（フライシュ）型ニューモタコメータ，熱線式，バリフローセンサ，超音波式などがある。

補足

●肺機能検査では正確な測定値を出すために，臨床検査技師の「一気に吸って」「はい，一気に吐いて」「まだまだまだ」などの掛け声が重要になる。特にフローボリューム曲線の呼気時は掛け声が大切である。

One point Advice

●酸素療法の開始基準，在宅酸素療法に使用する各酸素濃縮器の構造・使用できる酸素濃度，肺気量分画の各名称，閉塞・拘束性・混合性の各疾患，フローボリューム曲線の意義，低酸素血症の起こる原因などが重要である。

3 呼吸不全の病態生理

Check point

- ☑ 呼吸不全 ⇒ 低酸素血症分類
  肺胞低換気
  換気血流比不均等
  拡散障害
  シャント（右・左シャント）
- ☑ 換気障害 ⇒ 呼吸機能検査
  %肺活量
  一秒率・一秒量

呼吸不全とは

- 呼吸不全は「呼吸機能障害のため動脈血ガスが異常値を示し，そのために正常な機能を営むことができない状態」と定義されている。
- 酸素の投与が行われていない状態で動脈血酸素分圧が60 Torr以下になる呼吸器系の機能障害である。
- **酸素の投与が行われていない状態（室内空気吸入時）で二酸化炭素分圧が45 Torr未満をⅠ型呼吸不全，45 Torr以上をⅡ型呼吸不全と分類している（表1）。**
- 急性と慢性に分けることもあり，呼吸不全の状態が1カ月以上続くものを慢性呼吸不全とする。
- 呼吸不全による低酸素血症
  - **準呼吸不全：PaO_2＝70 Torr以下**
  - **呼吸不全　：PaO_2＝60 Torr以下**

表1　低酸素血症の分類

換気血流比不均等分布	Ⅰ型呼吸不全	$PaCO_2 \leqq 45$ Torr	A-aDO_2開大
シャント（右・左シャント）			
拡散障害			
肺胞低換気	Ⅱ型呼吸不全	$PaCO_2 > 45$ Torr	A-aDO_2正常

- A-aDO_2（alveolar-arterial oxygen difference：肺胞気・動脈血酸素分圧較差）
  - A-aDO_2基準値：15 Torr以下

$$P_IO_2 = P_AO_2 + \left(\frac{PaCO_2}{R}\right)$$

P_IO_2：吸気酸素分圧，P_AO_2：肺胞気酸素分圧，
$PaCO_2$：二酸化炭素分圧，R：呼吸商（0.8）

$P_IO_2=(AP-47)\times F_IO_2$
AP：大気圧(760 Torr)，47：水蒸気分圧(37℃)，F_IO_2：吸気酸素濃度

$$P_AO_2=PIO_2-\left(\frac{PaCO_2}{R}\right)$$
$$=(AP-47)\times FIO_2-\left(\frac{PaCO_2}{R}\right)$$
$$\fallingdotseq 150-\left(\frac{PaCO_2}{0.8}\right)\times(760-47)\times 0.21\fallingdotseq 150$$

$$A\text{-}aDO_2=P_AO_2-PaO_2=150-\frac{PaCO_2}{0.8}-PaO_2$$

■肺胞低換気

●神経筋疾患，胸・胸郭の異常，呼吸中枢の異常により十分な換気が行えず，PaO_2が低下してしまう状態。

■換気血流比不均等(p.374，図1参照)

●換気量(VA)と血流(Qc)のバランスを換気血流比($\dot{V}_A/\dot{Q}c$)で表す。
●血流(Q)に対する肺胞換気(VA)の割合($\dot{V}_A/\dot{Q}$*1)が，何らかの病的状態によって不均等になっていること。
●肺胞の換気量(VA)と肺血流量(Q)の比→$\dot{V}_A/\dot{Q}$
●肺の上部ほど肺胞の換気量(VA)は小さく下部は大きい。
●肺の上部ほど肺血流量(Q)は小さく下部では大きいが，その度合いは肺胞の換気量より大きい。このため，肺上部の$\dot{V}_A/\dot{Q}$>肺下部の$\dot{V}_A/\dot{Q}$となる。
●$\dot{V}_A/\dot{Q}=0$→シャント：換気のない肺胞に血流が流れるということ。
●$\dot{V}_A/\dot{Q}=\infty$→肺胞死腔：血流のない肺胞が換気されるということ。

用語アラカルト
＊1 $\dot{V}_A/\dot{Q}$
肺胞の換気量(VA)と肺血流量(Q)の比

■拡散障害(p.374，図1参照)

●肺胞より血液までの間に何らかの障害がある状態。
●肺胞での拡散面積の減少や肺胞と血管内皮までの(間質)厚さの増加，肺胞気と血液の接触時間の短縮などがある。
●二酸化炭素は酸素に比べ20倍の拡散能力があるため，肺胞低換気にならない限り上昇しない。

■シャント(右・左シャント)(p.374，図1参照)

●シャントとは，本来血液が通るべき血管と別のルートを流れる状態のことで，静脈血が肺を通過せず，動脈系に流れる状態である。
●心房中隔欠損や心室中隔欠損症などでは右心系の圧は上昇し，右・左シャントが発生し低酸素血症となる。

$$\text{肺内シャント率}(Qs/Qt)=0.003\times\frac{A\text{-}aDO_2}{(0.003\times A\text{-}aDO_2+5)}$$

- 肺内シャントの増減や血液酸素化の効率をみることができる。
- 正常値は5 %以下。15 %を超えるときは重症である。

用語アラカルト

＊2 FEV1.0
1秒間に，肺活量のうち，どのくらいの割合を吐き出すことができるかを示す。

＊3 FEV1.0%
一秒量÷努力性肺活量×100で表される。

＊4 %VC
努力性肺活量÷予測肺活量×100で表される。

換気障害

- 呼吸機能検査で肺活量（vital capacity：VC），一秒量（forced expiratory volume 1.0：FEV1.0＊2），一秒率（forced expiratory volume 1.0%：FEV1.0%＊3）を計測する。
- 肺活量（VC）は正常予測値の80 %を%肺活量（%VC＊4），一秒率（FEV1.0%）は70%を指標とし正常，閉塞性換気障害，拘束性換気障害，混合性換気障害と分類する（図1）。

図1　換気障害の分類

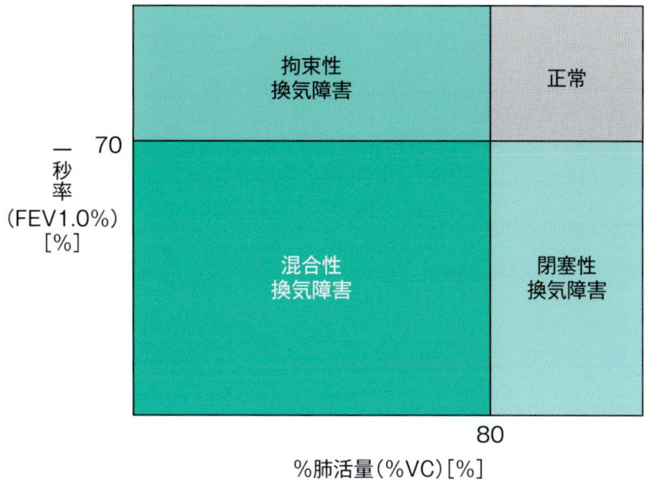

閉塞性換気障害

- **一秒量（FEV1.0），一秒率（FEV1.0%）の低下**が特徴である。
- 一秒率（FEV1.0%）が70 %未満が閉塞性疾患の診断基準となる。
- %肺活量には変化がない。
- 疾患では**気管支喘息**，**慢性気管支炎**，**肺気腫**，**びまん性汎細気管支炎**がある。
- 慢性気管支炎と肺気腫の2つを合わせて慢性閉塞性肺疾患（chronic obstructive pulmonary disease：COPD）とよばれている。

拘束性換気障害

- **肺活量（VC）は正常予測値の80 %が%肺活量（%VC）未満のときに拘束性疾患の診断基準になる**。
- 拡散機能の低下や肺コンプライアンス低下などが伴う。
- 肺組織の硬化では**特発性間質性肺炎**，**特発性肺線維症**，**過敏性肺炎**，**膠原病肺**，**じん肺症**，**肺結核後遺症**，**肺うっ血など**，また肺組織の減少では**肺水腫**，**肺炎**，**無気肺**，**肺切除**などがある。

混合性換気障害

- **肺活量（VC）は正常予測値の80％を％肺活量（％VC）以下，一秒率（FEV1.0%）は70％以下を混合性障害と分類する。**
- **閉塞性換気障害と拘束性換気障害を同時にきたす場合：肺結核後遺症，じん肺**
- 閉塞性換気障害と拘束性換気障害が合併する場合：COPD，間質性肺炎
- 見かけ上の拘束性換気障害：進行したCOPD

補足

- 慢性閉塞性肺疾患（COPD）とは，慢性気管支炎や肺気腫とよばれてきた病気の総称である。COPDは「タバコ煙を主とする有害物質を長期に吸入することで生じる」のであり，喫煙習慣を背景にする生活習慣病と考えられている。わが国のCOPD患者は確実に増加しつつある。

One point Advice

- 低酸素血症になる原因と換気障害分類の理解が必要である。

4 酸素療法

Check point

- ☑ Ⅰ型呼吸不全 ⇒ 空気呼吸でPaO_2：60 Torr以下を呈するもの
- ☑ Ⅱ型呼吸不全 ⇒ $PaCO_2$：45 Torr以上，かつ PaO_2：60 Torr以下を呈するもの
- ☑ 吸着型酸素濃縮器 ⇒ PSA方式，窒素を選択的に吸着する吸着剤を使用
- ☑ 膜型酸素濃縮器 ⇒ 40 %以上の酸素ガスを得ることはできない
- ☑ 低酸素による肺血管攣縮 ⇒ 肺動脈圧が上昇し右心へ負担がかかる
- ☑ 慢性閉塞性肺疾患 ⇒ COPDは慢性気管支炎と慢性肺気腫によって生じる病気

酸素療法の目的

- 高濃度の酸素ガスを吸入することで動脈血酸素分圧（PaO_2）を上昇させる。
- 低酸素血症*1（PaO_2<60 Torr）を改善させて呼吸仕事量や心仕事量を軽減させる。
- 肺胞気酸素分圧（P_AO_2）を上げて**右心負荷**を軽減させる。
- 在宅酸素療法では慢性閉塞性肺疾患（COPD）の症状安定や**QOL向上**を目的とする。

低酸素血症の原因

- 肺炎，COPDなどによる低酸素血症には**換気/血流ミスマッチ**がある。
- 換気と血流の**不均等分布**では肺尖部に比べて肺底部での血ガスは悪い。
- 肺炎などによって酸素化の悪い肺胞が増えると酸素投与に反応しなくなる。
- シャントの量（シャント効果）が多いと酸素化に悪い影響を与える。

用語アラカルト

＊1 低酸素血症
低酸素血症（hypoxemia）は動脈血中の酸素含量が減少している状態を指し，組織の低酸素状態（低酸素症）と混同しないよう注意する。

補足

圧力の単位について
- 圧力単位はPa（パスカル）で表され，1 Paは1 m^2あたりに1Nの力が働いている状態。また，1 Torr=133.3 Paで水銀柱1 mm分の圧力が1 Torrであることから，ここではTorrで表す。

図1　低酸素血症の原因

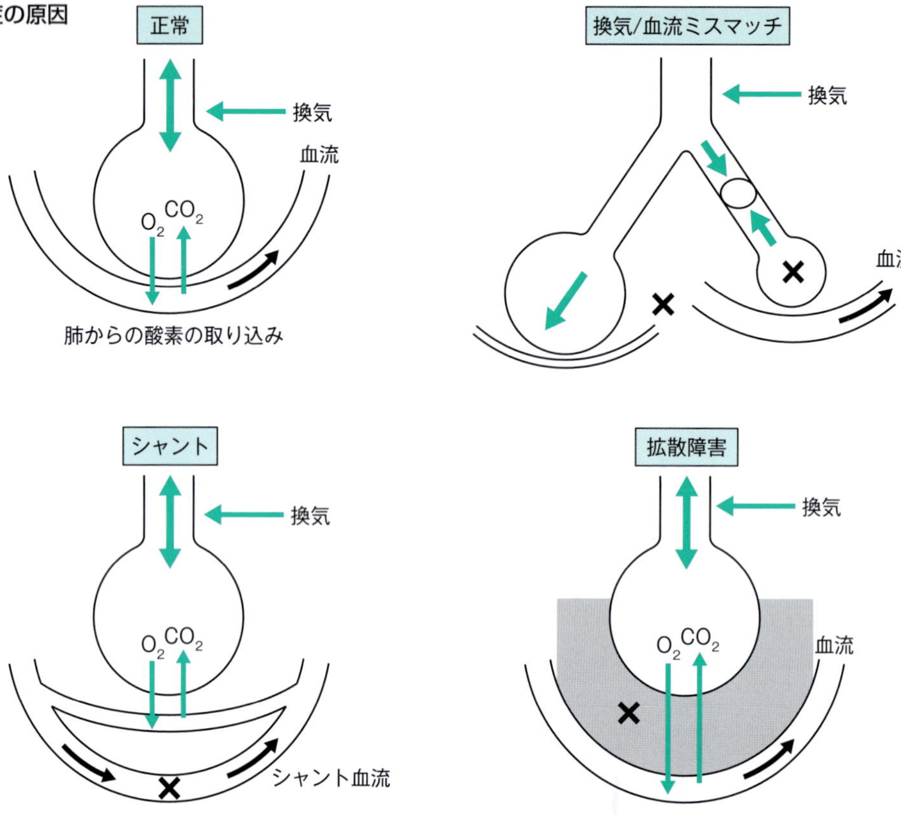

酸素吸入器具

●低流量式（3～6 L/分）には経鼻カテーテル，鼻カニューレ，簡易酸素マスクがある。

※注意点：呼吸の深さや呼吸数でF_IO_2が変化し確実な酸素投与量が得られず，高濃度の酸素吸入が行えない。

●高流量式（6～10 L/分）にはベンチュリーマスク，エアーゾルマスクが用いられる。

※注意点：マスクの紐による耳介上部の痛みや皮膚潰瘍の可能性があり，マスクのため食事の際ははずす必要がある（最近では大流量のネーザルハイフローが登場した）。

補足

ネーザルハイフロー

●特殊な鼻カニューレを用いて鼻から痛みなく加温・加湿した酸素を30～60 L/分の大流量で供給でき，口を閉じれば終末呼気に陽圧（PEEP）がかかるのが特徴。

酸素濃縮器

●在宅酸素療法（HOT）に使われ，酸素と窒素を分離する**吸着型**（PSA方式*2）が多い。

●酸素富化膜方式は窒素より酸素が多く透過する**分離膜**を用いている。

●携帯酸素発生器は２種類の薬剤と水を反応させ100 %の酸素を発生する。

●**メンブレーン方式**は中空糸膜に酸素を通しやすい特性の素材が使用され，酸素濃度（≒40 %O_2）を安定して供給できる。

用語アラカルト

＊2　PSA方式

吸着型はゼオライトを使用し，ゼオライトの窒素を吸着する特性を使って高濃度酸素の空気を作り出す。

表1　酸素流量と吸入酸素濃度の関係

鼻カニューレ		簡易酸素マスク		リザーバー付マスク	
酸素流量[L/分]	吸入酸素濃度[%]	酸素流量[L/分]	吸入酸素濃度[%]	酸素流量[L/分]	吸入酸素濃度[%]
1	24	5～6	40	6	60
2	28	6～7	50	7	70
3	32	7～8	60	8	80
4	36			9	90
5	40			10	90以上
6	44				

図2　リザーバー付マスク

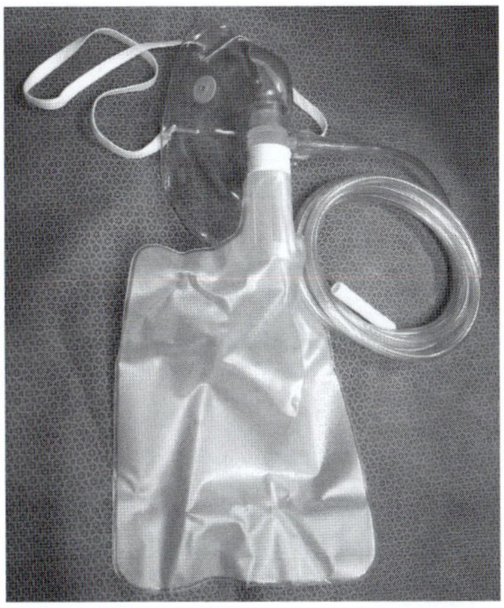

One point Advice

●酸素療法の合併症には，①乾燥ガス吸入による気道の乾燥，②高濃度酸素連続投与による酸素中毒，③低換気によるCO_2ナルコーシス，④吸収性無気肺，⑤感染などがあり，これらに注意すること。

5 吸入療法，吸湿療法(加温・加湿)

Check point

- ☑ 吸入薬剤の過敏反応 ⇒ 心悸亢進，悪心，発汗，発疹など
- ☑ 人工鼻 ⇒ 人工呼吸器もしくは麻酔器などとの併用禁忌
- ☑ 定量噴霧式吸入器 ⇒ 薬剤入りのボンベを指で加圧して薬剤を噴霧し吸引する
- ☑ 相対湿度(relative humidity：RH) ⇒ 空気中に溶け込める水の量
- ☑ 絶対湿度(absolute humidity：AH) ⇒ 空気中にどれだけの水が存在しているかという量

補足

吸入療法適応の肺疾患

- 閉塞の強い喘息や慢性閉塞性肺疾患(COPD)の治療でステロイドやβ_2刺激剤の吸入療法が代表的である。

吸入療法の目的

- 吸気ガスを加温・加湿して気道粘膜を保護し，**気道内の線毛運動**を促す。
- 気管，気管支に薬剤を噴霧して，消炎，去痰をはかる(ネブライザ吸入療法)。
- 肺疾患治療の目的で肺胞に薬剤をエアゾール粒子にして投与する。

吸湿療法の方法

- 加温加湿器：人工呼吸器などからの吸気ガスの加温・加湿に用いられる。
  【例】カスケード型加湿器，モジュール式加湿器，ヒューミディファイア型加湿器，常温気泡型加湿器，人工鼻(heat and moisture exchanger：HME)など。
- 噴霧器(ネブライザ)：薬剤をエアゾール化して経口吸入するための装置。

図1　加温加湿器と噴霧器(ネブライザ)

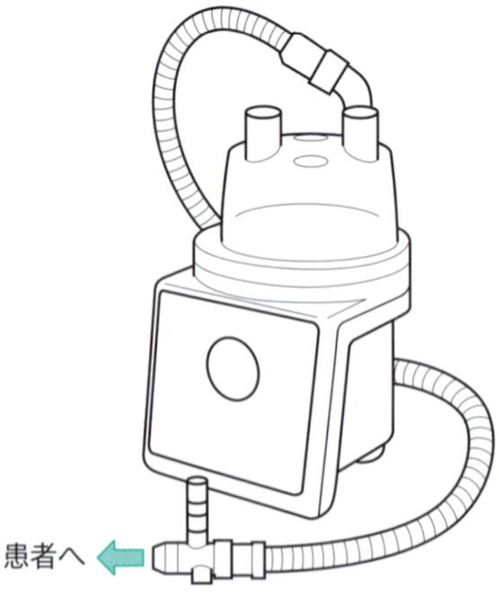

ベースプレートが加熱されることによって，取り付けられたチャンバ内の滅菌蒸留水が加湿され，吸気ガスは加温・加湿されて患者へ送られる。

(F&P社MR700シリーズ型加温加湿器添付文書より改変引用)

a　モジュール式加湿器

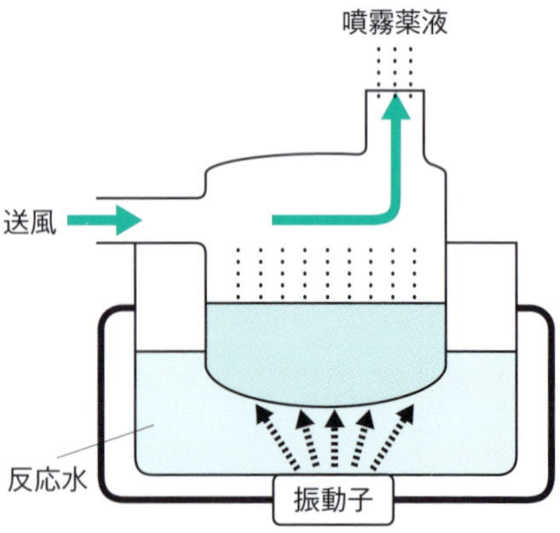

超音波振動子から発生した超音波振動エネルギーが反応水を通して薬液表面に集中し，振動の作用(キャビテーション効果)で薬液が霧化され，送風にのって噴霧される。

b　超音波式ネブライザ(二槽構造)

飽和水蒸気と絶対湿度

図2　温度変化による湿度

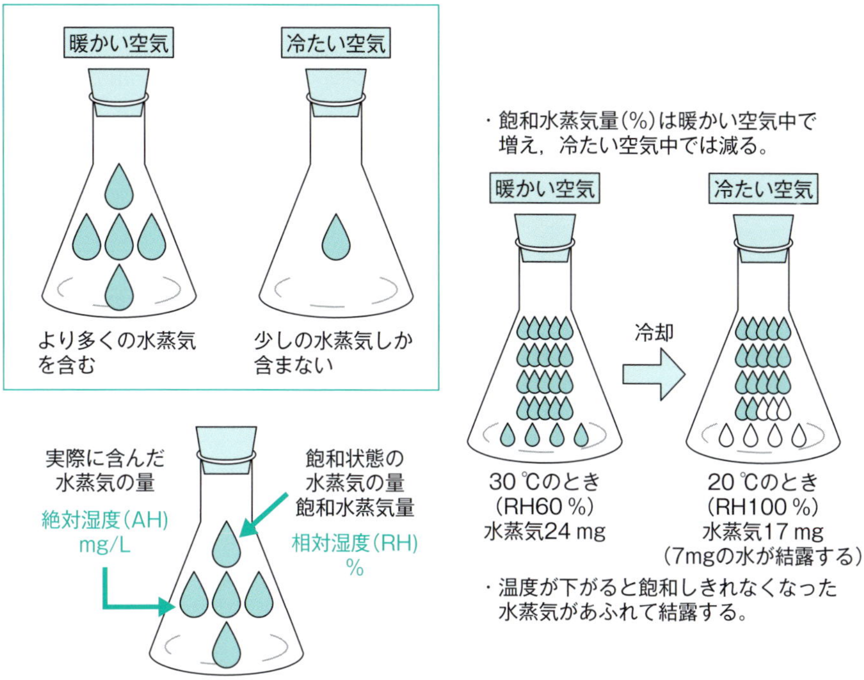

絶対湿度と相対湿度の関係

●相対湿度(relative humidity：RH)とは，水蒸気の飽和水蒸気量を100とし，実際の水蒸気量を比率[%]で表したものである。絶対湿度(absolute humidity：AH)は実際に含んだ水蒸気の量[mg/L]である。

用語アラカルト

＊1　**米国規格協会(ANSI)**
加湿器の水分供給能力について，米国規格協会(ANSI)では絶対湿度33 mg/L以上としている。実際には，加湿器の温度を気管チューブ内に結露がある程度に調節する。

表1　飽和水蒸気の絶対湿度と水分量

飽和水蒸気の絶対湿度と分圧		
温度[℃]	水分量 AH[mg/L]	水蒸気分圧 [mmHg]
0	4.9	4.6
10	9.4	9.2
20	17.3	17.5
25	23.1	23.7
30	30.4	31.7
35	39.6	42.0
37	44.0	46.9
38	46.3	49.5
39	48.7	52.3
40	51.1	55.1
100	598.0	760.0

絶対湿度と相対湿度の関係		
温度[℃]	AH[mg/L]	[RH%]
37	44	100
37	30.8	70
37	22	50
37	18	41
35	39.6	100
35	27.8	70
21	18	100
21	9	50

米国規格協会(ANSI)＊1では加湿器は
AH：33 mg/L以上が必要
実際には35～40 mg/Lを投与する

(三学会合同呼吸療法士委員会 編：呼吸療法テキスト，p.140，克誠堂出版社，1992．より改変引用)

●加湿器は主として水蒸気を発生させる器具であり，ネブライザは霧（ミスト）を発生させる。
●加湿器には，常温の加湿瓶，パスオーバー型，カスケード型，灯芯型がある。
●吸入療法は通常，ジェットネブライザを用いて給湿と薬液吸入を行う。
●超音波ネブライザは多量のミストを発生させるため，小児の場合は過剰給湿に注意する。

One point Advice

●人工鼻の添付文書には，併用禁忌欄に「加温加湿器を併用した場合，人工鼻のフィルタが閉塞し，換気が困難となるおそれがある。」と記されている。その理由として「人工鼻のフィルタは，加温加湿器との併用により閉塞し，換気が困難となるおそれがある。」と記載されている。

6 人工呼吸療法の実際

Check point

- ボーア効果 ⇒ 血液のPCO_2が増すと酸素解離曲線が右方偏移する
- ホールデン効果 ⇒ 血液のPO_2が上昇すると吸収したCO_2を放出する
- 低酸素性肺血管攣縮（HPV） ⇒ 肺血管は酸素分圧が低いと収縮する
- 肺酸素化障害 ⇒ 肺での酸素取り込み障害（P_AO_2に比較してPaO_2が極端に低い）
- 低酸素血症 ⇒ PaO_2が低いことを指す。通常，60 Torr未満を異常とする
- 肺サーファクタント ⇒ 肺表面活性物質，肺の伸展を補助する

補足

酸素解離曲線

● 酸素解離曲線は，血液のpH，体温，炭酸ガスなどの影響で解離曲線が右側，左側にシフト（偏移）する。PO_2が高いと多少のPO_2の低下でも酸素飽和度は高値を維持するが，PO_2が低いと酸素飽和度が低下する。

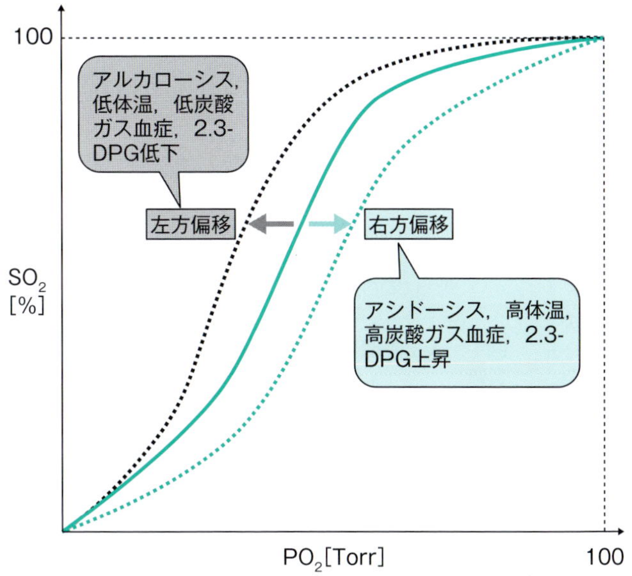

人工呼吸療法の目的

- 適正換気の維持：吸気・呼気を補助して，**必要換気量**を保ちCO_2を排出する。
- 呼吸仕事量の軽減：呼吸筋疲労による**呼吸仕事量**を軽減し，**肺胞低換気**を予防する。
- ガス交換能の改善：肺での換気・血流を良好にして**ガス拡散能**を改善する。
- 虚脱した肺胞の改善：PEEP*1や吸気終末ポーズ（EIP）を付加する。

用語アラカルト

＊1 PEEP
呼気終末陽圧（positive end expiratory pressure: PEEP）は肺に一定圧をかけて肺胞の虚脱を防ぎ酸素化を改善させる。

補足

呼吸仕事量を表す式

- 呼吸仕事量は

$$P = R \times F + \frac{C}{V}$$

P：仕事量，R：気道抵抗，F：流速，C：コンプライアンス，V：換気量

で表される。仕事量軽減には各因子を評価する必要がある。呼吸仕事量をターゲットとした呼吸モード（PAV）もある。

PEEPのリスク

- 高いPEEPをかけると，胸腔内圧が上昇し，静脈還流が低下して全身の血圧が下がる。また，同時に脳圧が上昇するため問題となる。

人工呼吸器の設定

- 換気様式：自発呼吸がない場合は調節換気（CMV）とし，自発呼吸がある場合はSIMV*2，PSV，補助/調節（Assist/Control）とする。
- 吸入酸素分画（F_IO_2*3）初期設定は1.0（100 %）とし，血液ガス分析を行いF_IO_2を下げる。
- 1回換気量と換気回数：換気量は5～10 mL/kgとし，換気回数は通常12～15回/分にする。
- PEEP：3～5 cmH_2Oとし，PaO_2，最高気道内圧，循環抑制に注意しながら設定する。

用語アラカルト

＊2 SIMV
同期式間欠的強制換気で強制換気以外でも自発呼吸に同期してガスを吸入することが可能でファイティングを防止する。

＊3 F_IO_2
吸気中酸素濃度（fraction of inspired oxygen）を表し，空気呼吸では21 %O_2（F_IO_2：0.21）であり，投与O_2量によってF_IO_2は変化する。

図1 人工呼吸器の基本構造

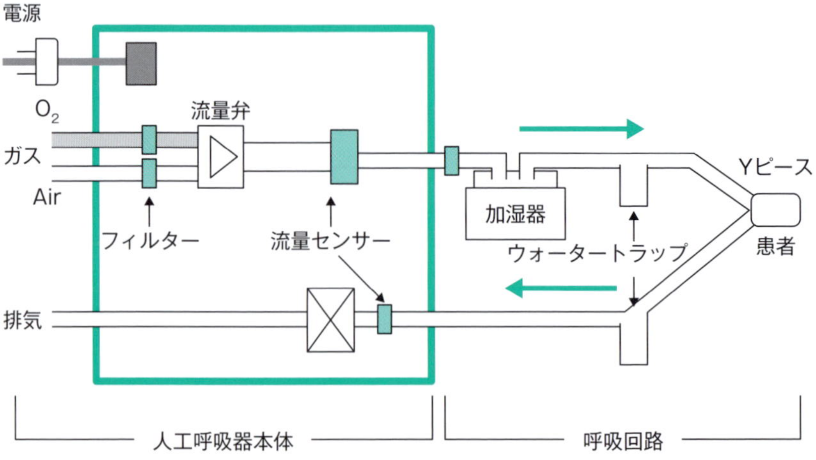

各種の換気モード

- 自発換気モード(Spont, CPAP):患者の吸気・呼気のタイミングなどすべて患者に依存する。
- 補助/調節換気モード(A/C):設定された換気量または圧,吸気時間で換気を行う。
- VC(volume control:従量式):換気量と吸気流量を設定して換気を行う。
- PC(pressure control:従圧式):吸気圧と吸気時間を設定して換気を行う。
- SIMVモード:強制換気と自発換気を組み合わせて換気を行う。
- PS(pressure support):自発吸気にあらかじめ設定された圧で吸気を補助する。

補足

人工呼吸器関連肺障害(ventilator-associated lung injury: VALI)の原因

①volutrauma:肺過膨張による損傷
②atelectotrauma:再開放と虚脱の繰り返しによる損傷
③biotrauma:肺,全身性の炎症
④oxygen toxic effects:高いF_IO_2による肺損傷
⑤barotrauma:高圧による損傷
などがある。

合併症と問題点

- 気道確保に伴うもの:挿管時の気道損傷,カフによる潰瘍の発生と感染。
- 肺の過膨張によるもの:循環抑制による血圧下降,尿量減少,全身浮腫,圧外傷。
- 高濃度O_2投与によるもの:酸素中毒(中枢性障害,肺障害)。
- 加温,加湿に伴うもの:水分摂取過多,気道熱傷,うつ熱,気管支けいれん。

表1　一般的な人工呼吸器の適応基準

パラメータ	適応	正常範囲
換気能力		
呼吸数	<5または>35	10~20
1回換気量[mL/kg]	<3	8~12
肺活量[mL/kg]	<10	65~75
最大吸気圧[cmH_2O]	<20	−75~−100
酸素化能		
PaO_2[Torr]	<60(F_IO_2=0.6)	75~100(F_IO_2=0.21)
$A\text{-}aDO_2$[Torr]	>350(F_IO_2=1.0)	25~65(F_IO_2=1.0)
$PaCO_2$[Torr]	>60	35~45
V_D/V_T	>0.6	0.3

One point Advice

●人工呼吸器は,特定保守管理医療機器である。医療機器安全管理責任者が計画した医療機器の保守点検(日常点検・定期点検),および安全使用のための情報収集と改善策,研修を実施しなければならない。

人工呼吸器警報基準(薬事法第42条第2項)

●呼吸回路が外れた場合には,音声による**警報**を発すること。
●発せられる警報の消音時から2分以内に自動的に当該警報を発する機能を有すること。
●発せられる警報は,一時的に消音する場合を除き,**消音することができない**こと。
●給電が停止した場合には,音声による警報を発すること。
●本体スイッチは,接触などにより容易に切断されない構造または機能を有すること。

7 呼吸管理で用いられるモニタ

Check point

- ☑ 肺胞方程式 ⇒ P_AO_2
  $= F_IO_2(P_IO_2 - PaCO_2) - PaCO_2\left(\frac{1 - F_IO_2}{R}\right)$
  R：0.8（呼吸商）
- ☑ CO_2 ⇒ 呼気終末PCO_2と$PaCO_2$とは1～3 Torr以内で相関する
- ☑ 酸素飽和度＊1（S） ⇒ $S = \frac{O_2Hb}{O_2Hb + RHb}$
  O_2Hb：酸化Hb，RHb：還元Hb
- ☑ SpO_2オキシメトリ ⇒ 赤色光（660 nm）と赤外光（940 nm）付近の変化成分の比率から動脈血だけの酸素飽和度を求める
- ☑ 肺内圧 ⇒ 1回換気量÷コンプライアンス＋（抵抗×流量）

用語アラカルト

＊1 **酸素飽和度**（SO_2）
血液中の酸化ヘモグロビン（O_2Hb）の占める割合を表し，総HbとO_2Hb比であり，動脈血のSO_2はPaO_2を測定して算出されるが，パルスオキシメータで測定した場合はSpO_2と表記する。

基本モニタ

- 動脈血ガス分析モニタ：酸素化能の指標（PaO_2），換気能の指標（$PaCO_2$），酸塩基平衡（pH）状態のほか，Hb濃度，各種電解質，血糖値なども測定できる。
- 呼気炭酸ガスモニタ：呼気終末炭酸ガス（$P_{ET}CO_2$）と$PaCO_2$が相関する（換気の指標）。
- パルスオキシメータ：動脈血酸素飽和度からPaO_2を予測する（肺の状態・酸素化の指標）。
- 換気力学モニタ：グラフィックモニタ，呼吸ごとの気道内圧，流量，換気の状態を表示する。

モニタ使用上の注意事項

- 呼気炭酸ガスモニタでは，不整脈や過換気患者における$P_{ET}CO_2$の信頼度が低くなる。
- パルスオキシメータでは，体動，末梢循環不全，静脈うっ血や静脈拍動，外界光，色素の混入，異常ヘモグロビン，penumbra effect（脈波は出ているものの測定値が低い現象）などがある。
- 換気力学モニタでは，基線が元に戻らない場合にAuto PEEP，回路のリークなどがある。

図1　人工呼吸器のグラフィックモニタ（画面）

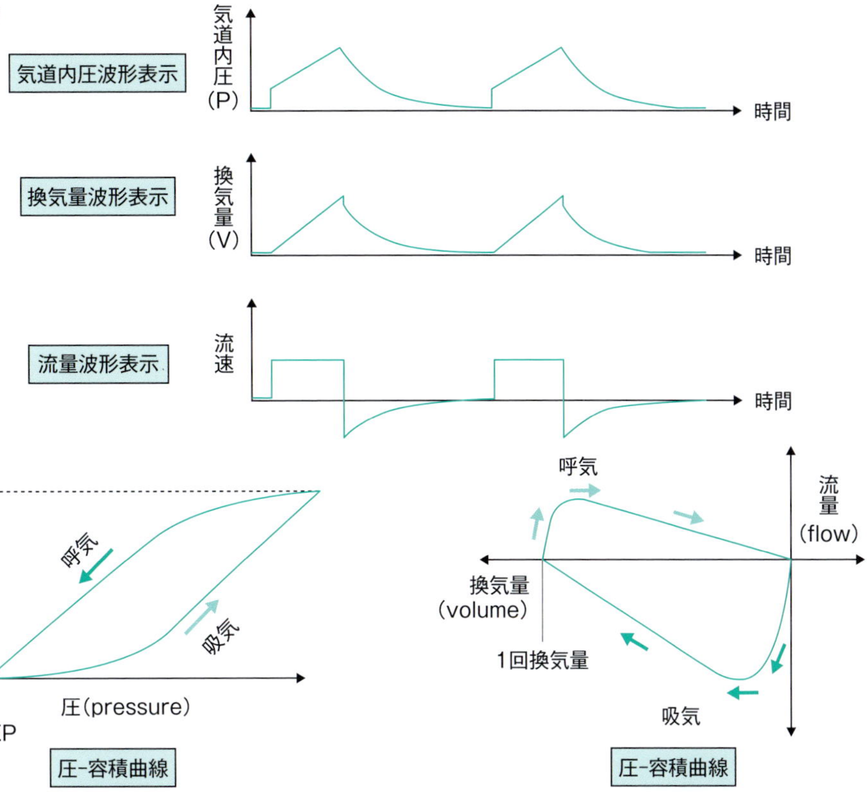

補足

SpO_2とPaO_2

- PaO_2は動脈血液中の酸素分圧を表しており，肺障害の指標である。SpO_2は，動脈血液中のHbの何%が酸素と結合しているかを表しているが，SpO_2はPaO_2と相関があり，PaO_2が高いとSpO_2も高くなる。酸素解離曲線では，PaO_2が高い時にSpO_2が高い値を示すのでPaO_2の変化を識別しやすい。

用語アラカルト

＊2　ARDS
急性呼吸窮迫症候群（acute respiratory distress syndrome：ARDS）は肺毛細血管のびまん性障害に起因し，透過性亢進型で非心原性の重篤な肺水腫である。敗血症などを起因として発症することが多く，死亡率は40～60％と高い。

評価について

- $PaCO_2$上昇：低換気がある。呼吸回数低下，1回換気量不足，心拍出量増加など。
- $PaCO_2$低下：過換気がある。呼吸回数増加，1回換気量過多，肺血流量低下など。
- $P_{ET}CO_2$低値：CO_2運搬の異常がある。ショックや心停止患者，無呼吸時など。
- $P_{ET}CO_2$高値：CO_2産生の増加がある。高体温，振戦，けいれんや肺機能の低下など。
- SpO_2が92％以下のとき：PaO_2が60 Torr以下の低酸素血症に相当する。
- SpO_2が測れない場合：血圧低下，循環不全，心停止等で脈拍を検知できない状態。

グラフィックモニタの評価

- 陰圧の振れ方が大きい：自発呼吸により呼吸の開始を患者自身が決定している場合。
- ピーク気道内圧が尖っている：患者の1回換気量が多すぎた場合。
- 呼気終末が元に戻らない：喘息患者やARDS＊2の患者など，気道の状態が悪い患者の場合。
- 呼気曲線が基線に戻らない：呼気終了前に吸気が始まる（Auto-PEEP）がある場合。

図2　代表的なループ異常

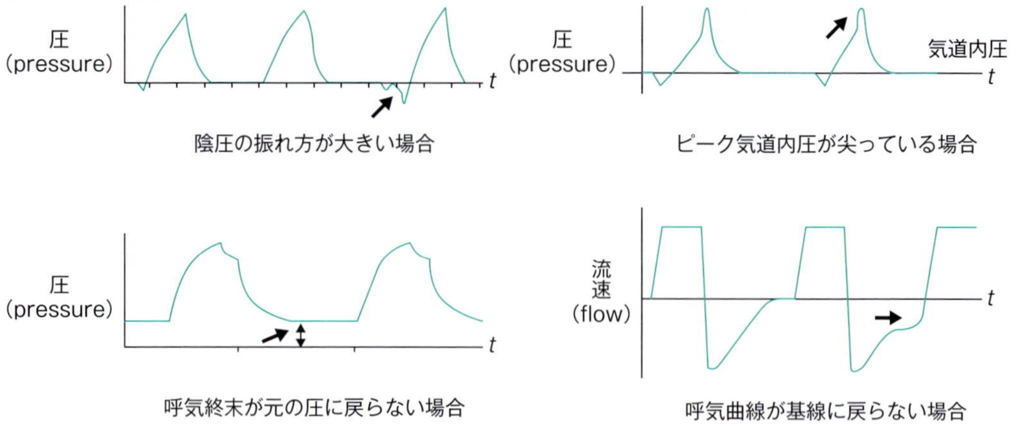

- 呼吸性アシドーシスの場合は，肺胞換気を維持できるように1回換気量を上げる。
- グラフィックモニタから呼気抵抗の増大がある場合は呼気フィルタと呼気弁をチェックする。
- 患者と人工呼吸器の同期不良がある場合はトリガ感度設定値を変更する。

One point Advice

- カプノグラムを連続測定することで，患者血液中のCO_2濃度の推定，挿管チューブが適正かどうか，気道閉塞の有無，死腔換気量の推定などがおおよそわかる。

8 在宅人工呼吸療法

Check point

- 在宅人工呼吸療法 ⇒ home mechanical ventilation：HMV
- TPPV ⇒ tracheostomy positive pressure ventilation：気管切開下人工換気
- NPPV ⇒ non-invasive positive pressure ventilation：非侵襲的陽圧換気療法
- 肺胞低換気 ⇒ 呼吸筋の出力不足（呼吸筋疲労）から起きる
- 高CO_2換気応答（HCVR） ⇒ 長期間のCO_2貯留によりHCVRが抑制される
- HMV効果 ⇒ 呼吸筋疲労を改善させる

補足

NPPVとNIPPV

- 日本語ではどちらもnon-invasive（非侵襲的）と表されているが，米国ではNPPVはnon-invasive positive pressure ventilationの略で，非侵襲的陽圧換気と訳され，NIPPVも，non-invasive positive pressure ventilationの略で同じであり，統一されていない。わが国では，2006年に日本呼吸器学会のガイドラインでNPPVを採用したことから，NPPVが使用されている。

定義および適応

- 在宅人工呼吸とは，長期にわたり持続的に人工呼吸に依存せざるを得ず，かつ，安定した病状にあるものについて，在宅において実施する人工呼吸療法をいう。
- 肺結核後遺症・後側弯症などの肺外病変を主とする**胸郭性拘束性換気障害**のある患者に適応。
- 肺気腫や気管支拡張症などの肺内病変を主とする症例に適応。
- $PaCO_2$が神経筋疾患領域では50 Torr，呼吸器疾患では55 Torr以上で導入を検討する。
- 適応疾患は，筋萎縮性側索硬化症，筋ジストロフィー症，慢性閉塞性肺疾患，肺結核後遺症。

HMVの実際

TPPV（tracheostomy positive pressure ventilation：気管切開下人工換気）

- 呼吸回路が閉鎖系で気管切開部からの感染や会話不可により患者負荷が大きい。
- 補助呼吸様式には補助・調節換気（A/C），圧補助換気（PSV）を用いる。

NPPV（non-invasive positive pressure ventilation：非侵襲的陽圧換気療法）

- 呼吸回路が開放系で鼻マスク/フェイスマスクを介して脱調が容易である。
- Sモード（spontaneous mode），Tモード（timed mode），S/Tモードから選択する。

図1　在宅用人工呼吸器（TPPVとNPPV）

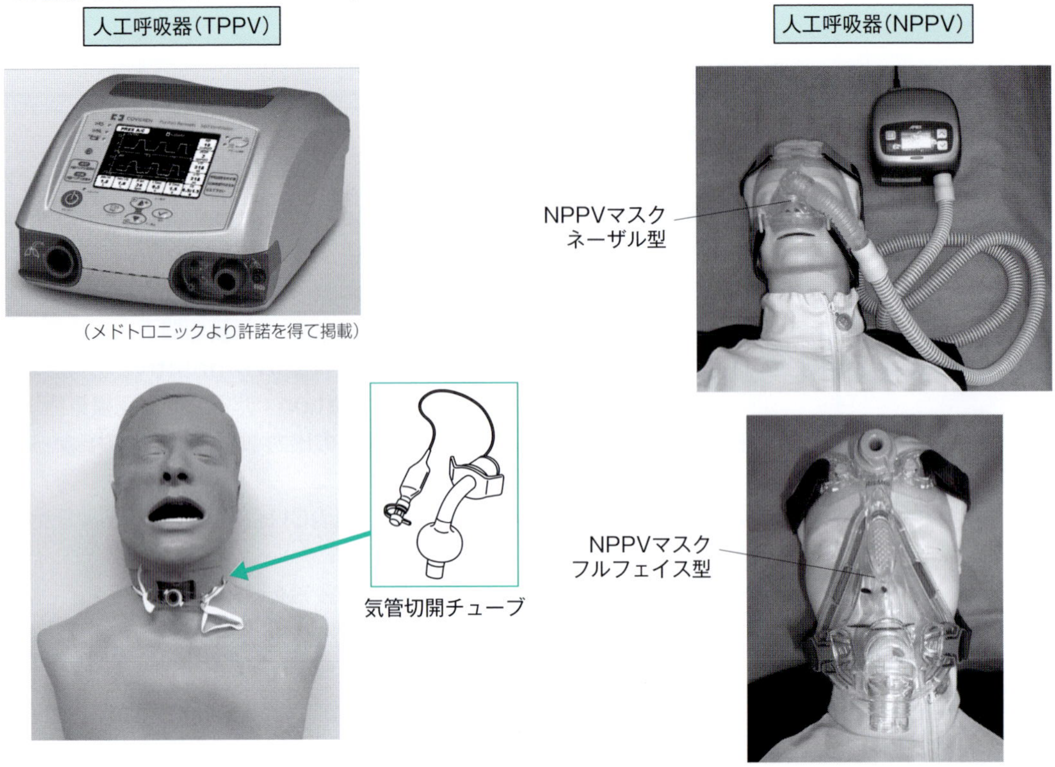

NPPVの実際

- 適応：慢性換気障害，または急性換気障害（COPD急性増悪，急性肺水腫）など。
- 禁忌：心肺停止，重篤な臓器不全，顔面の外傷・手術後，上気道閉塞，非協力的など。
- Sモード：自発呼吸に同期して吸気気道陽圧（IPAP）と呼気気道陽圧（EPAP）を供給する。
- Tモード：設定された呼吸回数と吸気時間に応じてIPAPとEPAPを繰り返す。
- S/Tモード：自発呼吸がある場合はSモードで，自発呼吸がない場合はTモードに移行する。

NPPVによる合併症と注意

- マスクのベルトをきつく絞め過ぎた場合に，マスク接触周囲の紅斑，潰瘍に注意する。
- 乾燥した室内では，口・鼻腔の乾燥に注意して加温加湿器の使用や口腔ケアを施行する。
- マスク不適合により大量のエアーリークが目の乾燥をきたすのでマスクフィッティングを行う。
- 設定圧が高すぎた場合に呑気，腹部膨満が起きるので再設定が必要となる。
- 重篤な合併症には，誤嚥性肺炎，低血圧，気胸などがある。

表1　主な適応疾患

主な適応疾患		疾患名
神経・筋疾患	神経疾患	脊髄性筋萎縮症（Ⅰ型・Ⅱ型） 脳性まひ（超重症児） 脊髄損傷 重症筋無力症 ギラン・バレー症候群 オンディーヌカース症候群 脳神経障害後遺症 横隔膜神経麻痺
	筋疾患	デュシャンヌ型筋ジストロフィー 先天性福山型筋ジストロフィー 筋萎縮性側索硬化症（ALS） ミトコンドリア脳筋症 先天性ミオパチー（重症例）
呼吸器疾患	肺疾患	肺気腫 慢性気管支炎 気管支喘息 間質性肺疾患（突発性肺線維症，塵肺症，サルコイドーシス） 肺結核後遺症 肺高血圧症 気管支拡張症 肺癌横隔膜ヘルニア 肺低形成

（非侵襲的換気療法研究会 編：慢性呼吸不全に対する非侵襲的換気療法ガイドライン，ライフサイエンス出版，2004．より改変引用）

到達目標

- 急性期の場合は，症状の軽減，呼吸仕事量の軽減，血液ガスの改善を目標にする。
- 慢性期（長期）の場合は，睡眠の質改善，QOLの拡充，機能的状態を増加，予後改善などを目標にする。

One point Advice

- 在宅人工呼吸療法の対象となる患者は，病状が安定し，在宅での人工呼吸療法を行うことが適当と医師が認めた者とする。なお，睡眠時無呼吸症候群の患者は対象とならない。

9 特殊な呼吸管理

Check point

- ☑ 高頻度振動換気法 ⇒ high frequency oscillation：HFO
- ☑ 呼吸促迫症候群 ⇒ respiratory distress syndrome：RDS
- ☑ volutrauma ⇒ 肺胞の過進展が血管，肺胞の透過性を亢進して起こる損傷
- ☑ サーファクタント ⇒ 肺表面活性物質で肺の表面を覆う，界面活性物質のこと
- ☑ 体外式肺補助 ⇒ 体外循環で人工肺へ通し，ガス交換を代行して肺を休ませる
- ☑ バスキュラーアクセス ⇒ V-A（静脈脱血動脈送血），V-V（静脈脱血静脈送血）がある

種類と適応

- サーファクタント補充療法：呼吸促迫症候群（RDS）の根本的治療として有効。
- NO吸入療法：強力な肺血管拡張作用のNOを吸入することで肺高血圧症の治療に用いる。
- 高頻度換気法（HFO）：換気回数10 Hz以上で行う人工換気法で新生児のRDSに有効。
- 体外式肺補助：重篤な呼吸不全に対して，体外循環による膜型人工肺（extracorporeal membrane oxygenation：ECMO*1），体外式肺補助（extracorporeal lung assist：ECLA*2），体外式心肺補助（extracorporeal lung and heart assist：ECLHA*3），経皮的心肺補助装置（percutaneous cardiopulmonary support：PCPS）などがある。

注意点

- サーファクタント補充療法では換気圧を急激に下げると肺虚脱を起こすので注意する。
- NO吸入療法では，O_2と反応して気道損傷や肺障害を起こす危険性がある。
- HFOでは，過度な気道内圧の上昇は気胸，血圧低下，頭蓋内出血などの危険性が高まる。
- 体外式肺補助では，出血傾向，感染，空気塞栓などの危険があるので長時間行えない。

用語アラカルト

＊1 ECMO
体外式膜型人工肺（extracorporeal membrane oxygenation）のこと。重症呼吸不全に対して体外循環により，膜型肺を用いて呼吸補助を行う装置。

＊2 ECLA
体外式肺補助（extracorporeal lung assist）のこと。純粋な呼吸不全に対して膜型肺を用いた呼吸補助を行うこと。体外式肺補助（extracorporeal life support：ECLS）ともいう。

＊3 ECLHA
体外式心肺補助（extracorporeal lung and heart assist）のこと。術中の人工心肺離脱困難例や術後心停止など致死的循環不全に対して行われる。

図1　体外式膜型人工肺ECMO（V-A方式）回路図

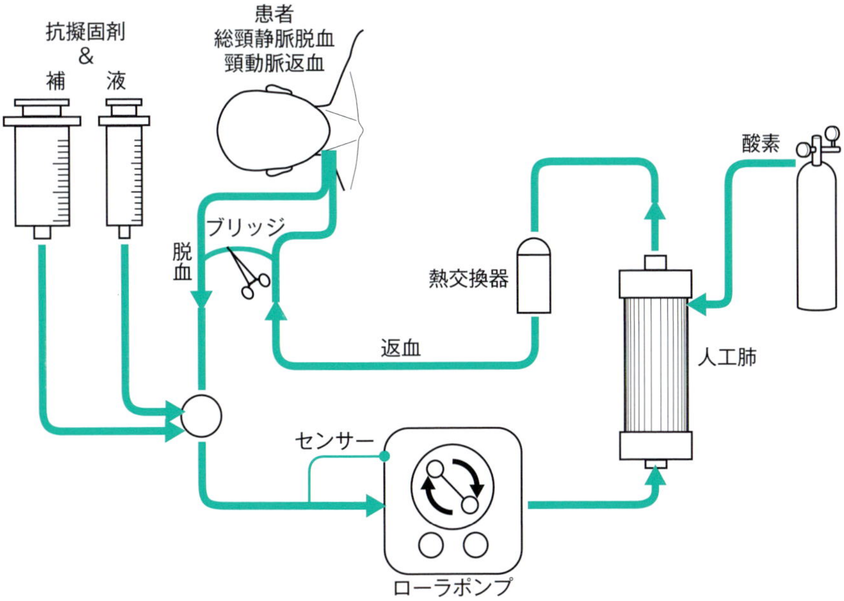

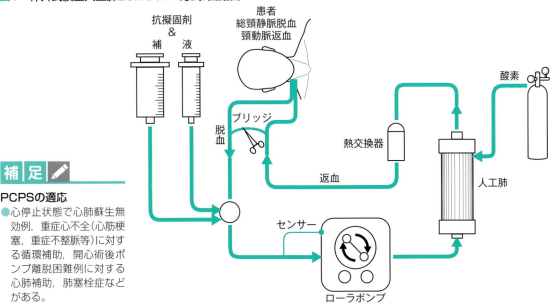

（医療機器センター：3学会合同呼吸療法認定士認定講習会テキスト，2005．より改変引用）

補足

PCPSの適応

- 心停止状態で心肺蘇生無効例，重症心不全（心筋梗塞，重症不整脈等）に対する循環補助，開心術後ポンプ離脱困難例に対する心肺補助，肺塞栓症などがある。

用語アラカルト

＊4　APRV
気道内圧開放換気（airway pressure release ventilation）のこと。CPAP（PEEP）圧を間欠的に開放し，呼気補助を行うこと。

＊5　PAV
比例補助換気（proportional assist ventilation）のこと。自発呼吸に対して一定の割合で呼吸補助を行うこと。

＊6　IRV
吸気・呼気時間比逆転換気（inverse ratio ventilation）のこと。吸気，呼気時間の比率を逆転させた換気方法。

＊7　HFJV
高頻度ジェット換気（high frequency jet ventilation）のこと。換気回数が高頻度で施行され低い気道圧で換気する。

特殊な換気モードの原理

- APRV＊4：虚脱した肺を高いPEEP（15 cmH_2O以上）で広げて自発呼吸をさせる。
- PAV＊5：肺胸郭系の換気力学モデルを用いて吸気目標圧を設定し，自発呼吸を補助する。
- IRV＊6：吸気・呼気比逆転換気法で換気パターンがゆっくりとした吸気と，早い呼気からなる。
- HFJV＊7：高圧のガスをカテーテルから高頻度で間欠的に噴出し換気を行う方法。

その他の換気方法

- 左右肺独立換気法（DLV）は専用挿管チューブで左右の肺を分け，それぞれ独立して換気する。
- 適応は，肺病変の左右差が著明でガスの改善がみられないもの。また，片側に肺炎，肺挫傷，気管支出血などがある場合やその手術時に用いられる。
- 胸郭外陰圧式人工換気（NETPV）は胸郭の外側にチャンバを装着し，胸壁に陰圧をかけて換気を行う換気法である。気管内挿管や気管チューブを必要としないので，非侵襲的人工換気法の1つである。換気設定は，吸気時の陰圧（INP）と呼気時の圧（ENP），呼吸数，I/E比を設定する。適応は，自発呼吸で意識があり，咽頭反射があることなどが条件である。

表1　換気障害肺の構成（肺胞と気道）

換気 （肺胞と気道）	正常	コンプライアンス低下	気道抵抗上昇	換気A＋B	虚脱
	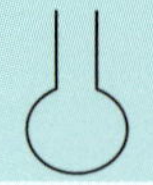	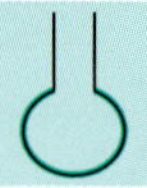	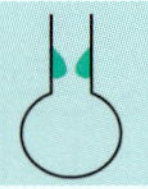	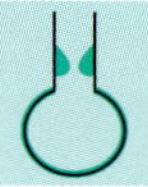	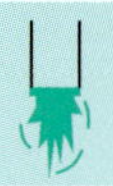
C[L/cmH$_2$O]	0.5/1.2	0.5/30	0.5/12	0.5/30	－
R[cmH$_2$O/Lsec]	6	6	20	20	－
t(C×R)[sec]	0.25	0.1	0.8	0.3	－

C：コンプライアンス，R：気道抵抗，t：時定数（time constant）

（Clinical Engineering別冊2-2，特殊な換気モードより改変引用）

- 肺胞換気量（V_A）は肺胞より呼出される１分間のガス量で低換気ではP_ACO_2が上昇する。
- 死腔換気率（V_D/V_T）は一回換気量中の生理学的死腔量が占める割合（正常は約0.3）。
- 肺胞気－動脈血O_2分圧較差（A-aDO_2）は肺におけるガス交換障害の指標となる。
- P/F ratioはPaO_2をF_IO_2で除したもので急性肺損傷の診断基準にも用いられる。

One point Advice

- oxygen index（OI）は平均気道内圧×F_IO_2/PaO_2で人工呼吸を行っている新生児呼吸障害において，肺の圧および酸素による呼吸障害の程度を予測する場合に用いられている。

10 麻酔器の構造と保守

Check point

- ガス遮断安全装置 ⇒ 酸素ガス供給圧が低下した場合，ほかのガスの供給を停止する
- ガス流量計 ⇒ 20℃標準大気圧の状態で目盛られている
- 酸素フラッシュ ⇒ 大流量（35～75 L/分）の酸素を呼吸回路側に直接送る弁
- 気化器 ⇒ 揮発性麻酔薬を液体から気化するように設計された装置
- 逆止弁 ⇒ 麻酔器内ガス配管へ逆流するのを防ぐために設けられた弁
- ピン方式またはシュレーダ方式 ⇒ 使用するガスの誤接続防止機構

補足

標準大気圧（standard atmosphere）

- 大気圧の国際基準となる数値で101.325 kPaと定められている。

760 mmHg（Torr）= 101.325 kPa

構造と構成

- 麻酔器は大別して，麻酔器内ガス配管（ガス供給部）と患者・呼吸回路部から成り立っている。
- ガス供給源は中央配管方式，または個別方式（ガスボンベ）で供給される。
- 気化器は流量計からガス共通流出口の間に設置する回路外気化器が一般的。
- 設備には麻酔ガスを室外に放出する**余剰ガス排除設備**（AGSS*1）を設けなければならない。

用語アラカルト

＊1 AGSS
余剰ガス排除設備（anesthetic gas scavenging system）のこと。

麻酔器の安全機構

- 麻酔器で起こる最も危険な事故は**酸素欠乏**（ガス欠）であるので，さまざまな対策がなされている。
- ガス流量計の配列では，酸素流量計は右端でノブの形状が決められている。
- 低酸素防止装置付き流量計（純亜酸化窒素供給防止装置）が装備されている。
- 酸素供給警報装置および酸素濃度計は供給圧や酸素濃度が一定以下になると警報を発する。
- APL弁*2，ポップオフ弁は回路内圧が設定以上になるとガスを回路外に開放する。

用語アラカルト

＊2 APL弁
adjustable pressure limiting valveのこと。患者呼吸回路内の圧力を設定レベルで開放する弁。患者は過剰な圧力にさらされることがなく，開放圧は調整可能である。

図1　麻酔器の構造

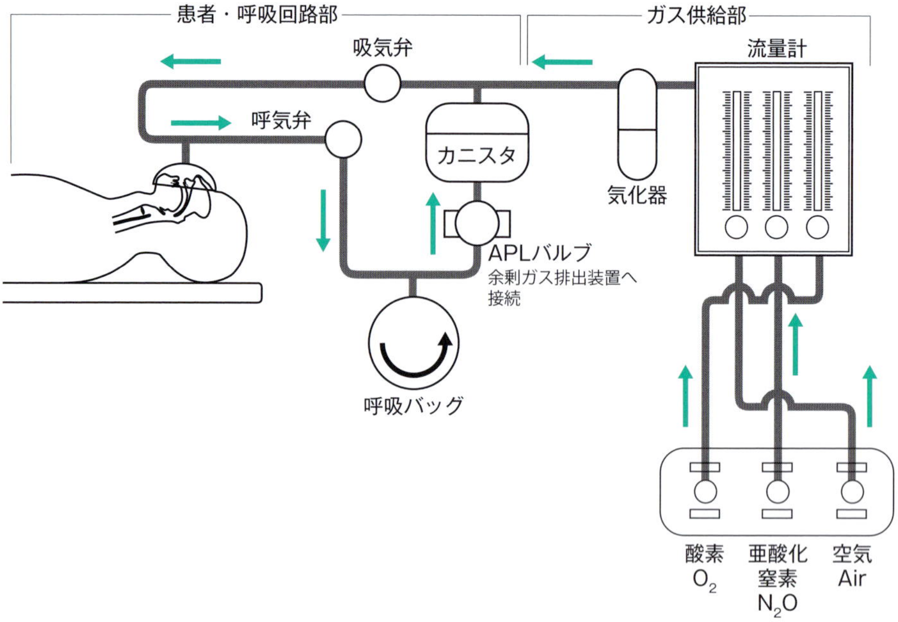

図2　実際の麻酔器の例

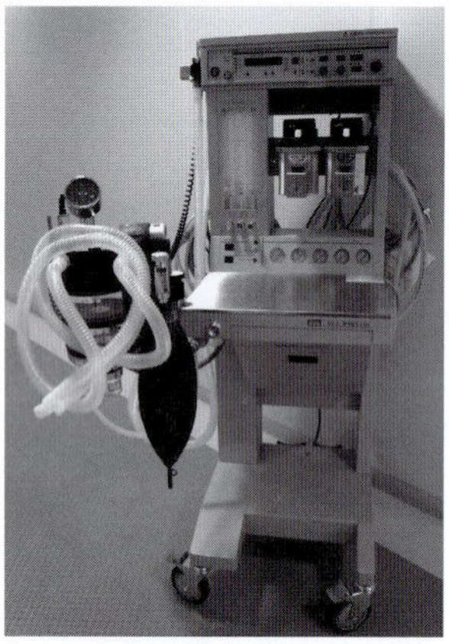

（アコマ医科工業株式会社：アコマ麻酔器 PRO－45）（許可を得て掲載）

補足

カニスタ（canister）

- 循環式二酸化炭素吸着装置。CO_2吸着材にはソーダライムが一般的に使用されており，CO_2と反応して中和反応を起こして，CO_2を吸収する。CO_2を吸収するとソーダライムは紫に変色する。しかし，乾燥したソーダライムを使用すると，麻酔ガスと反応して異常発熱や一酸化炭素を産生しやすくなる。

半閉鎖循環式呼吸回路と特殊な呼吸回路

- 半閉鎖循環式呼吸回路は呼吸バッグ，呼気吸気弁，蛇管，カニスタ，APLバルブからなる。
- 麻酔ガスは送気管から吸気弁，患者，呼気弁，呼吸バッグ，カニスタ，吸気弁と流れる。
- 半閉鎖回路では，カニスタのCO_2吸収に吸収剤としてアムソーブが充填されている。
- 特殊な呼吸回路に二重管構造があり，内管を通してガスが供給され，呼気は外管から呼気弁へと流れる。

保守点検項目

- 使用前に呼吸バッグを外し，Yピースの先を閉じて口を塞ぎリークテストを実施する。
- 酸素濃度計の校正は空気（21 %O_2）と純酸素（100 %O_2）の2点校正で行う。
- 亜酸化窒素ボンベの点検は重量を測る。内容が液体のため，ボンベ圧力からは残量がわからない。
- CO_2吸着剤は白色で強アルカリ。手に触れないようにして青紫色になったら交換する。
- 供給圧低下でアラームが鳴り，亜酸化窒素の供給が遮断されることを確認する。
- ガス配管設備の酸素の供給圧が設定値（通常392±49 kPa）であることを目視確認する。
- 酸素フラッシュは35～75 L/分で閉鎖回路に接続した5 Lバッグが約5秒間で膨らむこと。

表1　一般的な麻酔器でのトラブルと対策

項目	トラブル内容	事例	対策
医療ガス	ガス供給圧低下 または停止	低酸素血症 高炭酸ガス血症など	予備供給設備に切り替える 酸素濃度計の設置
流量計	流量計の読み違い ノブの誤操作	低酸素血症 麻酔の不実行	正しい操作法の励行 酸素濃度計の設置
気化器	薬液の誤注入	麻酔実施不可	麻酔ガス温度計の設置 保守点検の実施
酸素フラッシュ	過剰供給 供給不能	肺損傷（圧外傷） 低酸素血症	保守点検の実施
APL弁	排気不能	高炭酸ガス血症	保守点検の実施
呼気弁 吸気弁	弁の破損 弁の吸着	低酸素血症 高炭酸ガス血症 圧損傷	回路内圧警報装置の設置 保守点検の実施
カニスタ	CO_2吸着能低下	高炭酸ガス血症	呼気炭酸ガス濃度計の設置 保守点検の実施
呼吸回路	接続不良	低酸素血症 高炭酸ガス血症 麻酔実施不可	回路内圧計の設置 保守点検の実施 パルスオキシメータ設置

- 半閉鎖回路の利点：一定濃度の麻酔ガスが与えられるので麻酔濃度の管理が行いやすい。
- 半閉鎖回路の欠点：多量のガスを用いるため不経済。
- 閉鎖式回路の利点：呼気は完全に再呼吸され，余剰ガスの放出がない。
- 閉鎖式回路の欠点：呼吸抵抗が大きく，うつ熱の可能性がある。

One point Advice

- 麻酔器は人工呼吸器としても用いられるため，取り扱いには人工呼吸器同様の注意が必要でトラブルシューティング対応には電源，ガス配管設備，アラーム機構などの保守管理が求められる。

12

人体の構造と機能（疾患を含む）

1 呼吸器系の機能と構造

Check point

- 上気道の構造と機能 ⇒ 鼻，副鼻腔，咽頭
- 下気道－喉頭の構造と機能 ⇒ 声帯，咳反射
- 下気道－気管，気管支の構造と機能 ⇒ 気管，主気管支，葉気管支，区域気管支，細気管支
- 呼吸に関連した構造と機能 ⇒ 横隔膜，肋間筋，呼吸の調節
- ガス交換に関連した構造と機能 ⇒ 血液－空気関門，酸素，二酸化炭素の運搬，肺容量，呼吸容量，血液ガス分析
- 呼吸器系の主な疾患 ⇒ 気管支癌＊1，肺炎＊2，喘息発作＊3，結核＊4

用語アラカルト

＊1　気管支癌
刺激を受けた気管支粘膜上皮が炎症用病変を呈するが，悪性に転化して癌となる。予後は不良。喫煙は最も危険な病因である。

＊2　肺炎
種々の病原体により肺組織に感染が起こった病態である。1つの区域気管支，あるいはそれ以下の気管支領域に炎症が限局している場合は気管支肺炎，1つの肺葉全体に蔓延している場合は大葉性肺炎という。

＊3　喘息発作
呼吸困難，特に呼気が困難となる。種々の要因(アレルギー反応，感染，精神的興奮など)によって引き起こされ，気管支平滑筋のけいれんや収縮，粘膜の腫脹が原因となる。

＊4　結核
結核菌の感染によるもので飛沫感染する。どの器官にも発症しうるが，肺に発症することが最も多い。早期に発見し，治療することが重要である。

呼吸器の構造と気道

- 気道は鼻腔に始まり，咽頭，喉頭，気管（図1a），ここから分枝して気管支，細気管支，終末細気管支，呼吸細気管支，肺胞管，肺胞（図1b）となる。分岐は二十数回，繰り返す。
- 終末気管支までは肺胞がなくガス交換は行われない。
- **呼吸で重要な筋**は**横隔膜**である。
- **右肺は3葉**，**左肺は2葉**に分かれる。

呼吸に関連した構造と機能

- 横隔膜は幅の広い筋性の板で胸腔に向かって半球状に膨隆しており（図1a，図2a），胸腔と腹腔を隔てている。
- 横隔膜の中央部は腱中心とよばれる腱性の板で，横隔膜の筋付着部になっている。
- **横隔膜が収縮**すると，半球状の横隔膜のドームは下降する（図2a）。このとき，同時に肋骨間に張っている**外肋間筋も収縮**して胸郭を前上方とわずかに側方に広げる（図2b）。その結果，胸腔の陰圧が高まり**肺が拡張して吸気**が起こる。
- 吸気は能動的であるのに対して**呼気**はほとんど**受動的**に行われる。
- **外肋間筋**と**横隔膜の弛緩**，**内肋間筋の収縮**による胸郭の下降により胸郭容積が減少し，**呼気**が起こる（図2b）。

図1　呼吸器（気道など）の構造

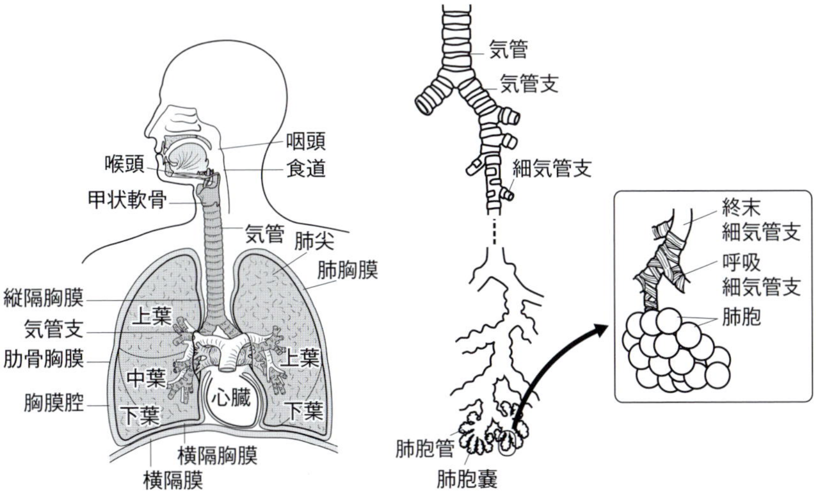

a　呼吸器の構造　　b　気道の構造

（図aは芝　紀代子 編：臨床検査技師 ブルー・ノート 基礎編 2nd edition,p18,メジカルビュー社,2013.より引用）

図2　呼吸と横隔膜，肋間筋

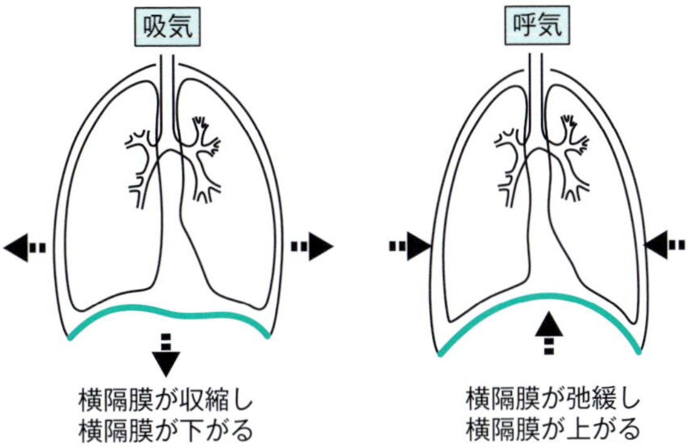

a　呼吸と横隔膜

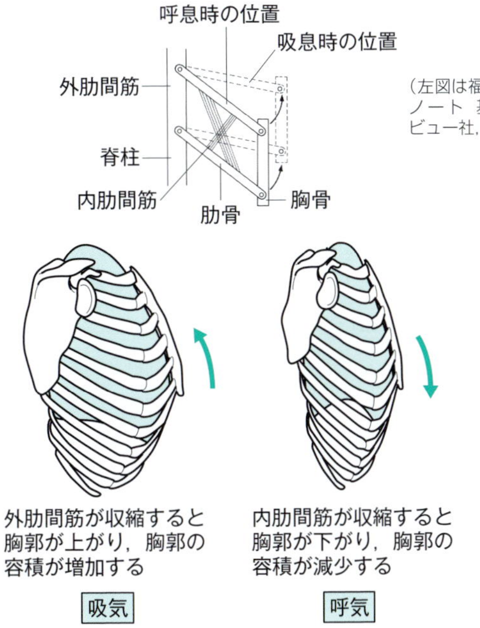

（左図は福士政広 編：診療放射線技師 ブルー・ノート 基礎編 3rd edition,p.67,メジカルビュー社，2012.より引用）

b　呼吸と肋間筋

補足

努力性肺活量，1秒量・率

- 思いっ切り力一杯空気を吸い込み，次いで思いっ切り吐き出す。吐き出し始めの1秒間に出る空気の量を1秒量といい，それを努力肺活量で割り算した値が1秒率である。

換気障害

- 1秒率が70％以上，％肺活量が80％以上あれば正常。％肺活量が80％未満のときは拘束性障害（肺線維症，胸膜癒着，肺癌，肺水腫など）とよぶ。1秒率が70％未満の場合は気道に狭窄があり閉塞性障害（慢性気管支炎，肺気腫など）とよぶ。％肺活量が80％以下で1秒率が70％未満の場合は混合性障害（重症な肺結核，肺化膿症，気管支拡張症など）とよぶ。

補足

血液ガス分析

- 肺疾患の患者，人工呼吸器を装着している患者，酸塩基平衡維持機構に障害がある場合（代謝障害，糖尿病，ショック，昏睡など）には血液ガス分析をする必要がある。呼吸運動が障害されると二酸化炭素の排泄が障害されて，二酸化炭素，炭酸水素イオン，水素イオンが体内に蓄積され呼吸性アシドーシス（pH<7.35）が起こる。呼吸中枢が過度に刺激されると過呼吸となり（過換気症候群など），二酸化炭素が多量排泄され呼吸性アルカローシス（pH>7.45）となる。

ガス交換に関連した構造と機能

- **肺の毛細血管**と**肺胞の空気との間**（**血液－空気関門**）で拡散によりガス交換が行われる（**図3**）。生体の肺胞の総面積は60～70 m²（新聞紙百数十枚の広さ）で，その厚さは1 μm以下で効率良く拡散される。
- 大気中に含まれる酸素は21 %で水銀柱，160 mmHgに相当するが，呼気は肺胞中で湿度100 %，37 ℃となり，水蒸気圧は47 mmHg相当となり，肺胞内酸素分圧は約100 mmHgとなる。
- 静脈中の酸素分圧は40 mmHg，炭酸ガス分圧は46 mmHgであり，圧差により酸素と炭酸ガスは肺胞から血液に拡散により移動する。その結果，肺静脈（動脈血）では酸素分圧が約95 mmHg，炭酸ガス分圧が40 mmHgとなる（**図3**）。

図3　肺胞でのガス交換とガス分圧

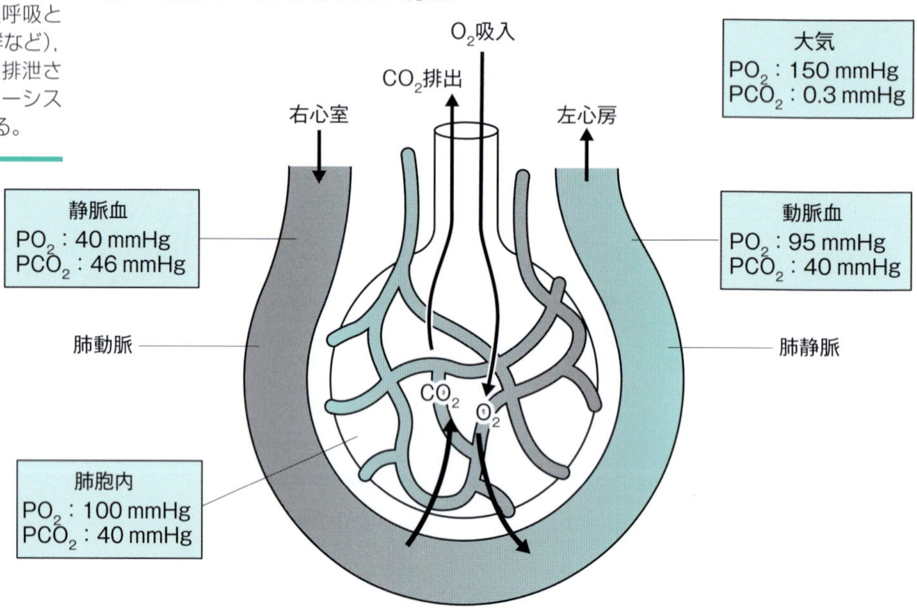

肺容量と呼吸容量（図4）

- 1回の呼吸で約500 mLの空気が吸入される。このうち約2/3は肺に到達するが，残りは喉頭，気管，気管支などの**死腔**とよばれる部位にとどまり，ガス交換に関与しない。
- 健常成人では1分間に14～16回呼吸を行い，1分間に7.5 Lの空気を吸入，排出しており，これを**分時呼吸量**または**呼吸容量**という。通常の吸気後にさらに2～3 Lの空気を吸い込むことができ，これを**予備吸気量**という。また，通常の呼気後に努力して，さらに約1 Lの空気を排出できる。これを**予備呼気量**という。

1回呼吸量 ＋ 予備吸気量 ＋ 予備呼気量 ＝ 肺活量

- 最大限，空気を吐き出しても肺の中には空気が残る。これを残気量という。肺活量と残気量を加えたものを**全肺容量**という。

図4　通常の呼吸時と深呼吸時における呼吸容量（健常成人の値）

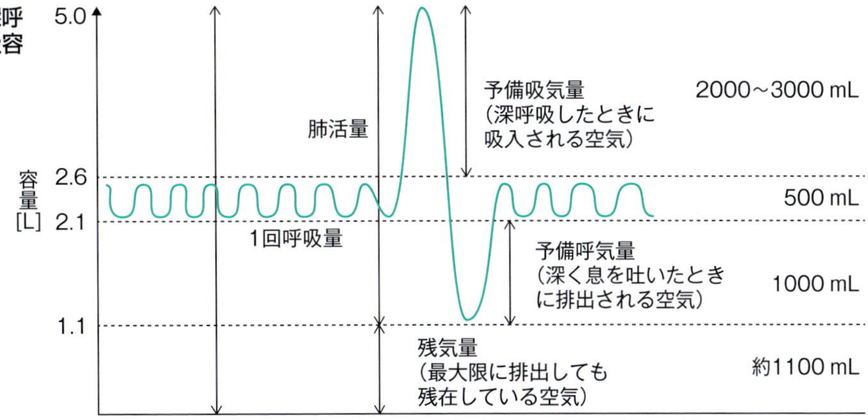

（三木明徳ほか 監訳：からだの構造と機能，西村書店，1998.より引用）

One point Advice

●まずはじめに用語アラカルトで述べる病態，疾患から学習することによって，基礎的な解剖学，生理学的な事項の理解が深まり，効率よく覚える方法も一法である。

2 循環器系の機能と構造

Check point

☑ 心臓血管系	⇒	肺循環，体循環，心臓の解剖と機能，刺激伝達系，心電図
☑ 動脈系の構造と機能	⇒	血管壁の構成，血管の収縮・拡張
☑ 静脈系の構造と機能	⇒	容量血管，静脈弁，血栓症
☑ 門脈系の構造と機能		
☑ 血圧の調節機構	⇒	圧受容器＊1，血管運動中枢
☑ 血液の分布調節	⇒	ストレス反応，レニン−アンジオテンシン−アルドステロン系＊2，ショック＊3
☑ 心臓の弁の異常＊4，動脈硬化	⇒	弁狭窄，弁閉鎖不全，心不全，冠状動脈疾患＊5
☑ 不整脈＊6	⇒	房室ブロック，脚ブロック，心室細動，電気除細動

用語アラカルト

＊1 圧受容器
大動脈，頸動脈，胸部，頸部の太い動脈には動脈壁の伸展を感知する圧受容器が存在する。この刺激は脳の血管運動中枢に送られ交感神経系作用を抑制する。その結果，血管は弛緩し，心拍数と心拍出量が減少して血圧が下がる。

＊2 レニン−アンジオテンシン−アルドステロン系
循環血液量や腎血流量が減少すると昇圧ホルモン，レニンが分泌される〔「腎臓・尿路系の機能と構造」(p.405)参照〕。このホルモンがアンジオテンシノーゲンに働き，アンジオテンシンⅠに変える。さらにアンジオテンシン変換酵素の作用によりアンジオテンシンⅡが生成され，これが動脈，静脈を強く収縮させ血圧を上げる。また，アンジオテンシンⅡは昇圧ホルモンであるアルドステロンの分泌を促進する。

肺循環

- 上下大静脈からの血液は右心房でまとめられ，右心室から肺動脈を介して肺に運ばれる。
- 肺では空気−血液バリアで赤血球に結合したCO_2を肺胞に排出し，肺胞中のO_2を血液中に取り込む。
- ガス交換した血液は肺静脈を介して左心房に集められ，左心室から大動脈そして全身循環系へ拍出される。
- 肺循環に配布される血液量は全身血液量の約12 %である。

体循環

- 大動脈から拍出された血液は，動脈系−毛細血管系−静脈系と運ばれる(体循環)。
- **全身血液量**の**約10 %が動脈系，約5 %が毛細血管系，約65 %が静脈系**に配布される。

心臓の解剖

- 心臓の縦断図(模型)を図3に記す。右心系の血液は右心房−三尖弁−右心室と運ばれ，肺動脈弁(図では省略，静脈血流の矢印が肺動脈に入る部位に存在)−肺動脈へと肺循環に至る(図3，色矢印)。肺循環から肺静脈を介して戻ってきた血液は左心房に集められ，僧帽弁−左心室−大動脈弓と運ばれる(図3，黒矢印)。

図1　体循環と肺循環

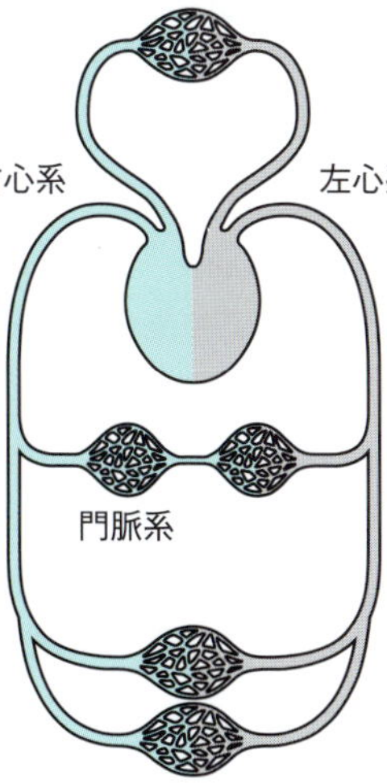

図2　循環系における酸素と二酸化炭素の運搬

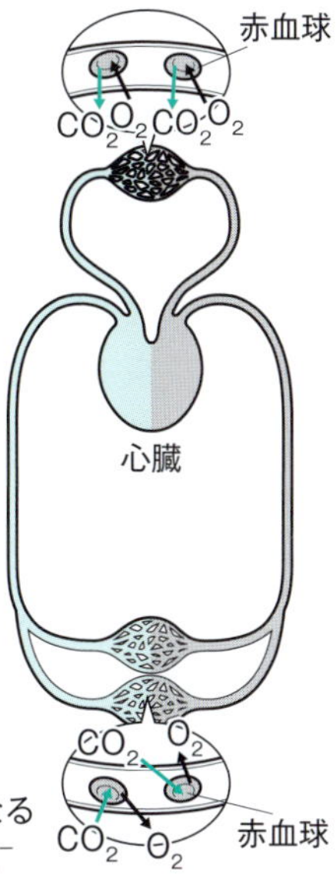

血液によるCO_2輸送

45 %は血漿中でHCO_3^-になる
35 %は血漿中でHCO_3^-
10 %は$HbCO_2$になる
10 %は血漿に溶解する

血液によるO_2輸送

3 %は血漿に溶解
97 %は赤血球中でHbO_2となる

（三木明徳，井上貴央　監訳：からだの構造と機能，p.246，西村書店，1998．より引用）

図3　心臓の解剖

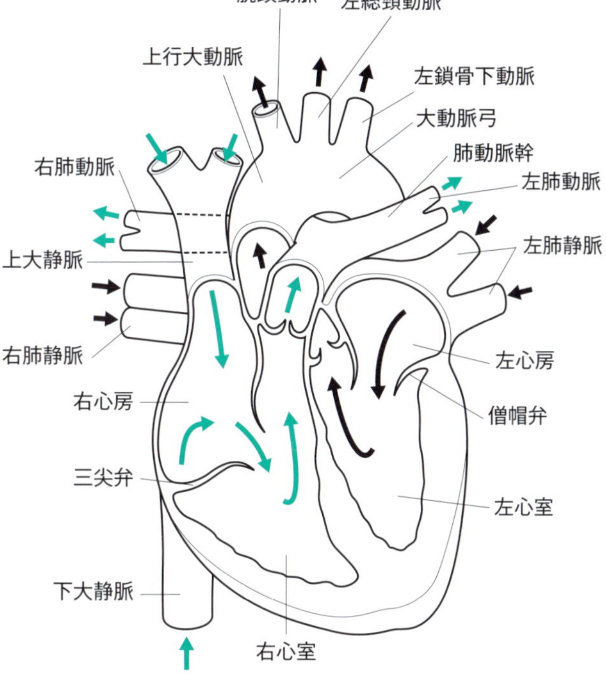

用語アラカルト

＊3　ショック
生命維持に重要な器官への血流減少を伴った循環調節の不能状態をショックという。所見としては収縮期血圧が危険域とされる80 mmHg以下に低下することである。

＊4　心臓の弁の異常
房室弁や半月弁（図3，4）が十分に開かないと弁狭窄，きちんと閉鎖できないと弁閉鎖不全の状態となり，心臓の圧負荷，容量負荷を引き起こす。この状態が長く続くと心不全に至る。

＊5　冠状動脈疾患
心臓を養う血管系が冠状動・静脈である。右冠状動脈は右心房と右心室の境を右回りに走り，後面に至り後室間枝となって心尖に向かう。左冠状動脈は回旋枝と前室間枝に分岐し，左心房，左心室，および心室中隔の大部分に分布する。年齢とともに冠状動脈は動脈硬化をきたし，血管内腔が狭くなり，心筋への血液供給が不十分となる。この病態を冠状動脈疾患という。

心臓の刺激伝達系と心電図（図4）

- 上大静脈が右心房に入る直下の心房壁に**洞房結節**（特殊な心筋線維の集まり）があり，拍動のリズムを生み出す刺激はここから発生するため，**心臓のペースメーカ**ともよばれる。
- **房室結節**は右心房の下部，心室との境界部位に存在し，発見者の名にちなんで**田原の結節**ともよばれる。房室結節で心房筋からの興奮を受け取り，**ヒス束**に伝える。ヒス束は心房中隔の下端を心室中隔に向かって進む短い束で，右脚と左脚に枝分かれして心室中隔の両側を心尖に向かって走り，さらに枝分かれする。ヒス束の末梢部は**プルキンエ線維**とよばれ，興奮を心室筋に伝える。
- 心臓の収縮に伴う電気的な変化を記録したものが**心電図**（図4b）である。**P波は心房の興奮**，**QRS波は心室の興奮**，**T波は心室の興奮からの回復**を示す。

動脈，静脈の構造と機能

- **心臓の収縮**により急速に押し出されて動脈血は**大動脈弁を開き**，大動脈の壁を押し広げる（図5）。
- **大動脈は弾性型血管**であり，拡張期で心筋が弛緩すると，大動脈弁は閉じ，大動脈壁は収縮して血管内に蓄えられた血液を末梢側へ送り出す（**筋原反応**）。この様式の連続で持続的な動脈流が形成される。
- **血液全体の約2/3が静脈系に配布**されていることから静脈系は**容量血管**とよばれている。
- 静脈は血圧が低く，動脈に比べて外膜は厚く，中膜の筋層は薄い。小静脈や中等大の静脈では内膜が折り返って静脈弁が形成される。
- 骨格筋が収縮すると静脈が圧迫され心臓に向かって血液が流れる。このとき下方の弁は閉鎖し，血液の逆流を防ぐ（図6）。**骨格筋の収縮**が一種のポンプの役割を演じていることから**筋肉ポンプ**とよばれ，**静脈血の還流**に重要な役割を果たしている。

図4　心臓の刺激伝達系と心電図

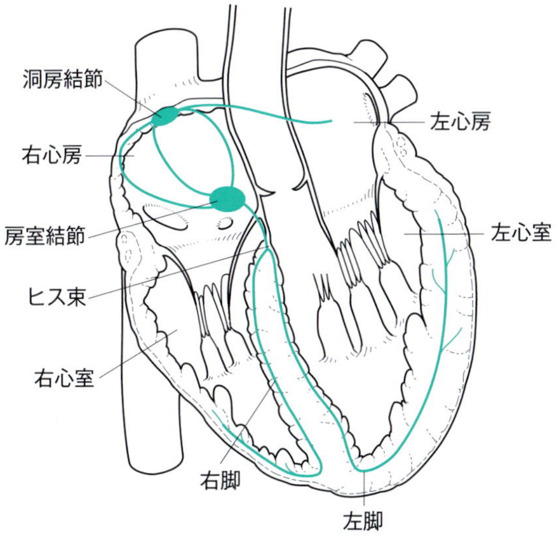

a　心臓の縦断図

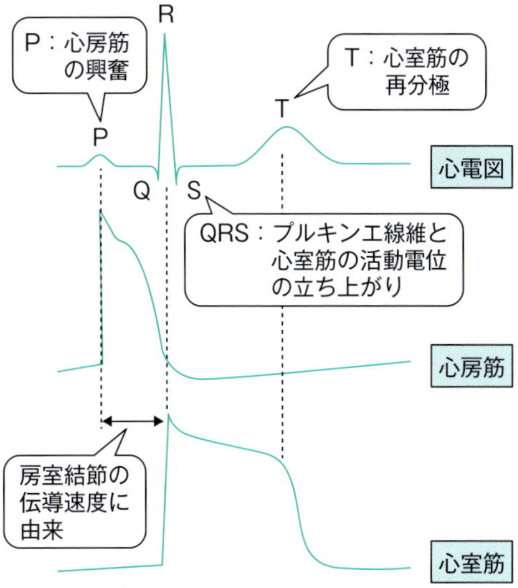

b　心電図と心筋の活動電位の関係

（照井直人 編：はじめの一歩のイラスト生理学，p.117,119，羊土社，2007．より改変引用）

図5　弾性型血管の筋原反応と脈波

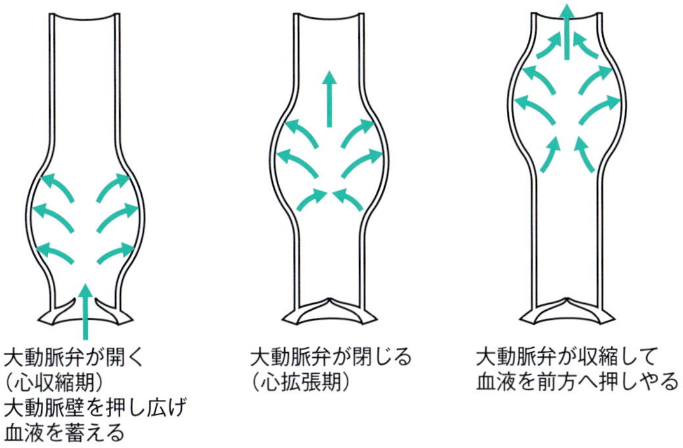

（三木明徳，井上貴央 監訳：からだの構造と機能，p.225，西村書店，1998.より改変引用）

図6　静脈弁の機能

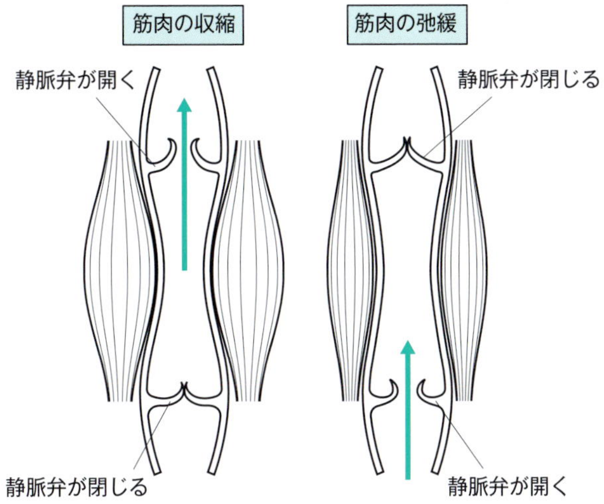

（三木明徳，井上貴央 監訳：からだの構造と機能，p.227，西村書店，1998.より改変引用）

腹腔動脈・門脈系の構造と機能

- **腹腔動脈**およびその分枝の様子を図7に示す。横隔膜を通過した大動脈（腹腔動脈）から総肝動脈，左胃動脈，脾動脈が分枝して肝臓，胆嚢，十二指腸の一部，胃の全体，膵臓，脾臓 に分布する。
- その下部では上腸間膜動脈が分枝し，十二指腸の後半部，胃，膵臓の一部，空・回腸の全域，大腸の前半部分を養う。
- さらに下方では下腸間膜動脈が分枝して，大腸の後半部，直腸の大部分に分布する。
- **門脈**系の分布の様子を図8に示す。腹腔動脈，上腸間膜動脈，下腸間膜動脈が養った消化管，脾臓からの静脈血は最終的に1本の門脈に集められ肝臓に入り，再び毛細血管網を形成し，血液中の栄養素の貯蔵や解毒を行う。

図7　腹腔臓器とその栄養動脈

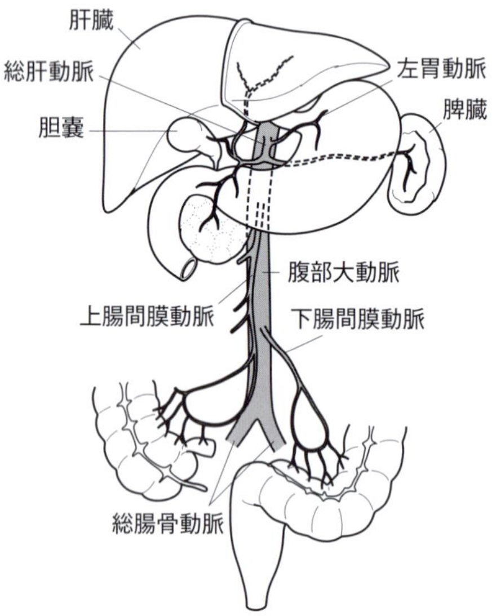

図8　門脈系

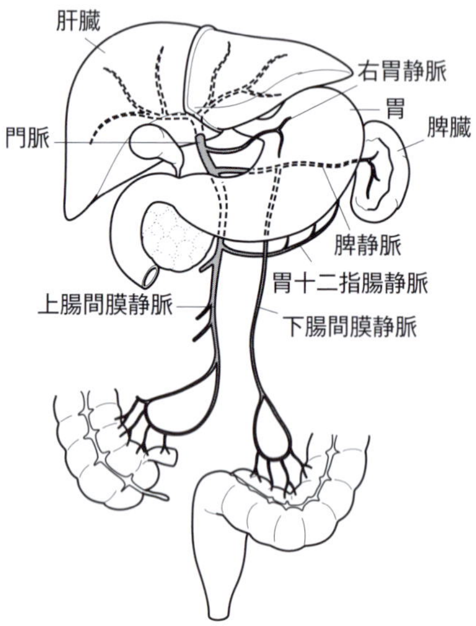

One point Advice

- 図3，4の心臓および心臓からの大血管の解剖，刺激伝達系，心電図波形について相関関係を理解することにより，循環器系の総合的な理解が深まる。解剖（構造）と機能を並行して学習する意義は大きい。

3 腎臓・尿路系の機能と構造

Check point

☑ 腎臓の構造	⇒	腎盂，腎被膜，腎皮質，腎髄質，腎錐体，腎杯
☑ 腎臓の血管系	⇒	腎動静脈，葉間動静脈，弓状動静脈，小葉間動脈，輸入出細動脈，糸球体係蹄，直動静脈
☑ 糸球体の機能	⇒	限外濾過，糸球体毛細血管圧，糸球体濾過量
☑ ネフロンの構成と機能	⇒	腎小体，尿細管，集合管，尿濃縮，電解質調節
☑ 傍糸球体装置	⇒	緻密斑，レニン産生細胞，輸入出細動脈平滑筋
☑ 尿管，膀胱，尿道	⇒	腎盤，尿管口，内尿道口，膀胱括約筋，尿道括約筋，排尿反射*1
☑ 腎に関連した電解質，酸塩基調節	⇒	代謝性アシドーシス-アルカローシス，アニオンギャップ
☑ 腎臓・尿路系の主な疾患	⇒	急性糸球体腎炎，慢性糸球体腎炎，慢性腎臓病，IgA腎症，糖尿病性腎症，本態性高血圧症，ネフローゼ症候群，腎盂腎炎，膀胱炎，急性尿細管壊死，腎不全，尿毒症，腎悪性腫瘍，前立腺疾患，尿失禁

用語アラカルト

＊1　**排尿反射**
膀胱壁の筋に伸張がある（容量が約350 mLになる）と膀胱壁の伸張受容器により感知され，求心性神経を経て脳幹に伝えられ尿意を感じる。橋にある反射中枢から遠心性経路で仙髄の内臓運動性ニューロンに刺激が伝達される。さらに骨盤神経の副交感神経により排尿筋に伝えられ，それを収縮する。同時に陰部神経を介して尿道括約筋を弛緩する。

腎臓の構造（図1）

- 腎臓は**腹膜後隙**に一対存在する。約150 gの重さで，左の腎は第11胸椎〜第2腰椎間にあるが，右の腎は肝臓があるため左寄りで，少し低い位置にある。
- 腎臓の内側縁中央の**腎動脈**，**腎静脈**，**尿管・腎盂**が入り込む部位を**腎門**という。
- 腎臓は丈夫な**腎被膜**で包まれ，厚い脂肪組織，さらには薄い結合織性の膜で取り囲まれ後腹壁に固定されている。
- 腎臓を縦断すると3層が区別される。腎被膜の下に**腎皮質**，その下に無数の線条からなる**腎髄質**，最も内側に**腎盂**がある。
- 髄質には円錐状に突出する8〜16個の**腎錐体**がある。腎錐体間には腎柱とよばれる腎皮質が介在している。腎錐体の先端部は**腎乳頭**とよばれ，腎髄質を走行する集合管が開口する。腎乳頭は二重の袋からなる**腎杯**に包まれている。

腎臓の血管系（図2）

●**腎動脈**は**葉間動脈**となり腎実質に入り，皮質と髄質の境界域で**弓状動脈**となる。そして，弓状動脈から腎表層に向かって**小葉間動脈**となり，放射状に伸びる。さらに小葉間動脈から**腎小体**へ向けて**輸入細動脈**が分枝する。輸入細動脈は腎小体の中で十数本の毛細血管に分枝し，全体として糸玉状に見えるため，糸球体とよばれる。この毛細血管は再び1本に合流して**輸出細動脈**となり糸球体を出る。輸出細動脈は近位尿細管の周囲で毛細血管網を形成する。

●**腎臓は心拍出量の約20％もの血液が流れ込んでいて**，成人の**腎血液量**は約**1100 mL/分**である。この量は平均腎動脈圧が約80～200 mmHg の範囲内であれば一定に保たれている（**腎循環の自動調節**）。

腎臓のネフロン（図2）

●**ネフロン**は**腎小体**とそこから伸びる1本の**尿細管**から構成され，尿を生成する基本単位である。ネフロンは1つの腎臓に約100万個存在する。

●**腎小体**は毛細血管網である**糸球体**とそれを包む**糸球体嚢**（**ボーマン嚢**）を合わせたものをいう。

●腎糸球体を流れる血液から濾過された原尿は**ボーマン腔**，**近位尿細管**，**ヘンレ係蹄**，**遠位尿細管**，そして**集合管**に運ばれる。その間に原尿は再吸収されて濃縮され，代謝産物が分泌されて最終尿となっていく。

図1　腎臓の縦断模式図

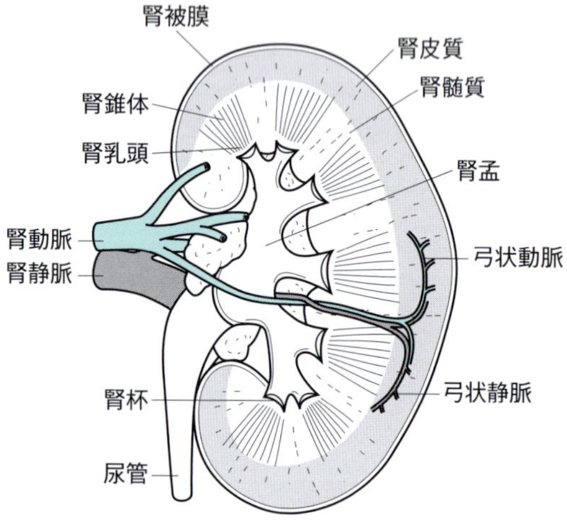

図2　腎臓の断面図（血管，ネフロンの配置）

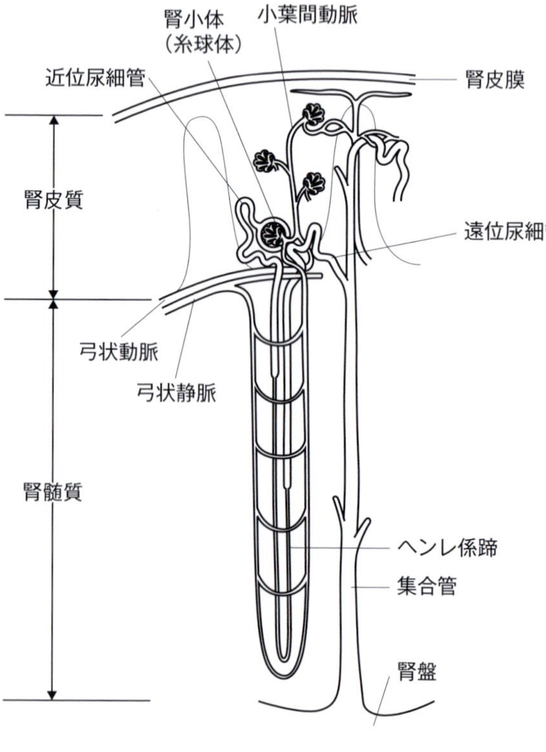

糸球体の構造と機能（図3）

- 糸球体に流れる血流の圧（**糸球体毛細血管圧**）は約50 mmHgであり，血漿の膠質浸透圧が約25 mmHg，ボーマン嚢の内圧（静水圧）が約17 mmHgであることから，糸球体濾過圧が約8 mmHgの**限外濾過圧**により血漿から原尿が生成される。
- 単位時間当たりに糸球体から濾過される原尿の量すなわち**糸球体濾過率**（**glomerular filtration rate：GFR**）は約120 mL/分で，1日当たり約180 Lとなる。
- 糸球体血流量も腎血流量と同様に**自動調節**されていて腎動脈圧が上昇すると輸入細動脈収縮が起こり，腎動脈と糸球体毛細血管の間で圧が大幅に減少し，動脈圧の上昇が糸球体毛細血管に伝わるのを防いでいる。
- 血管極の輸入細動脈，輸出細動脈，緻密斑（遠位尿細管の糸球体と接する部位）および輸入細動脈周囲の**顆粒細胞**（**レニン産生細胞**）が形成する特殊な機能部位を**傍糸球体装置**という。ここでは，**緻密斑で尿中のNaCl濃度の感知，レニンの産生・分泌，輸入出細動脈平滑筋の収縮・弛緩による血流量調節**を行う。

補足

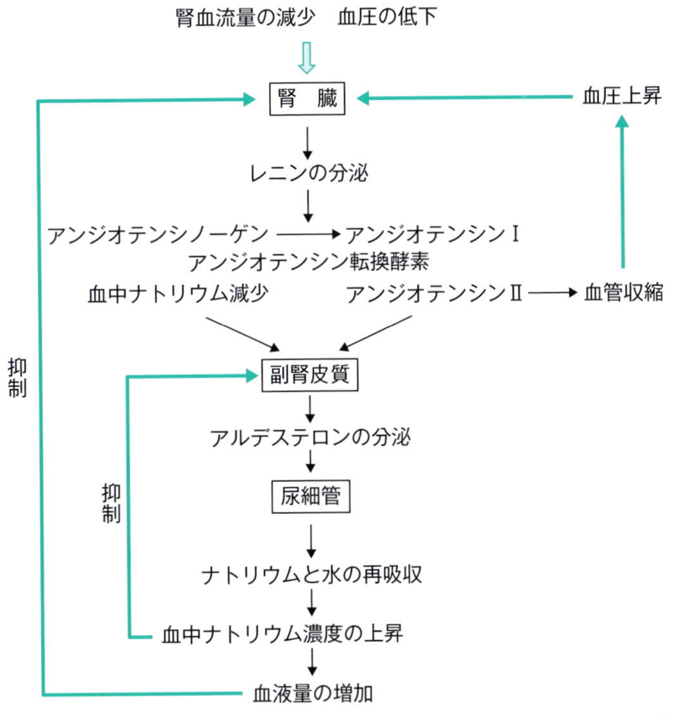

図3　腎小体の模式図

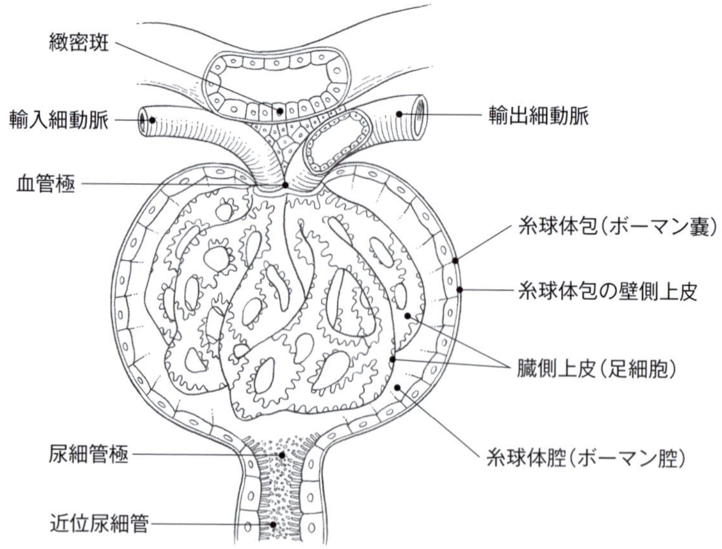

（柳澤　健 編：理学療法士・作業療法士 ブルー・ノート 基礎編 2nd edition, p.98, メジカルビュー社, 2011.より改変引用）

補足

代謝性アシドーシス，アルカローシスの鑑別とアニオンギャップ

- 動脈血採血による血液ガス検査は酸塩基平衡の異常を鑑別するには必須である。酸と結合する炭酸水素緩衝系（HCO_3^-）の欠乏状態を代謝性アシドーシスという。代表的なのが糖尿病性ケトアシドーシスである。糖尿病ではインスリンが欠乏しブドウ糖を利用することができず，脂肪からエネルギーを得る。その結果，脂肪分解が盛んになりケトン体が多く形成される。この大部分が炭酸－炭酸水素緩衝系と結合し，相対的に炭酸水素が不足し，血液が酸性に傾く。
- 体液中の陽イオンと陰イオンの各々の総和は等しい。陽イオンの代表はNa^+であり，これ以外の陽イオンの和をXとし，陰イオンの代表をCl^-，HCO_3^-とし，これら以外の陰イオンの和をYとすると

$$Na^+ + X^+ = Cl^- + HCO_3^- + Y^- \qquad Na^+ - (Cl^- + HCO_3^-) = Y^- - X^+ = \text{Anion gap (AG)}$$

- 代表的なNa^+，Cl^-，HCO_3を測定することによりAGを算出し，代謝性アシドーシスを図のように鑑別することができる。
- 代謝性アルカローシスの病態を鑑別するには図のように尿中のCl^-濃度を参考にする。

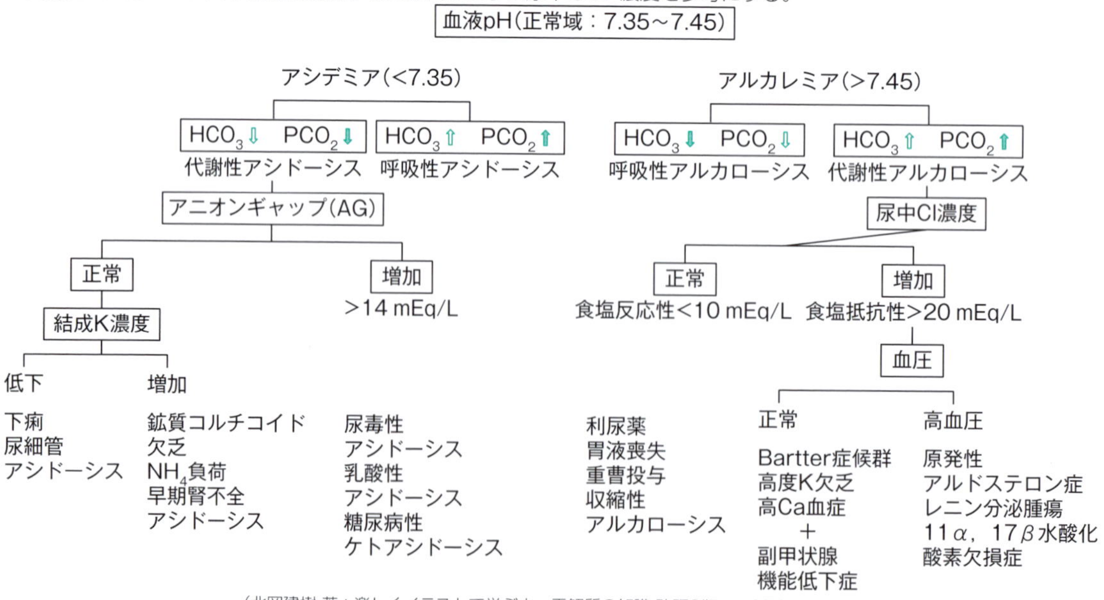

（北岡建樹 著：楽しくイラストで学ぶ水・電解質の知識 改訂2版，p.270，271，南山堂，2012．より改変引用）

ネフロンにおける濾過，再吸収，分泌（図4，5）

- 糸球体から限外濾過された原尿は**近位尿細管**で約70 %の水，電解質が再吸収される。**糖**，**アミノ酸はここで100 %再吸収**される。物質によっては管腔内に分泌される。
- 近位尿細管を通過した濾液は，**ヘンレ係蹄**でNa，Cl，水が再吸収され，尿濃縮される。**遠位尿細管**，**集合管**では**アルドステロン**や**抗利尿ホルモン**が作用し，これらの物質の調節を行う（図4）。
- **水**は糸球体で濾過されると，その**約70 %が近位尿細管**，ヘンレ係蹄で約5 %，遠位尿細管で約8 %，**集合管で約16 %が再吸収**され，尿中には約1 %が排泄される。水分の再吸収は，Naなどの溶質の再吸収に伴って生じる（図5）。
- **Na**は**近位尿細管**で原尿の**約70 %**が等浸透圧的に**再吸収**され，**ヘンレ係蹄上行脚で約17 %**，遠位尿細管と集合管で約12 %が再吸収される（図5）。Naの再吸収を最終的に調整するのはアルドステロンであり，作用部位は遠位尿細管-集合管で最終的に尿中に原尿中の1 %程度が排泄される（図5）。
- **K**はNaとは異なり，**遠位部ネフロンに至るまでに**濾過された**すべてのKが再吸収**される。尿中に排泄されるKはアルドステロンの作用する遠位部ネフロンのNa・K交換部位から分泌され，濾過量の約11 %である（図5）。

図4　ネフロン部位における分業作用

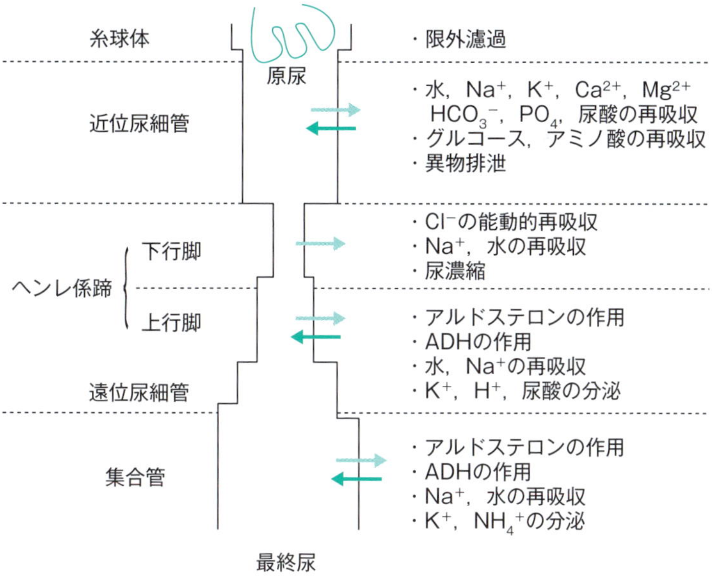

（北岡建樹 著：楽しくイラストで学ぶ水・電解質の知識 改訂2版，p.28，南山堂，2012．より改変引用）

図5　ネフロンにおける濾過，再吸収，分泌の機構

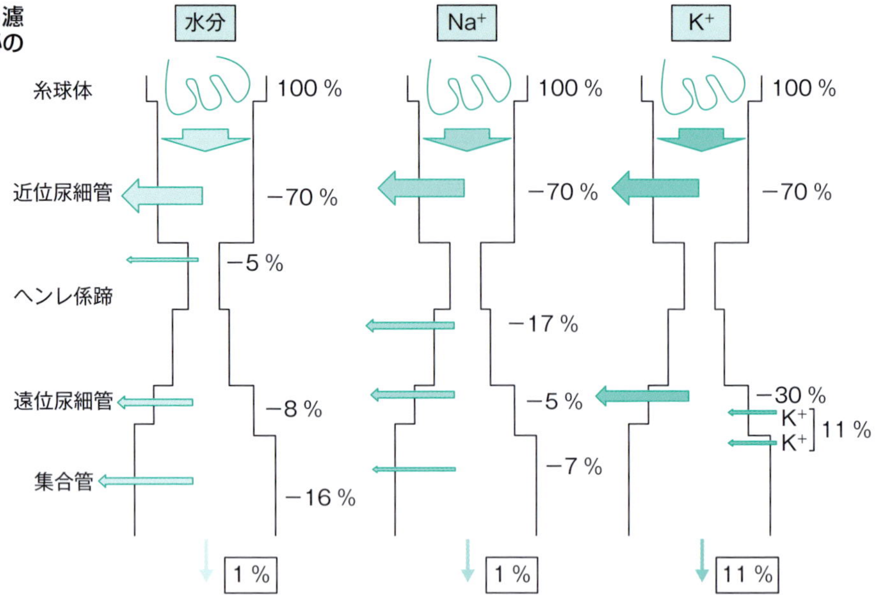

（北岡建樹 著：楽しくイラストで学ぶ水・電解質の知識 改訂2版，p.29，南山堂，2012．より改変引用）

各種腎機能検査と対応ネフロン部位（表1）

●ネフロンの各部位は機能分担をして腎機能を行い，生体内の内部環境維持にあたっている。各種腎機能検査法とそれに対応するネフロン部位をまとめたものが**表1**である。基本となる原理はクリアランス[*2]である。

$$Cx = \frac{Ux \times V}{Px}$$

Cx：Xという物質のクリアランス［mL/min］
Ux：Xの尿中濃度［mg/dL］
V：尿量［dL/min］
Px：Xの血漿中濃度［mg/dL］

用語アラカルト

＊2　クリアランス
ある物質が腎臓で1分間に何mLの血液（血漿）から除去されるかを示す。

表1　各種腎機能検査と対応ネフロン部位

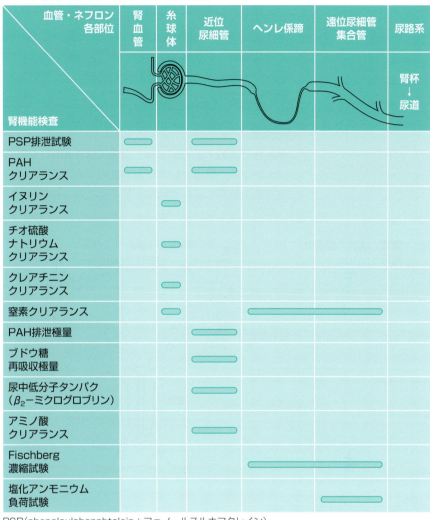

血管・ネフロン各部位 ╲ 腎機能検査	腎血管	糸球体	近位尿細管	ヘンレ係蹄	遠位尿細管集合管	尿路系
	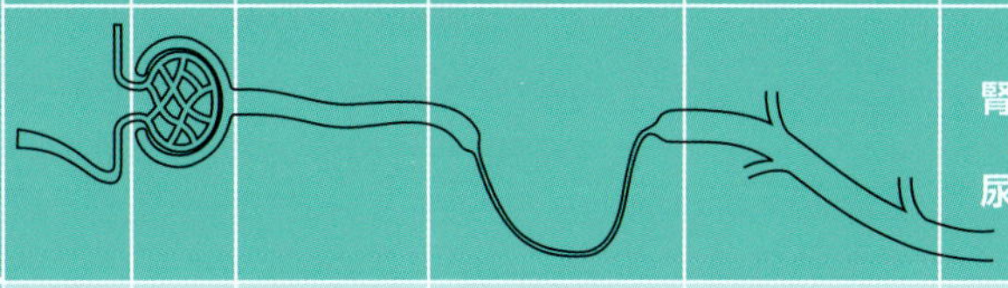					腎杯 ↓ 尿道
PSP排泄試験	━		━			
PAH クリアランス	━		━			
イヌリン クリアランス		━				
チオ硫酸 ナトリウム クリアランス		━				
クレアチニン クリアランス		━				
窒素クリアランス		━		━	━	
PAH排泄極量			━			
ブドウ糖 再吸収極量			━			
尿中低分子タンパク (β_2−ミクログロブリン)			━			
アミノ酸 クリアランス			━			
Fischberg 濃縮試験				━	━	
塩化アンモニウム 負荷試験					━	

PSP(phenolsulphonphtalein：フェノールスルホフタレイン)
PAH(paraaminohippuric acid：パラアミノ馬尿酸)
(奈良信雄 著：臨床検査学講座　臨床医学総論／臨床検査医学総論　第3版，p.378，医歯薬出版，2013．より引用)

尿管，膀胱，尿道の構造と機能(図6)

尿管

- **径が約5 mm，全長約30 cm**の管で腎盤から膀胱までを結ぶ。
- 平滑筋層が発達していて周期的に収縮(蠕動)することで尿を膀胱へ送り出している。
- 膀胱での開口部は壁を斜めに通過し，弁の働きをしており，膀胱から尿管への逆流を防いでいる。

膀胱

- 成人で**300～500 mLの容量**があり，内面は移行上皮で覆われている。
- 平滑筋層がよく発達していて排尿筋として働いている。筋層には交感および副交感神経が豊富に分布している。

●左右の尿管開口と内尿道口を結ぶ領域を**膀胱三角**とよび，ヒダの多いほかの粘膜部と異なり平滑である。
●膀胱に尿が350 mLほど溜まると尿意を生じる。排尿は，まず膀胱の平滑筋（**排尿筋**）が収縮し，膀胱括約筋は弛緩する。続いて**尿道括約筋**が弛緩し，尿が尿道を通って排泄される。
●腹壁や骨盤底の筋が排尿を助ける。

尿道

●**男性では約15～20 cm，女性では4 cm**の長さである。膀胱炎が女性に多いのは，尿道の短さによるためである。
●尿道の粘膜上皮は膀胱壁を貫くところでは移行上皮，尿道の出口では重層扁平上皮となっている。

図6　尿管，膀胱，尿道の略図

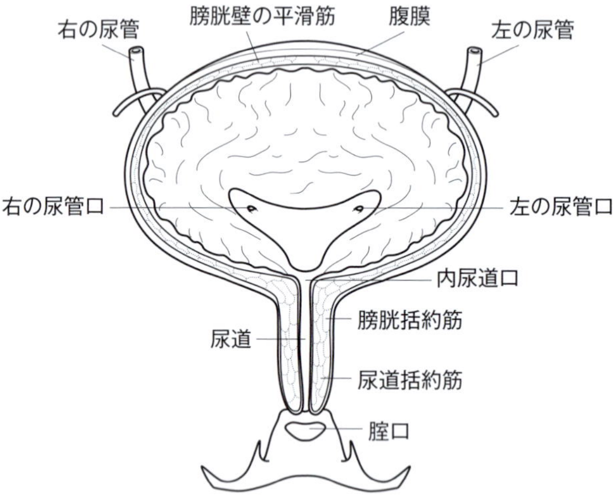

One point Advice

●各種腎機能とそれに対応するネフロン部位を理解するには，本項目で示した略図を利用し，正常値などの数値をあてはめて覚えていくと効率がよい。

4 消化器系の構造と機能

Check point

消化管	⇒	口腔，食道，胃，十二指腸，小腸，結腸（大腸），虫垂，直腸
消化腺	⇒	唾液腺，肝臓，膵臓，胆嚢
胃の機能	⇒	食物の貯蔵，撹拌，タンパク質の分解
十二指腸の機能	⇒	鉄の優先的な吸収
小腸	⇒	糖・タンパク質・脂質・水分の吸収
大腸	⇒	便の形成
肝臓	⇒	糖・脂質の貯蔵，解毒，胆汁の生成，アルブミンの生成
膵臓	⇒	消化酵素の生成，インスリン・グルカゴンの生成
胆嚢	⇒	胆汁の濃縮，分泌

用語アラカルト

＊1　**消化管**
最も長い器官は小腸であり，6～8 mである。次は結腸（大腸）で約1.5 mである。腸には，多数の神経細胞が存在し，脳の命令とは別に独自の命令系統をもっている。

消化器の構造

- 消化器は，口腔から直腸までつながる消化管[*1]と，消化酵素を分泌する消化腺に分けられる。
- われわれが摂取する食物には，さまざまな栄養素が含まれている。しかし，摂取した食物は，そのままでは吸収することができないため，消化管で長い時間をかけて吸収できるまでに分解される。
- 消化腺は，食物を分解するための消化酵素を分泌する。

図1　消化器の構造

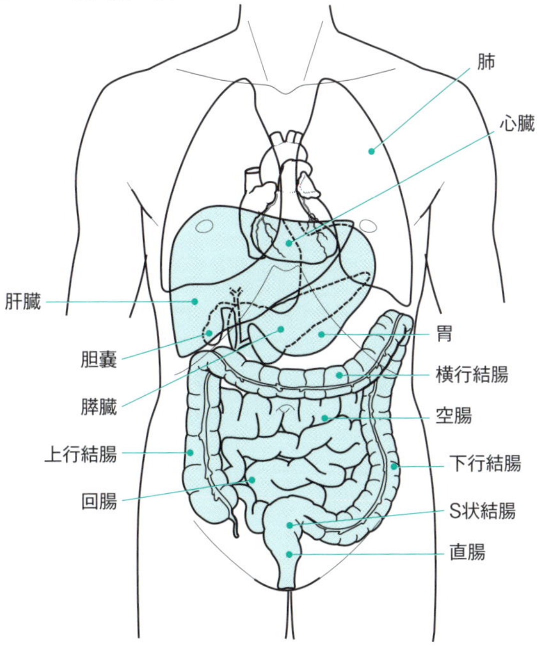

12
人体の構造と機能（疾患を含む）

消化管と疾患

●消化管には，炎症性の疾患と腫瘍が発生する。

表1　消化管に発生する主な疾患

臓器	疾患	主なリスク因子
食道	食道癌	飲酒，喫煙
胃	胃潰瘍，胃癌	ピロリ菌*2，食塩
十二指腸	十二指腸潰瘍	ストレス
小腸	腸閉塞	術後の癒着
虫垂	虫垂炎*3	糞石による閉塞
大腸	大腸癌 潰瘍性大腸炎	脂質の高い食生活 不明

用語アラカルト

＊2　ピロリ菌
胃癌の原因とされているピロリ菌は，乳児期に口から感染し，胃の粘膜に定着する。日本人の40歳以上の70 %が保菌者といわれている。ピロリ菌に感染すると慢性的胃潰瘍から胃癌に至る。胃癌を減らすための最も有効な手段は，ピロリ菌の検査と除菌である。

＊3　虫垂炎
一般によく耳にする盲腸炎は，虫垂炎の誤りである。虫垂は盲腸から出ている小さな袋状の臓器で，胎生期の免疫に関与している。この虫垂が炎症を起こした状態を虫垂炎という。若年者に好発する。

肝臓・胆嚢・膵臓の構造と疾患

●肝臓は人体で最も重い臓器の1つで，その重さは約1400 gである。肝臓には，消化管で栄養部を吸収した血液が門脈を介して大量に流れ込んでいる。その量は，体循環の約25 %である。また，固有肝動脈から動脈血も流入している。

●胆嚢は，肝臓の下面に張り付くように位置している袋状の小さな臓器である。肝臓で作られた胆汁は，胆嚢に貯められ，濃縮された後に，十二指腸へ分泌される。

●膵臓は，胃の下の背中側に存在する臓器で消化酵素やホルモンを分泌する。消化酵素は，膵管を通り，十二指腸へ分泌される。インスリンやグルカゴンなどのホルモンは，直接血管へ分泌される。

図2　肝臓・胆嚢・膵臓の構造

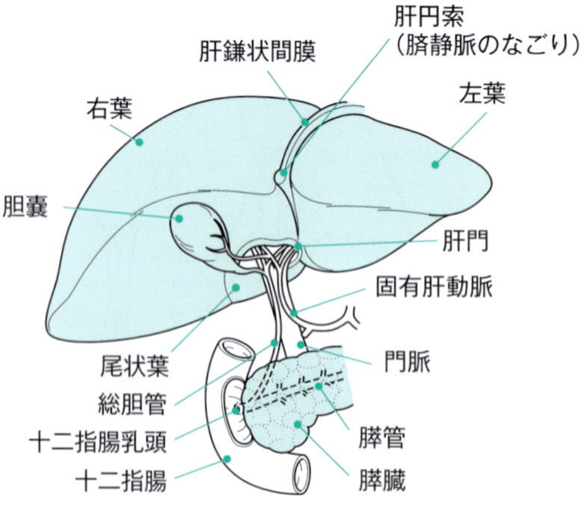

補足

癌検診
●胃，大腸は癌が発生しやすいため，肺，子宮，乳腺と並んで，厚生労働省が定めるがん検診の対象臓器となっている。また，男性のがん死亡率1位は肺癌，女性は大腸癌である（2016年統計）。

潰瘍性大腸炎
●直腸に発生し，結腸へ広がる炎症性の疾患である。原因は不明だが，近年炎症を抑える薬が開発され効果を発揮している。また，長期に罹患することで，大腸癌発生のリスクが高くなる。

表2　肝臓・胆嚢・膵臓の主な疾患

臓器	疾患	主な原因
肝臓	A型肝炎	A型肝炎ウイルスの経口感染
	B型肝炎	B型肝炎ウイルスの血液感染
	C型肝炎	C型肝炎ウイルスの血液感染
	肝細胞癌	B型またはC型肝炎ウイルスの持続感染
	肝硬変	B型またはC型肝炎ウイルスの持続感染，アルコールの長期大量摂取
胆嚢	胆嚢炎	胆石の停留
膵臓	急性膵炎	大量飲酒，胆石による膵管の閉塞
	膵臓癌	不明
	糖尿病	インスリンの分泌不足または抵抗性の上昇による

補足

肝炎と肝細胞癌

- 肝細胞癌の患者の約60 %からC型肝炎ウイルス，約15 %からB型肝炎ウイルスが検出される。これらのウイルスは，輸血や注射器を介して感染する。医療従事者は採血の際，手袋の着用など，感染防止のための十分な対策が必要である。また，A型肝炎およびB型肝炎はワクチンで予防することができるが，C型肝炎のワクチンはない。

糖尿病と人工透析

- 2015年，人工透析が必要な患者数は32万人で，新規に人工透析を導入される患者数は約4万人である。新規に人工透析に導入される患者の約40 %に糖尿病の合併症である，糖尿病性腎症がみられる。

5 骨格・筋系の構造と機能

Check point

- ☑ 骨格 ⇒ 頭蓋骨，長管骨，扁平骨，短骨
- ☑ 脊椎 ⇒ 頸椎7個，胸椎12個，腰椎5個，仙椎5個，尾椎3～5個
- ☑ 骨髄 ⇒ 赤血球・白血球・血小板の産生
- ☑ 筋 ⇒ 骨格筋（横紋筋），内臓筋（平滑筋）

骨格の構造

- 骨は体の支柱となり，骨と軟骨から構成されている。骨は関節によって可動性を保ちながら連結し，これにより骨格を作っている。
- 身体の形や大きさは，骨格によって決定される。心臓や肺は肋骨によって守られている。

補足

脊髄
- 成人の赤血球，白血球，血小板は，主に脊椎，胸骨，寛骨の骨髄で作られ，血管に供給される。
- 血液細胞を作る働きは，年齢とともに衰える。衰えた骨髄は，脂肪に置き換わる。

白血病
- 白血病は白血球が，がん化する疾患である。白血病が疑われるときは，骨髄液を採取して検査をする。

図1　全身の骨格

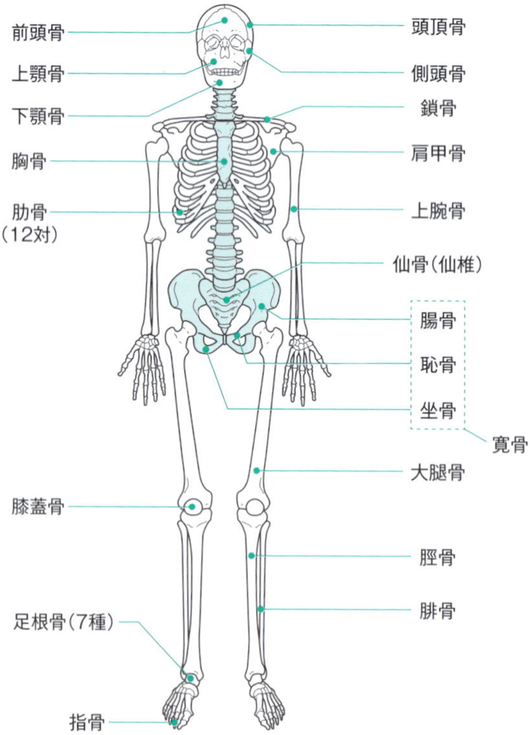

骨の構造

●大腿骨などの長管骨の骨端には，骨端軟骨が存在する。骨端軟骨が軟骨細胞を作り，それがやがて固く置き換わることで，骨が成長していく。しかし，骨の成長が止まると，骨端軟骨は軟骨を作ることをやめ，骨端線に置き換わる。

補足

骨芽細胞と破骨細胞

●骨芽細胞は骨を作る細胞で，破骨細胞は骨を壊す細胞である。破骨細胞によって壊された骨のカルシウムは血中に放出される。閉経後，骨粗鬆症になりやすいのは，破骨細胞の働きを抑えていたエストロゲンが急激に低下するためである。

図2　骨の構造

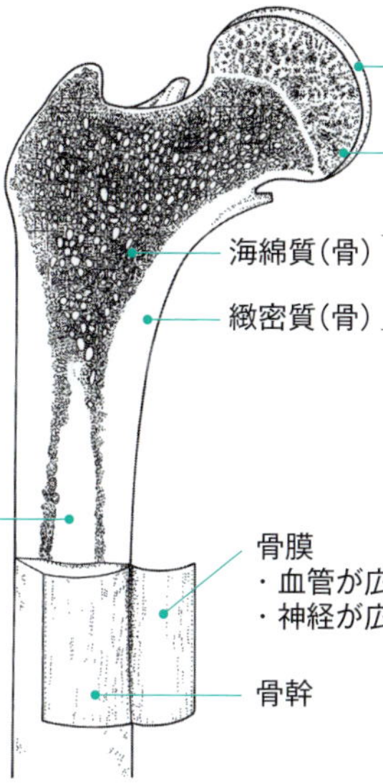

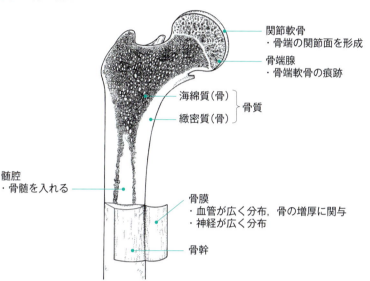

(柳澤　健 編：理学療法士・作業療法士 ブルー・ノート 基礎編 2nd edition，p.6，メジカルビュー社，2011．より引用)

頭蓋骨

●頭蓋は22個の骨から構成されている。このうち，頭頂骨，側頭骨，鼻骨，上顎洞骨，頬骨は対になっている。

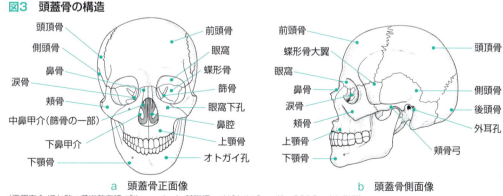

図3　頭蓋骨の構造

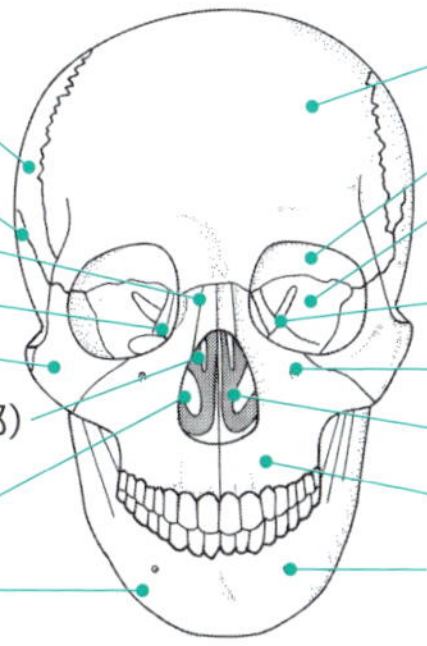

a　頭蓋骨正面像

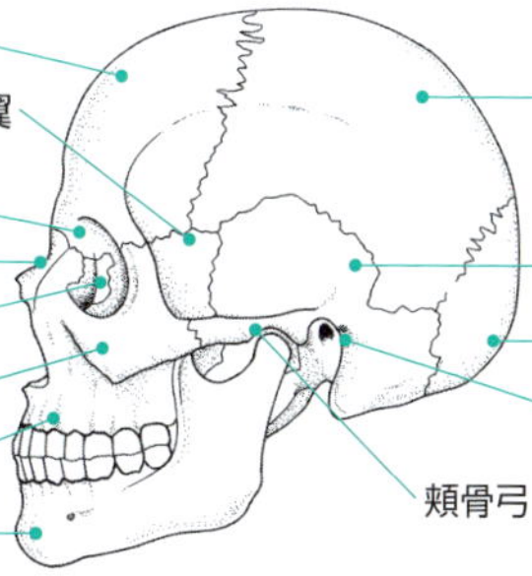

b　頭蓋骨側面像

(平澤泰介 ほか監：柔道整復師 ブルー・ノート 基礎編，メジカルビュー社，2013．より引用)

筋の構造

●筋肉には，消化管や血管を動かすための平滑筋*1と，骨に付着し身体の運動を行う横紋筋*1がある。運動を行う筋系は，骨格系と合わせて「筋骨格系」とよばれる。骨格筋や心筋の細胞は，細胞分裂をしない。骨格筋は，グルコースをグリコーゲンに変えて蓄える働きがある。また，運動により熱を発生し，身体を寒さから守る働きがある。筋と骨は，強靱な線維からなる腱によって連結している。

図4　骨と筋の構造

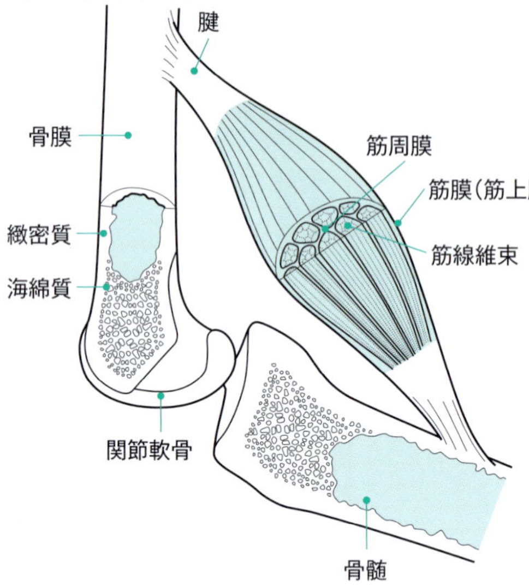

補足

心筋梗塞

●心臓に栄養や酸素を供給する冠動脈が閉塞することで，心筋が壊死することを心筋梗塞という。狭心症は，その前の状態である。いずれも，動脈硬化が原因である。

骨肉腫

●骨や関節の細胞ががん化した状態を骨肉腫という。骨肉腫は，悪性腫瘍のなかでも最も悪性度が高い。

用語アラカルト

＊1　平滑筋，横紋筋
平滑筋は，消化管などゆっくりした運動を長く持続させる必要のある臓器に分布している。横紋筋は，一過性に大きな力を出す必要がある部位に存在する。平滑筋は，自らの意思で動かすことができない不随意筋である。横紋筋は，自らの意思で動かすことのできる随意筋であるが，心臓は唯一の例外である。心筋は横紋筋であるが，不随筋である。

6 脳・神経系の構造と機能

Check point

- 中枢神経 ⇒ 脳，脊髄，脳脊髄液
- 末梢神経 ⇒ 脳神経，脊髄神経
- 脳の構造 ⇒ 大脳，中脳，小脳，間脳，橋，延髄
- 神経細胞の構成 ⇒ 神経細胞体，樹状突起，軸索，髄鞘

中枢神経の構造

- 中枢神経は脳と脊髄から構成される。中枢神経には，神経細胞が多数存在する。脳と脊髄は，外側から硬膜，くも膜，軟膜という3つの被膜によって覆われている。くも膜と軟膜の間は，髄液によって満たされている。脳・脊髄はこの髄液によって，外部からの物理的衝撃から守られている。

図1　脳の構造

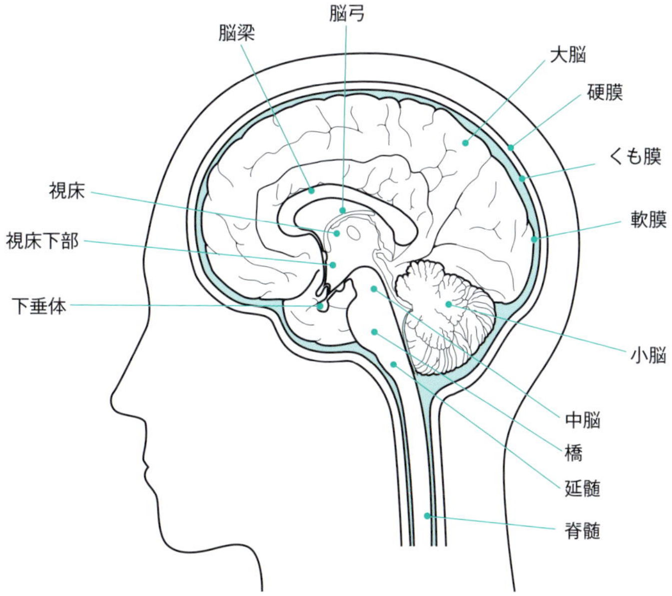

補足

脳卒中

- 脳卒中は，脳梗塞，脳出血，くも膜下出血を総称した用語である。
- 脳梗塞は，脳の細い動脈が詰まってその環流域の脳細胞が壊死に陥る疾患である。心房細動による血栓や動脈硬化による狭窄が原因となる。
- 脳出血は脳内の血管が破裂し，貯留した血液が脳を圧迫することで重篤な症状をきたす疾患である。
- くも膜下出血は，脳表面の動脈が破裂し，血液がくも膜の下に溜まることで，脳を圧迫して重篤な症状をきたす疾患である。脳の血管にできた，動脈瘤の破裂が原因となる。

末梢神経の構造

●末梢神経は中枢神経から延びる線維状の組織である。中枢神経からの情報を末梢組織へ伝達し，末梢組織からの感覚を中枢神経へ伝達する。脳から延びる脳神経は12対，脊髄から延びる脊髄神経は31対存在する。

図2　末梢神経の構造

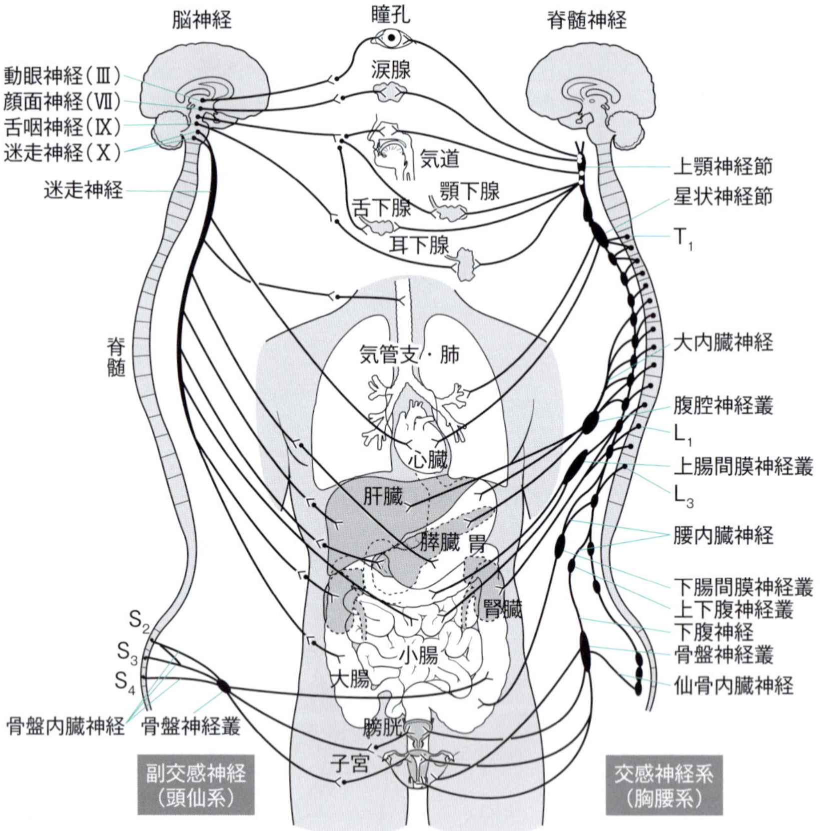

(芝　紀代子 編：臨床検査技師 ブルー・ノート 基礎編 2nd edition，メジカルビュー社，2013．より引用)

補足

ギラン・バレー症候群

●感染により獲得された免疫が，誤って末梢筋系に対して働き，傷付けてしまう疾患。その結果，一過性の急性麻痺が起こる。多くは自然に回復する。

末梢神経の再生

●中枢神経の細胞は増殖することはない。従って，中枢細胞が死に至ると，その中枢神経が担っていた機能は失われる。一方，切断された末梢神経は，また伸びてつながることがある。切断された指が縫合されたのちに，機能を回復する場合があるのは，末梢神経の増殖機能による。

神経細胞の構造

●神経細胞(ニューロン)は神経細胞体と軸索，樹状突起からなる。軸索の周りに髄鞘[*1]をもつ神経を有髄神経，髄鞘をもたない神経を無髄神経という。

●脳の神経細胞の樹状突起と別な神経細胞の軸索の間には，シナプスという隙間がある。シナプスでは，一方から他方へ神経伝達物質が移動することで，次の細胞に信号が伝わる。

用語アラカルト

＊1 髄鞘
髄鞘は出生後に増大し，それに伴って神経伝達速度が飛躍的に増大する。幼児の刺激に対する反応が大人に比べて遅いのは，このためである。

図3 神経細胞の構造

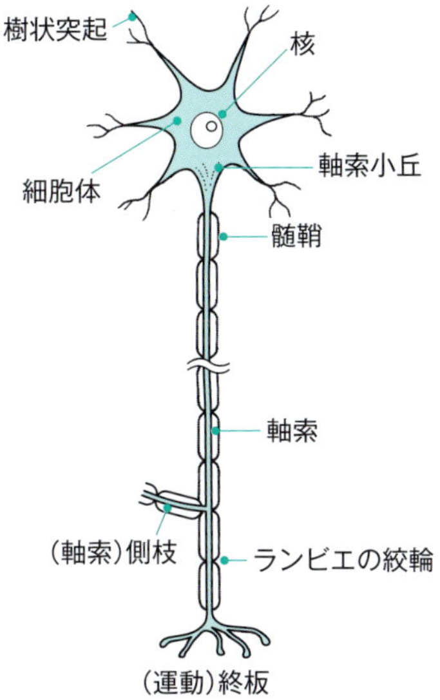

(見目恭一 編：臨床工学技士 ブルー・ノート 基礎編，メジカルビュー社，2015. より引用)

補足

活動電位

●神経細胞同士は活動電位を用いて，互いに交信している。細胞膜の内側にはKイオンが多く存在し，細胞膜の外側には，Naイオンが多く存在する。活動していないときの細胞膜内外の電位差(イオンの数で決まる)を静止膜電位という。細胞膜の外側に対する内側の電位差は−70 mVである。活動電位は，Naイオンが細胞内に流入することで生じる。有髄神経では，無髄神経に比べて，活動電位の伝達速度が速い。

7 感覚器の構造と機能

Check point

- ☑ 目の構造 ⇒ 角膜，虹彩，水晶体，硝子体，網膜，視神経
- ☑ 耳の構造 ⇒ 耳介，外耳道，鼓膜，耳小骨，耳管，蝸牛，内耳神経

感覚器

●感覚器は，外界からの刺激を受け取り，神経系へ伝達する役割を担う器官である。皮膚，舌，視覚器，聴覚器で発達している。

目の構造

●目は光の刺激を調整し，網膜に像を結び，その刺激を視神経を通じて脳へ伝えることで，視覚を担う器官である。

●角膜から入った光は，水晶体，硝子体を通り，網膜上に集められる。角膜と水晶体は凸レンズの役割を果たす。虹彩は光の量を調整する。毛様体は筋組織でできており，水晶体の厚さを変化させることで，光の屈折率を調整する。

図1　目の構造

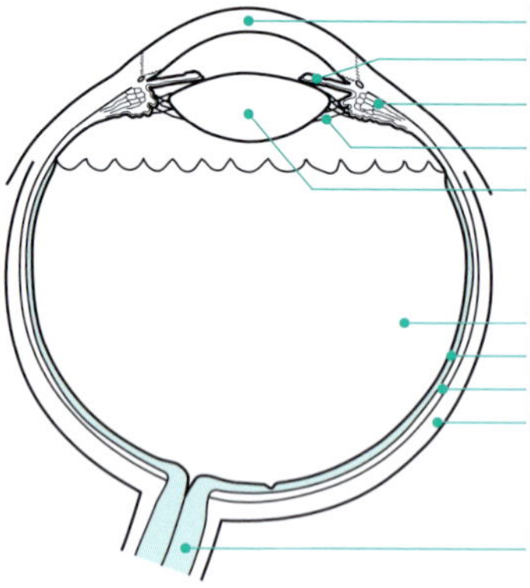

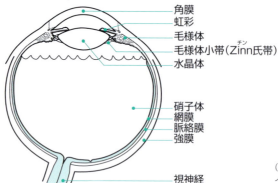

(平澤泰介 監：柔道整復師 ブルー・ノート 基礎編，p.164，メジカルビュー社，2013. より引用)

●網膜には，椎体と桿体という視細胞が存在する。錐体は光を，桿体は色をキャッチする。

●近視の人は，光が網膜に到達する前に結像する。そこで，凹レンズを用いて，網膜上に光が結像するように調整する。

補足

水晶体

●高齢になると，水晶体の厚さの調整能力が衰える。近いものが見えづらくなるのは，そのためである。

白内障

●水晶体の混濁により光が散乱し，網膜までうまく届かなくなるため，ものが見づらくなる疾患である。手術で水晶体を人工レンズに置き換えることにより，視力の回復が期待できる。

図2　網膜の構造

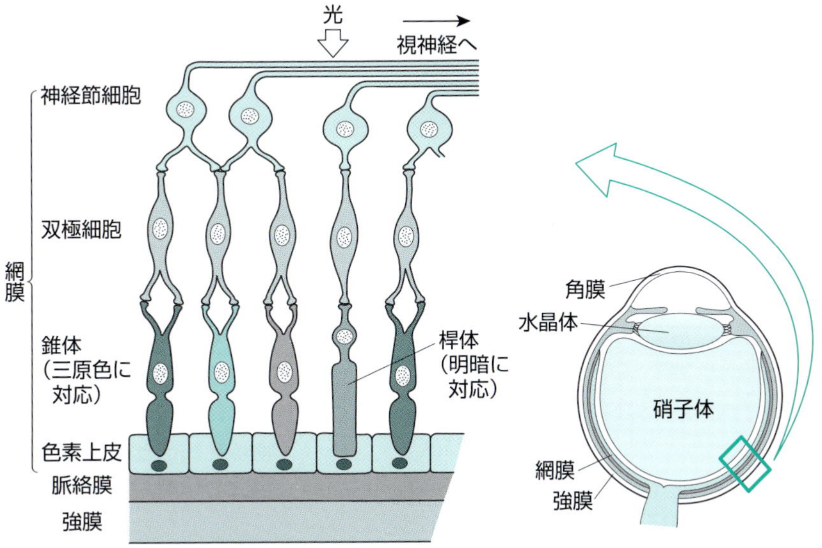

(見目恭一 編：臨床工学技士 ブルー・ノート 基礎編，メジカルビュー社，2013．より引用)

用語アラカルト

＊1　**Hz**
1秒当たりの振動回数を示す周波数の単位。ピアノの音域は，27 Hz～4 kHzである。

補足

半規管

- 半規管はアーチ状の3つの管から構成される。内部に姿勢の傾きをキャッチする感覚毛をもつ。これにより，回転の加速・減速，傾きの感覚を得ることができる。飛行機が上昇しているとき，窓の外を見なくても，体の傾きが感じられるのは，半規管の働きによる。

中耳炎

- 鼓膜，耳小骨，耳管のある部位を中耳という。中耳炎は，この部位に細菌が入り込み，化膿している状態である。耳管は咽頭とつながっているため，免疫力の弱い幼児では咽頭から細菌が中耳に入り込むことで，中耳炎にかかりやすい。

耳の構造

- 耳は，外界の音を集め，その刺激を聴神経を通じて脳に伝えることで，聴覚を担う器官である。
- 外耳で集められた音は，外耳道で反響し，鼓膜により振動に変換される。その振動は，耳小骨を通じて蝸牛へ伝わる。蝸牛では，振動を周波数ごとに分解し，聴神経を通じで脳に伝える。
- ヒトが聞き取ることができる周波数は，20 Hz＊1～20 kHzである。

図3　耳の構造

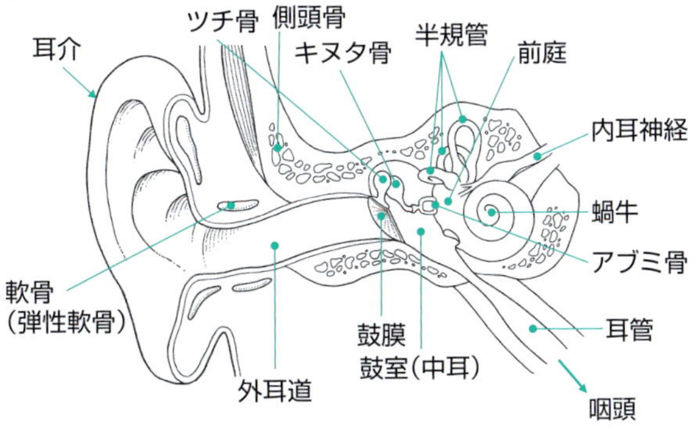

(柳澤　健 編：理学療法士・作業療法士 ブルー・ノート 基礎編 2nd edition，p.103，メジカルビュー社，2011.より改変引用)

8 細胞・体液

1 細胞

Check point

- 核 ⇒ DNAの複製，遺伝情報の転写とRNAの合成
- ミトコンドリア ⇒ ATPの合成と供給源
- 小胞体 ⇒ 物質の輸送，貯蔵
- リボソーム ⇒ タンパク質の合成
- ゴルジ体 ⇒ 物質を輸送と細胞膜から分泌
- リソソーム ⇒ 物質の分解

概要

- われわれの体は真核細胞とよばれる約10～20 μmの大きさの細胞で構成されており，その数は60兆個ともいわれている。細胞の寿命はその種類により数日から数十年とまったく異なり，われわれの体の中では毎日，多数の細胞が生まれ，死んでいる。これら細胞は白血球などのように単体で機能するものや，組織や臓器のように多種類の細胞が集まることによって機能するものなどがある。
- 真核細胞の基本構造（図1）は細胞膜に囲まれた細胞質があり，その中に核，ミトコンドリア，小胞体，ゴルジ体，リソソーム，リボソーム，中心体などが局在している。これらを細胞小器官（オルガネラ）とよび，それぞれの器官の機能は生命維持に重要な機能を有している。

図1　真核細胞の構造

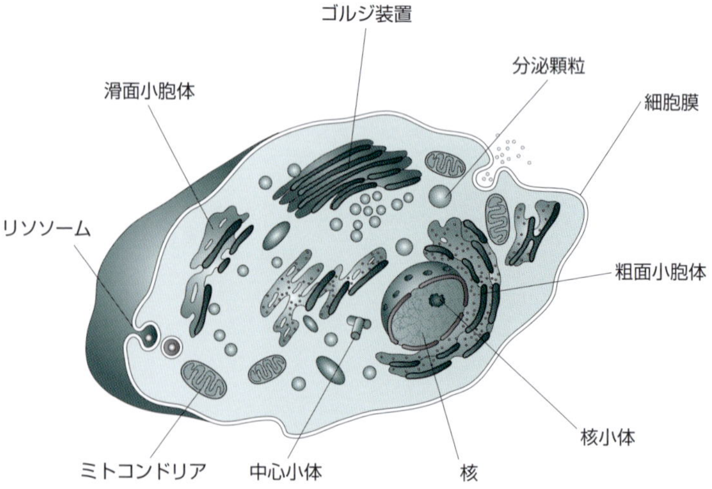

（見目恭一 編：臨床工学技士　ブルー・ノート　基礎編，p.119，メジカルビュー社，2013．より引用）

核

●内膜と外膜の2重層の核膜に囲まれており，その中には核小体，染色質(核内での染色体の名称)がある。

●**DNAの複製**，**遺伝情報の転写**と**RNAの合成**などである。

細胞質

●細胞膜内で細胞小器官に属さない部分で，多くの可溶性酵素や遊離リボソーム(後述)が存在している。

●タンパク質合成を行う場所である。

ミトコンドリア

●細胞内に約1000個存在し，内膜と外膜の2重層の膜に囲まれており，独自のゲノムをもっている。

●呼吸に関連する酵素が含まれ，**細胞のエネルギーであるATPの合成**と供給源である。

小胞体とリボソーム

●袋状の小腔で，リボソームの付着した粗面小胞体とリボソームのない滑面小胞体がある。

●リボソームはタンパク質とリボソームRNAの複合体で，**タンパク質の合成に関与**している。

●粗面小胞体の機能は，**分泌タンパク質や膜タンパク質の合成**，タンパク質のゴルジ体への輸送，貯蔵などである。

●滑面小胞体の機能は，リン脂質やコレステロールの合成，脂質の代謝，カルシウムイオンの貯蔵などである。

ゴルジ体

●平たい袋が何層にも重なった構造をしており，小胞体と細胞膜の間に位置している。

●**小胞体から物質を受け取り**，**貯蔵や細胞膜から分泌あるいは放出**させる。また，**リソソームを形成**する。

リソソーム

- 楕円あるいは球状の形をしており，一重の膜で囲まれている。
- 膜の中にはプロテアーゼ，酸性ホスファターゼなどの加水分解酵素がある。
- **細胞が取り込んだ物質や細胞内の不要物を細胞内で消化**する。

中心体

- 微小管が集まり中心粒（中心小体）となり，2個の中心粒が直角に並んでいる構造をとっている。
- 核の近くにあり**細胞分裂に重要**である。

One point Advice

- 細胞小器官名と機能を関連させよう。

【参考文献】
・奈良信雄 ほか著：臨床工学講座 遺伝子・染色体検査学，医歯薬出版，2002.
・（社）日本生体医工学会ME技術教育委員会 監：MEの基礎知識と安全管理 改訂第5版，南江堂，2008.

2 体液

Check point

- ☑ 体液量 ⇒ 体重の60％
- ☑ 体液の分布 ⇒ 2/3細胞内，1/3細胞外
- ☑ 体液中の高濃度な電解質 ⇒ 細胞内液：K^+，HPO_4^{2-}，Mg^{2+}
  細胞外液：Na^+，Ca^{2+}，Cl^-
- ☑ 膠質浸透圧 ⇒ 血管壁を移動できない血漿タンパク質（アルブミン）量が重要

体液

- 体内の構成成分のなかで最も多い物質は水分であり，その水分を体液という。
- **体液**は**成人男性で体重の60％**であり，**そのうち2/3は細胞内，1/3は細胞外にある**（表1）。
- 体液割合は男女と年齢で違い，**成人女性55％，胎児90％，新生児80％，乳児70％**である。

組成

- **体液の組成**は**電解質成分**(Na^+, K^+, Ca^{2+}, Mg^{2+}, Cl^-, HCO_3^-, HPO_4^{2-}, SO_4^{2-}, 有機酸イオン，タンパクイオン)と**非電解質成分**(ブドウ糖，アミノ酸など)に大別される。
- 細胞内液と細胞外液の血漿と組織液では組成は大きく異なり，**細胞内液では，K^+，HPO_4^{2-}，Mg^{2+}の濃度が高く，細胞外液では，Na^+，Ca^{2+}，Cl^-の濃度が高い**(表1)。
- これら陽イオンと陰イオンの割合は一定で，**pH=7.4**を保っている(酸塩基平衡)。しかし，呼吸系や代謝系などに障害が起こると平衡が崩れ，アシドーシス(酸性側)あるいはアルカローシス(アルカリ性側)とよばれる状態になる。

浸透圧と膠質浸透圧

- **浸透圧**とは濃度の違う2つの溶液を半透膜で隔てて置いたとき，濃度によって溶媒の移動(浸透)する強さをいう。
- 細胞膜や血管壁も半透膜になり，細胞内液と細胞外液はそれらに隔てられているので，水や電解質成分は移動している。しかし，**血漿タンパク質**(アルブミン)**は分子量が大きく組織液などに移動できず，血漿中に留まる。**このアルブミン量によって，組織液からの水分を移動させる力(引き込む力)を**膠質浸透圧**という。
- 臨床現場で広く用いられている**生理食塩水**(**塩濃度0.85～0.9%**)は**体液と同じ浸透圧**(**290 mOsm/L**)**の等張液**であるため，生理食塩水中で赤血球は溶血を起こさない。

表1　体液区分と電解質組成

<table>
<tr><th colspan="2"></th><th>体液の分布(重量%)</th><th>高濃度の電解質組成</th></tr>
<tr><td rowspan="3">体液
60%</td><td>細胞内液
40%</td><td></td><td>K^+, HPO_4^{2-}, Mg^{2+}</td></tr>
<tr><td rowspan="2">細胞外液
20%</td><td>管内液(血漿，リンパ液など)
5%</td><td rowspan="2">Na^+, Ca^{2+}, Cl^-</td></tr>
<tr><td>管外液(組織液，間質液など)
15%</td></tr>
</table>

One point Advice

- 体液区分と電解質組成を関連させよう。

【参考文献】
・佐藤健次 ほか著：臨床工学講座 生理学 第2版，医歯薬出版，2004.
・(社)日本生体医工学会ME技術教育委員会 監：MEの基礎知識と安全管理 改訂第5版，南江堂，2008.
・小野哲章 ほか編著：臨床工学技士標準テキスト 第2版，金原出版，2012.

9 血液・造血器系の構造と機能，免疫機能

1 血液

Check point

- 血球の寿命 ⇒ 赤血球：約120日，血小板：約10日
- 赤血球数 ⇒ 男性：400～539万個/μL
女性：360～489万個/μL
- 免疫グロブリン（抗体） ⇒ γ-グロブリン分画
- アレルギーに関与 ⇒ 好酸球，好塩基球
- 病原体（細菌など）貪食 ⇒ 好中球，マクロファージ
- 抗血液凝固剤 ⇒ ヘパリン，ワルファリン

概要

- われわれの体内を循環している**血液**は，**体重の1/13（約8％）**の割合を占めており，酸素・栄養素・ホルモンなどの運搬，二酸化炭素と老廃物の運搬が一般的に知られている。実際にはこれら以外にも，白血球や免疫グロブリンを全身に送り生体防御に関与し，体温や電解質の調節，出血時に血小板による止血作用など，血液はさまざまな機能と深くかかわっている。

血液の成分

- 血液は**有形成分（血球：赤血球・白血球・血小板）が約45％**，**無形成分（血漿）が約55％の比率**で構成されている。
- **血漿の組成**は，**約90％は水分**で，**約7％をタンパク質**（アルブミン・グロブリン・フィブリノゲンなど）が占め，そのほかは電解質・糖質・脂質・ホルモンなどである。**血漿のpHは7.4**である。
- 血清は，血漿からフィブリノゲンなどの凝固因子を除いたものである。

有形成分

- **有形成分のほとんどは赤血球**で，**白血球と血小板の割合**は**1％未満**である。
- 全血液量中の赤血球の割合を**ヘマトクリット（hematocrit：Ht）値**とよび（**表1**），貧血時にはHt値の減少が認められる。
- **赤血球，白血球および血小板**は**骨髄の中で作られ，起源は同じ細胞**で**造血幹細胞**とよばれる。
- 造血幹細胞は造血因子の作用を受けて，各血球へと分化成熟する。
- 造血因子には，**赤血球造血に関与するエリスロポエチン**（erythropoietin：**EPO**），**白血球造血に関与するコロニー刺激因子**（colony stimulating

factor：**CSF**)，**血小板造血に関与するトロンボポエチン**(thrombopoietin：**TPO**)などがある。

- EPOや好中球を増加させるG-CSF(granulocyte-colony stimulating factor：顆粒球コロニー刺激因子)は，臨床の現場でも製剤として用いられている。
- 赤血球，白血球および血小板の性状・機能などを，図1に示す。

無形成分

- 血清中に総タンパク質(total protein：TP)は6.7〜8.3 g/dL(Biuret(ビウレット)法)あり，肝細胞で合成されるアルブミン(AlbまたはA)は3.8〜5.2 g/dL(BCP法)含まれる。TPからAlbを引いた値がグロブリン(G)になり，A/G比の基準値は1.2〜2.1である。
- 血清タンパク質を電気泳動法で解析すると，グロブリンはα_1，α_2，β，γ-グロブリンに分かれ，**生体防御に関与する免疫グロブリン(抗体)はγ-グロブリン分画**に含まれる。
- フィブリノゲンは血漿中に150〜400 mg/dL含まれ，出血箇所でフィブリン(線維素)になり止血作用に働く。析出したフィブリンはその後，プラスミンにより溶解(線維素溶解；線溶)される。
- **抗血液凝固剤**(**抗血栓剤**)として**ヘパリン**は血栓の予防や治療で使用されるだけでなく，採血，カテーテル挿入時，人工透析，人工心肺，体外循環装置使用時などに幅広く用いられている。
- そのほか，採血時の抗血液凝固剤としては**クエン酸ナトリウム**や**EDTA**など，服用薬としてはワルファリン(ワーファリン®)などがある。

表1　血液の性状

	成人男性	成人女性
比重	1.052〜1.060	1.049〜1.056
ヘマトクリット値	40〜48％	36〜42％
血液量	体重の8％	
有形/無形成分	45％/55％	
総タンパク	6.7〜8.3 g/dL(Biuret法)	
アルブミン	3.8〜5.2 g/dL(BCP法)	
アルブミン/グロブリン比(A/G比)	1.2〜2.1	

図1　血球の分類

赤血球（red blood cell：RBC，erythrocyte）

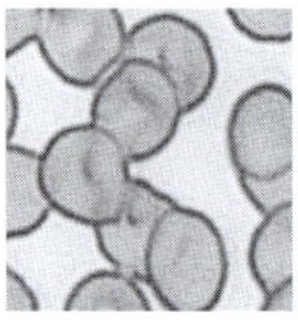

基準値

男性：400～539
女性：360～489
万個/μL

特徴

肺で細胞内のヘモグロビンに酸素素結合して，酸素を全身の細胞に運搬する。未成熟期には核があるが成熟すると核はない
寿命：約120日

血小板（platelet：PLT）

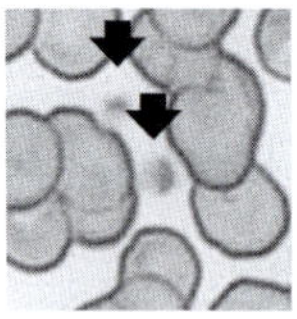

基準値

13.0～34.9万個/μL

特徴

止血作用。出血箇所で1次血栓を作り，そこにフィブリンが付き2次血栓を作る
寿命：約10日

白血球（white blood cell：WBC，leukocyte）

基準値

3200～8500個/μL

特徴

単球（組織ではマクロファージ），リンパ球（B細胞，T細胞，NK細胞など），顆粒球（好中球，好酸球，好塩基球）に分類される
寿命：約数～数百日

単球（monocyte：Mono）

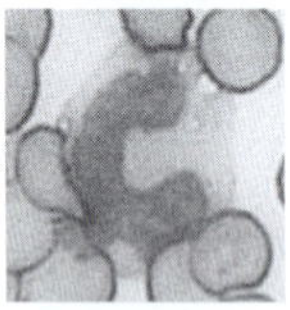

基準値

4～7%/WBC

特徴

病原体，老廃物，死んだ細胞などを貪食

リンパ球（lymphocyte：Lym）

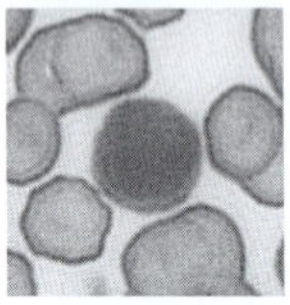

基準値

25～45%/WBC

特徴

B細胞は抗体産生，T細胞はほかの細胞を活性化・腫瘍細胞やウイルス感染細胞を傷害，NK細胞は腫瘍細胞やウイルス感染細胞を傷害

好中球（neutrophil：Neut）

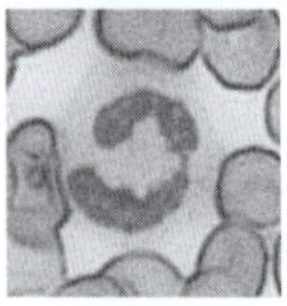

基準値

48～61%/WBC

特徴

病原体（細菌）などを貪食

好酸球（eosinophil：Eo）

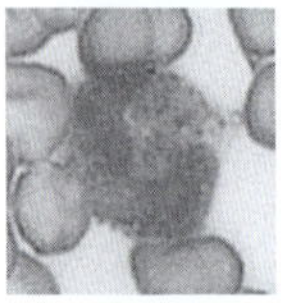

基準値

1～5%/WBC

特徴

寄生虫排除とアレルギーに関与

好塩基球（basophil：Baso）

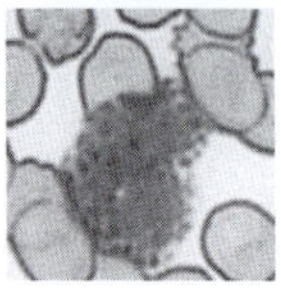

基準値

0～1%/WBC

特徴

アレルギーに関与

One point Advice

●赤血球を中心にして，血液凝固や白血球に広げて学習しよう。

【参考文献】
・坂井建雄 ほか編：人体の正常構造と機能 Ⅶ血液・免疫・内分泌，日本医事新報社，2002.
・奈良信雄 ほか著：臨床工学講座 血液検査学 第3版，医歯薬出版，2010.
・佐藤健次 ほか著：臨床工学講座 生理学 第2版，医歯薬出版，2004.
・窪田哲朗 ほか編：臨床工学講座 免疫検査学 第2版，医歯薬出版，2010.
・（社）日本生体医工学会ME技術教育委員会 監：MEの基礎知識と安全管理 改訂第5版，南江堂，2008.

2 造血器系

Check point

☑ 造血器官　⇒　年齢により造血の場が変わる

概要

- 主に骨髄中に存在している**造血幹細胞**（多能性）が，**自己複製や分化を繰り返して赤血球，白血球，血小板といったすべての血球に成熟**する。

年齢による造血部位の推移

- 胎生3週ごろ：卵黄嚢で赤血球が産生される。
- 胎生2カ月ごろ：肝臓で赤血球が産生される。
- 胎生2～3カ月ごろ：脾臓で造血とリンパ球の産生が始まる。
- 胎生４カ月ごろ：造血の場が，肝臓と脾臓から骨髄に移っていく。
- 出生後：ほとんどの骨髄で造血が行われる。
- 成人：造血が行われる骨髄は頭蓋骨，胸骨，肋骨，椎骨，骨盤，大腿骨などに限られる。

血球の分化成熟

- 血球の分化とその種類について図2に示す。

図2　血球の分化成熟

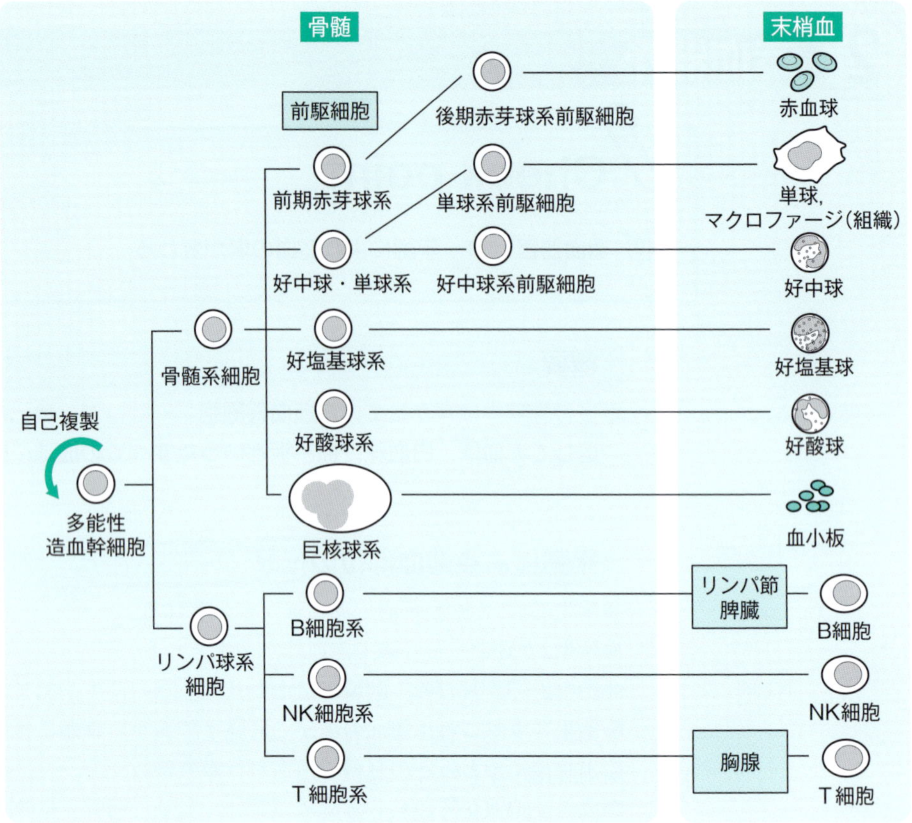

（図中のイラストは，讃井將満 監：人体のメカニズムから学ぶ臨床工学 集中治療学，メジカルビュー社，2017. より引用）

【参考文献】
・医療情報科学研究所 編：病気がみえる 血液 第2版，メディックメディア，2017.
・芝　紀代子 編：臨床検査技師 ブルー・ノート 2nd edition，メジカルビュー社，2013.

3 免疫系

Check point

- ☑ リンパ球 ⇒ B細胞，T細胞，NK細胞
- ☑ 顆粒球 ⇒ 好中球，好酸球，好塩基球
- ☑ 単球，マクロファージ，樹状細胞 ⇒ 好中球，樹状細胞

概要

●免疫とは文字が表すように，「疫（疾患）から免れる」ことである。人間の身体は常に病原体にさらされており，発病しないためには身体の免疫つまり生体防御機構が重要となる。これは「**自己と非自己を認識して非自己を排除する機構**」である。ただし，この機構は両刃の剣ともいわれ，過度に活

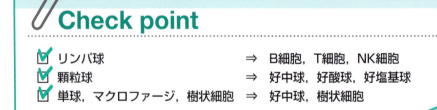

性化するとアレルギー反応や自己免疫疾患を起こすことがあり，活性化が低ければ病気にかかりやすくなる面を併せもっている。

免疫関連の構成因子

■免疫担当細胞：リンパ球（B細胞，T細胞，NK細胞），顆粒球（好中球，好酸球，好塩基球），単球・マクロファージ，樹状細胞など

（1）リンパ球

●B細胞

- 骨髄の造血幹細胞から骨髄で分化してリンパ節や脾臓などで成熟・活性化する。
- 形質細胞に最終分化して抗体（免疫グロブリン）を産生する。
- 抗体は抗原（ターゲットの病原体など）に結合して，種々の排除反応を誘導する。

●T細胞

- 骨髄の造血幹細胞から胸腺で分化してリンパ節や脾臓などで活性化する。
- ヘルパーT細胞（TH細胞，CD4T細胞）：B細胞の抗体産生誘導，貪食細胞の活性化，TC細胞の活性化など
- キラーT細胞（TC細胞，CD8T細胞，細胞傷害性T細胞）：病原微生物に感染した自己細胞，がん細胞などの破壊など

●NK細胞

- ウイルス感染，がん（腫瘍）の排除などに働く。

（2）顆粒球

●好中球

- 病原微生物を貪食して排除する（貪食能）。一般細菌に対する抗菌作用の主役である。

●好酸球

- 大型の寄生虫を排除する。

●好塩基球

- アレルギーに関与する。ヒスタミン産生細胞の1つである。

（3）単球・マクロファージと樹状細胞

●好中球

- 血液中を単球，組織に入るとマクロファージとよぶ。貪食能がある。

●樹状細胞

- さまざまな組織に存在してT細胞の活性を誘導する 。

■免疫因子：抗体，補体，サイトカインなど

●抗体：血流に乗って身体の感染場所に到達して排除機構を活性化する。

●補体：標的細胞や微生物の膜に穴を空けて死滅させる。

●サイトカイン：免疫担当細胞などから分泌されるタンパクで，免疫系を活性化する物質と抑制する物質がそれぞれ多種ある。

自然免疫と獲得免疫

●免疫機構は大きく分けて**自然免疫**と**獲得免疫**の2つの系統があり，互いに連携して機能している。自然免疫は抗体などの目印があるものを排除する(**非特異的**)系統で，獲得免疫は感染などにより新たに獲得される防御機構で，**特異的**に非自己(病原微生物など)や感染細胞を強力に排除する系統である。

図3　自然免疫と獲得免疫

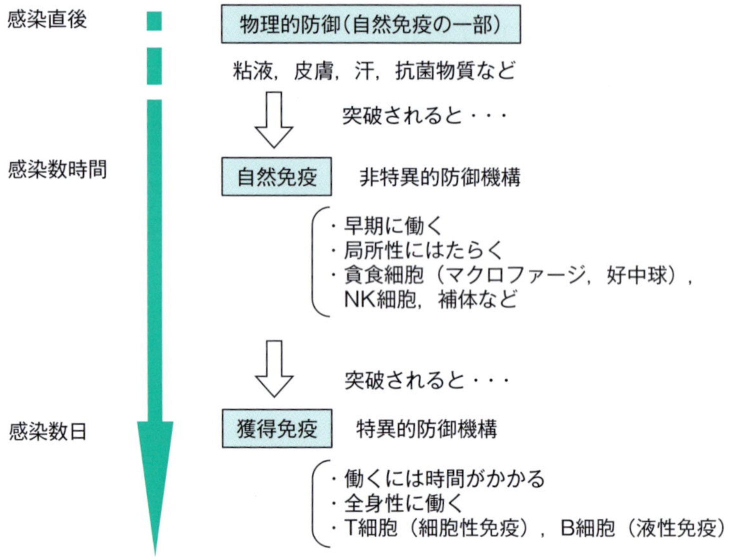

【参考文献】
・医療情報科学研究所 編：病気がみえる 免疫・膠原病・感染症，メディックメディア，2009.
・窪田哲朗 ほか編：最新臨床検査学講座 免疫検査学，医歯薬出版，2017.

10 内分泌系機能

Check point

- ☑ 内分泌腺の種類 ⇒ 表1〜3
- ☑ ホルモンの種類 ⇒ 表1〜3
- ☑ ホルモンの機能 ⇒ 表1〜3
- ☑ ホルモンの標的臓器 ⇒ 表1〜3

内分泌・外分泌

● **内分泌**とは体内の分泌器官（内分泌腺）から，血液などに物質（ホルモンなど）が分泌されることである。

● **外分泌**とは汗，唾液や消化液は導管によって分泌されることである。

ホルモン

● **ホルモン**とは内分泌腺（視床下部，下垂体，甲状腺，膵ランゲルハンス島，副腎，卵巣，精巣など）より分泌され，血流などによって標的となる組織・臓器に作用して機能を調整する物質をいう。

● 内分泌腺，作用，標的組織については，表1〜3に示す。

ホルモンの作用経路

● ホルモンの作用経路は，

①視床下部→下垂体前葉→分泌器官（非経由）→標的組織
②視床下部→下垂体後葉→分泌器官（非経由）→標的組織
③交感神経，副交感神経，血糖値など→分泌器官→標的組織

の3つに大きく分類される。この矢印がホルモンに相当する。

● 下流のホルモンが上流のホルモン分泌を抑制する経路があり，これを負のフィードバック調節という。

表1　下垂体前葉が関与するホルモン

下垂体前葉から分泌されるホルモン名	分泌器官	ホルモン名	作用	標的組織
甲状腺刺激ホルモン	甲状腺	サイロキシン	代謝亢進	全身
副腎皮質刺激ホルモン	副腎皮質	糖質コルチコイド	血糖上昇	全身
卵胞刺激ホルモン	卵胞	エストロゲン	女性器発達，乳腺発育	子宮，乳腺
黄体形成ホルモン	黄体	プロゲステロン	子宮内膜分泌，排卵抑制	子宮
	精巣	アンドロゲン（テストステロン）	精子形成，男性化	精巣
成長ホルモン	—	—	骨成長促進，タンパク合成増加	骨，筋
プロラクチン	—	—	乳汁増加	乳腺

表2　下垂体後葉が関与するホルモン

下垂体後葉から分泌されるホルモン名	分泌器官	ホルモン名	作用	標的組織
オキシトシン	—	—	乳汁排出，分娩促進	乳腺，子宮
バゾプレシン	—	—	水分再吸収	腎臓

表3　下垂体の関与が弱いホルモン

分泌器官	ホルモン名	作用	標的組織
副腎髄質	アドレナリン ノルアドレナリン	心拍数上昇，血糖上昇 血管収縮，血圧上昇	心，肝，筋 血管
腎臓	エリスロポエチン	赤血球増加	骨髄
膵臓ランゲルハンス島	インスリン グルカゴン	血糖低下 血糖増加	全身 肝
甲状腺	カルシトニン	血中Ca^{2+}低下	骨，腸，腎
副甲状腺	パラソルモン	血中Ca^{2+}増加	骨，腎

One point Advice

●表の項目以外にも，下垂体の関与を忘れずにチェックしよう。

【参考文献】
・佐藤健次 ほか著：臨床工学講座 生理学 第2版，医歯薬出版，2004.
・坂井建雄 ほか編：人体の正常構造と機能 Ⅶ血液・免疫・内分泌，日本医事新報社，2002.

13

消毒・滅菌法

1 滅菌・消毒の定義

Check point

- ☑ 滅菌とは ⇒ すべての微生物を対象として，それらのすべてを殺滅または除去する方法
- ☑ 消毒とは ⇒ 対象とする微生物が感染症を惹起することがない水準まで殺滅または減少させる方法
- ☑ 無菌とは ⇒ すべての微生物が存在しない状態

感染症

●感染症の発生を事前に防止，拡散の抑制，管理することが重要である。そのための感染制御方法として滅菌・消毒による対策が必要となる。

●感染症例を遮断策するため，CDC*1のガイドラインは2007年に改訂され，急性期の病院感染対策から長期療養施設等も含めた医療関連感染対策が示された。

●隔離予防策は，**標準予防策**（スタンダード・プリコーション）*2と感染経路別対策で構成されている。

感染経路

●空気感染

- 5 μm以下の飛沫核に乗って空気中を長時間浮遊し，伝播する微生物。
- 陰圧の個室など空調管理や濾過マスクの使用による空気予防策となる。

●飛沫感染

- 5 μmを超える飛沫に乗って伝播する微生物。
- 患者との距離を基本とし，ベッド配置，マスクの使用による飛沫予防策となる。

●接触感染

- 接触予防策は標準予防策の範囲をより拡大したもの。
- 遮断の対象として，血液，体液，患者の皮膚，衣服，周辺環境への接触も伝播経路とする。

用語アラカルト

＊1 CDC
米国疾病管理予防センター（centers for disease control and prevention：CDC）は，1946年に創設され，アメリカ合衆国保健福祉省管の感染症対策の総合研究所である。CDCの勧告文書は多くの文献，データの収集結果を基に作成・発表されるため，世界共通ルールとみなされるほどの影響力をもち，国内外を問わず主導的な役割を果たしている。

＊2 標準予防策（スタンダード・プリコーション）
米国CDC（国立疾病管理予防センター）は，病院感染対策のガイドライン（1985年）として，ユニバーサル・プリコーション（一般予防措置策）を提唱した。これは患者の血液，体液，分泌物，嘔吐物，排泄物などは感染する危険性が高いため感染制御することを目的とした。その後，これらを拡大し整理した予防策（1996年），スタンダード・プリコーション（標準予防措置策）が作成され，「すべての患者の血液，体液，分泌物，嘔吐物，排泄物，創傷皮膚，粘膜などは，感染する危険性があるものとして取り扱う」という考えを基本とし，感染経路予防策がとられた。

補足

無菌性保障レベル(SAL：10^{-6}=100万分の1)

●単位あたりの非滅菌物に生存する微生物の数と種類（バイオバーデン）およびその致死速度（菌数を1/10にするために必要な時間をD値）から達成される滅菌条件。

プリオン

●プリオン病は，正常なプリオンタンパクが感染性のある異常プリオンタンパクに変化し，主に中枢神経系に障害をもたらす疾患である。人畜共通感染症であり，遺伝性もある難病であるが，その大きな特徴は感染因子がウイルスではなく異常プリオンタンパクであると考えられている。感染のメカニズムは不明であり，通常の消毒・滅菌法では感染力を完全には除去できない。代表的な疾患として，クロイツフェルトヤコブ病がある。

One point Advice

●滅菌，消毒，無菌の概念を理解し，病床微生物との滅菌法，消毒法を関連づける。

【参考文献】
・高齢者における感染対策マニュアル，厚生労働省，2013.
・プリオン病感染予防ガイドライン，プリオン病及び遅発性ウイルス感染症に関する調査研究班，2008.

2 滅菌の種類と方法

Check point

- ☑ 滅菌法 ⇒ 加熱法：高圧蒸気滅菌，乾熱法
  照射法：放射線法，高周波法
  ガス法：酸化エチレンガス法，過酸化水素ガスプラズマ法，ホルムアルデヒドガス法，過酸化水素蒸気滅菌法
- ☑ 濾過法
- ☑ 滅菌剤処理法

分類

図1　消毒・滅菌法の分類

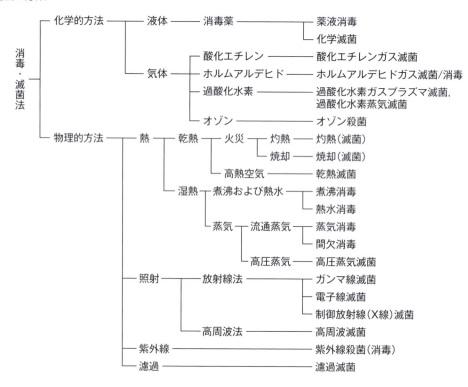

- 消毒・滅菌法
  - 化学的方法
    - 液体 ― 消毒薬
      - 薬液消毒
      - 化学滅菌
    - 気体
      - 酸化エチレン ― 酸化エチレンガス滅菌
      - ホルムアルデヒド ― ホルムアルデヒドガス滅菌/消毒
      - 過酸化水素 ― 過酸化水素ガスプラズマ滅菌，過酸化水素蒸気滅菌
      - オゾン ― オゾン殺菌
  - 物理的方法
    - 熱
      - 乾熱
        - 火災
          - 灼熱 ― 灼熱(滅菌)
          - 焼却 ― 焼却(滅菌)
        - 高熱空気 ― 乾熱滅菌
      - 湿熱
        - 煮沸および熱水
          - 煮沸消毒
          - 熱水消毒
        - 蒸気
          - 流通蒸気
            - 蒸気消毒
            - 間欠消毒
          - 高圧蒸気 ― 高圧蒸気滅菌
    - 照射
      - 放射線法
        - ガンマ線滅菌
        - 電子線滅菌
        - 制御放射線(X線)滅菌
      - 高周波法 ― 高周波滅菌
    - 紫外線 ― 紫外線殺菌(消毒)
    - 濾過 ― 濾過滅菌

(小林寛伊 編：新版　消毒と滅菌のガイドライン，p.10，へるす出版，2012.より引用)

加熱法

高圧蒸気滅菌

- 高圧蒸気滅菌装置(オートクレイブ)にて，空気を飽和水蒸気と置換し，加熱する。

- 熱エネルギーによって微生物を死滅させる。
- 絶対圧力0.313 MPaのとき，飽和温度135 ℃の飽和蒸気を得る。
- 121～124 ℃・15分，126～129 ℃・10分，134 ℃・3分～3分30秒。

乾熱法（乾熱滅菌）

- 加熱乾燥気体で加熱することにより殺滅する。
- ガラス製品，磁製，金属製，繊維製の物品などの**乾燥高温に耐えるもの**。
- 基本的条件：180 ℃・1時間以上（160～170 ℃・2時間，180～190 ℃・30分）。
- 欠点：熱浸透速度が遅く，微生物を死滅させる時間が長い。

照射法

放射線法

- 照射（γ線，電子線，X線）による滅菌法である。
- 低温化での滅菌が可能であり，**透過力が強いため包装した非滅菌物を滅菌**するのに適している。
- ディスポーザブル器材に多く利用されている。

高周波法

- 高周波を直接照射し，**マイクロ波**とよばれる高周波加熱により行う滅菌である。

ガス法

酸化エチレンガス法

- 酸化エチレンガスによる微生物を構成するタンパク質のアルキル化にて死滅させる。
- **高圧蒸気滅菌できないものに対して行われる**。
- カテーテル類，内視鏡，麻酔関連機材，カメラなどが適応。
- 滅菌条件
  - 温度：37～63 ℃
  - 湿度：25～80 %
  - エチレン濃度：450～1200 mg/L
  - 時間：1時間
- エアレーション（空気置換）が必要。
- 利点：加熱による材質変化がない。
- 欠点：滅菌時間が長い。

過酸化水素ガスプラズマ法

- 高真空状態で過酸化水素を噴霧し，エネルギー付与により過酸化プラズマができる。
- 反応性の高いラジカルにより，一般細菌，芽胞，真菌，ウイルスを含むすべての**微生物を死滅させる**。

●利点：非耐熱性，非耐湿性の製品の滅菌ができる。
●欠点：セルロース類は過酸化水素を吸着するため滅菌できない。

■ホルムアルデヒドガス法

●ホルマリン（**ホルムアルデヒド37%含有**）が気化した，ホルムアルデヒドガスが微生物を不活性化する。
●酸化エチレンガス滅菌の適応製品はすべて滅菌可能。

■過酸化水素蒸気滅菌法

●過酸化水素溶液は，化学的滅菌剤として利用。
●医療機器の工業用滅菌（真空システム）と広い空間，狭い空間の除染（大気システム）を目的として行われている。

濾過法（完全な滅菌法ではない）

●非滅菌物に存在する微生物を濾過によって除去する方法。
●気体・液体に適応。
●メンブレンフィルタ
- セルロース誘導体（ニトロセルロース，アセトセルロース）
- プラスチック（ポリカーボネート製，テフロン製）
- フィルタ孔径：0.22 μm（それ以下～0.45 μm）

●超濾過装置：「逆浸透および**分画分子量約6000以上**の物質を除去できる限外濾過膜」と規定

表1　CDCガイドラインによる滅菌および消毒の分類

滅菌（sterilization）	芽胞菌を含むすべての微生物を殺滅
高水準消毒（high-level disinfection）	大量の芽胞菌の場合を除く，すべての微生物を殺滅
中水準消毒（intermediate-level disinfection）	芽胞菌以外のすべての微生物は殺滅するが，なかには殺芽胞菌を示すものもある
低水準消毒（low-level disinfection）	結核菌などの抵抗性を有する細菌および消毒薬に耐性を有する一部の菌以外の微生物を殺滅

（小林寛伊 編：新版　消毒と滅菌のガイドライン，p.18，へるす出版，2012.より改変引用）

表2　殺菌性能の段階的評価法

評価＼菌種	細菌			真菌[1]	ウイルス[2]	
	栄養型	結核菌	芽胞		脂質を含まない小型サイズ	脂質を含む中型サイズ
高水準消毒薬	＋	＋	±[3]	＋	＋	＋
中水準消毒薬	＋	＋	±[4]	＋	±	＋
低水準消毒薬	＋	−	−	±	−	＋

1）　糸状真菌を含まない
2）　肝炎ウイルスを除く
3）　消毒薬と長時間接触した時のみ有効
4）　殺芽胞効果を示すものがある
＋：有効，−：無効，±：菌種により無効の場合がある

（小林寛伊 編：新版　消毒と滅菌のガイドライン，p.18，へるす出版，2012.より引用）

補足

オゾン殺菌

●オゾンの化学組成は，酸素原子3個で構成される物質で，通常は気体として存在している。原子2個の酸素分子が安定した状態にあるのに対し，オゾンは非常に不安定な物質で，オゾンが分解したときに生じる発生期の酸素が，非常に高い酸化力をもち，殺菌することができる。

電解水

●水を電気分解し陽極側にできた酸性の電解水の次亜塩素酸によって殺菌する。酸性の強い電解水を強酸性水，アルカリ性が強い電解水を弱電解酸性水という。

One point Advice

●第2種ME技術実力検定試験では，滅菌法の種類とその方法，作用機序，滅菌対象物，長所，短所に関してよく出題されている。

3 消毒薬の種類と効果

Check point

- ☑ 物理的消毒法 ⇒ 煮沸消毒法，熱水消毒法，蒸気消毒法，間欠消毒法，紫外線殺菌灯
- ☑ 化学的消毒法 ⇒ 液体（薬液消毒），気体

物理的消毒法

- 消毒薬を使用しないで微生物を殺滅する。
- 煮沸消毒法：沸騰水で15分間以上煮沸
- 熱水消毒法：**80℃，10分間以上**，芽胞以外の一般細菌を感染可能な水準以下に死滅または不活性化
- 蒸気消毒法：加熱水蒸気，100℃，30～60分間
- 間欠消毒法：80～100℃の熱水または水蒸気，30～60分間を3～6回/1日
- 紫外線法（殺菌灯）：**紫外線（254 nm付近）照射**，真菌や芽胞に対しては長時間の照射が必要

化学的消毒法

- 熱消毒ができない場合に消毒薬を利用する。

主な消毒薬

- 化学的消毒法に用いる主な消毒薬には**表1**がある。
- ほかにも，主に生体向けに使用する過酸化水素（オキシドール），トリクロサン（薬用石けん），アクリノール水和物などがある。

表1　化学的消毒法に用いる消毒薬

高水準消毒薬	グルタラール，フタラール，過酢酸
中水準消毒薬	次亜塩素酸系（次亜塩素酸ナトリウムなど）
	ヨードホール・ヨード系（ポビドンヨード，ヨウ素など）
	アルコール系（エタノール，イソプロパノールなど）
	フェノール系（フェノール，クレゾールなど）
低水準消毒薬	第四級アンモニウム塩（ベンザルコニウム塩化物，ベンゼトニウム塩化物など）
	クロルヘキシジン（クロルヘキシジングルコン酸塩）
	両性界面活性剤（アルキルジアミノエチルグリシン塩酸塩など）

（小林寛伊 指導：消毒薬テキスト　第4版，p.24，協和企画，2012．より引用）

消毒薬の効力

- 作用機序：微生物の細胞壁，細胞質膜，細胞質，核酸などに対する化学的反応(**酸化**，**凝固**，**重合**，**吸着**，**溶解**など)。
- 使用濃度，作用温度，作用時間：効力は変化
- 高濃度，**高温度**，**長時間**：効力が増大
- 消毒薬の種類により高濃度：効力減弱する場合がある
- 消毒薬には有効な微生物と無効な微生物：抗微生物スペクトルがある
- 菌株によって一部の消毒薬に対する感受性が異なる場合がある。
- 消毒薬の効力を左右する因子
  - 薬液との接触の状態，血液など有機物による汚れの存在，薬液のpH，希釈水中に存在する無機イオンの影響，脱脂綿など担体に対する消毒成分の吸着などがある。

消毒薬の使用上の注意

- 消毒薬と消毒法を選択：消毒水準の判断，抗微生物スペクトルや消毒薬抵抗性を考慮して消毒薬を選択する。
- 消毒物の材質，構造：**金属**，**樹脂などの腐食**，変質，変色により消毒薬，消毒法の選択。
- 消毒薬を正しく調製：精製水，滅菌精製水を用いて希釈。
- 血液など有機物汚染：**前洗浄を十分に実施後**，消毒(タンパク凝固，**バイオフィルム形成**)。
- 消毒薬の副作用，毒性：アナフィラキシー，接触皮膚炎，手荒れ，中枢神経障害などの副作用。
- 消毒薬の保管，廃棄：熱，暗所保管，冷所保存，使用期限，アルコール濃度。

各種の消毒方法

- 浸漬法：器具などを完全に浸漬して薬液と接触させる方法。
- 清拭法：ガーゼ，布，モップなどに消毒薬を染み込ませて，環境などの表面を拭き取る方法。
- 散布法：スプレー式の道具を用いて消毒薬を撒く方法。消毒薬を霧状にして室内などに充満させる**噴霧法とは異なる**。
- 灌流法：チューブ，カテーテル，内視鏡，透析装置など細い内腔構造を有している器具に消毒薬を灌流する方法。

One point Advice

- 化学的消毒法に用いる消毒薬と微生物への効果を関連づけて理解しよう。

【参考文献】
・小林寛伊 指導：消毒薬テキスト　第4版，p.24-26，協和企画，2012.

4 医用材料と滅菌・消毒

Check point

- クリティカル器具 ⇒ 体内に埋め込むか血液と長時間接触するもので，滅菌が必要
- セミクリティカル器具 ⇒ 粘膜および創のある皮膚と接触する医療器具
- ノンクリティカル器具 ⇒ 創のない，粘膜とは接触しない医療器具

Spaulding(スポルディング)による器具分類

●器具を使用用途ごとに分類した体系としては，E.H.Spaulding(スポルディング)の提唱した感染リスクの程度により3つに分類される。

①クリティカル器具

●対象物：手術器材，眼内レンズ，心臓カテーテル，インプラント器材，針

●消毒薬：グルタラール，過酢酸，フタラール

②セミクリティカル器具

●対象物：人工呼吸器回路，麻酔関連機材，眼圧計，凍結手術用器材，口腔体温計

●消毒薬

- 器材：グルタラール，過酢酸，フタラール，塩素系消毒薬
- 創のある皮膚：塩素系消毒薬，アルコール，ヨードホール

③ノンクリティカル器具

●対象物：モニタ類，聴診器，便器，血圧測定用カフ，松葉づえ，ベット枠，リネン類

●消毒薬：低水準消毒薬

表1　使用目的別にみた消毒薬の選択

区分	消毒薬	環境	金属器具	非金属器具	手指皮膚	粘膜	排泄物による汚染
高水準	グルタラール	×	○	○	×	×	△
	過酢酸	×	○	○	×	×	△
	フタラール	×	○	○	×	×	△
中水準	次亜塩素酸ナトリウム	○	×	○	×	×	○[2]
	アルコール	○	○	○	○	×	×
	ポビドンヨード	×[1]	×	×	○	○	×
	クレゾール石けん	△	×	×	×	×	○
低水準	第四級アンモニウム塩	○	○	○	○	○	△
	クロルヘキシジン	○	○	○	○	×	×
	両性界面活性剤	○	○	○	○	○	△

1）主に糞便消毒に用いられる。広い環境に散布はしない。
2）CDC Update : Management of patients with suspected viral hemorrhagic fever-United States. *MMWR*, 44: 475-479, 1995.
○：使用可能，△：注意して使用，×：使用不可
（小林寛伊 指導：消毒薬テキスト　第4版，p.19，協和企画，2012．より引用）

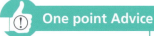

One point Advice

●医用材料と滅菌，消毒法の適切な組み合わせを理解する。

5 消毒薬と病原菌

Check point

- ☑ 高水準消毒薬 ⇒ 真菌，芽胞など長時間の接触であらゆる微生物を殺滅
- ☑ 中水準消毒薬 ⇒ 結核菌，そのほかの細菌，ほとんどのウイルスや真菌を不活性化・死滅
- ☑ 低水準消毒薬 ⇒ ほとんどの細菌，真菌，一部のウイルスに有効。結核菌，芽胞菌，耐性菌に無効

抗微生物スペクトル

●各種消毒剤は，固有の抗微生物スペクトルをもっている。消毒薬を選択するうえで，重要な留意事項である。Spauldingの分類は殺滅可能な微生物を3つにランク分けしている。一般細菌，グラム陽性細菌，陰性菌，真菌，抗酸菌，芽胞菌，ウイルスの薬剤抵抗性を**表1**，**表2**から理解できる。

表1　微生物別にみた消毒薬の殺菌効力

区分	消毒薬	一般細菌	緑膿菌	結核菌	真菌[1]	芽胞	B型肝炎ウイルス
高水準	グルタラール	○	○	○	○	○	○
	過酢酸	○	○	○	○	○	○
	フタラール	○	○	○	○	○[2]	○
中水準	次亜塩素酸ナトリウム	○	○	○	○	○	○
	アルコール	○	○	○	○	×	○
	ポビドンヨード	○	○	○	○	×	○
	クレゾール石けん[3]	○	○	○	△	×	×
低水準	第四級アンモニウム塩	○	○	×	△	×	×
	クロルヘキシジン	○	○	×	△	×	×
	両性界面活性剤	○	○	△	△	×	×

1）糸状真菌を含まない
2）バチルス属（*Bacillus* spp.）の芽胞を除いて有効
3）クレゾールには排水規制がある
○：有効，△：効果が得られにくいが，高濃度の場合や時間をかければ有効となる場合がある，
×：無効

（小林寛伊 指導：消毒薬テキスト　第4版，p.19，協和企画，2012．より引用）

表2　抗微生物スペクトル早見表

水準	消毒薬	グラム陽性菌		グラム陰性菌		真菌		結核菌など抗酸菌	ウイルス				芽胞
		CNS[2] 黄色ブドウ球菌[1]	その他のグラム陽性菌 腸球菌・レンサ球菌など	NFGNR[3]	その他のグラム陰性菌[4] 腸内細菌群など	酵母	糸状菌		エンベロープ有	エンベロープ無	HIV エンベロープ有	HBV エンベロープ無	
高	過酢酸	○	○	○	○	○	○	○	○	○	○	−	○
	グルタラール	○	○	○	○	○	○	○[5]	○	○	○	○	○[6]
	フタラール	○	○	○	○	○	○	○	○	○	○	−	○[6]

（次頁へ続く）

（前頁からの続き）

水準	消毒薬	グラム陽性菌		グラム陰性菌		真菌		結核菌など抗酸菌	ウイルス				芽胞
		CNS[2] 黄色ブドウ球菌[1]	その他のグラム陽性菌 腸球菌・レンサ球菌など	NF-GNR[3]	その他のグラム陰性菌[4] 腸内細菌群など	酵母	糸状菌		エンベロープ有	エンベロープ無	HIV エンベロープ有	HBV エンベロープ無	
中	次亜塩素酸ナトリウム	○	○	○	○	○	○	○[7]	○	○	○	○	○[8]
中	ポビドンヨード	○	○	○	○	○	○	○	○	○	○	○	△
中	ヨードチンキ	○	○	○	○	○	○	○	○	○	○	−	△
中	エタノール	○	○	○	○	○	△[6]	○	○	△[6]	○	○	×
中	イソプロパノール	○	○	○	○	○	△[6]	○	○	△[6]	○	○	×
中	イソプロパノール添加エタノール液	○	○	○	○	○	△[6]	○	○	△[6]	○	−	×
中	1w/v%クロルヘキシジングルコン酸塩エタノール液	○	○	○	○	○	△[6]	○	○	△[6]	○	○	×
中	0.5w/v%クロルヘキシジングルコン酸塩エタノール液	○	○	○	○	○	△[6]	○	○	△[6]	○	○	×
中	1w/v%・0.5w/v%クロルヘキシジングルコン酸塩エタノール擦式製剤	○	○	○	○	○	△[6]	○	○	△[6]	○	○	×
中	0.2w/v%クロルヘキシジングルコン酸塩エタノール擦式製剤	○	○	○	○	○	△[6]	○	○	△[6]	○	○	×
中	0.2w/v%ベンザルコニウム塩化物エタノール擦式製剤	○	○	○	○	○	△[6]	○	○	△[6]	○	○	×
中	76.9〜81.4vol%エタノール擦式製剤	○	○	○	○	○	△[6]	○	○	△[6]	○	○	×
中	フェノール	○	○	○	○	○	△[6]	○	△	×	−	−	×
中	クレゾール	○	○	○	○	○	△[6]	○	△	×	−	−	×
低	クロルヘキシジングルコン酸塩	○[6]	○[6]	○[9]	○[10]	○	△	×	△	×	−	−	×
低	ベンザルコニウム塩化物	○	○	○[9]	○[10]	○	△	×	△	×	−	−	×
低	ベンゼトニウム塩化物	○	○	○[9]	○[10]	○	△	×	△	×	−	−	×
低	アルキルジアミノエチルグリシン塩酸塩	○[6]	○	○[9]	○[10]	○	△	○[11]	△	×	−	−	×
その他	アクリノール水和物	○[6]	○[6]	○[9]	○[6]	△	×	−	−	−	−	−	×
その他	オキシドール	○	○	○	○	○	○[6]	△[12]	○	○	○	−	△[6]
その他	ホルマリン	○	○	○	○	○	○	○	○	○	○	−	△

○：有効　△：十分な効果が得られない場合がある　×：無効　−：効果を確認した報告がない[注]

1）MRSAを含む
2）コアグラーゼ陰性ブドウ球菌（表皮ブドウ球菌など）
3）ブドウ糖非発酵グラム陰性桿菌（緑膿菌，バークホルデリア・セパシアなど）
4）大腸菌O−157を含む
5）グルタラールに抵抗性を示す非定型抗酸菌の報告あり
6）長時間の接触が必要な場合がある
7）1000 ppm以上の高濃度で有効
8）1000 ppm以上の濃度が維持できれば有効
9）バークホルデリア・セパシア，シュードモナス属，フラボバクテリウム属，アルカリゲネス属などが抵抗性を示す場合がある
10）セラチア・マルセッセンスが抵抗性を示す場合がある
11）0.2〜0.5の濃度で有効，抵抗性を示す非定型抗酸菌の報告あり
12）高濃度の過酸化水素で有効

注）これら○△×−などによる区分は便宜的なものであり，必ずしも厳密なものではない。そもそも消毒薬の判定基準が明確でないため，有効・無効の断定が困難な場合がある。HBVについてはチンパンジー感染実験で確認された成分のみ有効とした。報告が少ない場合で区分の難しいものを「−：効果を確認した報告がない」に含めた場合もある。したがって厳密には消毒薬ごと，微生物ごとに詳しく述べる必要がある。また，高水準・中水準・低水準消毒薬の分類も便宜的なものであり，個々の消毒薬の抗微生物スペクトルがSpauldingの分類を部分的に超える，あるいは満たさない場合もある。

（小林　寛伊　指導：消毒薬テキスト　第4版，p.75，協和企画，2012．より引用）

One point Advice

●第2種ME技術実力検定試験では，消毒薬と微生物の効果についての問題がよく出題されている。

【参考文献】
・小林寛伊 編：新版　消毒と滅菌のガイドライン，へるす出版，2012.
・高齢者における感染対策マニュアル，厚生労働省，2013.
・プリオン病感染予防ガイドライン，プリオン病及び遅発性ウイルス感染症に関する調査研究班，2008.
・医療施設における院内感染（病院感染）の防止について，厚生労働省，2004.
・日本臨床工学技士教育施設協議会 監：臨床工学講座　医用機器安全管理学，医歯薬出版，2009.
・日本臨床工学技士教育施設協議会 監：臨床工学講座　血液機能代行装置学　血液浄化療法装置，医歯薬出版，2013.
・小林寛伊 指導：消毒薬テキスト　第4版，協和企画，2012.

14

小論文

1 小論文の書き方

Check point

- ☑ 小論文について ⇒ 文字数
  出題パターンと小論文形式例
- ☑ 小論文のポイント ⇒ 原稿用紙の使い方
  句読点の打ち方
  正しい文章の書き方
  適切な言葉遣い
- ☑ 小論文のテーマ ⇒ 傾向と対策

小論文について

●小論文で問われるのは，読解力はあるか？，考察力はあるか？，表現力はあるか？ などである。

●文字数：400字以上600字以内

　　　改行による文末の空白は文字数として数えず，400字に満たない場合は不合格となる。

※90%以上(540文字以上)書くとよい。

■出題パターンと小論文形式例

(1) ○○について，意見を述べるもの

①問題提起：テーマを取り上げる。

⇒○○という問題がある。本当に○○だろうか。

②意見：それに対する意見や解決策など。

⇒確かに○○だ。しかしながら私は○○だと考える。なぜなら○○だからだ。

③結論：自分の結論を述べる。

⇒従って，○○なのである。

(2) 文章を読んで意見を述べるもの

①内容要約：テーマを取り上げる。

⇒○○という問題がある。本当に○○だろうか。

②意見：それに対する意見や解決策など。

⇒確かに○○だ。しかしながら私は○○だと考える。なぜなら○○だからだ。

③結論：自分の結論を述べる。

⇒従って，○○なのである。

(3) 図・表を検討した後で，意見を述べるもの

①読解：テーマを取り上げる。

⇒○○という問題がある。本当に○○だろうか。

②意見：それに対する意見や解決策など。

⇒確かに○○だ。しかしながら私は○○だと考える。なぜなら○○だからだ。

③結論：自分の結論を述べる。

⇒従って，○○なのである。

小論文のポイント

■原稿用紙の使い方

図1　原稿用紙の使い方

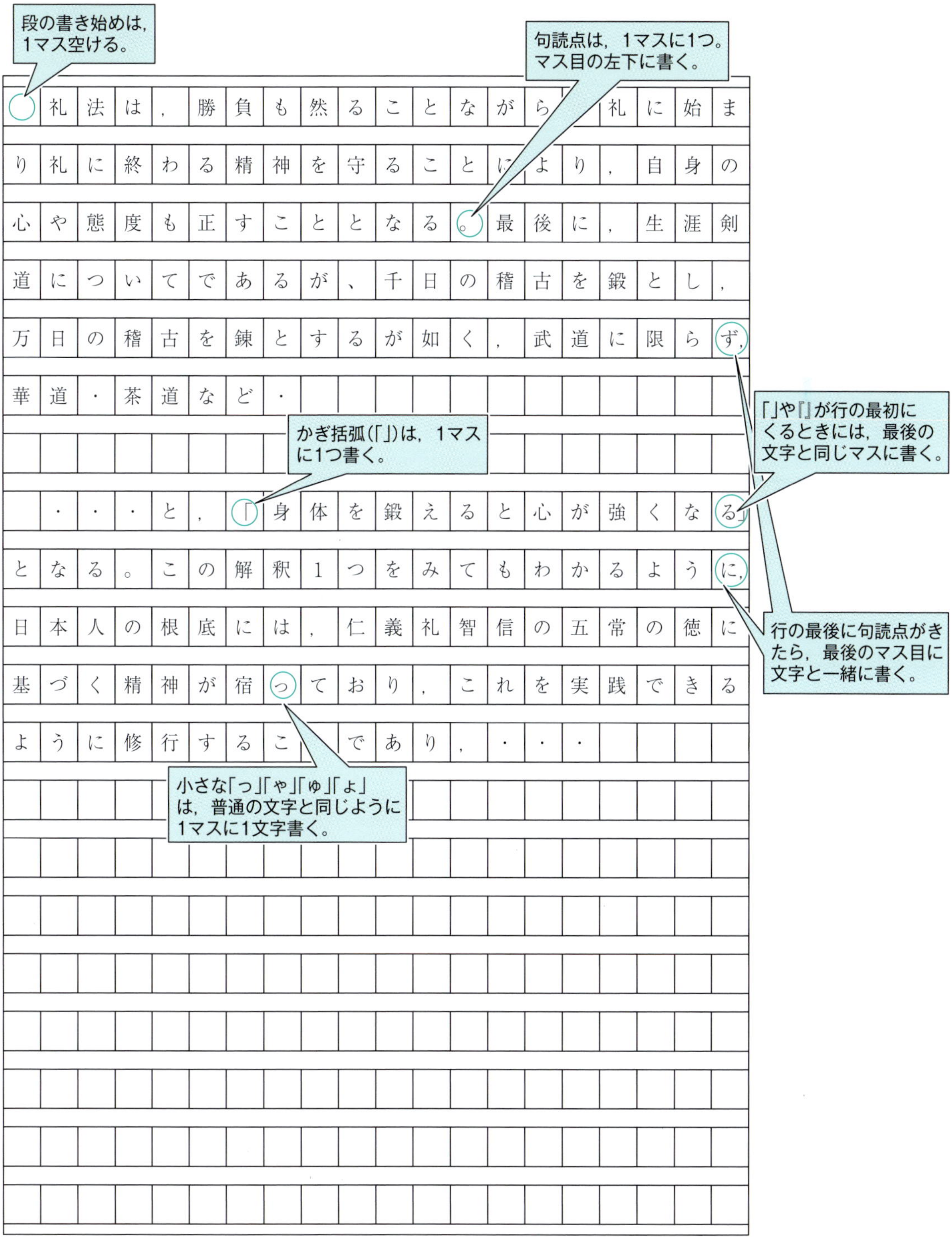

段の書き始めは，1マス空ける。
句読点は，1マスに1つ。マス目の左下に書く。
礼法は，勝負も然ることながら　礼に始ま
り礼に終わる精神を守ることにより，自身の
心や態度も正すこととなる。最後に，生涯剣
道についてであるが、千日の稽古を鍛とし，
万日の稽古を錬とするが如く，武道に限らず，
華道・茶道など・
・・・と，「身体を鍛えると心が強くなる」
となる。この解釈1つをみてもわかるように，
日本人の根底には，仁義礼智信の五常の徳に
基づく精神が宿っており，これを実践できる
ように修行するこ　であり，・・・
かぎ括弧(「」)は，1マスに1つ書く。
「」や『』が行の最初にくるときには，最後の文字と同じマスに書く。
行の最後に句読点がきたら，最後のマス目に文字と一緒に書く。
小さな「っ」「ゃ」「ゅ」「ょ」は，普通の文字と同じように1マスに1文字書く。
20 × 20

※半角英数字は2文字を1マスに書く。

句読点の打ち方

(1) 句点「。」

●文章の最後に打つ。

(2) 読点「，」

●主語の後に打つ。

•「は」や「も」の後に打つ。ただし，「が」の後には打たない。

●接続詞の後に打つ。

•「そして」，「しかし」などの後に打つ。

●時を表す言葉の後に打つ。

•「○○したとき」，「土曜日に」などの後に打つ。

●条件を表す語句の後に打つ。

•「○○したため」，「○○すると」などの後に打つ。

※読点の打ち方は，規則として確立してはいない。

※上記のとおりに読点を打つと，読点が多くなりすぎる場合には，“句点1つに対して，読点は1つか2つ”とすればよい。

正しい文章の書き方

(1) 主語と述語

●主語：「誰が」，「何が」という主体を表す。

●述語：主語の動作や状態を表す言葉で，「どうする，どんなだ，どんな状態であるか」などを表す。

(2) 話し言葉は使用しない。

●「なので」→「従って」，「そのため」

●「すごい」→「とても」，「非常に」

●「いまいち」→「今ひとつ」

●「いろんな」→「いろいろな」

●「でも」→「しかし」

●「○○けど」→「しかし」，「だが」

●「やっぱり」→「やはり」

●「○○なんて」→「など」

●「ちゃんと」→「きちんと」

(3) 略語を使用しない。

●「携帯」→「携帯電話」

●「バイト」→「アルバイト」

●「部活」→「部活動」

●「コンビニ」→「コンビニエンスストア」

●「スーパー」→「スーパーマーケット」

●「厚労省」→「厚生労働省」

●「高校」→「高等学校」

●「パソコン」→「パーソナルコンピュータ」

●「メタボ」→「メタボリックシンドローム」

(4) 用語

●専門用語などは以下のように表記を統一する。

【代表例】

●「心電図モニター」→「心電図モニタ」

●「心臓ペースメーカー」→「心臓ペースメーカ」

●「CO_2レーザー」→「CO_2レーザ」

●「低域遮断フィルター」→「低域遮断フィルタ」

●「ドップラー血流計」→「ドプラ血流計」

●「トランジスター」→「トランジスタ」

●「コンデンサー」→「コンデンサ」

●「データー」→「データ」

●「コンピューター」→「コンピュータ」

●「ローラーポンプ」→「ローラポンプ」

(5) その他

●「です・ます」(敬体)と「だ・である」(常体)とを混在させない。

※基本的に「だ・である」体とする。

●一人称は「私」とし，「僕」や「自分」は使わない。

●記号はできるだけ“句読点”と“かぎ括弧”くらいに留める。

小論文のテーマ

●傾向と対策

- 医療事故，災害時医療，近年話題の医療関連トピックス，さらに健康保険に関する施策などについて事前に情報収集しておく。

One point Advice

●医療関連のニュースやトピックスは事前にチェックしておこう。
●とにかく書いてみて，添削してもらおう。

索引

す

せ

そ

た

第2種ME技術実力検定試験　マスター・ノート　2nd edition

2014年 3月 20日　第1版第1刷発行
2018年 3月 10日　第2版第1刷発行
2023年 3月 20日　　　　第4刷発行

■編　集　中村藤夫　なかむら　ふじお

■発行者　吉田富生

■発行所　株式会社メジカルビュー社
〒162-0845 東京都新宿区市谷本村町2-30
電話　03（5228）2050（代表）
ホームページ　http://www.medicalview.co.jp/

営業部　FAX　03（5228）2059
E-mail　eigyo@medicalview.co.jp

編集部　FAX　03（5228）2062
E-mail　ed@medicalview.co.jp

■印刷所　三美印刷株式会社

ISBN 978-4-7583-1923-2　C3047

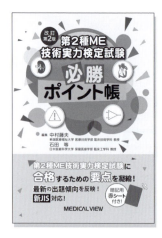

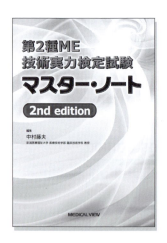

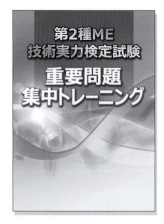